新 プレホスピタル外傷学

監修
石原 晋
公立邑智病院 院長

編集
松本 尚
日本医科大学大学院医学研究科侵襲生体管理学(救急医学)講座 准教授

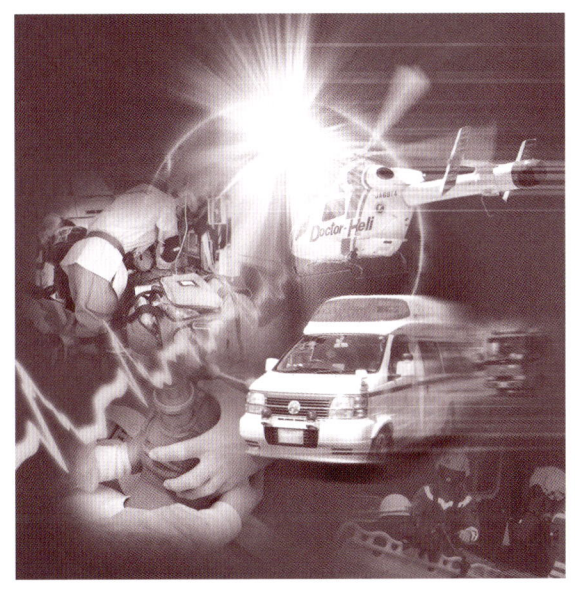

PREHOSPITAL TRAUMATOLOGY

永井書店

執筆者一覧

■監修
石原　　晋（公立邑智病院 院長）

■編集
松本　　尚（日本医科大学大学院医学研究科侵襲生体管理学（救急医学）講座 准教授）

■執筆者（執筆順）
松本　　尚（日本医科大学大学院医学研究科侵襲生体管理学（救急医学）講座 准教授）
本村　友一（日本医科大学千葉北総病院救命救急センター）
髙山　隼人（独立行政法人国立病院機構長崎医療センター救命救急センター センター長・救急科部長）
張替喜世一（国士舘大学大学院救急システム研究科・同大学体育学部スポーツ医科学科 准教授）
風間　忠広（東海市消防本部 警防課 主幹）
加藤　正哉（自治医科大学救急医学 准教授）
早川　達也（聖隷三方原病院救命救急センター センター長）
山崎　元靖（済生会横浜市東部病院救命救急センター 医長）
関根　和弘（野田市消防本部 消防司令補）
中村　一郎（埼玉医科大学国際医療センター救命救急センター 救急救命士）
根本　　学（埼玉医科大学国際医療センター救命救急科 教授・診療科長）
白石　直哉（草加市消防本部 救急救命士）
山下　典雄（久留米大学医学部救急医学 講師）
塚本　剛志（日本医科大学高度救命救急センター）
川井　　真（日本医科大学高度救命救急センター 病院教授）
大泉　　旭（日本医科大学高度救命救急センター）
飯田　浩章（日本医科大学千葉北総病院救命救急センター）
金丸　勝弘（宮崎大学医学部附属病院救急部）
横田　裕行（日本医科大学大学院医学研究科侵襲生体管理学（救急医学）講座 教授）
加藤　　宏（独立行政法人国立病院機構災害医療センター救命救急センター 副救命救急センター部長）
今　　明秀（八戸市立市民病院救命救急センター 副院長）
金子　直之（東京医科大学救急医学 准教授）
溝端　康光（大阪市立大学大学院医学研究科救急生体管理医学 教授）
田中　俊尚（日本医科大学高度救命救急センター）
当麻　美樹（兵庫県立加古川医療センター救命救急センター センター長）
武井　健吉（長谷川病院）
本間　正人（鳥取大学医学部救急災害医学 教授）
田中　秀治（国士舘大学大学院救急システム研究科 教授）
橋本雄太郎（杏林大学総合政策学部 教授）
福永　美保（済生会横浜市東部病院人材開発センター）

監修のことば

　本書の初版が上梓されたのは平成14年2月のことです。大阪中の島で開催予定の日本臨床救急医学会に間に合わせようと、駿河台のホテルに泊まり込んで、徹夜で編集作業を行ったのがつい先日のことのように思い出されます。この初版本は、学会会場で展示されるや、準備された200冊が数時間で完売となり、急遽300冊が追加されましたが、これも翌日完売となりました。永井書店の高山静編集長や山本美恵子氏はあまりの事態にうれしい悲鳴をあげていましたが、私にはそういう予想がありました。本当に待たれた書籍だったのだと思います。

　平成3年の救急救命士制度導入から10年、救急業務の高度化は着実に進行していましたが、ひとり外傷現場活動については取り残されている感がありました。活動標準が確立されていなかったからです。この現状に対し、外傷現場活動のための研修プログラムをつくろうと全国の救急救命士と救急医の仲間が集まりました。「プレホスピタル外傷研究会」です。そして、この研修プログラムのテキストとして発刊されたのが、初版本でした。その後この研修プログラムは、公的にオーソライズされたJPTECコースとして発展し、そのテキストも発刊されたので、本書の役割は終わったと考えていました。

　しかし前述の高山氏、山本氏の「コーステキストとは一線を画した現場学」として大改訂したものを出したい、との強い思いに動かされました。既に初版の執筆者の多くが現場から遠ざかっており、新しい本の制作は次の世代にお任せすべきと考え、編集をお願いする方は松本尚君しかないと思いました。彼はここ10余年、わが国のメディカルコントロール体制、ドクターヘリ体制、外傷診療体制、集団災害医療体制などの整備推進の強力な牽引機関車として目覚ましい活躍をしてこられました。超多忙は承知のうえで、新しい本の編集を懇願しました。彼の編集のもとで集められた原稿をみて、改めて松本君の偉大さに敬服しました。ゲラ刷り原稿を読みながら、監修の立場を忘れてひたすら感心しながら勉強させてもらった次第です。

　新しいプレホスピタル外傷学は、初版、2版から大きく脱皮し、最新の学問的知見を深く広く紹介するとともに、実際の現場の視点をさらに重視するものとなっております。わが国の外傷現場活動の質をさらに一段階引き上げる書籍となると確信します。

平成23年5月

石原　晋

序　文

　「プレホスピタル外傷学」改訂第2版の序文には、「病院前救護」という用語を廃し、「病院前医療」という言葉を用いた旨が記されています。今では、救急救命士をはじめとする救急隊員がメディカルコントロール下に「医療」を提供するという考え方や、医師が現場に出動して「医療」を展開する必要性は、多くの救急医療関係者が共有するようになりました。このことは、救急医療体制の大きなフレームの中で、プレホスピタルケアをどのような位置づけとして捉えるかを考えるときに重要な概念となるものです。

　「プレホスピタル外傷学」は、このような考え方がまだなかった頃、それを先取りするように救急医と救急救命士の協働によって作成されました。それ以後、JPTEC™が日本救急医学会公認の病院前外傷初期診療の標準化プログラムとして認知され、JPTEC協議会が全国的な普及活動を進めるまでになり、さらには、平成22年にはJPTECプロバイダーコースのためのテキストも一新され、外傷に対する現場活動の改革も黎明期から発展期へと移り変わっています。

　わが国に救急救命士制度ができて20年が経過しましたが、傷病者がショック状態であれ、心肺停止状態であれ、病因が内科的疾患であれ、外傷であれ、これらに対して救急隊員がどこまでかかわり、医師がどこからかかわるか、制度の発足当時と比べるとその考え方は変化してきています。そして、現在は将来のデザインを描き切れずにいる混乱期にあるのではないかと推察します。とりわけ、重症外傷は受傷早期から医師の介入が必要となるため、「病院前医療」（＝広義のプレホスピタルケア、これからのプレホスピタルケア）という考え方を積極的に取り入れなければ、「防ぎ得た外傷死」をなくすことなど叶わないでしょう。そのため、プレホスピタルケアにおいてこの先、外傷をどのように取り扱うかを早くデザインすることが求められていると思います。

　このような背景のもと、この度「プレホスピタル外傷学」を全面改訂する企画が持ち上がり、小職が編集を担当させて頂くことになりました。これまでの本書は、初版はJPTEC成立以前のテキストとして、改訂第2版はJPTECに準拠した書籍としてそれぞれ位置づけられていましたが、そのいずれにおいてもJPTECの内容を詳細に補完することに加えて、救急現場目線で外傷の知識を詳述しようとするものでした。今回の改訂では、本書のこれまでの基本路線を踏襲しつつ、新しい知見と不足していた部分を加え、さらには将来を見据えたトピックについても盛り込むこととしました。

　外傷診療の出発点は現場ですから、あくまでも「プレホスピタル」から外傷を捉えることは初版以来変わることはありません。とはいえ、外傷について何かを語ろうとすれば、それは「プレホスピタル」だけに限って記述できるものではなく、病院内の治療、さらには研究や予防までを含めて考察されなければなりません。このような考えから、本書を救急隊員向け病院前外傷診療の最高レベルのテキストとして位置づけるとともに、救急医、研修医にも広く役立つように編集を心がけました。

　本書が、わが国の外傷診療のレベルアップに貢献することと、近い将来のプレホスピタルケアの

デザインを描くための一助となることを期待しています。

　最後に、改訂にあたり、監修頂きました石原晋先生、これまでに引き続き編集に多大な御尽力を賜わりました高山静氏、山本美恵子氏に深く感謝致します。

平成 23 年 5 月吉日

編者　松本　尚

目　次

第1部　外傷システムと現場診療・研究

1　外傷システム　　　　　　　　　　　　　　　　　　　　　　　（松本　尚）　3
　Ⅰ．Golden Hour　……………………………………………………　3
　Ⅱ．ドクターヘリ/ドクターカー　…………………………………　5
　Ⅲ．外傷センター　……………………………………………………　7

2　病院前救急診療　　　　　　　　　　　　　　　　　　　　　　（松本　尚）　14
　Ⅰ．医師現場出動の意義　……………………………………………　14
　Ⅱ．外傷システムと病院前救急診療　………………………………　16
　Ⅲ．ディスパッチ　……………………………………………………　17
　Ⅳ．救急救命士の役割　………………………………………………　19

3　外傷を取り巻く研究　　　　　　　　　　　　　　　　　　　　（本村友一）　23
　Ⅰ．交通事故分析　……………………………………………………　23
　Ⅱ．新しい交通/車両制御システム　………………………………　29

第2部　外傷に対するプレホスピタルケア

1　基本的概念（ロード＆ゴー）　　　　　　　　　　　　　　　　（髙山隼人）　39
　Ⅰ．重要なキーワード　………………………………………………　39
　Ⅱ．病院前外傷救護のフロー　………………………………………　41
　Ⅲ．ロード＆ゴーの判断に関して　…………………………………　41
　Ⅳ．ロード＆ゴーの傷病者への対応　………………………………　42
　Ⅴ．観察・処置の手順に関して　……………………………………　43

2　安全管理　　　　　　　　　　　　　　　　　　　　　　　　　（張替喜世一）　47
　Ⅰ．標準予防策（スタンダードプレコーション）　…………………　47
　Ⅱ．感染経路と感染対策　……………………………………………　48
　Ⅲ．現場における危険因子　…………………………………………　51
　Ⅳ．安全の確保　………………………………………………………　53

3 状況評価 ———————————————————————————(風間忠広) 56
- Ⅰ. 準備 …………………………………………………………… 56
- Ⅱ. 情報の把握と処理 …………………………………………… 56
- Ⅲ. 感染防御 ……………………………………………………… 57
- Ⅳ. 携行資器材 …………………………………………………… 57
- Ⅴ. 安全確認 ……………………………………………………… 58
- Ⅵ. 傷病者数の把握 ……………………………………………… 58
- Ⅶ. 応援要請の要否 ……………………………………………… 59
- Ⅷ. 受傷機転の把握 ……………………………………………… 59

4 初期評価 ———————————————————————————(加藤正哉) 61
- Ⅰ. 全体的印象 …………………………………………………… 61
- Ⅱ. 頸椎保護 ……………………………………………………… 62
- Ⅲ. 気道の評価 …………………………………………………… 63
- Ⅳ. 呼吸の評価と病態 …………………………………………… 64
- Ⅴ. 循環の評価と病態 …………………………………………… 68
- Ⅵ. 意識レベルの確認(JCSの桁数) …………………………… 74

5 全身観察(重点観察を含む) —————————————————(早川達也) 75
- Ⅰ. 頭部 …………………………………………………………… 76
- Ⅱ. 顔面・頸部 …………………………………………………… 77
- Ⅲ. 胸部 …………………………………………………………… 78
- Ⅳ. 腹部 …………………………………………………………… 80
- Ⅴ. 骨盤 …………………………………………………………… 81
- Ⅵ. 四肢・背面 …………………………………………………… 82

6 詳細観察と継続観察 ———————————————————————(山崎元靖) 85
- Ⅰ. 詳細観察の目的と実際 ……………………………………… 85
- Ⅱ. 継続観察の目的と実際 ……………………………………… 90

7 車内収容後の活動 ————————————————————————(山崎元靖) 94
- Ⅰ. 病院選定 ……………………………………………………… 94
- Ⅱ. 連絡 …………………………………………………………… 96
- Ⅲ. 保温と体温管理 ……………………………………………… 99
- Ⅳ. モニタリング ………………………………………………… 100
- Ⅴ. 傷病者の情報の収集 ………………………………………… 101

第3部　手　技

1　車両からの救出 ────────────────（関根和弘）　107
Ⅰ．救出にあたっての留意点 ················107
Ⅱ．一般的な救出方法の実際 ················111
Ⅲ．特殊な救出方法 ····························121

2　ヘルメット離脱 ────────────────（中村一郎）　127
Ⅰ．ヘルメットと頸椎・頸髄損傷 ············127
Ⅱ．ヘルメットの種類 ························127
Ⅲ．ヘルメットの構造 ························128
Ⅳ．ヘルメット装着時と非装着時における頸椎の状態 ············128
Ⅴ．ヘルメット離脱方法の実際 ··············129
Ⅵ．ヘルメット離脱補助具 ····················134
Ⅶ．自転車用ヘルメット ······················135

3　気道・呼吸管理 ────────────────（根本　学）　140
Ⅰ．呼吸生理と外傷における病態 ············140
Ⅱ．急性呼吸不全の病態と主な原因 ··········140
Ⅲ．プレホスピタルにおける対応 ············143

4　脊椎保護 ──────────────────（白石直哉）　152
Ⅰ．脊椎保護の意義 ····························152
Ⅱ．ニュートラル位 ····························153
Ⅲ．頸椎カラーの装着 ························154
Ⅳ．ログロール ································161
Ⅴ．全脊柱固定 ································172

5　胸部外傷に対する処置 ───────────（山下典雄）　185
Ⅰ．フレイルチェストの処置 ················185
Ⅱ．開放性気胸の処置 ························188

6　穿通性外傷に対する処置 ──────────（山下典雄）　192
Ⅰ．穿通異物の固定 ····························193
Ⅱ．脱出腸管の処置 ····························196

7 骨折に対する処置 ——————————（塚本剛志、川井 真、大泉 旭） 199
　Ⅰ．骨盤骨折の固定……………………………………………………… 199
　Ⅱ．四肢骨折の固定……………………………………………………… 203

8 開放創に対する処置 ——————————————————（飯田浩章） 206
　Ⅰ．止血………………………………………………………………… 206
　Ⅱ．デグロービング損傷………………………………………………… 209
　Ⅲ．切断指……………………………………………………………… 209

9 心停止前の輸液 ———————————————————（金丸勝弘） 213
　Ⅰ．海外における議論…………………………………………………… 213
　Ⅱ．わが国の現状……………………………………………………… 215
　Ⅲ．実証研究と将来……………………………………………………… 216

第4部　各　論

1 頭部外傷 ——————————————————————（横田裕行） 223
　Ⅰ．重症度の評価………………………………………………………… 223
　Ⅱ．頭部外傷の分類……………………………………………………… 226
　Ⅲ．受傷時傷病者を医療機関に搬送するかどうかの判断………………… 231
　Ⅳ．頭部外傷の病院前救護と治療……………………………………… 232
　Ⅴ．頭部外傷後遺症……………………………………………………… 234
　Ⅵ．頭部外傷の治り方…………………………………………………… 235

2 脊椎・脊髄損傷 ————————————————————（加藤　宏） 239
　Ⅰ．脊髄損傷の疫学……………………………………………………… 239
　Ⅱ．病因と症状………………………………………………………… 239
　Ⅲ．神経学的所見の取り方……………………………………………… 244
　Ⅳ．現場での注意事項…………………………………………………… 247
　Ⅴ．治療………………………………………………………………… 248

3 顔面・頸部外傷 ————————————————————（今　明秀） 251
　Ⅰ．顔面外傷…………………………………………………………… 251
　Ⅱ．頸部外傷…………………………………………………………… 257

4 胸部外傷 ────────────────(金子直之) 261
　Ⅰ．受傷機転と病態 ································· 261
　Ⅱ．緊急性と致命的胸部損傷 ······················· 271
　Ⅲ．現場での注意事項 ······························· 272
　Ⅳ．治療 ·· 273

5 腹部外傷 ────────────────(溝端康光) 278
　Ⅰ．受傷機転と病態 ································· 278
　Ⅱ．緊急度と腹部外傷の評価 ······················· 284
　Ⅲ．現場での注意事項 ······························· 288
　Ⅳ．治療 ·· 289

6 骨盤外傷 ──────────(田中俊尚、川井　真、大泉　旭) 292
　Ⅰ．骨盤部の解剖 ···································· 292
　Ⅱ．骨盤骨折の分類 ································· 294
　Ⅲ．疫学 ·· 295
　Ⅳ．観察のポイント ································· 295
　Ⅴ．処置 ·· 298
　Ⅵ．病院選定 ·· 300
　Ⅶ．病院搬入後の治療 ······························· 300

7 四肢外傷 ────────────────(飯田浩章) 305
　Ⅰ．骨折 ·· 305
　Ⅱ．デグロービング損傷 ···························· 314
　Ⅲ．コンパートメント症候群 ······················· 315
　Ⅳ．脱臼 ·· 318

8 穿通性外傷 ──────────────(当麻美樹) 321
　Ⅰ．穿通性外傷の種類と特徴 ······················· 321
　Ⅱ．病院前医療における穿通性外傷の特殊性 ··· 325
　Ⅲ．損傷部位別の病態評価と処置 ················· 328

9 小児の外傷 ──────────────(武井健吉) 337
　Ⅰ．生理学的特徴 ···································· 337
　Ⅱ．解剖学的特徴 ···································· 339
　Ⅲ．観察と処置 ······································· 341

10　高齢者・妊産婦の外傷　　　　　　　　　　　　　　　　　　　（本間正人）　344
Ⅰ．高齢者に対する注意点と処置　344
Ⅱ．妊婦に対する注意点と処置　347

11　低体温　　　　　　　　　　　　　　　　　　　　　　　　　　（本間正人）　351
Ⅰ．外傷と低体温の疫学　351
Ⅱ．低体温の病態　352
Ⅲ．治療　355

12　熱傷　　　　　　　　　　　　　　　　　　　　　　　　　　　（田中秀治）　358
Ⅰ．熱傷の病態　359
Ⅱ．熱傷による循環器系の変化　360
Ⅲ．熱傷による呼吸器系の変化　360
Ⅳ．一酸化炭素中毒　362
Ⅴ．胸郭熱傷　364
Ⅵ．重症熱傷の重症度・緊急度判断　365
Ⅶ．病院内での熱傷治療　372

第5部　多数傷病者事故

1　多数傷病者事故対応のポイントと事例検討　　　　　　　　　　　（金丸勝弘）　379
Ⅰ．多数傷病者事故対応のポイント　379
Ⅱ．事例検討　382

2　DMATによる活動とエマルゴトレーニング　　　　　　　　　　（本村友一）　385
Ⅰ．DMATによる活動　385
Ⅱ．エマルゴトレーニング　390

第6部　法的・社会的諸問題（橋本雄太郎）

Ⅰ．救急業務の高度化に伴う病院前救護体制に関する法令の整備状況　397
Ⅱ．救急活動記録票のもつ訴訟上の意味を自覚する　398
Ⅲ．メディカルコントロール体制の法的意義　399
Ⅳ．搬送拒否事案　400
Ⅴ．傷病者側から応急処置の実施を拒否され、搬送のみを実施する事案　401
Ⅵ．無用な紛争を防止する　402
Ⅶ．紛争・訴訟社会を意識した5つの約束を、救急隊員は忘れず、消防本部はこれを徹底　404

MEMO

- ①ITLS-Accessコース―救急救命スタッフのための/車両事故における外傷重症者救出プロトコール― ……………………………（関根和弘） 12
- ②ドクターヘリ離着陸時の対応 ………………………………………（松本　尚） 22
- ③ITによる情報収集 …………………………………………………（風間忠広） 36
- ④伝達方法のノウハウ …………………………………（山崎元靖、福永美保） 104
- ⑤大型車両からの救出活動要領 ……………………………………（関根和弘） 125
- ⑥救急活動の資器材の工夫 …………………………………………（関根和弘） 137
- ⑦気道確保困難例への対処法 ………………………………………（白石直哉） 150
- ⑧特殊な状況下での脊柱安定化 ……………………………………（張替喜世一） 182
- ⑨救急救命士に胸腔穿刺や輪状甲状靱帯切開ができるか？ ……（金丸勝弘） 219
- ⑩脳低体温療法 ………………………………………………………（横田裕行） 237
- ⑪脊髄損傷の予後と最新の研究 ……………………………………（加藤　宏） 250
- ⑫現場開胸の可能性 …………………………………………………（松本　尚） 276
- ⑬ダメージコントロールとは ………………………………………（溝端康光） 291
- ⑭骨盤骨折治療の難しさ ……………………………………………（大泉　旭） 304
- ⑮独り暮らしの高齢者の場合の注意点 ……………………………（風間忠広） 350

第1部

外傷システムと現場診療・研究

VOL.1 外傷システム

はじめに

▶外傷システム

　外傷システムとは、外傷患者に対する救命や機能維持のための社会的基盤、医療インフラであり、「適切に選別された負傷者を、適切な時間内に、適切な外傷診療機関へ搬送すること」(The Right Patient in the Right Time to the Right Place)といわれるとおり[1]、病院前救護、搬送、病院内での診療を3つの大きな柱として成立している。

　米国では、1971年にイリノイ州法で外傷センターの指定が行われたのを契機に、瞬く間に全米に外傷システムが構築されていった。その具体的内容は、プレホスピタルケアの質の保証やヘリコプター救急の発展に加え、外傷センターの指定に関する公的な認定基準、設置基準、搬送トリアージ基準の設定や、認定組織、外部評価機関の設置などであり、州全体をカバーするシステムとしての構築がなされている。

　一方、わが国では公的に、すなわち地域の医療計画の中では、外傷システムの構築を意識した救急医療体制の整備は行われていない。しかしながら、この10年来はJPTEC™やJATEC™の普及、ドクターヘリの導入など、三本柱の骨格が形成されてきている。これからはこの骨格に筋肉や神経系を付加し、それらを有機的に機能させていかなければならない。つまり、地域ごとに3本の柱の連携を構築し、「システム」といえるまでに成長させることが必要である。本章では外傷システム構築のために必要な目標や体制について詳述し、将来像を考える。

I. Golden Hour

▶Golden Hour

　重症外傷においては、緊急手術のみが唯一の救命手段であることが少なくなく、1時間以内に手術が開始されるか否かによって救命の可否が決定される[2]。このことから、受傷後最初の1時間を「Golden Hour」と称し、この時間内に設備とスタッフの揃った手術室へ到達させることが外傷システムの目標となっている。すなわち、Golden Hourとは前述の3本の柱を横に貫く概念であるといってよい。

　さて、Golden Hourの時間経過をこの3つの柱に沿って考えてみる。受傷から1時間以内の決定的な手術治療の開始ということから逆算すると、救急現場活動のために救急隊員に許された時間は極めて短いことは想像に難くない。このことからは、「スクープ&ラン」、何もしないで直ちに運ぶという考え方には一定の理解を示すことができよう。それでも、傷病者がどのような状態であればGolden Hourを念頭においた活動を行うべきかを判断することは必要である。さらには、現場や搬送途上

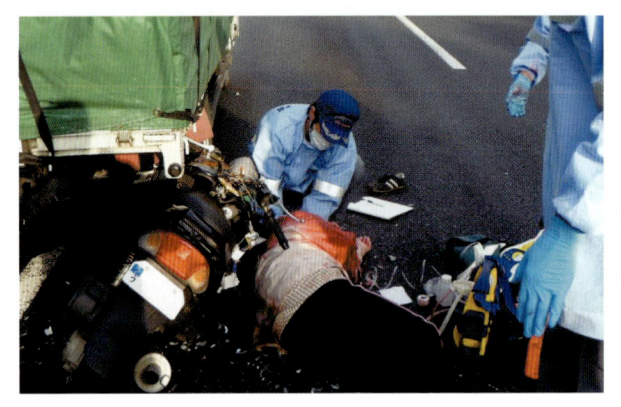

図 1. JPTEC™に基づいた現場活動
「スクープ＆ラン」ではなく、「ロード＆ゴー」によって、生命にかかわる病態の観察、評価、処置のみを実施し、適切に負傷者を選別する。

において、気道確保、活動性外出血の止血、開放性気胸や穿通性異物への処置などは、たとえ「スクープ＆ラン」といえども行わないわけにはいかない。

　JPTEC™では、傷病者の観察は 2 分以内で終了し、傷病者の観察開始から現場出発までを 5 分で完了するように求めている[3]。このことは、「スクープ＆ラン」（の考え方）では行い得ず、外傷傷病者への生命にかかわる病態の観察、評価、処置のみを実施し、現場を迅速に離脱することで初めて達成される（**図 1**）。JPTEC™やそのお手本となっている ITLS では、この一連の流れを「ロード＆ゴー、Load & Go；L & G」と称し、「スクープ＆ラン」という用語とは区別しているのである。救急隊の現場活動に求められることは、「L & G」の症例を正しく認識しながら、Golden Hour の達成のために現場活動時間を極力短縮することである。

　次の時間経過には、医療機関到着までの搬送時間がかかわってくる。救急現場と救命救急センターの位置関係によっては、この時間を短縮させることは如何ともし難い状況であることも多いであろう。しかしながら、ドクターヘリの登場によって医師の現場出動が救急医療体制の一角を占めることとなった現在では、現場で早期に診療を開始することによって、時には心停止を回避することも可能となる。すなわち、Golden Hour の時計の針を一時期停止させる、あるいは針が進むのを遅らせることができるのである。これについては次章で詳述する。

　Golden Hour の時間経過の最後は、医療機関に到着後、決定的な手術開始までの時間である。病院前救護と搬送に費やした時間が長ければ長いほど、ここに残された時間は極めてわずかなものとなる。だからこそ、救急車の到着と同時に初療が開始されないような医療機関では、外傷診療を行う資格などないし、CT 検査をしなければ手術を決定できない外科医しかいない医療機関に、外傷診療を行う資格などないし、手術の決定から準備までに 1 時間もかかる医療機関に、外傷診療を行う資格などないのである。

　病院到着までの救急隊の努力を、現場に出動した救急医の努力を、救命につなげられるか否かはすべて傷病者を受け入れた医療機関の外傷診療レベルにかかってい

▶スクープ＆ラン

▶ロード＆ゴー

る。その意味では、救急隊による搬送先の選定は外傷システムの中でも重要な要素である。現場から10分で到着するが手術開始に1時間以上を要する医療機関への搬送よりも、30分の搬送時間であっても15分で手術が始められる医療機関を選定する決断が求められるのである。このような考え方は、「外傷バイパス」という言葉で表されている。迅速な医療機関への搬送が重要視されるわが国の救急隊にとって、現場に最も近い医療機関への搬送を行わないという判断を要求されることは容易には受け入れ難いかも知れないが、その判断なくして重症外傷の救命には結びつかないのである。

▶外傷バイパス

II．ドクターヘリ/ドクターカー

　本章の冒頭で、外傷システムは、病院前救護、搬送、病院内での診療を3つの大きな柱として成立していると記した。ここでいう搬送とは、救急隊の手によって傷病者を医療機関まで届けることを示しているが、前述のようにGolden Hourを考慮すれば、これからは医師の現場出動による「病院前救急診療」と捉えるのがよいであろう。理想とする外傷システムは、救急隊員によるL＆Gに基づく活動と医師の出動要請、現場での医師による診療と搬送、外傷センターによる決定的、専門的治療、の3つから成立させる、という考え方である。

▶ドクターヘリ
▶ドクターカー

　医師の現場出動を支えるのが、その移動ツールとなるドクターヘリやドクターカーである。ここではそれぞれの概要や課題を探ってみる。

▶doctor delivery system

　言うまでもなく、ドクターヘリは早期に診療を開始するための現場への'doctor delivery system'である。われわれは、機動力に富み、広域に現場へ出動できる"ツール"を手に入れることができたのである。平成19年には国会において、「救急医療用ヘリコプターを用いた救急医療の確保に関する特別措置法」が成立し、ドクターヘリの導入が一層推進されている。しかしながら、適切な基地病院の選定や迅速な出動態勢を無視するような導入が行われるとすれば、期待どおりの出動実績と臨床効果は得られないであろう。そうなってしまっては、「外傷システム」や「Golden Hour」は机上の空論でしか過ぎなくなってしまう。これからは、行政や医療機関の事情、体面を封印し、ドクターヘリという希少な医療資源を有効に活用した導入と適正配備が求められる[4]。

▶ドクターヘリの「弱点」

　さて、ドクターヘリによる現場出動体制の最大の「弱点」は運航時間と天候である。現在、わが国で稼働しているドクターヘリの平均的な運航時間は8：30～17：00であり、夜間の運航は行われていない。また、悪天候時に運航不可能となることはドクターヘリにとって如何ともし難い「壁」である。運航時間内には救急医療の'絶対的存在'に成り得たとしても、夜間や悪天候時には従来の救急医療体制と同じレベルに後退せざるを得ず、ドクターヘリの有効性を真に住民に提供しているとは言い

切れないのである。当然、外傷システムの中にドクターヘリを組み込むときにも同じことがいえる。この問題を少しでも解決しない限り、ドクターヘリを活用したGolden Hour の達成は困難であろう。

　その解決策の1つとして、ヘリコプターの機動力を完全に代替するものではないが、医師の現場派遣を恒常的に実施できるシステムとしてドクターカーの運用がある。もちろん、以前から全国各地でドクターカーの運用が行われているが、ドクターヘリの基地病院は、提供できる医療レベルを維持したまま上記の弱点を補完する目的に、ドクターカーシステムも導入すべきであると考えている。例えば、ロンドンではこの体制を敷いている代表的な地域である。London Air Ambulance（LAA）が、本邦のドクターヘリと同様の医師現場派遣型の救急ヘリコプターを運用すると同時に、Rapid Response Car の運用も行っている。出動対象は主として外傷に限定しており、われわれが外傷システムを構築する際のよいモデルとなるに違いない（図2）。

　従来、ドクターカーには「患者搬送のための仕様」が義務づけられていた（いわゆる「救急車」でなければならない）が、平成20年度の道路交通法の改正により（道路交通法施行令第3章第13条）、「患者搬送のための仕様」をもたなくても医師が救急

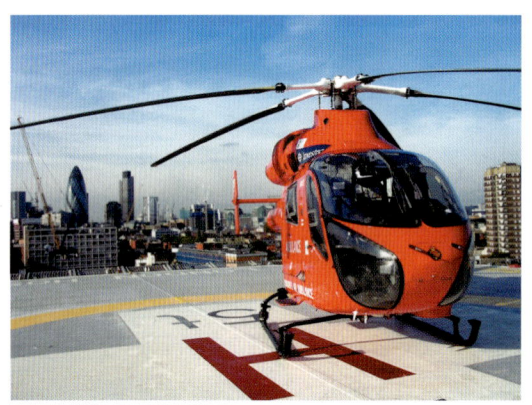

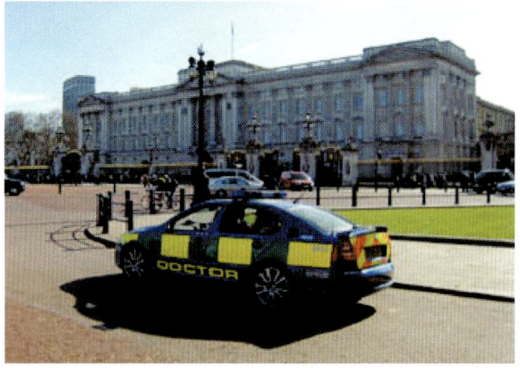

図 2. London Air Ambulance の運行する Helicopter と Rapid Response Car
両者はまったく同じ出動基準で運用される。

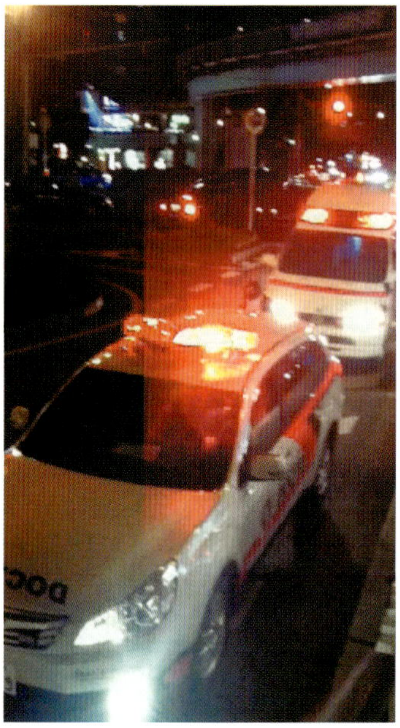

図 3. 救急現場に出動中のドクターカー
筆者の施設では「ラピッドカー」と称して、ドクターヘリを補完する形で運用している。写真は予め設定しておいたポイントで救急車とドッキングしているところ。

現場に急行するための車両には緊急走行が認められた。これにより、医師が救急現場へ出動するためのハードルは低くなったと考えられ、今後、このタイプの車両を使用してのドクターカーの運用を行う救命救急センターが増えてくることが期待される(図3)。

　ドクターカーの運転については、現場に出動する医師や看護師は緊急走行に関しては"素人"であり、その彼らが運転も行うことは簡単ではない。むしろ危険であると指摘する向きもあるかも知れない。一部の施設では専門の運転手を雇用したり、病院研修中の救急救命士をその任に充てたりするなど、医療スタッフが緊急走行をしなくてもよいような環境を整備しているが、可能であればこのような体制の方が望ましいであろう。

III. 外傷センター

▶外傷センター

　外傷専門の医療機関である外傷センターは、Golden Hour 達成のための、外傷バイパスを成立させるための機軸となるものである。この施設なしに、外傷システムの実現はあり得ないといってよい。外傷センターは、「適切な外傷診療機関：The Right Place」であり、病院到着から15分で手術が始められる医療機関でなければならない(図4)。外傷センター設置の必要性を説く理論展開は以下のとおりである。

　わが国の外傷による死亡は若年者の死亡原因の第1位であり、この世代の死亡例が多いことは社会的損失と言わざるを得ない。急性冠症候群や脳血管疾患、悪性疾患については国民の関心も高く、多くの医療機関において循環器科医、脳神経外科医、一般外科医などの専門医が常勤し、質の高い診療が可能となっている。その一方で、死に至る可能性のある重症外傷症例の診療は救命救急センターが担うとされていながら、外傷診療を専門とする医師の圧倒的な不足により、多くの救命救急センターで質の高い外傷診療が提供されているとはいえない現状にある。まさに外傷

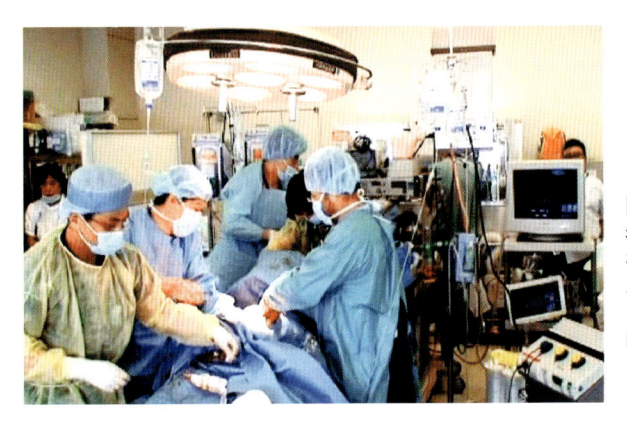

図 4. ER での緊急手術
病院到着後、間髪を入れずに手術の決定が行われる。手術室の準備ができない場合、移動が間に合わない場合には、迷わずERでの手術が決断される。そのためには普段からのスタッフ、器材の準備が必要である。

▶現代社会における無視されている疾患

は「現代社会における無視されている疾患」となっている。

　米国では地域ごとに厳しい設置基準の下、外傷を専門的に診療する外傷センターが整備されている。この体制整備の結果、「防ぎ得た外傷死」(preventable trauma death；PTD)の発生頻度は1960年代後半の26〜52%から1980年代後半には1〜21%にまで改善している。

▶防ぎ得た外傷死

　一方で、平成13、14年度の厚生科学特別研究「救命救急センターにおける重症外傷患者への対応の充実に向けた研究」は、全国の救命救急センターにおける「防ぎ得た外傷死」の発生が38%にも上ることを明らかにし、救命救急センター間での外傷診療の質に格差があること、扱う外傷症例が多いほど治療成績がよくなることを報告している[5]。近年、外傷診療の標準化を目的として外傷初期診療ガイドラインが示され、基本的な外傷診療についてのレベルアップが図られている。しかしながら、このガイドラインは概ね、医師個人に対する必要最小限の診療指針を示したものに過ぎず、重症外傷、多発外傷などの致死的症例に対して根本的な診療の成功を担保しているものではない。

▶外傷初期診療ガイドライン

　都市部においては相当数の救命救急センターが配置されているために外傷症例が分散し、また地方では外傷症例数自体が少ないこともあり、救命救急センターごとに扱う外傷症例数が極めて少なくなっている状況にある。現在のわが国における外傷診療の最大の問題点は、1施設あたりの外傷症例の寡少性であり、このことが医療機関における外傷診療体制の成熟、外傷外科医の技術向上や育成を妨げていると考えられる。このように、外傷(もしくはその可能性のある)(以下、括弧内は略)患者に対しては、既存の救命救急センターでは十分に対応できていないため、その診療に責任をもつ基幹的な医療機関の設置が必要となるのである。

▶外傷症例の寡少性

　日本外傷学会は、重度外傷や多発外傷の診療を専門的に扱う医療機関、すなわち、外傷センターの要件を定めている[6] (**表1**)。これによって、地域の二次医療圏や三次医療圏の枠を越えて外傷患者を集約し、医療機関の外傷診療体制の成熟、外傷外科医の育成を進め、生活習慣病対策から取り残された外傷診療を、それらと同レベルに向上させることが可能になるのである。

▶外傷センターの要件

　しかしながら、外傷センター設置に対する阻害要因も数多く存在する。

①既存の救命救急センターとの関係

　外傷センターの必要性はこれまでにも多くの議論がなされているが、既存の救命救急センターがその役割を担えばよいとの考えが浸透している。また、医療機関の少ない地域(地方)によっては、懸命に外傷症例を受け入れている救命救急センターも多いと思慮される。このこと自体は評価されるものであるが、一方で、救命救急センターとしての"プライド"が、自らの外傷診療レベルを真摯に評価することなく無策のまま自施設での外傷診療を継続することを助長している可能性も大きい。

表 1. 日本における外傷センター整備のあり方に関する提言

1. 外傷初期診療を指揮する医師は JATEC コースを受講していること
2. 救急医、外科医、脳神経外科医が 24 時間体制で院内に常駐し、緊急コールから 5 分以内に初療室に参集できること
3. 整形外科医、形成外科医、心臓血管外科医、麻酔科医、放射線科医、産婦人科医が常駐またはオンコール体制により 30 分以内に初療室に参集でき、決断から 30 分以内に緊急手術や動脈塞栓術を開始できる体制があること
4. 病院全部門において、外傷患者を年間 1,200 例以上診療していること
5. Injury Severity Score (ISS) 15 以上の重症患者を、年間 150 例以上診療していること
6. 日本外傷データバンクにすべての入院外傷患者を登録し、日本外傷学会が定める質の評価指標を開示していること
7. 消防からの要請に応じて、医師を現場へ派遣する体制が確保されていること
8. 外傷診療にかかわる医療従事者に対する外傷教育を、継続的に実施していること
9. 救急隊に対するオンラインメディカルコントロールが、24 時間体制で対応可能なこと
10. 専従医の 2 名以上が外傷専門医資格を有し、日本外傷学会専門医研修施設であること

(文献 5)による)

「今のままで何が悪い」といったような意見が出れば、外傷センターへの歩みが止まってしまうことは容易に想像できる。

②補助金制度

厚生労働省は現行の救命救急センター運営補助金事業とともに、平成 20 年度より同事業の中で重症外傷に対する救命医療の機能強化を図るため、重症外傷に対応した専門医を配置するための促進策として重症外傷機能確保経費 13,265,000 円/1 施設を加算している。補助金制度本体を含め、前述の現状を解決するだけの人的、物的リソースを確保することは極めて困難な状況にあるにもかかわらず、「政策的にはこれで十分」という意見があるかも知れない。

③医療圏の問題

地域の二次(または三次)医療圏内で医療を完結しなければならないという地域医療計画などのルールもしくは慣例は、消防組織側に対して適切な病院選定を行うという「L&G」という概念に"縛り"をかけることになる。一方で、この慣例は、転院搬送を忌避し自施設内で診療を完結させなければならないという"無理"を、医療機関側に強いることになる。このことは外傷診療に精通した医療機関への症例の集約化を妨げる大きな要因となっている。

④患者集約化の具体的方策

人口の密集する都市部はともかく、地域(地方)においては搬送体制の問題を解決することなく、外傷患者の集約化を具体化させることはできない。

▶医療資源と患者の集約化

外傷センターの整備が外傷診療の質の向上につながることは、欧米では既に証明済みである。このことは、金銭的支援もさることながら医療資源と患者の集約化という制度的改革によってなされるものである。わが国においてもこのような観点に

立ち、先に示した阻害因子を踏まえたうえで、以下の具体策を以て外傷センターを設置することを提案したい。

- 外傷センターの設置は、日本外傷学会による要件を満たした既存の救命救急センターの特化、もしくは役割の付与によって行う。
- 外傷センターのカバーエリアは既存の医療圏にとらわれることなく、地方では高速道路で概ね100 kmの圏内を、人口密集地域では人口100〜300万人の居住圏内を基準とする。
- 診療の対象は、原則的に重症外傷（もしくはその可能性のある）患者とし、年齢は問わないものとする。明らかに軽症なもの、あるいは明らかに既存の医療機関での対応が可能と判断されるもの（例えば、「L & G」とならないもの）は対象外とする。
- 外傷患者の集約あるいはそれを補助するため、外傷センターにはドクターヘリ、ドクターカーなどにより医師を現場へ派遣する体制が確保されていることが必須である。
- 消防機関、外傷センター指定以外の救命救急センターや他の医療機関は、重症外傷患者の搬送や転送に関して外傷センターへの集約化に努めなければならない。
- 厚生労働省は現行の救命救急センター運営補助金事業内に、外傷センターの設置についての規定を明記する必要性を検討すべきである。また、地域の二次（または三次）医療圏内で医療を完結しなければならないというルールや慣例により、外傷患者の集約化が妨げられないことのコンセンサスを得る必要がある。

　外傷センターを中心とした広域医療圏内では、重症外傷症例に対するプレホスピタルケアへのメディカルコントロールを実施でき、このことがドクターヘリ、ドクターカーなどによる迅速な診療の開始と外傷センターへの搬送を可能にする。外傷センターへの重症外傷の集約は診療にかかわるすべてのスタッフの経験値を増やす。これによって外傷診療体制（具体的には、外傷治療チームの迅速な参集、緊急手術までの時間短縮、その他集中治療、リハビリテーションに至るまで）の成熟や、外傷外科医の技術向上が保証される。同時に豊富な症例は若手医師の教育にも役立ち、外傷専門医のいない地域（地方）からの研修者を受け入れることによって、将来は全国的な外傷センター設置にもつながっていくことが期待されるのである。

おわりに

▶社会的基盤

　外傷システムは「外傷」に対する医療を提供するための社会的基盤であるが、この基盤はJPTEC™、JATEC™、ドクターヘリ/ドクターカーといった断片的な教育やツールだけでは成立し得ない。これらを統合し指令塔となる外傷センターが不可

▶医療インフラ

欠である。「医療は病院で」といった古典的な考え方を捨て、現場から病院までを1つの医療機関と見立てるような、医療インフラとしての外傷システムを確立しなければ、「防ぎ得た外傷死」はなくならないし、外傷は現代社会において無視され続けることになろう。

(松本　尚)

●文　献

1) McSwain NE Jr., Frame S, Paturas JL(eds)：Trauma system. PHTLS, 4th ed, pp306-313, Mosby, Philadelphia, 1999.
2) Cowley RA, Hudson F, Scanlan E, et al：An economical and proved helicopter program for transporting the emergency critically ill and injured patient in Maryland. J Trauma 13：1029-1038, 1973.
3) JPTEC協議会(編)：JPTECガイドブック．へるす出版，東京，2010.
4) 松本　尚，今　明秀，坂本照夫，ほか：ドクターヘリの適正配備に向けた課題とground designの提示．日本航空医療学会雑誌9：11-20，2009.
5) 大友康裕，辺見　弘，本間正人，ほか：重症外傷搬送先医療施設選定には，受け入れ病院の診療の質評価が必須である；厚生科学研究「救命救急センターにおける重症外傷患者への対応の充実に向けた研究」の結果報告．日外傷会誌16：319-323，2002.
6) 益子邦洋，大友康裕，河野元嗣，ほか：日本における外傷センター整備のあり方に関する提言．日外傷会誌24：445-446，2010.

MEMO ❶ ＜ITLS-Access コース─救急救命スタッフのための/車両事故における外傷重傷者救出プロトコール─＞

　救助活動事案は、建物などによる事故、次に交通事故によるものが多く、消防白書[1]では29.3％が交通事故による救助活動である。交通事故による救助活動も減少傾向にあるものの（対前年比9.2％減少）、年間で15,000件を超す救助活動事案が発生している（消防白書：平成21年版　交通事故による救助件数：15,688件/救助人員21,445人。全救助件数53,295件/全救助人員54,231人）。また、救助活動を伴わない交通事故車両からの救出活動は、数字には表れていないが消防白書を上回る数があると推測される。

　交通事故救助における活動は、救助隊が主たる活動隊となることは無論であるが、その救助隊活動を理解し、その活動をサポートするうえでも、救急隊が知識・技術として取得しておかなければならない。

　外傷初療の標準的活動は現在JPTEC™やITLS*が普及し、防ぎ得た外傷死や交通事故による死亡者数は減少していると考えられる[2]。しかし、外傷の傷病者は路上で背臥位で倒れているだけとは限らない。特に救助を要する傷病者は車両の座席に座っており、事故車両は大きく破損しエンジンがかかったままである。事故に備え乗員の生命を守るための車両に対する技術改良がなされてきたが、これが却って要救助者への接触を困難にしてきている[3]。このような状態の現場で、どのように活動し観察するかを系統立った教育コースで実施しているのがITLS-Accessコースである（図1）。

　ITLS-Accessコース─救急救命スタッフのための/車両事故における外傷重傷者救出プロトコール─（図1）は、平成20年7月に茨城県鹿嶋にて国内最初のコースが開始され、平成22年10月末までに41コース、受講者数703名、インストラクター資格取得者149名が誕生している（表1）。コース内容は、座学と実技である（表2）。座学・実技は、交通事故の安全に救出することを目標に、車両の固定方法、車両の破壊方法、安全確認や標準的な用語・定義の知識、救助におけるチームの活動方針の決定方法などである。いかに安全・確実・迅速に要救助者を

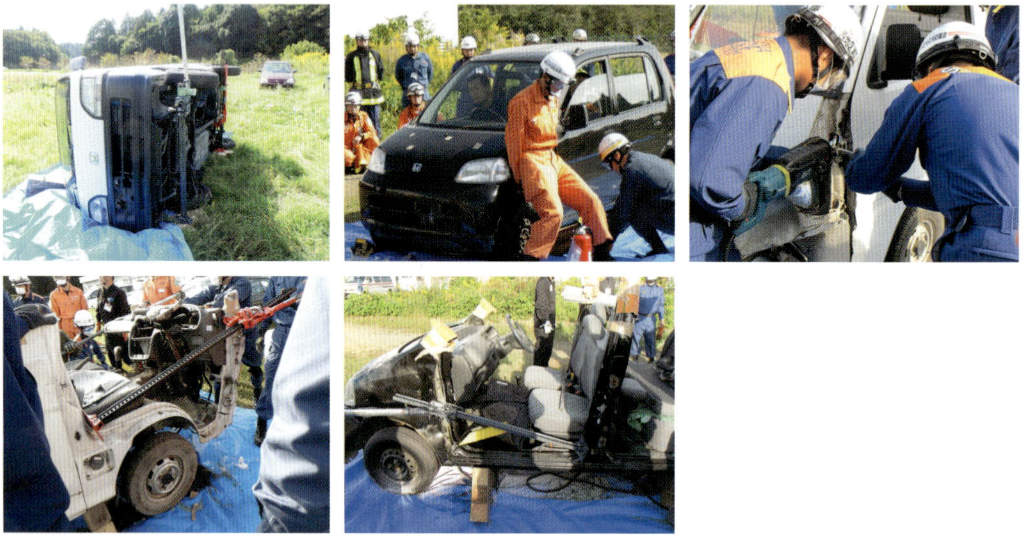

図1. ITLS-Access コース

表 1. Access Course 受講者数

職種	医師	看護師	救急救命士	救急隊員	その他	計
受講者数	52	25	409	115	102	703
うち指導員数	19	6	112	9	3	149
コース数	（平成 20 年 7 月 27 日〜平成 22 年 10 月 31 日）					41

表 2. Access コースプログラム

時刻	講義・実技	内容	
08：15〜08：30		Welcome オリエンテーション	
08：30〜09：15	講義 1	Chapter1 Scene Size Up	状況評価
09：25〜10：05	講義 2	Chapter2 Call for Help and Setup	状況の判断
	講義 3	Chapter3-Vehicle Stabilization	事故車両の安定化
10：15〜10：55	講義 4	Chapter4-Accessing	評価
11：05〜11：45	講義 5	Chapter5-Patiant Stabilization	傷病者の安定
	講義 6	Chapter6-Disentanglement	離脱
	講義 7	Chapter7-Packaging and Transfer of Patient	パッケージングと搬出
12：30〜13：30	実技 1	Basic Extrications1	救出基本手技 1
13：40〜14：40	実技 2	Basic Extrications2	救出基本手技 2
14：50〜16：30	実技 3	Applicational Extrications Scenario based	応用救出手技 シナリオステーション
16：30〜16：40	修了式	Completion ceremony	

救出するかを系統的に学習できるコースであり、機会があれば是非受講をして頂きたい。

（関根和弘）

*：ITLS（International Trauma Life Support）とは

　ITLS はアメリカ救急医学会と救急医協会（National Association of EMS Physicians）によって後援されているプレホスピタルケアの外傷処置教育訓練コースである。ITLS はアメリカ救急医学会アラバマ支部の地方プロジェクトとして、パラメディックや救急医療関係者向けに 1982 年 8 月開始された。現在 ITLS は世界に広がり、世界 27 ヵ国で正式コースが開催され、20 ヵ国で支部が設立されている。また ITLS は単なる教育コースというだけではなく、病院前救護のインストラクターの国際的な組織となり、各支部の代表が国際会議で話し合うようになっている。ITLS の組織の目的は、外傷処置訓練を世界規模で促進し、ITLS コースを最新でハイレベルなものに保つことである（http://www.itls-japan.com/index.html より）。

【文献】
1) 総務省消防庁：消防白書（平成 21 年版）．
2) 警察庁：警察白書（平成 21 年版）．
3) ITLS 日本支部，坂本一喜，兼崎陽太：ITLS アクセス；救急救命スタッフのための/車両事故における外傷重傷者救出プロトコール．メディカ出版，大阪，2010．

VOL.2 病院前救急診療

はじめに

　筆者の理解するところでは、"病院前に提供される医療"は2つに大別されると考えている。1つは救急救命士を中心とした救急隊員によって提供される「病院前救護」である。「病院前救護」は医師による診療ではないことから「救護」という用語が用いられていると推察されるし、これが「プレホスピタルケア」と称されていることは周知のとおりである。もう一方は、医師が救急現場に出動することによって提供される医療であり、これはおそらく「病院前救急診療」と称することができる。

　両者間には漠然とした線引きが存在すると思われるが、いずれにおいてもその目的は"病院前に医療を提供"しようとするものであるし、これを広義の「プレホスピタルケア」と言ってもよいであろう。本章のタイトルは「病院前救急診療」であるから、医師が現場に出動するためのシステムと外傷診療について詳述するが、このシステムを起動させるのは、本書の多くの読者層であると思われる救急隊員や消防職員であることを強調しておきたい。

▶病院前救護

▶病院前救急診療

▶広義の「プレホスピタルケア」

I. 医師現場出動の意義

　平成3年の救急救命士法制定以前、プレホスピタルケアの充実を図る方策として、フランスのSAMUのように医師が現場に出動する形態をとるか、アメリカのパラメディックのように救急隊員に医療行為の一部を任せるのかという議論が行われたと聞く。結果的には後者をモデルとした救急救命士制度が選択されたが、医師の具体的指示の下に許可される医療行為が極めて限定されていることや、教育の困難さが制度充実の障壁となっている。一方で、一部の地域ではドクターカーという形での医師の現場出動が、救急救命士制度の発足前後から行われてもいた。しかしながらこの体制は、地域のニーズ、救急医の数や関心度、財源確保などの問題から全国的な「制度化」にまで至ることなく今日まで経過している。

　このような背景の中、平成13年度からドクターヘリシステム（以下；ドクターヘリ）がわが国の救急医療体制に出現し、平成22年度末の時点で全国22道府県26ヵ所に配備されている（図1）。平成22年度の年間出動件数は9,452件、このうち救急現場への出動は6,660件に上っている事実からは、順調にそのシステムの拡大と利用が進められていることがわかる。筆者の所属する北総HEMS（Helicopter Emergency Medical Service）の平成22年度の現場出動は671件であり、この数字はわが国においても欧米と同様、日常の救急医療の中にヘリコプター救急を浸透させて

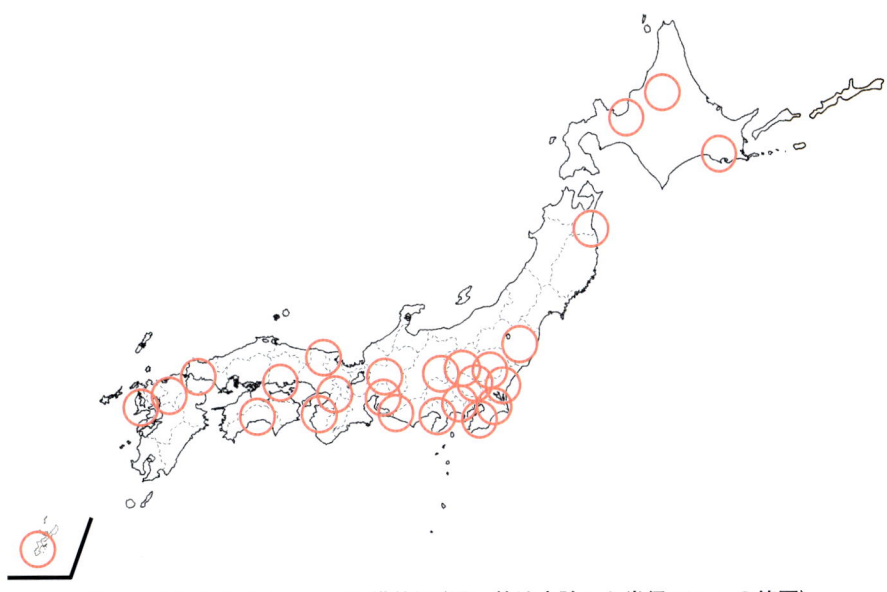

図 1. 全国のドクターヘリ配備状況（円は基地病院から半径 50 km の範囲）
（平成 22 年度末）

いくことが十分に可能であることを示している。ドクターヘリによって、「医師が救急現場に出動し、速やかに診療を開始する」体制を日常化させることに成功したといえる。

　さらには、平成 17 年 4 月の JR 福知山線列車脱線事故の際には、発災から 1 時間 30 分後に 5 隊の医療チーム（兵庫県災害医療センター、兵庫医科大学、神戸中央民病院、兵庫県立西宮病院、大阪府立千里救命救急センター）が現場に参集している。また、平成 19 年 7 月の新潟県中越沖地震と平成 20 年 6 月の宮城・岩手内陸地震では、発災直後からそれぞれドクターヘリによる DMAT（Disaster Medical Assistant Team）の現地出動が行われた。これらの経験から、局地災害や広域災害の超急性期に医師を現地投入することが現実的に行い得ることが明らかとなった。以上のような事実からは、「医師が現場に出動する」ことが一部の地域だけにとどまらない、救急医療の 1 つの"ジャンル"として認知されてきたと考えてよい。

▶DMAT

　では、このような「医師現場出動」にはどんな意義があるのか。医療機関への搬送前、早期からの診療開始による医学的な効果については後述するが、これのみならず以下に述べるような意義が存在すると考えている。

　まず、冒頭の議論を経て成立した救急救命士制度に関して、救急現場からの早期診療が傷病者にとって有益であることは当然としても、プレホスピタルケアのすべてをこの制度でカバーすることは不可能である。心肺停止前の傷病者に提供する医療をどこまで救急救命士に行わせるか、医師でさえも十分な経験を必要とするよう

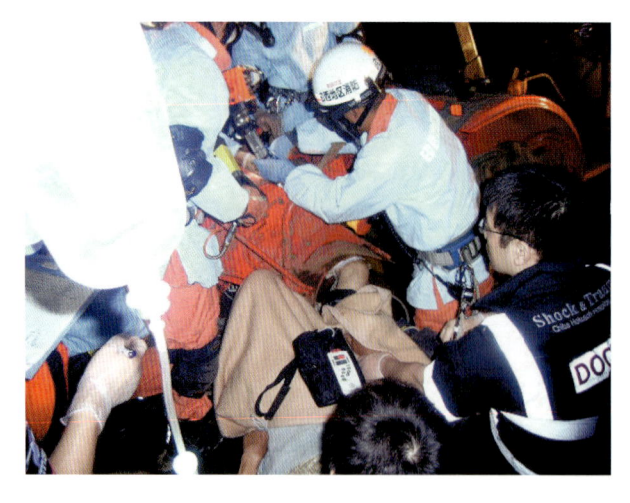

図 2. 医師の現場出動
耕運機に下腿を挟まれた傷病者の救出事案。救出作業と同時に診療を行っている。医師と救急隊員、救助隊員との連携が重要になる。

な医療行為を救急救命士に行わせることは妥当か、あるいはその教育をどう行うか、救急救命士の行う医療行為の質をいかに担保するかなど、気の遠くなるような議論と準備なくして救急救命士が医療行為の主体となるプレホスピタルケアは成立し得ない。そのような中で、複雑な病態の判断、気道緊急への対応や観血的処置など、ある一定以上の重症患者に対して医療を提供しようとすれば、救急救命士制度の拡充だけでは対応し切れない。このような場合には、医師が現場に出動する以外に良策はないのである。

▶救急現場におけるメディカルコントロール

もう一つは、"コンプレックス"な救急現場におけるメディカルコントロール(MC)が行えることである。例えば、複数傷病者の発生事案では、救急隊員のトリアージが単純に「赤」「黄」「緑」とするところが、医師が現場にいることによって複数の「赤」に対する現場治療や搬送の優先順位、搬送方法の決定を、より高い精度で実施することができる。また、救出事案では救出を優先するか、治療を優先するか、活動の選択肢を増やすことができ、長時間にわたる救出作業中にも治療を提供することができる(図2)。すなわち、医師の現場出動は、多様な救急現場活動に「医学的視点」を持ち込み、傷病者に医療を提供できる利点をもつことになる。

II. 外傷システムと病院前救急診療

医師の現場出動の医学的効果を評価する方法は単純ではない。いかに迅速な医師による診療が開始されたとしても、病院前救急診療の有無が必ずしも患者の転帰に直結しない。何故なら、最終的には医療機関における診療の良否が患者の転帰を決定する最も大きな因子であるからである。このことは、前章の厚生科学特別研究のデータが示すように、外傷に対してよく当てはまり、外傷センター設置の必要性を詳述したとおりである。

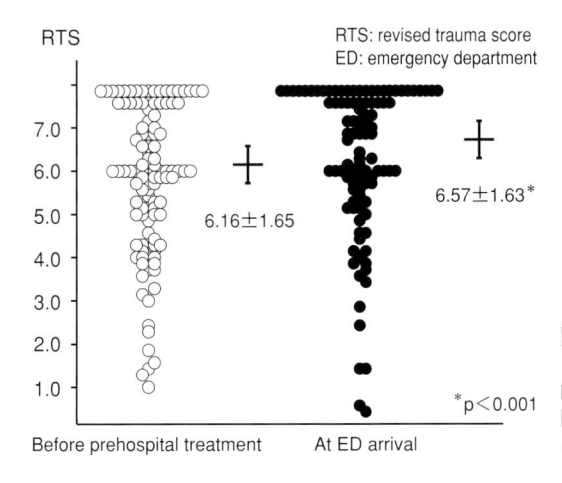

図 3. 重症外傷例に対する病院前救急診療の効果
ISS≧16 の外傷例に対して、救急現場での医師接触時の RTS と救急室入室時の RTS を比較したもの。

▶病院前救急診療の評価

　さて、病院前救急診療の評価は、「現場で患者に接触してから医療機関に収容するまでの間に患者に対して何が提供できたのか」に焦点を当てることが適切である。例えば、北総 HEMS における ISS(Injury Severity Score)が 16 以上の重症外傷 151 例を対象に、ドクターヘリが出動して診療した時間内で、生理学的指標である RTS(Revised Trauma Score)がどの程度変化したかを評価したところ、救急現場での医師接触時の RTS と救急室入室時の RTS の比較では、後者で有意な改善がみられた(6.16 ± 1.65 vs 6.57 ± 1.63、$p<0.001$)(図3)。また、対象を収縮期血圧 90 mmHg 未満の出血性ショック 32 例に限り同様の検討を行っても、同じ結果であった(5.10 ± 1.96 vs 5.88 ± 2.41、$p=0.002$)[1]。このことは現場での気道確保、胸腔ドレーン挿入、急速輸液、骨盤安定化などが、気道・呼吸・循環の生理学的所見を改善した結果と考察できる。

　これらのデータが示すように、ヘリコプター救急の急速な発展は医師の現場出動に光を当てるきっかけに過ぎず、ドクターヘリであれ、ドクターカーであれ、「乗りもの」の議論が本筋なのではないことが理解できる。外傷システムの中に病院前救急診療が組み込まれれば、受傷から外傷センターへ搬入されるまでの間に、患者を少なくとも心停止から回避させることができ、うまくすれば現場で病態を安定化させる、あるいは病態を改善させて決定的治療に持ち込むことが期待できるのである。

III. ディスパッチ

　わが国の 119 番通報システムは世界に冠たる体制である。全国どこからでも 119 番で救急指令台にアクセスでき、要請すれば平均 7.7 分で救急隊が現場に到着する。この時間は年々延長し社会問題化しているが、それでも 119 番通報によって起動される救急隊のディスパッチシステムは質が高いと言ってよい。

表 1. ロンドン HEMS の出動基準

- Immediate dispatch
    An event which is very likely to lead to serious injury,
    1) Person under a train (one under)
    2) Fall from over 2 floors
    3) RTC (road traffic collision) person ejected
    4) RTC death of same vehicle occupant
    5) RTC person under a vehicle
    6) Traumatic amputation above the wrist or ankle
- Interrogation
    The paramedic will phone back the person who made the 999 call to obtain further information e. g. serious road traffic accident.
- Crew Request
    Request from other emergency services i. e. Fire or Police

　しかしながら、救急事案は国内のどこで発生するかは予測できず、また、外傷ともなれば搬送先医療機関も限定される。つまり、救急隊の迅速なディスパッチだけでは Golden Hour の達成にはまったく不十分であり、医師の現場派遣、病院前救急診療という新しいシステムを導入することが必要になってくる。病院前救急診療体制の目的は、救急医療体制の中で「いかに早く傷病者に対して医療を提供するか」であるから、どの時点でこの体制を起動させるかによって病院前救急診療の「質」が大きく左右されるといってよい。言い換えれば、いち早い診療の開始のためには、ド

▶ディスパッチ

クターヘリやドクターカーの速やかなディスパッチが不可欠であり、救急指令台の背負う役割が非常に大きなものであることを認識しなければならない。すなわち、医師派遣のためのディスパッチの質を高めることがポイントとなる。

　London Air Ambulance (LAA) では、日本の消防本部に相当する London Ambulance Service (LAS) から出向している LAA スタッフ（パラメディック）が LAS の指令台から出動指令を行っている。つまり、ヘリコプターのディスパッチャーと救急隊のディスパッチャーが隣同士でリンクしているため、迅速なヘリコプターの出動を可能にしている（表1）。

　一方で、ドクターヘリの出動要請は、そのほとんどが救急隊による傷病者の状態の確認後に行われている。一見、オーバートリアージの増加を回避でき、希少な医療リソースを有効に活用できる妥当な方法とも理解できるが、外傷システムという枠の中でこのことを捉えてみると、明らかにスタートダッシュに出遅れているやり方である。119番覚知の時点からその覚知内容をキーワード化してディスパッチの

▶キーワード化

要否につなげるのが理想的であろう。ドクターヘリにおいてこそ、このようなディスパッチ方法が求められるし、機動性でヘリコプターに劣らざるを得ないドクターカーの運用においては、ヘリコプター以上の迅速なディスパッチが求められることは言うまでもない。消防の救急指令システムと、医師の現場出動システムを積極的

に連携させることが、外傷システムの確立には欠かせないのである。

IV. 救急救命士の役割

　救急救命士法施行以前の救急医療体制は、救急隊が業務を行う病院前救護と医師による医療機関での救急診療とが互いに関係をもつことなく存在していたが、MC体制の整備に伴い、両者の距離は縮まり相互に深いかかわりをもって存在するようになった。JPTEC™普及の過程を知る者にとっては、このことを肌で感じてきたかも知れない。外傷からは少し離れるが、ここでは病院前救急診療に救急救命士がどのようにかかわることができるのか、救急救命士の存在を総論的に眺めながら考えてみたい。

　そもそも「消防職員」である救急救命士が「医療従事者」として位置づけられていることに、どのような問題が潜んでいるのであろうか？　例えば、火災を傷病者に置き換えて考えてみると、消火活動の際の「火災性状を知る」ということは、プレホスピタルケアにおいては「傷病者の状態を知る」ということに相当すると思われる。火災現場では消防組織の得意とする「部隊運用」に基づいて、厳格な指揮命令系統により消火活動が行われる。一方、救急現場では救急隊が隊長の指揮命令により、1つの「部隊」としてプレホスピタルケアを展開することになる。このことは、消防組織が救急を担当してきたことからも自然の成り行きであり、医療機関外で医療が適切に展開されるためのフレームとして納得のいく考え方であろう。

　しかしながら、プレホスピタルケアが医療の一部分として認識される以上、救急隊員に「医療者としての視点」が必要になることは当然である。医療の多様性、すなわち刻々と変化する傷病者の状態、さまざまな症状の発現などに対しては、部隊運用に基づく厳格な活動ではなく、救急救命士個人の判断、裁量による活動が必要となることも多い。ところが、「消防職員である救急救命士」にとっては、「部隊の運用」と「個人の裁量」の間のどこにその"立ち位置"があるのかが明確ではなく、このことが救急救命士の活動や教育に関係するさまざまな問題の根源になっていると考えられる（図4）。まず以て、この救急救命士の"立ち位置"を明確にした救急医療体制のデザインをつくることが望まれる。

▶部隊の運用
▶個人の裁量

　さて、病院前救急診療における諸外国のパラメディックの位置づけについてみると、アメリカ、イギリス、ドイツなどは、パラメディックが医師や看護師とともに現場に出動していくことが常態化し、医師や看護師の診療補助者としての役割が明確に規定されている。では、わが国のドクターヘリやドクターカーの出動において、診療補助としての看護師業務を、救急救命士が行うことは可能であろうか？

　医師の診療補助だけでなく、現場に滞在している短時間に患者ケア、関係者との

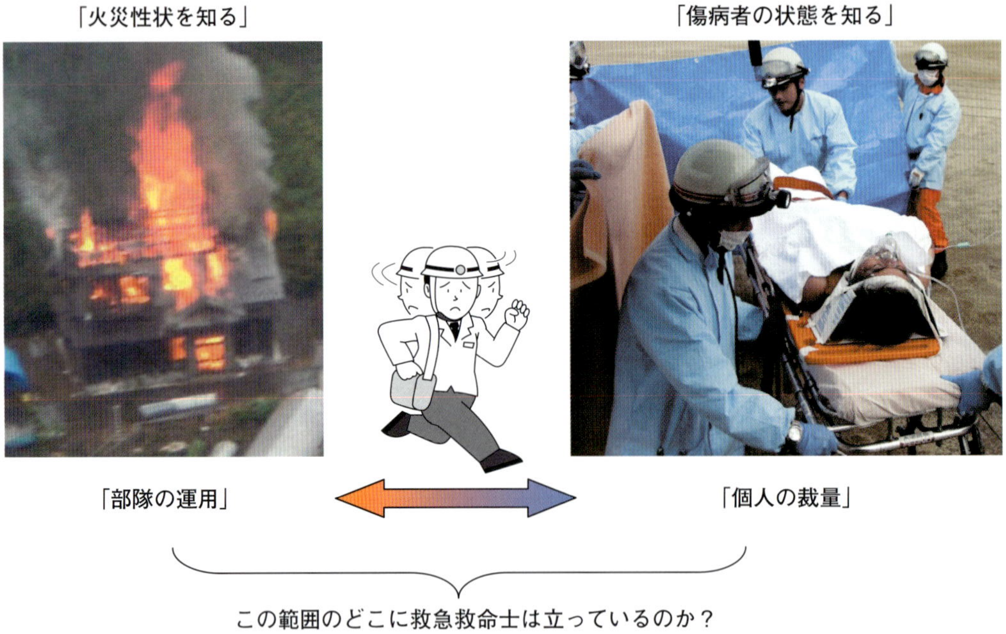

「火災性状を知る」　　　　　　　　　　　　　　「傷病者の状態を知る」

「部隊の運用」　　　　　　　　　　　　　　　　「個人の裁量」

この範囲のどこに救急救命士は立っているのか？
図 4. 救急救命士の"立ち位置"はどこ？
「消防職員である救急救命士」にとって、「消防人としての部隊の活動」と「医療従事者としての裁量に基づく活動」のどちらの立場で活動すべきかが明確ではなく、このことが救急救命士の活動や教育に関係するさまざまな問題の根源になっている。

　連絡や説明、物品管理、記録など、フライトナースの業務は膨大な量である。現在の看護師業務と救急救命士業務を比較しても、両者の差を埋めることは容易ではない。また、法的にも救急救命士法の規定する「診療補助」が保助看法のそれとどのように異なるのかも明確ではない。病院前救急診療における救急救命士の役割を考えてみても、診療補助としての補助換気、気管挿管、静脈路確保、薬剤投与などの実施や介助、外科的処置の介助、その他にも現病歴聴取、関係者対応、消防機関との連携役、緊急車両の運転やナビゲーション、無線連絡、あるいは指令室や医療機関に常駐してのディスパッチ業務など多岐に及ぶ。今後は、これらを円滑に実施できるようになるために、救急救命士にどのような資格条件を付け、どのような教育が必要なのかの議論を始めなければならない。
　医師が救急現場に出動する体制は、一方で、救急救命士制度と両立しないのではないかという議論を起こすかも知れない。しかしながら、救急救命士の活躍や MC 体制の整備を考えると、この議論は意味をなさないと思われる。医師の現場出動の判断、現場での消防組織との協働、診療の補助には救急救命士の存在を欠かすことができない。何故なら、救急救命士の業務拡大もまた、「攻めの医療」の一翼を担うものであり、両方の体制が病院前救急診療の、外傷システムの根幹となるに違いないと考えるからである。

おわりに

　日常の救急医療や突発的な災害医療を問わず、従来のプレホスピタルケアと救急診療を統合した新しい救急医療体制、「病院前救急診療」という概念が明確になりつつある。患者の病院到着後から診療を開始する従来の救急医療、言うなれば「守りの医療」から、病院前の時点で治療を始める「攻めの医療」への転換が始まったことを示すものといえる。これは、外傷システム構築の中では新しい位置づけであるが、この体制を起動させる消防機関、現場で協働する救急隊員にとっても、そして何よりも外傷患者にとって福音となるものであろう。

▶攻めの医療

(松本　尚)

● 参考文献

1) Matsumoto H, Mashiko K, Hara Y, et al：Effectiveness of a "Docter-Helicopter" system in Japan. IMAJ 8：8-11, 2006.

MEMO ❷ ＜ドクターヘリ離着陸時の対応＞

　ドクターヘリは、医師による早期の診療開始のための"doctor delivery system"であるが、そのためにはヘリコプターの離着陸を安全に行えることが前提となる。ロンドンHEMSでは全出動の75％が現場から半径200m以内に着陸しているが、これは法的な規制緩和だけでなく、ロンドン警察の全面的な協力があること、電柱などの離着陸の障害となるものが少ない都市構造であること、などによって可能になっていると推察される。わが国ではこれらのどの要因も現場直近着陸の障壁となっている。

　そこで、ドクターヘリの臨時離着陸場所として、救急現場に近い学校の校庭や公園、運動場などが利用されている。事前に管理者の了解を得たうえで、消防と基地病院が離着陸場所をリスト化し共有することで、ドクターヘリの要請後、迅速に離着陸ポイントを設定することができる。事前に調査済みであるため離着陸時のスペースに問題はなく、さらに消防隊、指揮隊の支援出動によって安全が確実に担保されるという利点を有する（図1）。

　しかしながら、ヘリコプターのダウンウォッシュや騒音による周辺住宅への影響、学校の場合には授業への影響などを完全に排除することは不可能である。このため、離着陸前の住民への周知、散水、日常からのドクターヘリ離着陸指定場所の広報などは、市民からの苦情を未然に防ぐうえでも重要な活動となる。

　また、同じ臨時離着陸場所を繰り返して使用しない工夫も必要である。たとえ軽微であれダウンウォッシュによる被害が頻繁にあれば、周辺住民のドクターヘリに対する印象は悪くなるであろう。そのリスクを分散することにより、悪感情が表面化することを防げるに違いない。

　このようにドクターヘリの運航、特に離着陸時の対応に関しては、安全確保以外のさまざまな課題が存在しているが、その解決のためには消防組織全体の協力が絶対的に必要であることを強調するとともに、日頃の協力に感謝する次第である。

（松本　尚）

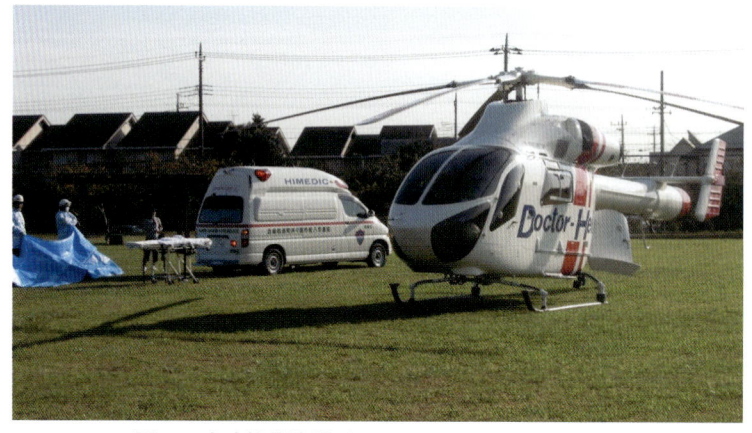

図1. 臨時離着陸場所でのドクターヘリと救急車

VOL.3 外傷を取り巻く研究

I. 交通事故分析

交通事故被害の軽減のためには、発生する事故実態に即した安全評価と対策が求められる。そのためには、衝突と負傷者の傷害発生メカニズムを解明することが欠かせず、医学と工学の密で良好な連携による詳細な事故調査・分析が必要である。以下に日本の交通事故調査分析と、海外における取り組みについて詳述する。

▶日本の交通事故分析

1 ◆ 日本の交通事故分析

1 交通事故調査の背景

昭和45(1970)年、交通事故による死者は1万6,765人に達し過去最悪を記録した。この年、米国では同死者5万人に達し、米国政府は自動車の衝突安全性の強化が重要と判断し、ESV(当時 Experimental Safety Vehicle)計画を提唱し欧州および日本へ計画への参加を呼びかけた。日本政府は計画への参加を決め、国内自動車メーカーは ESV 開発に着手し、また政府は交通安全基本法を制定した。

昭和48(1973)年に当時の運輸省は、日本での事故実態に即した衝突安全、衝突回避などの車両安全評価法と評価基準検討のための基礎資料の獲得を目的に、衝突形態、衝突速度、車両の損傷と乗員、歩行者の傷害との関係など、事故実態を詳細に調査・分析する交通事故調査を開始した。調査対象事故は当初、死亡事故の多い歩行者(36.9%)および四輪車乗員(34.8%)を主としていたが、昭和50(1975)年以降は死者が増加傾向の四輪車乗員に主眼がおかれた。この当時日本では、交通事故死者は歩行者も高い構成率であったが(図1)、車両による歩行者傷害の軽減対策は困難との認識から世界の事故対策と同様、死傷者の多い四輪車乗員、特に乗用車の衝突安全性強化が最優先課題とされた。

現在では、歩行者事故の調査・分析や歩行者ダミーの開発も進み、歩行者事故での衝突安全性が強化された乗用車(ボンネット型車)が販売されてきており、国土交通省および独立行政法人自動車事故対策機構(National Agency for automotive

▶NASVA

Safety and Victim's Aid ; NASVA)で実施されている自動車アセスメントでは、車両に対する歩行者衝突試験評価も実施されている。

2 交通事故総合分析センターの設立背景と事業

財団法人交通事故総合分析センター(Institute for Traffic Accident Research

▶ITARDA

and Data Analysis ; ITARDA)設立以前の交通事故の防止対策は、運転者教育・交

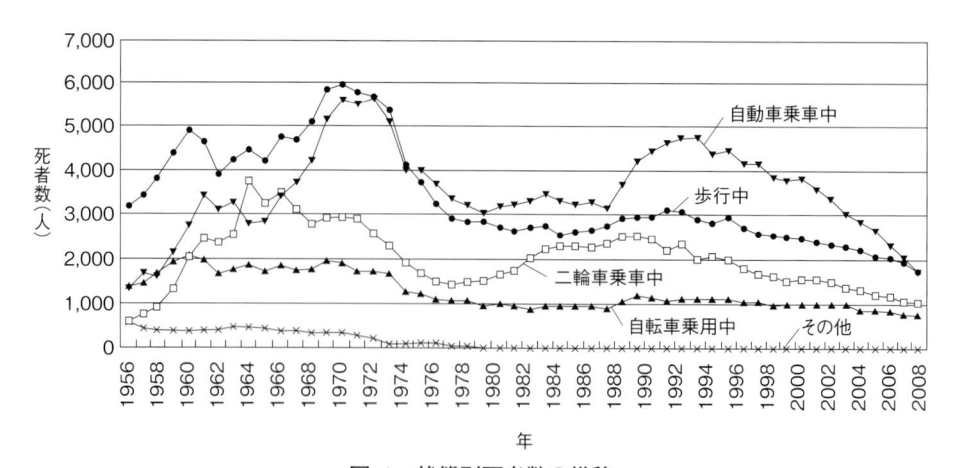

図 1. 状態別死者数の推移
（財団法人交通事故総合分析センター 2009 のデータによる）

通規制など人に関する要因は警察庁が、衝突安全など車両の安全性にかかわる要因は運輸省が、道路構造などの道路環境要因は建設省が、それぞれの立場で独自に進めていた。交通事故は、人、車、道の三要素(要因)が相互に作用して発生していることから、これらを有機的に結びつけて調査・分析することが求められた。そこで、平成4(1992)年3月、当時の警察庁、運輸省、建設省所管の公益法人としてITARDAが設立され、同年6月に道路交通法第108条の13第1項に基づき「交通事故調査分析センター」の指定を受けて活動が開始された。

　ITARDAの事業は、交通事故の防止と被害軽減を図ることを目的に、①交通事故の全数を対象とした事故発生状況、発生率など統計的分析のための交通事故統合データベース(マクロデータ)の構築、②交通事故を1件ごとに人、車、救急、傷害の観点から詳細に調査分析するミクロ調査分析およびミクロデータベースの構築、③さらに①と②を有機的に結びつけて、事故を総合的に分析研究する、ことにある。

　しかしながら、ITARDAが主に行ってきたミクロデータ分析については、サンプル数が少なく、特定地域のデータに限られているため必ずしもわが国の現状を正確に反映していない、実際の事故状況を正確に把握し得ていない、救急隊等によるプレホスピタルケア・救急搬送および医療に関する情報が不足しており、医療面での課題抽出に至っていないなどの問題がある。このため、ミクロ調査のサンプル数の増加や複数地域での事故調査、および医療機関と連携した医療情報をも含めた検討がなされるようになってきている。

3 交通事故統合データベース

▶交通事故統合データベース（マクロデータ）

　交通事故統合データベース(マクロデータ)は、警察庁、国土交通省が個々に管理しているデータの提供を受け、それらを統合し、人、車、道の観点から統計的な見地で総合的・多角的に分析できるものであり、わが国で唯一のデータベースとなっている。

表 1. 調査項目概要

共通項目	人的項目	道路交通環境項目	車両項目 構造・仕様	車両項目 破損状況	傷害項目	救急救助項目
発生年月日 発生時間 天候 事故類型 事故内容 死傷者数 発生概要 事故状況図	年齢・性別 身長・体重 危険認知位置 危険認知時の速度 危険回避行動 免許取得年数 身体的状態 心理状態	道路形状 道路線形 路面状況 照明/照度 沿道状況 信号制御 標識と視認性 交通状況	年式 車体形状 ブレーキ シートベルト タイヤ 車体改造 エアバッグ チャイルドシート	車体変形状況 車室内変形 衝突方向 衝突部位 各安全装置損傷状況 シートベルト ドア開放	死亡原因 傷害部位 傷害程度 傷害内容 最大傷害部位 全治療日数 AIS90 加害部位	覚知日時 現場到着時刻 乗員救出時刻 病院到着時刻 応急処置内容 救出阻害要因 交通渋滞有無

▶JTDB
▶交通外傷統合データベース
▶後遺障害データベース

　平成16(2004)年からはマクロデータと日本外傷データバンク(Japan trauma data bank；JTDB)の人体傷害データを統合した交通外傷統合データベースや、マクロデータと自賠責後遺障害データをマッチングし後遺障害データベースの構築もなされている。このような人体傷害データベースによる試行的な分析を通し、医学関係者と工学関係者が傷害・医療データと事故データを共有することができる。医学側では衝突形態や受傷メカニズムと診断・治療・治療方針との関係を検討することが可能となる一方、工学側では事故時の死亡・後遺症・傷害にかかわる衝突安全対策技術の向上を目指し新たな分析・研究を進めることができる。

4 ITARDAの交通事故例調査

▶ミクロ調査

　交通事故例調査(ミクロ調査)は、平成5(1993)年4月に茨城県つくば市に設置した交通事故調査事務所において、つくば市、土浦市を中心とした地域で警察、消防、病院などの協力を得て実施されている。調査項目の概要を**表1**に示す。約650項目にものぼる調査は、人、車、道の専従調査員により実施されている。

　しかし、ITARDAには医学関係の専門調査員が配置されておらず、調査地域の主要病院の協力を得て、X線検査、CTやMRIなどの画像の提供を受けながら担当医に傷害調査票の記載を依頼している。

　これらの医学的傷害データと車両調査による車両損傷状況、乗員、歩行者などが衝突した車両部品(加害部位)、衝突速度など車両データをもとに、傷害部位と加害部位との対応および傷害のAIS(the abbreviated injury scale 1990 revision；AIS90)のコーディングが行われている。

▶大学間医工学連携事故調査

5 大学間医工学連携事故調査

　教育・研究機関における医工学連携下においても交通事故調査が行われている。日本大学工学部と日本医科大学千葉北総病院救命救急センターでは、千葉北総病院へ救急車で搬入された、もしくはドクターヘリ、ラピッドカーで診療を行った傷病

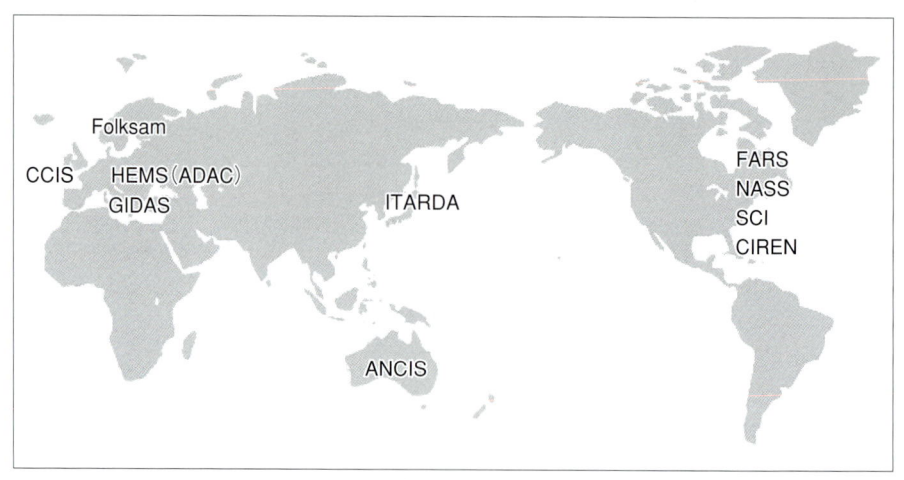

図 2. 世界の医工学連携

者の関係する交通事故について、当事者の同意を得て交通事故状況および事故車両調査を行っている。事故調査の前に医師と工学者が対象傷病者の傷害内容や診療内容などについて医学情報を共有した後、工学者が調査に向かう点が特徴である。工学者はこれらの医学情報をもとに調査するため、傷病者の受傷メカニズムを考察しやすく車両調査も標準が絞りやすくなる。調査後に再度医師と工学者が、事故原因や事故状況、車体損傷、傷病者傷害(身体所見・画像所見・診断名・治療法・転機など)などに関してカンファレンスを行い、それらの妥当性を検証した後、データベース登録を行っている。

2 ◆ 海外の交通事故分析

交通事故実態を把握し、安全対策を進めるための事故調査組織は先進各国に存在している(図2)。

1 アメリカ

▶CIREN

米国のCIREN (crash injury research and engineering network)はNHTSA (national highway traffic safety administration)が提唱し、NHTSAと病院・大学が共同で実施する、交通事故死傷者低減のための事故調査と臨床医学・生体工学両面からの傷害解析プロジェクトである。1996年に始まり、現在はNHTSAだけでなく、GM、FORD、Daimler-Chrysler、ホンダ、トヨタなども資金提供を行い、年間約330ケースの詳細事故調査が実施されている。

2 ドイツ

ドイツでは、連邦道路交通研究所が、ハノーファー医科大学、保険協会、連邦自動車庁、自動車メーカー、その他大学などの研究機関に委託する形で事故の調査・分析が行われている。

ハノーファー医科大学における交通事故調査は1973年より始まった。1999年よ

▶GIDAS

りドレスデン工科大学の調査チームを加え、現在のGIDAS(German in-depth data analysis study)に至っている。

ハノーファーの調査チームは面積2,289 km^2、人口120万人のエリアで起こる交通事故を調査しており、市電乗員、自動四輪車乗員、自動二輪車乗員、自転車乗員、歩行者といった道路使用者すべてが対象である。ドレスデンのチームも同様に面積2,575 km^2、人口92.5万人のエリアに対し同様の調査を行っている。両チームとも年間約1,000件の事例を調査しており、合同のデータベースに入力していることよりGIDASは年間2,000例のデータを蓄積している。

事故調査チームは、調査コーディネーター1人、工学専門家2人、医学情報調査員(学生)1人の合計4人で構成されている。「事故調査調整室」(図3)では警察および消防の無線を随時傍受でき、交通事故発生場所と状況などの情報がリアルタイムで入手できる。工学専門家と医学情報調査員は、それぞれ青色灯を有した専用調査車(工学専門車、医学専門車の2台)に乗り(図4-a)、発生間もない事故現場へ緊急走行で向かう。工学専門車には測定、計測のための機器が搭載されており(図4-b)、工学者は事故現場の道路形態や道路についたブレーキ痕、事故車両の最終停車位置や変形などの写真撮影や計測を行う。医学調査員は現場の状況確認後、現場または傷病者搬送先の病院で細部にわたる傷病者インタビューを行い、医師から傷病者の診察所見、画像情報、診断や治療法などの情報を入手する。

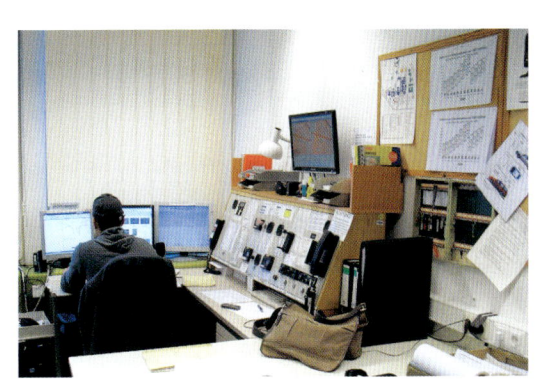

図 3. 事故調査調整室

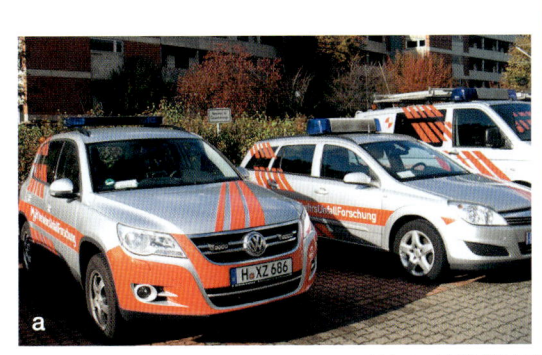

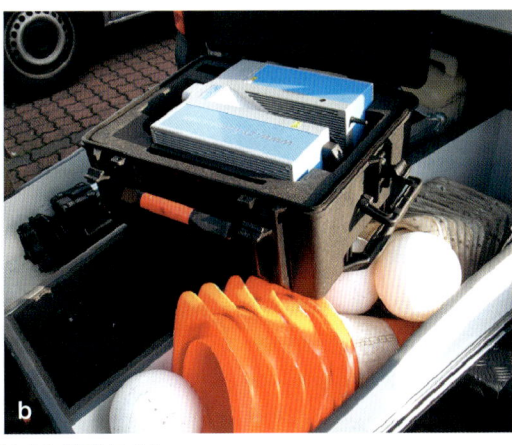

図 4. 事故調査車(a)と資器材(b)

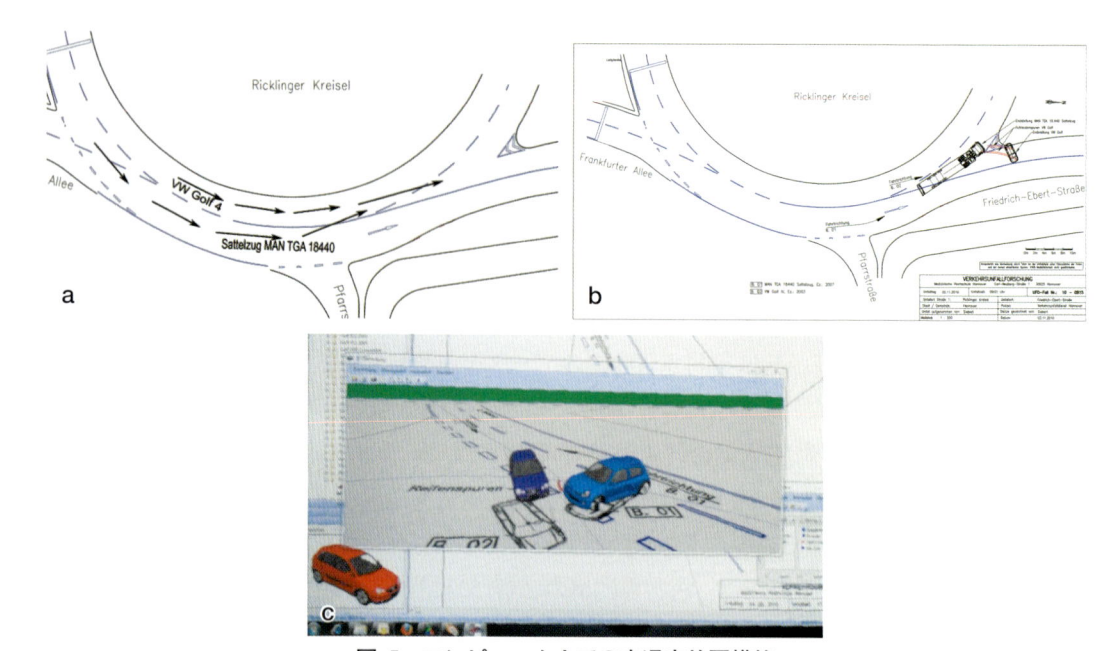

図 5. コンピュータ上での交通事故再構築

　事故データは、事故当事者の情報（身長、体重、免許取得年、睡眠時間、移動目的、移動ルートなど）、受傷内容（医学的診断・X線検査やCTなど画像を含む）、事故現場道路情報（**図 5-a、b**）、事故車両写真と変形などの計測、PC上事故再構築情報（**図 5-c**）を1事例としてデータを構築している。

3 英国

▶CCIS

　英国のCCIS（co-operative crash injury study）は、DfT（department for transport）とTRL（transport research laboratory）が中心となって1983年から実施されている詳細事故調査プロジェクトであり、DfTが設定した交通事故死亡者の低減目標を達成するための道路安全戦略の立案を助けることを目的としている。CCISのメインスポンサーはDfTであるが、Autoliv（シートベルトやエアバッグなどの企業）、Ford、日産、トヨタの4社が、業界のスポンサーとして活動をサポートしている。

　製造後7年未満の乗用車の関与した事故で、車両が事故現場から牽引され、乗員が負傷した事故が調査対象である。それぞれのエリア内で発生したすべての死亡重症事故とランダムに抽出された軽傷事故を、毎年約1,200台調査している。車両情報と詳細な乗員の傷害情報は、傷害要因を明らかにするために関連づけられ、個々の詳細事故調査事例が完成する。

　以上のように先進各国の機関が交通事故調査を行っている。日本でもITARDA、大学、医療機関、自動車メーカーなどがそれぞれに日夜交通事故調査・研究・分析

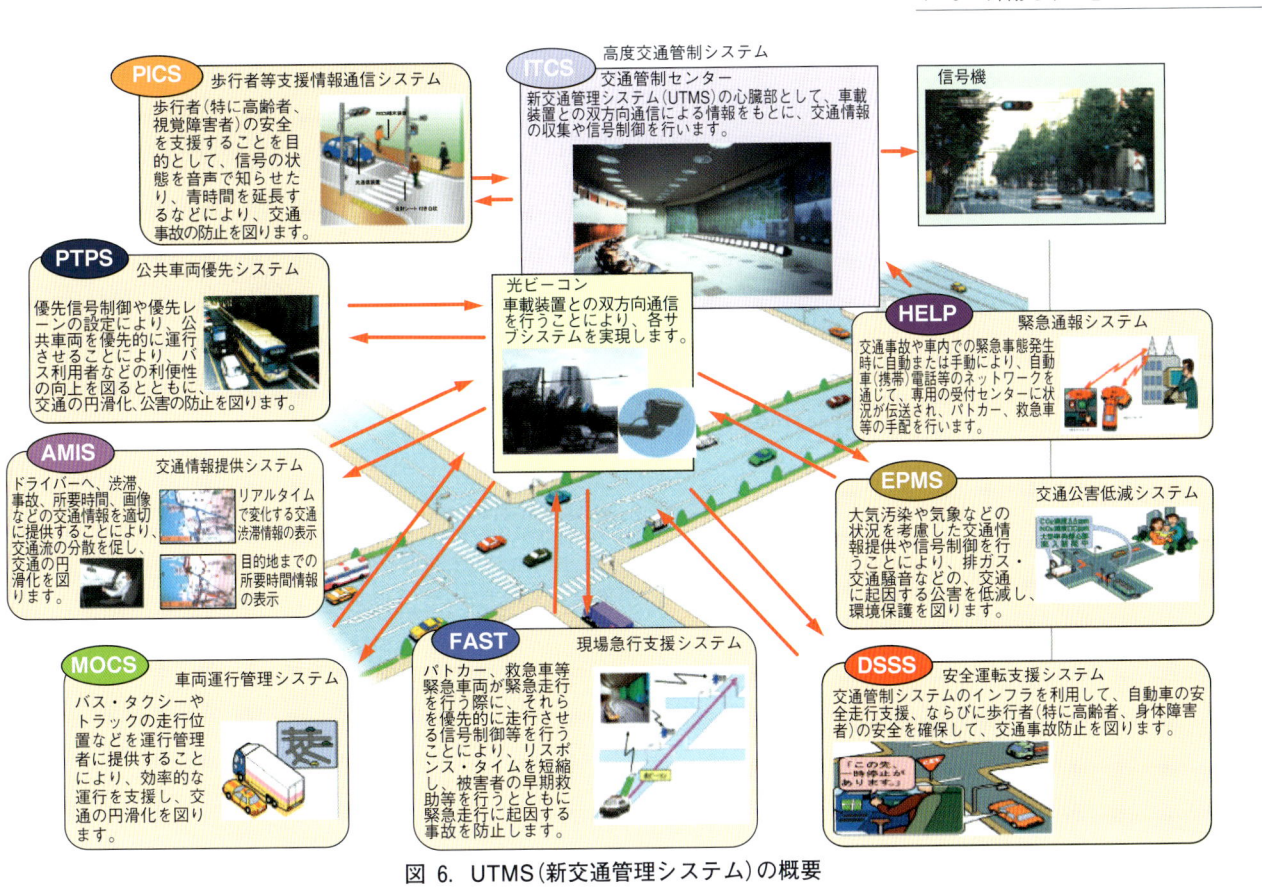

図 6. UTMS（新交通管理システム）の概要

が行われているが、そのレベルはまだまだ先進国の中では低いものである。今後はさらなる医工学連携はもとより、各機関間の連携協力の下、オールジャパンでの調査・分析体制が必要である。

II. 新しい交通/車両制御システム

近年は、警察庁により電子情報通信機器などを活用した新しい交通車両制御システムや交通情報システムの構築が進められている。以下に紹介する新しいシステムの一部は、まだ限定使用のものもあるが、このシステムを消防、医療機関などが共有活用することで、今後のプレホスピタル活動に大きく寄与する可能性がある。

▶UTMS

1 ◆UTMS（universal traffic management systems、新交通管理システム）

警察庁では、コンピュータや情報通信、センサーなどの先進技術を使って交通事故や交通渋滞、環境汚染などの道路交通問題を解決し、安全・快適で環境に優しい交通社会の実現を目指す ITS（intelligent transport system；高度道路交通システ

ム）の開発を推進している（図6）。

　警察が取り組んでいるITSは、総称してUTMS（universal traffic management systems；新交通管理システム）と呼ばれている。UTMSは、車載装置との双方向通信による情報をもとに交通情報の収集や信号制御を行うシステムであるITCS（integrated traffic control system；高度交通管制システム）を中核に、交通情報の提供、安全運転支援、緊急事案対策、旅客・物流の効率化、歩行者支援などを目的とした以下の8つのサブシステムから構成されている。ある地域では、これらのシステムの一部が救急車やドクターカーの走行を補助するとの有用性が示されているが、近い将来、全国的に配備されることが期待される。

▶ITCS

▶FAST

1 FAST（fast emergency vehicle preemption systems、現場急行支援システム）

　緊急車両の出動・通行回数が多い地区において、光ビーコン（図7）により緊急走行中の緊急車両を検知し、優先的に走行させる信号制御を行うことで、緊急車両が現場や医療機関などに到着するまでの時間を短縮するとともに、緊急走行に起因する交通事故の防止を目的としたシステム。平成17年度末現在、9都道府県で運用中。

▶MOCS

2 MOCS（mobile operation control systems、車両運行管理システム）

　光ビーコンにより収集した事業用車両の走行位置などの情報を事業者に提供することにより、その事業者が行う運行管理を支援し、人・物流の効率化などを図るシステム。

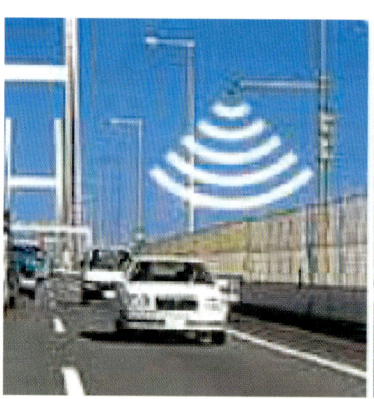

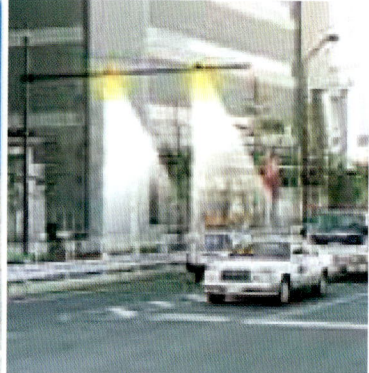

図 7. 光ビーコン

NOTE ＜ M-MOCS(Medical Mobile Operation and Signal Control System, 救急搬送支援システム)＞

　救急搬送および医療機関への支援を目的として、上記の FAST と MOCS 両システム機能を併せ持ったものである。このシステムでは、走行する車両搭載機と双方向で近赤外線により通信を行い、情報をやりとりする「光ビーコン」という道路上に設置された機器を活用している。この光ビーコンは、平成 20(2008)年度末で 51,782 基が全国の主要幹線道路を中心とした道路に整備されている。

　地域の主要な病院へ通じる主要道路上の光ビーコンが、その下を通った救急車両を感知し、進行方向前方の交差点信号機シグナルを優先制御するシステムである。救急車両の進行方向の信号機は青の時間を長く、赤の時間を短くするよう制御される。

　また、医療機関には救急車の現在地を表示するパソコン端末を設置し、医療機関スタッフは端末画面上で救急車の運行状況を逐次確認できる(図8)。M-MOCS は現在、千葉県内の一部の地域のみで運用されている(図9)。

　M-MOCS の効果については、平成 20(2008)年4月に測定が行われている。千葉県成田市の国道 408 号線上の 3.8 km において、システム運用前の 16 日間(N=161)と運用後の 15 日間(N=140)で、交差点青信号通過率(55.5%：90.7%)、平均通過所要時間(5 分 44 秒：5 分 21 秒)を比較した。いずれもシステム運用がスムースな救急搬送に寄与していた。

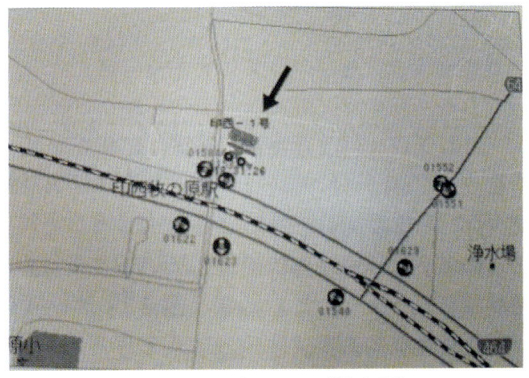

図 8. 位置表示画面(拡大図)

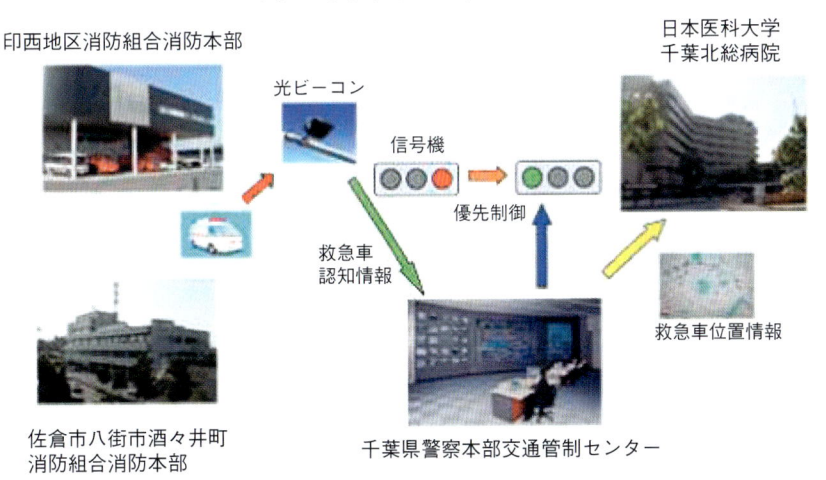

図 9. M-MOCS の構成

▶HELP

3 HELP(help system for emergency life saving and public safety、緊急情報システム)

　GPS(global positioning system；全地球測位システム)技術の活用により、運転中の事故発生時にその場所などの情報を、携帯電話などを用いて即時かつ正確に通報するとともに運転者の状況を確認することにより、救命率の向上などを図るシステム。

▶PICS

4 PICS(pedestrian information & communication systems、歩行者等支援情報通信システム)

　高齢者、身体障害者等が携帯する端末装置と信号機に併設した通信装置との双方向通信により、信号機の表示などを音声で知らせたり、歩行者用青信号の延長を行ったりして、安全で快適な交差点の通行を支援するシステム。

▶PTPS

5 PTPS(public transportation priority systems、公共車両優先システム)

　バスなどの公共輸送車両を対象として優先信号制御を行い、優先通行を確保することにより、運行の定時性および利便性の向上を図ることにより、マイカーから公共輸送機関への利用転換の促進を図るシステム。

▶AMIS

6 AMIS(advanced mobile information systems、交通情報提供システム)

　交通情報版や交通情報ラジオなどに加え、光ビーコンを通じてカーナビゲーション装置に対して交通情報を提供し、交通量の自律的な分散、交通渋滞の緩和、運転者の心理状態の改善を図るシステム。

　光ビーコンを活用して情報提供を行う VICS(vehicle information and communication system；道路交通情報通信システム)は、AMIS を実用化したシステムの1

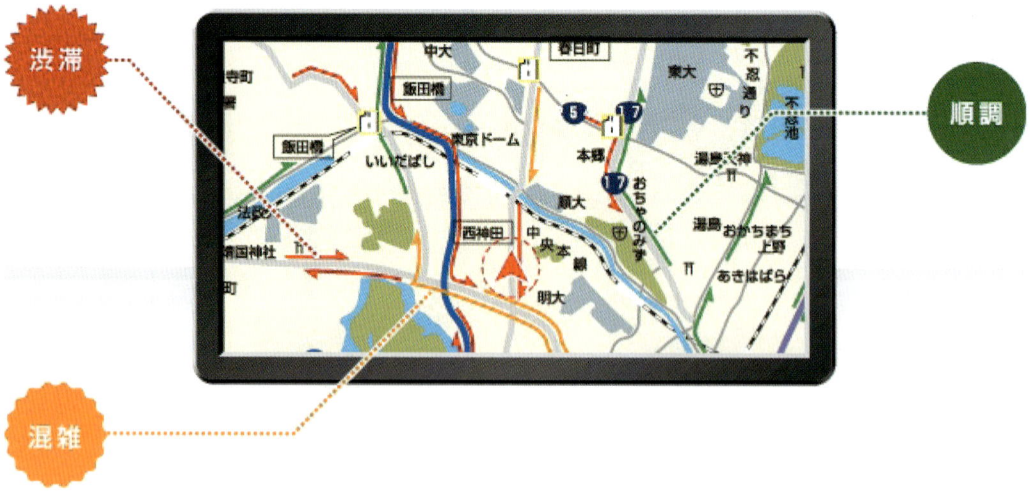

図 10. VICS による交通情報

つである。VICS では、光ビーコンを通じて簡潔な文章による文字情報、通信方向の道路をパターン化した図形や文字を用いた簡易図形、走行地点、渋滞状況、規制箇所、駐車場などを一目で理解できるようにした地図を車載装置に表示することにより、より広範囲かつ多様な交通情報を提供している（図 10）。47 都道府県で運用中であり、VICS 車載機の累計出荷台数は平成 21 年度末で約 2,600 万台を超えている。

▶DSSS
7 DSSS（driving safety support systems；安全運転支援システム）

運転者に対し、周辺の交通状況などを視覚・聴覚情報により提供することで、危険要因に対する注意を促し、ゆとりをもった運転ができる環境をつくり出すことにより、交通事故の防止などを図るシステム。

▶EPMS
8 EPMS（environment protection management systems；交通公害低減システム）

交通公害の状況に応じた交通情報提供や信号制御を行うことにより、排気ガス、交通騒音などを低減し、環境保護を図るシステム。

▶EDR
▶イベントドライブレコーダー
2 ◆EDR（event drive recorder，イベントドライブレコーダー）
（図 11）

エアバッグなどが作動するような事故において、事故前後の車両の運動データや運転者の操作などを時系列で記録する車載記録装置のことである。事故発生時刻から数秒間さかのぼった情報も記録される。記録される主なデータは、加速度、車両の速度変化、シートベルトの状態、ブレーキ作動の有無、アクセル踏み込み状態などである。事故分析での活用を促進することが目的であり記録内容は市販の機器などで容易に読み出しができることが国土交通省より推奨されているが、これらの情報が自動車製造会社にとって不利な情報である可能性もあり、また運転者にとって不利な情報である可能性もあるため、現状では事故調査に関しては容易な活用がなされていない。データの取り扱いに関するルールづくりは早期に解決されるべき問題である。

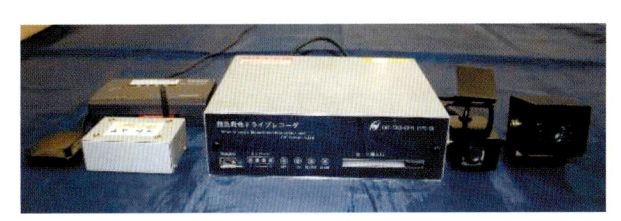

図 11．イベントドライブレコーダー（EDR）

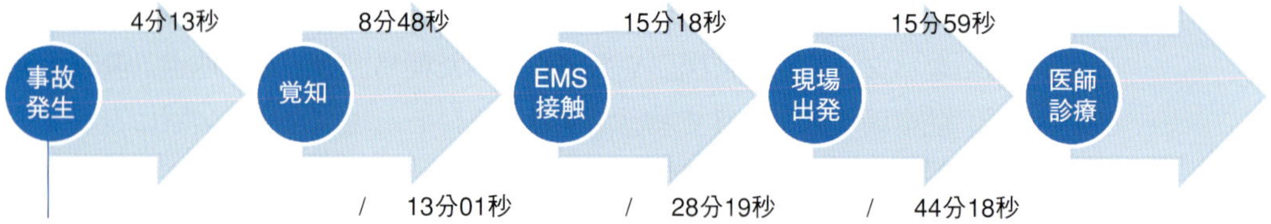

図 12. 千葉県内交通死亡事故（現場生存 89 例）における病院前救急の時間経過

▶ACN
▶事故自動通報システム

3 ◆ ACN（automatic collision notification，事故自動通報システム）

エアバッグの展開するような交通外傷の際、発生場所や衝撃などの情報を自動発報する EDR を進化させたシステムを ACN（automatic collision notification；事故自動通報システム）と呼ぶ。わが国では日本大学工学部西本らが、後づけドライブレコーダーに乗員傷害解析機能を付加したシステムを J-CAN と命名し、タクシー車両に搭載した実証実験を行っている。

このシステムを救急指令センターと併せれば、事故車両から、衝撃の激しさ（速度変化、衝撃回数・方向など）、乗員情報（乗員数、意識レベル、既往歴、心電図など）、重症度判定（トリアージ）結果、正確な事故発生場所などの情報を、救急システム・病院などへ自動発信することができる。このシステムはプレホスピタル活動時間を大幅に削減できる可能性を含んでいる。

平成 21 年度、千葉県内の交通死亡事故（傷病者が受傷後 24 時間以内に死亡）196 例のうち、救急隊現場接触時になんらかの生命徴候を認めていた症例が 89 例あったが、事故発生から医師診療開始までの平均時間は 44 分 18 秒もかかっていた（図 12）。

ACN の測定機能により傷病者が重症者である可能性が高いことが判定され、受傷と同時に正確な場所と傷病者情報が消防機関および地域の高度医療機関に同時発報されれば、この時間は大きく短縮される可能性がある。さらにはドクターヘリやドクターカーの迅速なディスパッチにも有用となるに違いない。

▶自動車アセスメント
▶JNCAP

4 ◆ 自動車アセスメント（Japan new car assessment program；JNCAP）

国土交通省および NASVA では、消費者の選択を通じたより安全な自動車の普及拡大、および自動車メーカーのより安全性の高い自動車開発促進を目的として、自動車アセスメント（Japan new car assessment program；JNCAP）事業を実施している。本事業では、衝突安全試験、ブレーキ試験といった安全性能試験を公正中立な立場で行い、その結果を取りまとめたうえ、安全装置の装備状況などとともに

パンフレットやウェブサイトにより公表している(http://www.nasva.go.jp/mamoru/download/car_download.html)。

　衝突試験の評価対象となるダミー部位は、事故実態、ダミー傷害値と実際の乗員傷害との相関などに基づき選定され、測定結果に関してはスライディングスケールを用いて得点化している。乗員の安全性能評価のため、フルラップ前面衝突、オフセット前面衝突、側面衝突という異なる3形態の衝突安全性能試験を実施しているほか、本邦交通外傷死の約2割を占める歩行者の頭部外傷を考慮し、2003年度より歩行者頭部保護性能試験を開始している。今後は、死者数軽減のための取り組みに加え、負傷者数軽減の観点より、乗員の頸部傷害保護性能評価、および歩行者脚部保護性能評価の導入が検討されている。

　これまで紹介した交通事故調査や交通制御システムの技術は、日々素晴らしい発展を遂げている。今後も交通事故死亡者を少しでも減じ、事故傷害を軽減するためにはさらなる取り組みが模索・追求されるべきである。外傷に対するプレホスピタルケアにかかわるこれらの研究がよりよい外傷システムの確立を支えることを期待している。

(本村友一)

MEMO ❸ ＜ITによる情報収集＞

　現在では、IT（Information Technology：通信技術）というより、ICT（Information and Communication Technology：情報通信技術）と表現されることの方が多いようである。
　既に救急現状に導入され実用化されているIT/ICTには、どのようなものがあるだろうか。例えば、医療機関への収容依頼は通信指令室を介して消防用無線で行われていたが、携帯電話が普及し救急現場の救急隊から直接収容管制を行えることになった。また、車両動態管理の管理制御を通信指令統制台で行うことで時間短縮・省力化を図ることが可能になった。現代の車両動態システムでは、カーナビゲーション機能や任意情報支援機能などを送信することが可能になっている。ここでは、既に進められている、あるいは将来的に期待されるIT/ICTについて述べる。

【1．傷病者⇔救急隊】
　①非接触型IC：傷病者が持参している診察券などに埋め込まれたICチップをリーダーでスキャンすることにより、当該傷病者の人定・SAMPLE-historyなどの情報収集を容易にする。
　②保険証番号など：保険証番号などから個人を認証し、病歴などを共有できる。

【2．救急隊⇔医療機関】
　①携帯端末：携帯電話・スマートフォンなどにより音声や文字情報により、搬入の可否情報などのやりとりが可能になる。ECGを含めた測定データを同時に送信することが可能である。これまでにも心電図伝送装置は救急車にも積載されてきたが、送信装置は決して携帯性に優れているものではなかった。
　②ウェッブカメラなど：ウェッブカメラなどを救急車内に設置し、医療機関にいる医師は傷病者の傷病の程度・状態などを把握することが可能になる。救急隊は医師へ正確な情報を提供しやすくなり、医師はより正確に状態を把握しやすくなる。既に一部の地域では運用が始まっている。

【3．通信指令室】
　①車両動態システム：PHSやGPSなどを用いて緊急車両の位置を把握するシステムである。現在、多くの消防本部で通信指令システムに組み込まれていると推察される。また、無線通信で情報交換していた活動情報（現場到着・引き揚げ、病院到着・引き揚げなどの情報）をタッチパネルモニターなどを用いて情報交換をしている。
　②活動支援情報：前述の車両動態システムを包括した形式で、各種活動支援情報をやりとりすることが可能なシステムである。現在では、カーナビ機能はもちろんのこと、現場活動を支援できる情報の入力が可能である。
　③傷病者情報：通信指令室・救急隊・医療機関が同時に同じ情報を得ることができることが望ましい。技術的には可能であろうが、個人情報管理や法的問題など解決しなければならない障壁がいくつか存在する。

（風間忠広）

第2部

外傷に対するプレホスピタルケア

VOL.1 基本的概念(ロード&ゴー)

はじめに

　外傷に関するさまざまな研究から、傷病者が死に至るような病態が解析されてきた。日本でも2001年度や2002年度の厚生科学特別研究「救命救急センターにおける重症外傷患者への対応の充実に向けた研究」(島崎修二主任研究者)において、全国の救命救急センターで死に至った傷病者のうち、外傷部位や時間経過などから適切に対応できていれば死に至らなかった可能性のある事例が40％弱も隠れていることが指摘された。このため、"防ぎ得た外傷死(preventable trauma death)"を減らしていくことが病院前救護(医療)と病院内初期治療との中で重要な目標となった。

▶防ぎ得た外傷死 (preventable trauma death)

　外傷はどこでも起こり得るため、国民の立場からはどの地域でも適切な対応が行われることが望まれている。そのため、どこでも標準的な救護が提供できるように、国内での教育の標準化システムの整備が必要となった。

▶JPTEC™
▶JATEC™
▶JNTEC™

　外傷の病院前救護の向上のためにJPTEC™(Japan prehospital trauma evaluation and care)や、病院内の医療の向上のために医師向けのJATEC™(Japan advanced trauma evaluation and care)、看護師向けのJNTEC™(Japan nursing for trauma evaluation and care)の標準化プログラムが開発されている。これらは、"防ぎ得た外傷死"を減らすために、病院前から医療機関内まで同じコンセプトとなっている。加えて、搬送のシステムや情報伝達システムなども整備されてきている。

　JPTEC™は、日本の法律に従った範囲で、病院前救護に携わるすべての職種が習得すべき知識と技術を含んだ活動の指針である。本章ではその基本的概念について述べる。

I. 重要なキーワード

1 ◆ 外傷死の3つのピーク(図1)

　外傷による死亡は時間と原因により3つのピークが存在するといわれる。

▶即死

　第一のピークは、現場における脳損傷や大量出血による即死である。シートベルト着用やヘルメットの着用などによる予防が重要である。第二のピークは、受傷から数時間以内の早期死亡である。大量出血、胸部外傷、頭部外傷などが原因となっている。病院前から医療機関での初期対応により左右されるため、標準化教育が重要である。第三のピークは、敗血症や多臓器不全などによる晩期死亡である。医療

▶早期死亡

▶晩期死亡

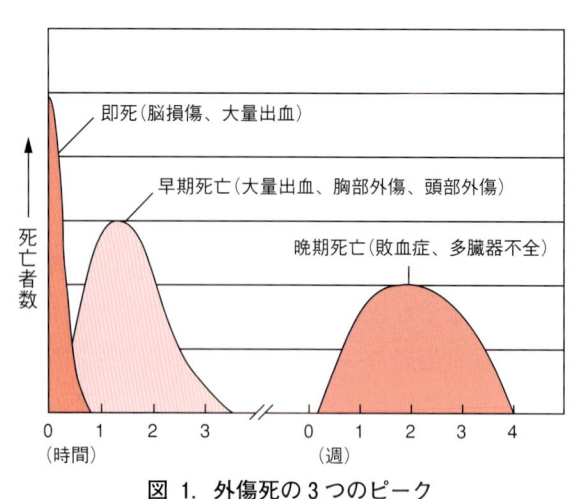

図 1. 外傷死の3つのピーク
(JPTEC協議会(編著)：JPTECの意義. JPTECガイドブック, p8, へるす出版, 東京, 2010による)

機関で根本治療が行われた後でも、集中治療を行っているにもかかわらず発生する。

2 ◆ ゴールデンアワーとプラチナタイム

米国の代表的な外傷センターの創設者であるCowley教授が、受傷後1時間以内に手術が行われるかどうかが傷病者の生命予後を決定するとして、受傷後の1時間を"ゴールデンアワー(golden hour)"と命名した。その中でも、受傷から10分間は傷病者にとって最も重要な時間であるので"プラチナタイム"と呼ばれている。

▶ゴールデンアワー (golden hour)
▶プラチナタイム

3 ◆ ロード＆ゴー(load and go；L＆G)

現場活動に許されている時間は限られているが、何もしないで直ちに搬送すればよいということではない。限られた時間で、なすべき処置を行って搬送することが大切である。

ロード＆ゴー(L＆G)とは、
①生命を維持するために関係のない部位の観察や処置を省略して、生命維持に必要な処置のみ行う
②少しでも早く根本治療が可能な医療機関へ搬送する
という概念である。

▶ロード＆ゴー (L＆G)

4 ◆ トラウマバイパス(図2)

トラウマバイパスとは、"防ぎ得た外傷死"を減らすために、根本治療に結びつかない近くの医療機関に搬送するより、少し離れていても適切な治療を行うことができる医療機関に搬送することを呼ぶ。ドクターヘリやドクターカーを利用することにより、早期に医療処置を開始して遠隔地の医療機関に搬送することも可能となってきた。

▶適切な治療を行うことができる医療機関

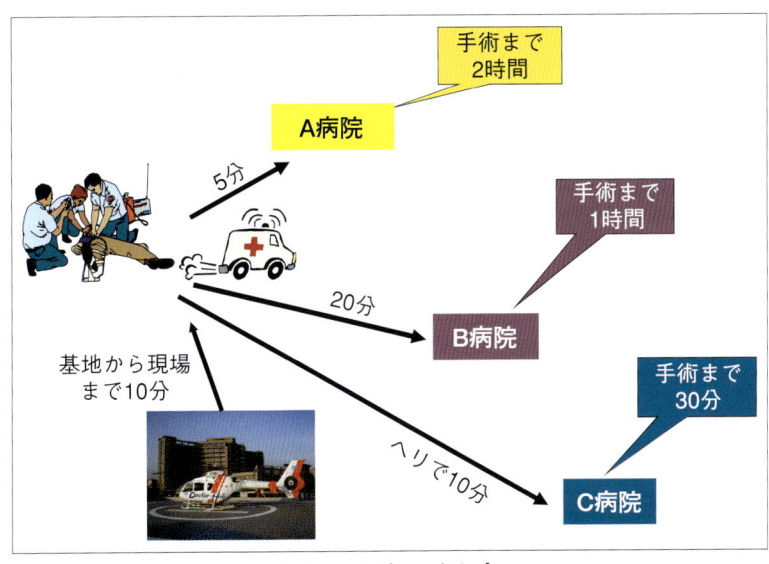

図 2. トラウマバイパス

II. 病院前外傷救護のフロー

　JPTEC™に準拠した活動は、各種の観察と応急処置、その状況に応じた活動場所からなる。観察では、「状況評価」「初期評価」「全身観察」「詳細観察」「継続観察」「重点観察」があり、活動場所としては、「現場」「救急車内」である。

　それぞれの観察のつながりは、図3のようになる。「初期評価」に引き続き「全身観察」をすることが原則である。L＆Gの傷病者の場合は、「全身観察」の後に速やかに全脊椎固定をして救急車内に収容し搬送する。車内までの移動や収容時は、傷病者の観察がおろそかになることがあるので、生理学的な評価を続けておく。変化があった場合は、「継続観察」を実施して致死的損傷の増悪がないか確認する。搬送中は、経時的に観察を行うことが大切である。「詳細観察」は、医療機関に引き継ぐまでに1回は実施するように心がける。傷病者の状態が不安定な場合は、「詳細観察」を実施できないことがあるが、初期評価・全身観察で発見した損傷部位だけでもより細かに観察する努力が必要である。

　また、「初期評価」で異常がなく、受傷機転や訴えから局所に限局していることが明らかな場合には、「重点観察」を選択することができる。

III. ロード＆ゴーの判断に関して

▶生理学的評価
　「初期評価」で生理学的評価で異常があるとき、すなわち、気道（A：airway）の異常、呼吸（B：breathing）の異常、循環（C：circulation）の異常、意識障害がある場合

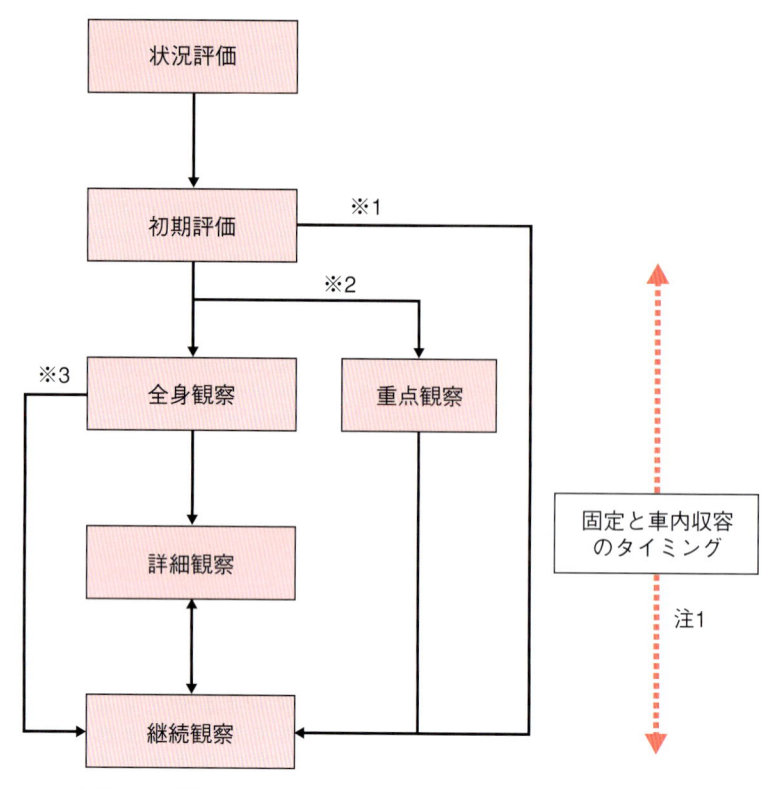

※1：気道確保困難、心肺停止の場合、地域メディカルコントロールプロトコルに従う
※2：初期評価で異常なし、and受傷機転・訴えから局所に限局、and全身観察なしでも不安がない
※3：ロード＆ゴーで、生理学的に不安定、or搬送が短時間
注1：ロード＆ゴーでは、全身観察終了後、直ちに傷病者固定と収容を開始する。

図 3．JPTEC™活動の手順
(JPTEC協議会(編著)：活動の概要．JPTECガイドブック，p14，へるす出版，東京，2010による)

には、L＆Gを宣言する。

▶解剖学的評価　「全身観察」で解剖学的評価で異常があるとき、頭部・顔面・頸部の高度な損傷、気道閉塞、心タンポナーデ、フレイルチェスト、開放性気胸、緊張性気胸、血胸、腹部膨隆・腹壁緊張、骨盤動揺、両側大腿骨骨折などが疑われる場合は、L＆Gを宣言する。

▶高エネルギー事故　「状況評価」にて初期評価・全身観察で異常を認めないが、"高エネルギー事故"であると判断される場合、L＆Gを適応する。

IV．ロード＆ゴーの傷病者への対応

L＆Gの適応となる傷病者に対して、以下の対応を忘れずに実施する。
・JPTEC™の活動フローに従って活動する。

- 高濃度酸素(リザーバー付きフェイスマスクで10 *l*/分以上)投与する。
- 活動性の出血に対して止血する。
- 頸椎をニュートラル位に保持する。
- 原則として三次医療機関などに搬送する。
- ドクターヘリ、ドクターカーなど医師の現場出場を考慮する。

V．観察・処置の手順に関して

　外傷現場に出場するときには、感染防御と安全管理を行う必要がある。傷病者にすぐに取り付くのではなく、「状況評価」を行った後に観察にかかる。観察はJPTEC™のフローに従って、「初期評価」で生理学的異常を観察して、心肺停止であれば蘇生処置を行う。引き続き「全身観察」を行い頭部から大腿まで観察しながら、致死的損傷の有無を解剖学的に観察する。その結果、行うべき処置があれば、迅速に実施する。

　「初期評価」から「全身観察」までの流れは、2分以内で実施する。そのために、生命に関係のない観察や処置を省略している。短時間で観察するためには、繰り返しチームでトレーニングを行う必要がある。

　「詳細観察」は、「初期評価・全身観察」では致死的損傷の有無を迅速に把握するため、隠れた損傷や致死的損傷の見逃している可能性がある。そのため、傷病者の全身を詳細に観察して病態を把握することは重要である。医療機関に引き継ぐまでに原則1回は実施する。ただし、L＆Gの傷病者で不安定な場合には、部分的に詳細にみるなど省略することもできる。

1 ◆ 状況評価

　①**情報収集**：指令課の覚知段階から情報収集を開始して、傷病者の接触までに行う。

　②**感染防御**：外傷現場は血液や体液による汚染があるので、現場到着までに感染防護具(手袋、ゴーグル、ガウン)を装着することは必須である。

　③**携行資器材**：限られた人員と時間の中で資器材を救急車へ取りに戻ることがないように、最低限必要なもの(全脊柱固定具、気道管理セット、外傷キット)を持ち出す。

　④**安全確認**：活動救急隊と傷病者の安全を確保して、二次災害を予防する。
- 爆発・火災・有毒物質・感電・崩落・犯罪の徴候はないか。
- 危険なバイスタンダー(喧嘩、興奮、泥酔)はいないか。

など確認をして進入する。

　⑤**応援要請の要否(傷病者数の把握)**：a)重症1名に対して、救急隊1隊が必要で

ある。レスキュー隊や追加の救急隊が必要かを判断して、応援要請を行う。b）夜間などの視認不良のときには、傷病者の見逃しに注意する。c）集団災害のときには過小評価されがちであるので、早期に十分な人員と資器材の動員を要請することが"防ぎ得た外傷死"を減少させることができる。過大評価となってもよい。

⑥**受傷機転の把握、高エネルギー事故の判断**：受傷したときの状況から、身体に大きなエネルギーがかかったと考えられる状況がわかるので、**表1**のような状況がないか確認を行う。

表 1. 高エネルギー事故

- 同乗者の死亡
- 車から放り出された
- 車に轢かれた
- 5m以上跳ね飛ばされた
- 車が高度に損傷している
- 救出に20分以上要した
- 車の横転
- 転倒したバイクと運転者の距離が大
- 自動車が歩行者・自転車に衝突
- 機械器具に巻き込まれた
- 体幹部を挟まれた
- 高所墜落

（救急振興財団：救急搬送における重症度・緊急度判断基準作成委員会報告書．2004による）

2 ◆ 初期評価

初期評価の目的は、蘇生処置の必要性とL＆Gの適応とを生理学的に評価を行うことである。

▶振り向かせない

①**頸椎保護**：傷病者を振り向かせないように、用手頸椎固定と「声かけ」を同時に行う。

▶気道開放の有無

②**反応を確認して気道開放の有無を評価**：声が出せれば、気道は開通している。気道に問題があれば、隊員に気道の管理を指示する。

③**呼吸の評価**：呼吸の運動を迅速に観察する。「見て」、「聴いて」、「感じて」、呼吸の有無、速さ、深さなど把握する。換気が不十分であれば、隊員に補助換気を指示する。それ以外は、高濃度酸素投与を行う。

▶活動性の外出血

④**循環の評価**：a）橈骨動脈を触知して、脈拍の大まかな把握と皮膚の状態から末梢循環の低下を把握する。頸動脈の触知が不確実ならCPRの適応である。b）ショックの初期症状を見落とさない。活動性の外出血は、隊員に圧迫止血を指示する。

⑤**意識レベルの評価**：a）「声かけ」に発語や開眼があった際には、呼吸・循環の評価を終えたら速やかに全身観察に進む。b）「声かけ」に開眼がない場合、呼吸・循環の評価後に痛み刺激を加えて意識レベルを評価する。

3 ◆ 全身観察

▶TAFな開緊、血を診るぞ

全身観察の目的は、解剖学的にL＆Gの適応と処置の必要性を評価することである。致死的病態「TAFな開緊、血を診るぞ」を疑ったら、L＆Gとすべきである。

> 「タフな皆勤、血を見るぞ！」（TAFな開緊、血を診るぞ）
> T：タンポナーデ →頸静脈の怒張、血圧低下、脈圧低下、奇脈、心音低下
> A：気道閉塞 →顔面外傷、頸部皮下気腫、喉頭損傷、笛声音
> F：フレイルチェスト →胸郭の動揺、奇異運動
> 開：開放性気胸 →吸い込み創、創から泡の混じった出血
> 緊：緊張性気胸 →頸静脈の怒張、皮下気腫、血圧低下、呼吸音の左右差、鼓音
> 血：血胸 →呼吸音の左右差、濁音
> 　　腹部の内出血 →腹壁の緊張、腹部膨隆、腹部圧痛
> 　　骨盤骨折 →骨盤の動揺、圧痛、下肢の伸長差
> 　　両側大腿骨骨折 →大腿の変形、出血、腫脹、圧痛、下肢の伸長差

初期評価・全身観察を2分以内で終了できること。

①頭部：高度な損傷
②顔面・頸部：高度な損傷、頸静脈怒張、気管偏位、後頸部圧痛。
③胸部：開放性損傷、胸郭の変形・左右差、奇異呼吸など呼吸様式、動揺、圧痛、軋音。
④腹部：腹部膨隆、腹壁緊張など
⑤骨盤：骨盤の変形、圧痛、動揺
⑥両側大腿骨：両側も変形、腫脹、圧痛
⑦四肢麻痺：四肢の感覚、運動異常

4 ◆ 詳細観察

　詳細観察の目的は、バイタルサインや神経学的観察、全身の詳細な観察を通して致死的病態の見落としや変化の有無を確認することである。医療機関に引き継ぐまでに1回は実施する。
　観察のタイミングは、L＆Gの傷病者であれば速やかに収容して搬送中に実施する。非適応であれば、現場で実施することもありうる。

①バイタルサインを測定する
　・血圧
　・脈拍数
　・呼吸数
　・SpO_2
②心電図モニターを装着し観察する
③神経学的観察を行う
④全身の詳細な観察を行う
⑤傷病者からの情報を聴取する：GUMBA（グンバ）

▶GUMBA

> G：原因（受傷機転など）
> U：訴え（主訴）
> M：めし（最終食事摂取時間）
> B：病気（既往歴、持病、内服薬など）
> A：アレルギー

⑥容態急変時には、直ちに気道・呼吸・循環・意識レベルの評価に戻る。

5 ◆ 継続観察

▶繰り返し観察

継続観察の目的は、致死的病態の増悪や出現を見落とさないために繰り返し観察を行うことである。現場から医療機関に引き継ぐまで繰り返し実施する。
①自覚症状の変化に留意する
②気道・呼吸・循環・意識レベルの変化を見逃さない
③頸部、胸部、腹部の観察を行う
④それまでの観察結果から予測される病態の進展に注意する
⑤それまでに行った処置を確認する
⑥容態が急変したときには、直ちに気道・呼吸・循環・意識レベルの評価に戻る

6 ◆ 収容直後の活動

傷病者を救急車内に収容した後、可及的速やかに現場を離脱するために以下の行動を行う。

▶MIST

①医療機関の選定と連絡：MIST

> M：Mechanism（受傷機転）
> I：Injury（生命を脅かす損傷、部位）
> S：Sign（呼吸、循環、意識の状態ショック）
> T：Treatment & Time（処置と病院到着時間）

②保温と体位管理
③酸素ライン切り替え、モニター装着
④詳細なバイタルサインの測定
⑤傷病者情報の聴取：GUMBA（グンバ）
⑥現場離脱

▶第2報（セカンドコール）

⑦第2報（セカンドコール）

搬送中に、バイタルサインの数値や容態の変化を第2報として医療機関に連絡する。L＆Gの傷病者の情報を報告して、医療機関での受入準備をしやすくする。ゴールデンアワー以内に適切な治療ができるように努める。

（髙山隼人）

VOL. 2　安全管理

はじめに

　外傷現場での傷病者のおかれた状況はさまざまであり、救助者が危険にさらされることも多いと考えられるが、二次災害に見舞われるようなことは絶対にあってはならない。本章では、現場到着までに実施すべき感染防止を含めた、現場における安全管理について、外傷現場では何が安全で、何が危険であるか、安全の確保のためにどのような点に注意すべきかについて述べる。

▶二次災害
▶感染防止
▶安全の確保

I．標準予防策（Standard Precaution：スタンダードプレコーション）

　標準予防策は、すべての傷病者が病原体に感染しているか、保菌している可能性があると想定して、血液、体液、あるいは排泄物、粘膜、創のある皮膚といった感染源となりうるものから、一律に救助者の感染リスクを減らすために行うものである。

▶救助者の感染リスクを減らす

　外傷現場では出血をしている傷病者を扱うことが多いので、使い捨ての手袋やゴーグル、ガウンなど感染防護具を必ず着用するとともに、複数の傷病者を取り扱う場合には、救助者を介して感染を伝播させないように手袋を交換して処置を行わなければならない。そのため、現場にはウエストバッグやポーチなどを利用して手袋などの予備を携行する必要がある（図1〜4）。

▶感染防護具
▶救助者を介して感染を伝播させない

　また、接触後や医療機関到着後には、手洗いなど手指衛生を必ず実行することが

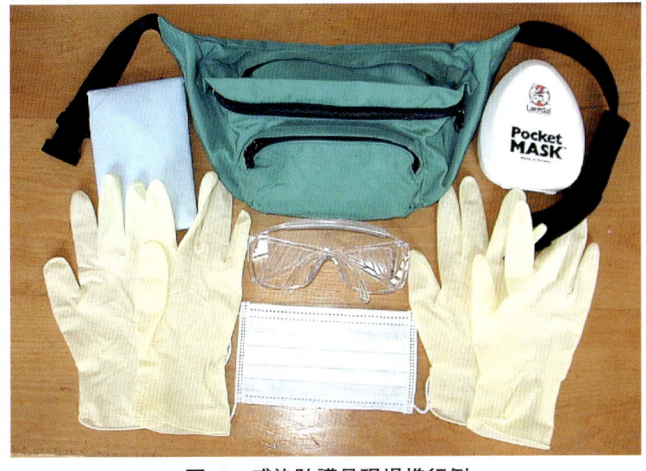

図1．感染防護具現場携行例

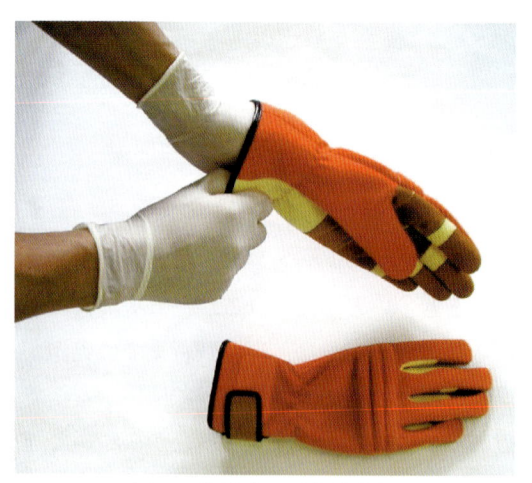

図 2. 救助時の手袋装着例

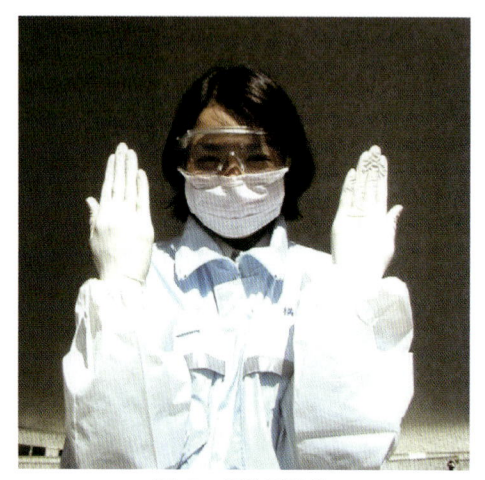

図 3. 標準予防策

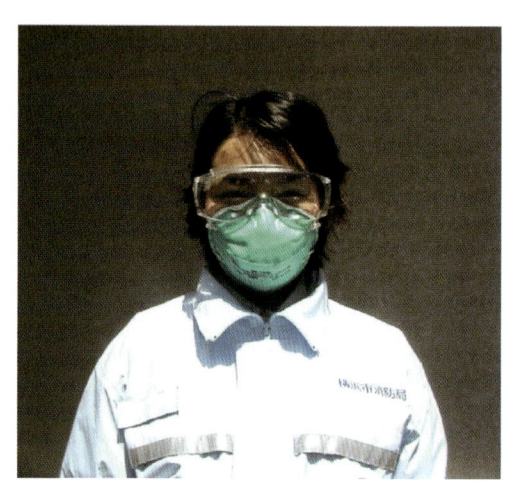

図 4. 空気感染予防策

▶外傷現場の標準予防策

予防策の基本となる。外傷現場の標準予防策について**表1**に示す。

II. 感染経路と感染対策

標準予防策に加えて予防対策が必要な感染性の強い、あるいは疫学的に重要な病原体が感染(疑い含む)している傷病者に対しては、感染経路別の感染対策が必要となる。これらは、空気感染予防策、飛沫感染予防策、接触感染予防策の3つに分類される。外傷現場の場合は、特に飛沫感染と接触感染に注意を要する。

▶特に飛沫感染と接触感染に注意を要する

表 1. 外傷現場における標準予防策：Standard Precaucion

> 1．手洗い
> 手洗いは予防策の基本である。普通、石けんと流水、または消毒剤スクラブと流水で 30 秒以上手洗いする。または、アルコールベースの速乾性の手指消毒剤を擦り込む。
> ①感染源となりうるものに直接触れた後には手洗いをする。
> ②手袋を外した後は手洗いをする。
> ③手洗いは搬送ごとに病院または現場車内で行い、帰署後にも必ず行う。
> 2．手袋
> ①すべての外傷現場では使い捨ての手袋を着用する。
> ②手にフィットして業務にふさわしい耐久性をもつ手袋を着用する。
> ③同じ手袋を着用して 1 人以上の傷病者に対応しない。
> ④現場には予備の使い捨て手袋を携行する。
> ⑤きれいな部位の観察を実施する際には、血液などが付着した手袋は交換する。
> ⑥救出現場ではケプラー手袋などの下に使い捨て手袋を装着する(図 2)。
> ⑦資器材やドアノブなどに触れる場合は手袋を外す。
> ⑧使用後の手袋は手袋の内側を外に出すように外し、感染性廃棄物として処理する。
> 3．ガウン(感染防止衣)
> ①すべての外傷現場で着用する(図 3)。
> ②血液などが浸透しない耐水性のガウンとする。
> ③使い捨てのガウンを使用するのが望ましい。
> ④汚染されたガウンは感染性廃棄物として処理をする。
> ⑤汚染された使い捨てではない感染防止衣については、消毒後、熱水消毒洗濯(80℃ 10 分間)する。
> 4．マスク・ゴーグル
> ①すべての外傷現場で着用する(図 3)。
> ②麻疹・水痘・結核が疑われる場合は、N95 マスクを着用する(図 4)。
> 5．資器材
> ①汚染された資器材で粘膜・衣服・環境を汚染しないように注意する。
> ②再使用するものは清潔であることを確認する。
> ③静脈路留置針や胸腔ドレーンなど、皮膚を貫く資器材の取り扱いには注意する。
> 6．リネン(毛布など)
> 汚染された毛布などで粘膜・衣服・ほかの傷病者・環境を汚染しないように注意し、手袋などを着用してビニール袋などに封入し、適切に移送・処理する。
> 7．環境対策
> ①ドアノブや救急車内、および資器材が血液などで汚染された場合は、清潔なガーゼなどで拭き取り、拭き取ったガーゼなどは感染性廃棄物として処理した後、金属部分以外は 0.5％次亜塩素酸溶液で清拭する。金属部分は消毒用アルコールを用いて清拭する。
> ②救急所内の床、壁面が血液などで汚染された場合以外は、感染リスクの低い場所であるため消毒の必要性はない。資料整備時にモップなどで湿式清掃後、十分に乾燥させる。車内の消毒薬噴霧は不要である。

1 ◆ 空気感染予防策

▶飛沫核(およそ 5 μm 以下)

空気感染とは、感染性病原体が飛沫核(およそ 5 μm 以下)となって長時間空気中を浮遊し、空気の流れによって広く拡散し、吸入により感染するものをいう。

1 対象感染症

・結核
・水痘

- 播種性帯状疱疹
- 麻疹

2 感染対策

- N95マスクの着用（※水痘、麻疹傷病者の場合、免疫を有する救助者はN95マスクは必要ない）
- 車内の換気を実施するとともに、空調を行う場合は循環させない。
- 傷病者に酸素マスクを着用し、飛沫の拡散を防止する。
- 傷病者にN95マスクは使用しない。

▶車内の換気を実施

2 ◆ 飛沫感染予防策

飛沫感染とは、咳、くしゃみ、会話の際や、気道確保や吸引などの手技に伴って発生する大飛沫粒子（5μm以上）が、鼻腔・口腔・結膜などの粘膜に付着し、これに含まれる病原体により感染するものをいう。

大飛沫核は直径5μmより大きいため空中を浮遊せず、飛散する範囲は約1m以内で、床面に落下するとともに感染性はなくなる。

外傷現場では観察処置時には傷病者と近接するため、予防策は必須とされる。

▶飛散する範囲は約1m以内

1 対象感染症

- インフルエンザ
- マイコプラズマ
- 溶血性連鎖球菌
- インフルエンザ菌や髄膜炎菌による髄膜炎
- 流行性耳下腺炎
- 風疹など

2 感染対策

- サージカルマスクを着用する。
- ゴーグルなどで眼を保護する
- 車内の換気は不要。
- 傷病者に酸素マスクを着用し、飛沫の拡散を防止する。
- 飛沫や病原体が濃厚に付着しているものは感染性廃棄物として廃棄する。

▶ゴーグルなどで眼を保護

3 ◆ 接触感染予防策

接触感染とは、傷病者の排泄物や血液・体液に直接接触することによりヒトからヒトに伝播する場合や、傷病者周辺の汚染媒介物との間接接触などにより伝播する感染をいう。外傷現場では予防策は必須とされる。

1 対象感染症

- HBV（B型肝炎）

- HCV（C型肝炎）
- HIV（後天性ヒト免疫不全症候群、エイズ）
- 結膜炎
- ノロウイルスなど

2 感染対策

- 使い捨て手袋を着用する。
- 出血が多い場合はアームカバーやシューカバーを着用する。
- ▶複数の傷病者に対応する場合は手袋を交換する。
- 使用した手袋などは感染性廃棄物として処理する。

▶複数の傷病者に対応する場合は手袋を交換

III. 現場における危険因子

外傷現場においては、あらゆるものが危険因子となり得る（図5〜8）。日常ありふ

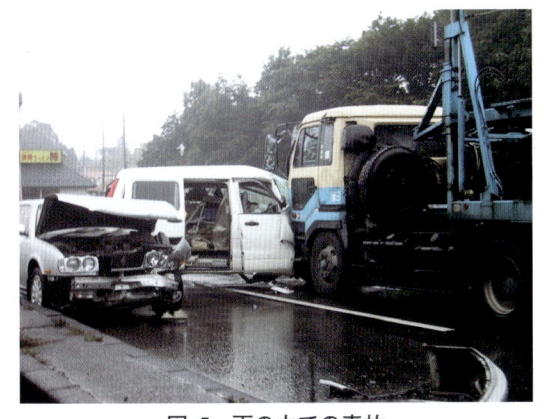

図5. 雨の中での事故

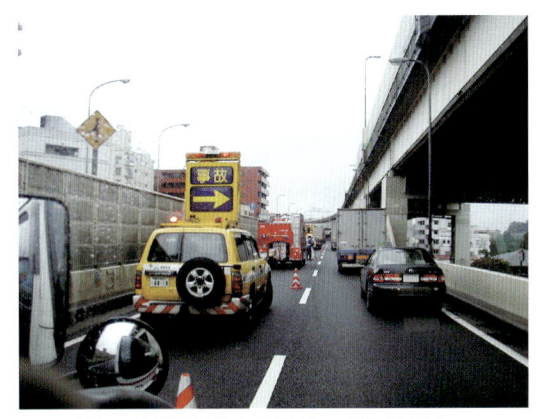

図6. 高速道路上の事故　交通量が多い

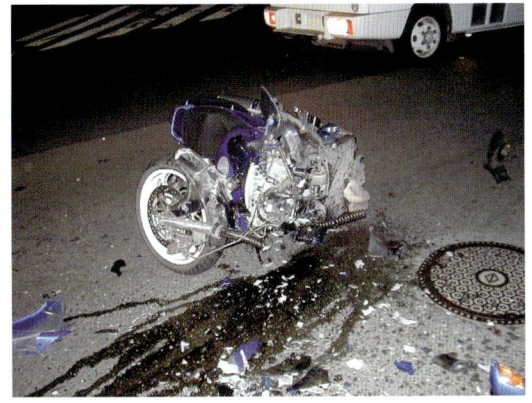

図7. 夜の事故　オイルが漏れている

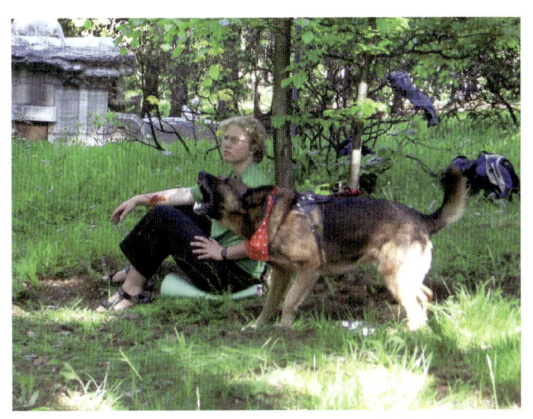

図8. 飼い主が怪我して、救護者が近づこうとすると威嚇している犬

れた状況であっても、時間帯や時所、天候などさまざまな条件が複合的に組み合わさり、救助者にとって障害になることもありうる。
　危険要因の例を以下に挙げるが、現場においては、まず目視により状況を確認しながら現場に近づき、情報収集に努めて危険要因を把握しなければならない。

▶情報収集に努めて危険要因を把握

1 ◆ 気象状況

①雨
- ・雨により視界が不良になる。
- ・夜間は路面が光り、物が見えにくくなる。
- ・足下が滑りやすくなる。
- ・電気が漏電している場合に感電の危険が増す。

②強風
- ・強風で障害物が飛来する。
- ・資器材が強風で飛ばされる。

③濃霧
- ・視界が不良になる。

④雪
- ・足下が滑りやすくなる。
- ・風が吹くと視界が不良になる。

⑤雷
- ・落雷の危険がある。

⑥気温
- ・夏の高温環境下で脱水や熱中症になる。
- ・冬の寒冷地における低体温や手足がかじかんで活動に支障をきたす。

2 ◆ 地　形

①道路
- ・坂やカーブでは見通しが悪くなる。
- ・交差点内では車両が4方向から来る。
- ・他の車両が走行している。

②地表面
- ・舗装されていない地表面は雨でぬかるんで足を取られやすくなる。
- ・舗装されている地表面はオイルなどで足が滑りやすくなる。

③河川敷・崖
- ・暗くなると河川や崖との境がわかりづらくなる。

3 ◆ 時間帯

①暗くなると視界が確保できず視野も限られる。
②道路の交通量が時間帯で変化する。

4 ◆ 公共施設

①電気
・送電線が切断され垂れ下がっている。
・変圧器に車などが衝突している。
②ガス
・ガス管が切断されてガス漏れがある。
・ガスタンクが破損している。

5 ◆ 交通事故時の車両

①事故車両の不安定性
・事故車両が横転や転覆している場合はもちろんであるが、4輪で地面に接している場合でも、救助や救護のために傷病者にアプローチする際に動くことがある。

▶4輪で地面に接している場合

②燃料
・ガソリンが漏れている場合がある。
・ハイブリッド車で電気を使用している場合は高電圧が流れている。
・新燃料としてさまざまな燃料が使用されている。
例：アルコールベース、水素、圧縮天然ガス

6 ◆ 危険物質

①放射性物質や有害物質などを積載した車両や取扱施設などでの事故現場。
②さまざまな物質がある。

7 ◆ その他

①犬などのペットが事故で興奮して攻撃的になっている場合がある。

IV. 安全の確保

JPTEC™ などの外傷コースで、状況評価の際に、「現場は安全ですか？」と目撃者役に聞いている風景をよく見かける。しかしながら実際の現場では、そこが安全か否かは救助者が判断しなければならない。そのためには、情報収集に基づいて状況

▶安全か否かは救助者が判断

評価を素早く簡潔に実施しなければならない。そのうえで必要であるならば、できる限りの安全の確保を行った後に傷病者にアプローチする。

▶自分自身の安全確保を最優先

　安全の確保は、まず救助救護チームを含めた自分自身の安全確保を最優先に行い、現場の安全確保、傷病者の安全確保の順で実施することが基本となる。助けるべき人が助けられる人になるようなことは絶対にあってはならない。

1 ◆ 自分自身の安全確保

▶個人保護装備

　自身の安全確保は他人がしてくれるわけではなく、自分で確保しなければならない。外傷現場では、感染防護に加えて個人保護装備が必要な状況が考えられる。特に頭、目、手足の保護は必須である。ヘルメット、ゴーグル、手袋（ガラスなど鋭利なものにも強いケプラー製が望ましい）、くるぶしまで保護する安全靴などを着装する（図9）。

2 ◆ 現場の安全確保

▶安全を確保するために自分たちでもできることは積極的に行う

　傷病者の置かれている状況を傷病者への接近前に確認する。必要があれば、救助隊や消防隊など応援隊を早期に要請する。また、交通量が多い現場や周りにいる人が危険にさらされる恐れがある場合などは警察を要請し、交通遮断も含めた交通整理や避難誘導などの群衆管理を依頼する。しかし、安全を確保するために自分たちでもできることは積極的に行い、少しでも速く傷病者にアプローチできるように努力することが肝要である。何もせずに現場で立ちつくすことは絶対にあってはならない。近づけないのであれば情報収集を行って、応援隊の到着時に適切に情報提供が行えるよう、その時点でできることを実施しておく。

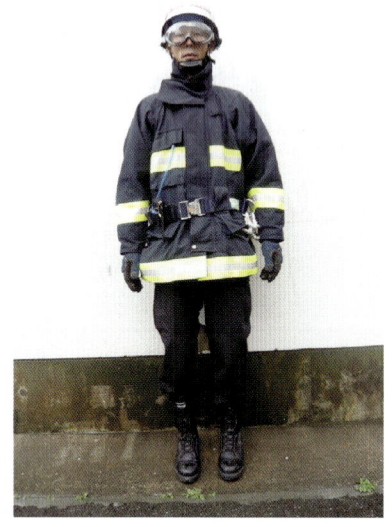

図 9. 個人装備装着例　　　　図 10. 車両の安定化

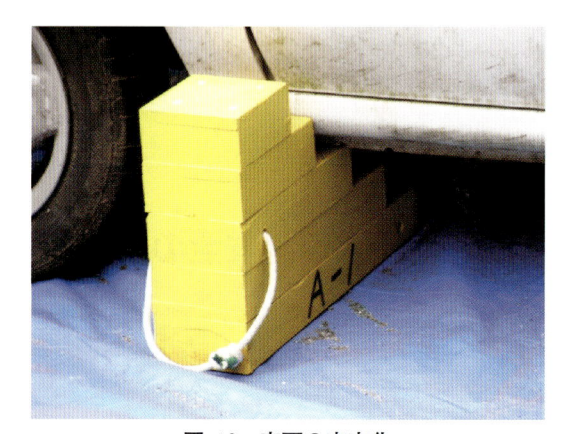

▶上方、下方も含めて周囲に危険がないか確認

　傷病者に接近する際には、上方、下方も含めて周囲に危険がないか確認しながら近づく。交通事故などで車内に閉じ込められている場合は、車の中と外を確認するとともに、ほかに傷病者が隠れていないか検索する。最後にもう一度見回して再評価することを忘れてはならない。

　交通事故現場で少量のガソリン漏れなどが確認されたら、漏れている部分を特定して積極的に処理をする。ビニール袋などで漏れている部分をパッキングするのも1つの方法で、車内に積載している身近にあるものを活用する。大量に漏れている場合は、早期に消防隊を要請して処理を依頼する。

▶交通事故車両は非常に不安定

　また、交通事故車両は非常に不安定であることも忘れてはならない。横転時や転覆時はもちろんであるが、4輪で地面に接している状態であってもいつ動き出すかわからない。鍵を抜いて誤発進を防ぐとともに、車が動かないように車輪止めや地面との隙間を埋めて安定させる(図10)。

▶エアバッグの軌道上に身体を入れない

　さらに、交通事故車両では展開していないエアバッグなどに注意を払う必要がある。いつ展開するかわからないので、エアバッグの軌道上に身体を入れないようにする。最近の車両はさまざまな場所にエアバッグが装着されているので注意を要するが、設置してある場所、あるいは近辺にはSRSの表示があることを覚えておくとよい。

(張替喜世一)

VOL.3 状況評価

はじめに

　状況評価が十分に遂行されず現場活動を行うことは、救助者の自殺行為といっても過言ではないだろう。何故なら、傷病者に対して適切な病院前医療を提供できないばかりか、救助者が減り傷病者を増やしてしまうことにすらなりかねないからである。

　近年、日本においても安全確保や活動支援を目的として、消防隊や指揮隊が積極的に出動する体制が一般化されつつある。救急隊の安全を確保することは、傷病者の安全を確保することでもある。

　危険が存在しない現場は皆無であり、傷病者を救うにあたっては誰一人として二次災害に遭ってはならない。しかしながら、防ぎ得た外傷死から傷病者を救うには、危険な環境下で時間と闘わなければならず、われわれはその危険な環境を可能な限り安全にし、傷病者の救護に臨まなければならないのである。

　本章では、①準備、②情報収集、③感染防御、④携行資器材、⑤安全確認、⑥傷病者数の把握、⑦応援要請の要否、⑧受傷機転の把握、に分けて論じる。

I．準　備

　出動の準備にあたって、救急隊・消防隊・救助隊は次のことを行わなければならない。
1．いつでも出動できるように車両や必要資器材を整備しておく。
2．いつでも出動できるように個人装備を整えておく。
3．現場や医療機関に速く・安全に到着できる最適なルートを確認しておく。
4．時間帯で変化する交通渋滞・道路工事による通行止めなどの道路事情などを知っておく。
5．必要に応じて医師の現場派遣要請・ドクターカー・ドクターヘリ・防災ヘリなどを要請する。
6．どの医療機関が応需可能・応需不可能であるかを把握しておく。

II．情報の把握と処理

　情報の把握と処理に関しては、以下のことに留意しなければならない。
1．現場到着までの間、収集した情報を整理しどのような事故が発生しているのか、

▶情報を共有

　　　　どのような危険があるのかを予測し、出動隊員全員で情報を共有しておく。

2．収集した情報から現場の状況を立体的にイメージし、迅速に現場へ到達するにはどのルートを選定し、どこに部署すれば安全かつ有利かを思慮しておく。

▶ルートを選定
▶搬送ルート

3．火災・救助現場などでは、他の活動車両に搬送ルートを遮断されることのないように部署位置を選定しておく。

▶情報の入手先を明らかに

4．混乱した現場においては、収集した情報が不正確や曖昧であったり、または正確に伝達されない場合があるため、情報の入手先や出所などを常に明らかにしておく。

5．実際の現場と収集した情報が異なる場合は、再度、状況評価を行い正確に現場を把握する。

III. 感染防御

　傷病者に接触する際には、汗以外の体液や血液は感染の危険があるものとして扱い、必ず感染防御を行わなければならない。救助者が感染する危険だけでなく、その救助者が媒介となり家族・同僚・他の傷病者へと感染を拡大する可能性もあることを認識しておかなければならない。

▶1傷病者1グローブ
▶グローブを何組か準備

1．**グローブ**：必須である。プラスチック・ラテックス・ニトリル製などさまざまな材質・種類が市販されている。基本的に「1傷病者1グローブ」である。活動中に破れることもあるので、傷病者が1名であっても、常にグローブを何組か準備しておくことが望ましい。

2．**ゴーグル**：必須である。飛散する血液などから眼球を保護する。眼鏡タイプ・ゴーグルタイプ・マスク一体型など、さまざまなタイプの製品が市販されている。

3．**ガウン**：必須である。ディスポタイプのガウンや撥水効果のあるジャンパータイプなど、さまざまな製品が市販されている。

4．**マスク**：必ずしも必須ではないが、既往歴など不明のことがあり、傷病者と接する場合は常時着装することが望ましい。

5．**感染性廃棄物の処理**：病院前・病院内はもちろんのこと、消防本部に持ち帰った際の処理についても、あらかじめ医療機関や消防本部で感染性廃棄物処理マニュアルなどを作成し、処理方法を明らかにしておかなければならない。

IV. 携行資器材

▶必要資器材をすべて携行

　現場には考えうる必要資器材をすべて携行する。足りない資器材を救急車に取りに戻る時間は無駄であり、現場滞在時間の延長を招く。決定的処置開始の遅れにつながり、救命のタイミングを逃してしまうことになる。必要な資器材は次のとおり。

1．**呼吸管理セット**：酸素、吸引器、バッグ・バルブ・マスク(BVM)、エアウェイなど
2．**外傷キット**：ガーゼ、テープ、シート、ハサミなど
3．**脊柱固定器具**：頸椎カラー、バックボード、頸椎固定、ベルトなど
4．**その他**：通信機器(携帯電話・携帯無線機)、照明器具(小型ライトなど)

Ⅴ．安全確認

▶傷病者の安全
▶救助者の安全

　安全管理は、傷病者の安全・救助者の安全・それ以外の者(例：警察官、現場の関係者など)の安全を確保することである。現場の全体像を視野に入れ、事故の概要を把握することが大切である。救助者は、傷病者(要救助者)に目を奪われがちとなり、視野が狭くなりがちである。安全確認を怠ると、いつの間にか危険な状況下におかれていることに気づかず二次災害に巻き込まれることになる。1ヵ所に注視し過ぎると、全体像が把握できなくなることがあるので、可能な限り隊全体を見渡すことができる位置や立場から、安全管理と指揮(指揮隊がこの役割を担っている)を行わなければならない。

▶二次災害

1．救急車を安全かつ活動しやすい場所に部署させる。また、傷病者を現場から安全に搬送できる位置を選定する。
2．建物火災による家屋崩落、爆発、水害による土砂崩落などの危険はないか確認する。危険物の存在や低酸素環境、有毒物質の存在に留意する。
3．周辺に注意を払いながら傷病者へ接近する。五感を働かせながら危険因子(例：ガソリンやガスの臭いなど)の存在に注意する。
4．除去や移動が可能な危険因子は、時間をかけ過ぎることなく除去・移動する。
5．除去や移動不可能な危険因子が存在する場合は、傷病者を緊急的措置として移送させることを考慮する。

Ⅵ．傷病者数の把握

　前述のとおり、ひとたび傷病者観察が開始されると、視野が狭くなりがちである。傷病者に接触する前に傷病者数を把握しておくのがよい。複数の傷病者が存在し、自隊のみで対応が困難な場合には、早期に応援を要請する。傷病者数把握のポイントは、あらゆる状況を想定しておくことである。

▶キーパーソン

1．キーパーソン(事情を話すことができる目撃者・事故当事者・関係者など)にできるだけ早く接触する。

▶先入観にとらわれない

2．先入観にとらわれない。事故車両の下敷きになっていたり、道路脇の排水溝に倒れているかも知れないなど、思わぬところに傷病者がいることがあるので、物

陰などに傷病者がいないことを確認する。
3．事故車両の乗車人員から最大の負傷者数を想像することも大事であるが、必ずしも乗車定員以下とは限らない(例：乗車定員を超えて乗車しているかも知れない)。

▶車内にある物品などの観察

4．車内にある物品などの観察も欠かせない。ベビーカー・玩具・子どもの靴などを車内に見つけたならば、車外放出された子どもを検索しなければならない。

Ⅶ．応援要請の要否

傷病者数の把握と同じように活動着手する前に、当該活動が自隊のみで対応が可能か否かの判断をする必要がある。また、応援を要請する場合には、"どのような人・どのようなもの・どれだけ(数)"が必要なのかを考慮しなければならない。以下に例を列挙する。

▶人
▶もの
▶数

1．火災危険や人的活動支援が必要な場合：消防隊
2．挟まれ事故や高所・低所からの救出事故：救助隊、消防隊、はしご隊
3．有毒ガスや有害物質の発生：化学防護隊
4．救出に長時間を要すると予想される場合や、複数傷病者が発生しトリアージを行う場合：医師(ドクターヘリ・ドクターカーなど)
5．交通事故などで道路の交通遮断する場合、飲酒者・暴徒が暴れて危険な場合：警察官
6．ガス漏れの危険性がある場合：ガス管理事業者
7．電気供給線が断線している場合：電気管理事業者
8．その他：あらかじめ専門家・専門業者と委託契約を締結しておくなどの準備が必要。
　 a）重量物の撤去が必要な場合(消防保有の特殊車両でも困難なとき)
　 b）特殊な器具・機材・車両などが必要とされる場合
　 c）特殊な知識・技術が必要とされる場合

Ⅷ．受傷機転の把握

傷病者に安全に接近できることが判明したならば、事故がどのようにして発生(何が起こったのか？)したのか、傷病者はどのような外力を受けた(どのようにして受傷したのか？)のかを推測・観察しながら接近する。言うまでもなく、これらの確認に必要以上の時間を要してはならない。
1．車両などによる事故
　①自動車同士の事故(衝突形態は？──正面衝突・T字・追突・オフセットなど)

②単独事故(自動車・オートバイ：横転・スピン・衝突回数など)
　　③歩行者(接触した車両の大きさと傷病者の体格によって、負傷程度や部位が異なることに留意する)
　　④特殊車両など(トラクター・水上バイクなどの特殊車両では、一般的な交通事故とは異なる受傷機転となる場合がある)
2．墜落・転落事故
　　①自殺企図による高所からの墜落
　　②作業中に高所から墜落・転落
3．自傷他害事故(穿通性損傷・銃創など)
　　①刃物などによる穿通性損傷・切創・割創など
　　②銃創
　　③縊頸
　　④虐待や家庭内暴力など
4．工業系・作業系の事故
　　①土砂の崩落事故
　　②重量物の下敷き事故
　　③有毒ガス事故・低酸素による事故
　　④爆発事故

　　　　　　　　　　　　　　　　　　　　　　　　　　　　　　(風間忠広)

VOL. 4　初期評価

はじめに

　初期評価は傷病者の生命にかかわる生理学的異常を素早く認識して、蘇生処置の必要性とロード＆ゴー(Load & Go；L & G)の適応を判断するために行う観察である。病院前医療において実施できる蘇生処置は限られているので、頸椎保護→気道→呼吸→循環、というアプローチは同じでも、病院内での外傷初期対応以上の迅速さが求められる。

　迅速な判断と効率のよい処置を行うために、3人で活動する救急隊では原則としてすべての観察は1番員が行い、必要な蘇生処置は1番員の指示によって、2番員、3番員が実施する。状況評価と傷病者に接近しながらの観察に基づいて全体的印象を捉え、接触と同時に頭部保持による頸椎保護→気道の評価→呼吸の評価→循環の評価→意識の評価の順に観察することを原則とする。ただし、それぞれを順番に1つずつ行わなければならないという性質のものではなく、すべての観察を一気に行うくらいのつもりで迅速な活動を心がける。

▶迅速な活動

<ポイント1　初期評価の流れ>
・頸椎保護(ニュートラル位に保持)
　(反応を確認)
・気道の評価
・呼吸の評価
・循環の評価
・意識レベルの確認(JCSの桁数)

Ⅰ．全体的印象

▶接触前に重症を推測する

　指令課からの入電情報と状況評価によって得られた情報により、傷病者に接触する前に重症かそうでないかを推測することは可能である。必要以上に先入観をもつことは慎まなければならないが、例えば、受傷機転がビルの高所からの墜落や交通事故での車外放出とわかっていれば、傷病者の状態は極めて重篤であることがあらかじめ予想される。さらに、傷病者に接近しながら観察し得る情報を加えて、観察を始める前に全体的な印象を把握することにより、効率のよい活動が可能になる。

▶受動的情報を統合

　全体的印象とは、状況評価から傷病者に接触し初期評価を開始する過程で、受動的に入ってくる情報を瞬時に統合することにより、それ以降の活動の方向を予測する

機会である。

　接近しながら傷病者が倒れている状況が目視できれば、姿勢、体動の有無、大量の外出血の有無、肩や上半身の動きによる呼吸の状態、四肢の著しい変形、顔貌、落ち着き具合や興奮の度合いなどにより、評価すべき項目のどこに異常がありそうかあたりを付けることができる。

　一方で、接触時に既に傷病者が受傷場所から移動されている場合や、夜間、物陰などにいて接触するまで傷病者が目視できない場合などでは、無理に全体的印象を捉える努力を払う必要はない。このような場合は状況評価に引き続き、速やかに頸椎保護以降の観察を開始してかまわない。

II. 頸椎保護

> ＜ポイント2　頸椎保護＞
> ・傷病者を振り向かせないように接近する
> ・接触と同時に用手的に頭部固定を開始する。
> ・頭頸部はニュートラル位に戻して固定する。

▶接触と同時に用手的に固定

　傷病者を振り向かせないよう視線の方向から接近して、接触と同時に用手的に頭部を固定し頸椎保護を開始する。

▶二次的な脊髄損傷を起こさない

　脊髄は一度損傷を受けると再生が困難な臓器なので、傷病者に対する観察や処置を行うときには、常に二次的な脊髄損傷を起こさないように注意を払わなければならない。特に頸椎は可動性が大きく、重い頭部を支えている構造上、最も損傷を受けやすい部分である。まず頭部を保持することで頸椎にかかる不用意なストレスを避ければ、二次的な頸髄損傷のリスクを減らすことができる。頸椎保護の考え方は、病院前救護活動の開始時から始まり、病院搬送後に適切な診察や画像診断により頸椎に異常がないことが確認されるまで、

▶頸椎保護は一貫して継続

一貫して継続する。

▶ニュートラル位

　ニュートラル位とは頸椎軸が生理的な状態にある頭頸部位置のことで、この状態で脊柱は生理的な彎曲が保たれ、脊柱管が最も広くなっている。接触時に頭頸部がニュートラル位ではなく首がねじれた状態の場合は、受動運動に伴って痛みやしびれ感などを生じないことを確認しながら慎重にニュートラル位に戻し、そのまま両手を用いて固定する(図1)。頸

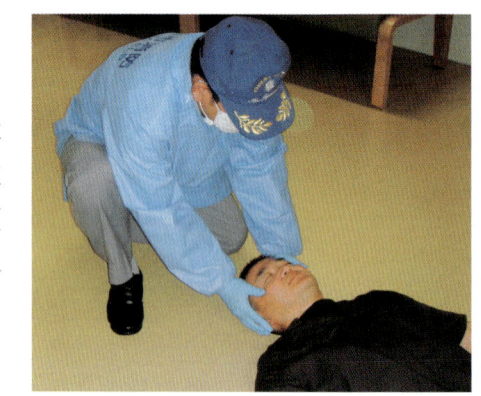

図 1. 用手頸椎保護によりニュートラル位に固定

椎カラーやヘッドイモビライザーを用いて頸椎保護を行うためにニュートラル位維持は不可欠であり、もし傷病者が痛みを訴えて頭部を正中位にすることができない場合は、頸椎カラーを用いることはできない。

頸椎保護は傷病者に接触すると同時に開始するので、このとき傷病者が開眼していれば意識レベルはJCS（3-3-9度分類）Ⅰ桁であることがわかる。もし、目を閉じていれば、傷病者の意識レベルはJCS ⅡまたはⅢ桁である。接触時には、「救急隊です、わかりますか？」とか、「大丈夫ですか、お名前は？」とか、何かしら傷病者に声をかけるので、閉眼していても呼びかけに対して目を開ければJCS 10、目を開かなければ意識レベルはJCS 20以上と評価し、L＆Gの適応となる可能性が高いことを念頭において以後の観察を続ける（JCSは88頁表1参照）。

Ⅲ. 気道の評価

＜ポイント3　気道の評価＞
・気道の開放を確認する。
・声を出すことができれば気道は開放されており、傷病者の応答が適切ならば意識も良好と判断することができる。
・狭窄音、ゴロゴロ音があるか。
・必要に応じて、気道確保を指示する（下顎引き上げ法、口腔内吸引、吐物などの除去）。

▶呼びかけに対する発語

生命を脅かす生理学的異常に対して病院前に有効な処置を行うことができるのは、気道確保と補助呼吸である。呼びかけに対して発語があれば、気道が開通していると判断できるので「呼吸の評価」に進むことができるが、発語が正常でないときには気道の評価と必要な処置を行う。

▶下顎引き上げ

舌根沈下が疑われる場合、用手的気道確保は頸椎保護の立場から頭部後屈やスニッフィング位は行わずに、下顎引き上げを行う（図2）。経口および経鼻エアウェイの使用も可能であるが、初期評価の時点ではより迅速にひと通りの観察を終えることの方が優先されるので、用手的気道確保を行って呼吸の評価に進むべきである。

経口および経鼻エアウェイの適応も知っておかなければならないが、用いるのは頭部顔面の全身観察後に挿入することが望ましい。経口エアウェイは意識のある傷病者には嘔吐を誘発することがあるので用いられず、また経鼻エアウェイは頭蓋底骨折が疑われる場合は禁忌なので、鼻出血を伴う傷病者には用いるべきではない。

▶初期評価を中断

救急隊員が現場で実施できる手技を用いても、気道閉塞を解除できないと判断した場合は、それ以上の観察を中断して直ちに搬送に移る。初期評価を中断することが許される病態は、「気道確保困難」と「心肺停止」の2つである。

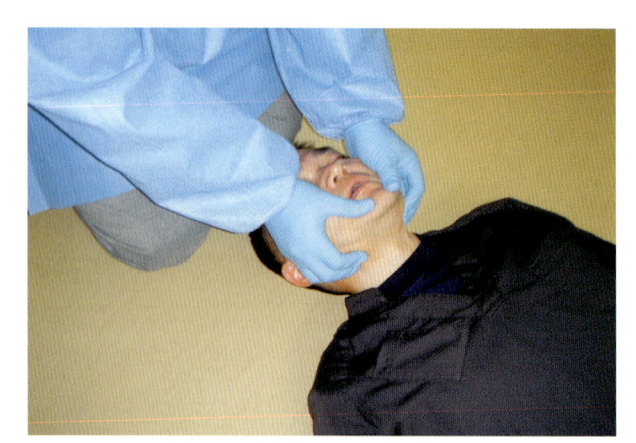

図 2. 下顎挙上による気道確保

IV. 呼吸の評価と病態

<ポイント4　呼吸の評価>
・傷病者の呼吸状態を迅速に把握する。
・呼吸運動を、見て、聴いて、感じて、呼吸の有無、速さ、深さ（速いか遅いかのみで、詳細な回数までは問わない）のパターンを観察する。
・口元に耳を近づけて呼吸音を聴き、頬で呼気を感じる。
・傷病者の胸や腹部の動きを視る。

▶胸郭の動き
▶呼吸運動の有無、深さ、速さ、左右差

　初期評価は15秒程度を目標として迅速に行わなければならないので、呼吸の観察も胸郭の動きを視ることによって、呼吸運動の有無、深さ、速さ、左右差などを素早く判断する。2010年版心肺蘇生のガイドラインでは、呼吸の有無の観察はより簡潔に行うことが推奨されており、従来の「見て」「聴いて」「感じて」という観察は不要とされているが、外傷傷病者の初期生理学的所見として呼吸の評価は極めて大切であり、しっかりと観察しなければならない。
　視診と同時に口元で呼吸音を確認することや呼気を感じることも、速さや深さを判断するのに有効である。呼吸がない、浅い、あるいは異常に速いか遅い場合は、リザーバー付きバッグ・バルブ・マスク（BVM）を用いて補助呼吸を実施するが、この場合も他の処置と同様、2番員に指示して実施させ、1番員は観察を先に進める。

▶傷病者の頭部を実施者の両膝で固定

▶高濃度酸素投与

　人工呼吸（補助呼吸）の実施に際しても頸椎保護に配慮する。すなわち傷病者の頭部を実施者の両膝でしっかり固定し、その状態でBVMを使用する（図3）。リザーバー付きマスクおよびリザーバー付きBVMを用いる場合の酸素投与は10 l/分以上で行う。この方法を「高濃度酸素投与」という。リザーバーは酸素をその中に貯めることで、傷病者にほぼ100％に近い酸素を吸わせる役割がある。したがってリザー

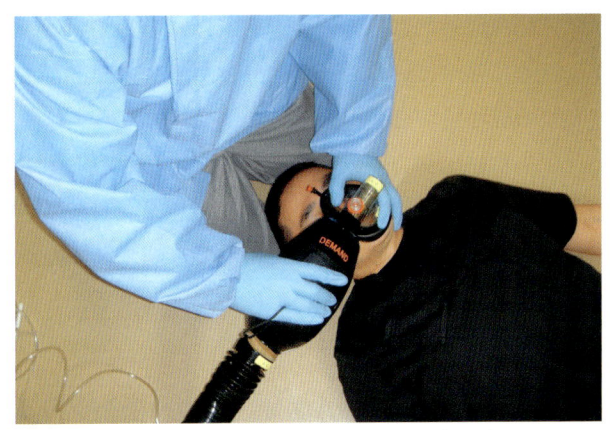

図 3. 両膝で頭頸部を固定しての補助呼吸

▶リザーバーが膨らんでいる

バー付きマスクやリザーバー付き BVM を使用しているときには、常にリザーバーが十分に膨らんでいることを観察しなければならない。

呼吸数を観察した場合、何回以上を頻呼吸とするかを厳密には定義していないが、おおよその目安として 30 回/分以上であれば補助換気が必要と判断する。

外傷傷病者の搬送先を選定する目的のフィールド・トリアージは、JPTEC™以前にひな形となった数多くの報告があり、呼吸数はそのほとんどの指標で用いられていた。1981 年の外傷スコア、1989 年の改訂外傷スコアは、いずれも呼吸に関してはその数のみが採用されていたのに対して、1994 年の外傷トリアージスコアでは、1982 年に報告された CRAMS スケールで採用されていた呼吸の深さの評価を呼吸数とともに観察することが提唱された。しかし、1999 年に米国外科学会外傷委員会から発表された ACSCOT 基準では、再び呼吸の深さには触れずに回数のみを評価することが推奨されている。

▶呼吸数

呼吸数を数えることは、呼吸状態の評価や胸部挙上の様子を観察することに比べ客観的に数字で表現できるので、基準となる回数の下限と上限を定めておけば、正常・異常の判断を付けるのも容易で現場で迷うことがない。

頻呼吸の原因は、痛みをはじめとするさまざまなストレスによる場合もある。健常人に痛み刺激を与えると吸息時間が有意に短縮して呼吸頻度が増加し、さらに刺激を強くすると 1 回換気量も増加することが知られている。この呼吸促進作用は、中枢に伝わった痛み刺激が神経回路を通じて呼吸中枢に作用した結果、と考えられている。ネコを用いた実験では、この反応は脳と脊髄の間の神経連絡を絶った除脳ネコでは観察されるが、脊髄を破壊した脊髄ネコでは認められないため、脊髄神経が大きく関与している反応であると考えられている。皮膚をつまむ機械的刺激のほかに、疼痛誘発物質を用いた化学刺激や、熱痛刺激、電気刺激などでも、呼吸数・心拍・血圧は上昇することが知られている。

痛み以外にも、外傷の傷病者は時として興奮や怒り、不安などを感じてストレス状態に陥っていることがあり、ストレス刺激もまた呼吸状態を変化させるので、観察の際注意が必要である。

平均血圧や心拍数は意図的に変化させることができないので、それ自体が循環機能の指標となりうるのに対して、意識清明な傷病者の呼吸回数は感情や忍耐により意図的に増減させることが可能で、時に生体の要求とは異なる反応を示すこともありうる。したがって、実際の現場では少なくとも、正確な呼吸数を求めるために時間を費やすことは避けるべきである。

1 ◆ 呼吸不全の病態

重症外傷ではしばしば傷病者が呼吸不全の状態に陥っているために、組織に増加した CO_2 を排泄し血中の O_2 分圧を上げるように、呼吸促進のための代償機転が働いて頻呼吸の状態となる。呼吸不全の病態は大きく分けると換気不全と酸素化障害に分けられるので、以下にそれぞれの例を挙げる。

▶呼吸不全は換気不全と酸素化障害

1 換気不全

換気不全の多くは分時換気量が低下した状態で、血中 CO_2 濃度が上昇している。正常な換気を維持するために、肺以外にも中枢神経、顔面・頸部の気道を構成する解剖学的な構造、胸郭、横隔膜などさまざまな臓器がかかわっている。図4に換気の仕組みを図示し、外傷傷病者が換気不全になりうる損傷を右側に示した。

a．分時換気量の低下

▶延髄にある呼吸中枢が障害

頭部外傷やショックなどの病態に伴う重篤な意識障害があれば、延髄にある呼吸中枢が障害され呼吸ドライブが低下して、呼吸数・1回換気量共に減少する。呼吸中枢には、呼吸のリズムをつくり出す本質的な役割を担う神経細胞のほかに、咽頭や喉頭の補助呼吸筋を支配する脳神経(三叉神経、顔面神経、舌咽神経、迷走神経、舌下神経)の運動ニューロンや、横隔膜を支配する脊髄(C3〜C6)の横隔神経運動ニューロン、肋間筋の運動ニューロン(Th1〜Th12)なども含まれており、非常に狭い領域である延髄の障害によって、呼吸にかかわるすべての機能が障害されてしまう。また、この中枢と呼吸筋をつないでいる頸髄や横隔神経の障害でも同様の呼吸筋麻痺が起こり、換気不全が起こる。具体的な外傷としては、頸髄損傷のほかに、顔面・頸部の鋭的損傷に伴う脳神経損傷や骨折や脱臼の合併症として生じる神経麻痺がある。

▶頸髄や横隔神経の障害

外傷が原因で呼吸筋自体がその機能に影響を及ぼすほどの障害を受けることはないが、胸郭の可動性が低下したり、胸郭の剛性が消失してコンプライアンス[注]の低下をきたす病態は存在する。大量血胸によって胸郭の運動が制限される場合や開放

▶大量血胸
▶開放性気胸

[注]：肺が膨らむときに、増えた容積(ΔV)を増やすために必要だった圧力(ΔP)で割った値($\Delta V/\Delta P$)をコンプライアンス(C)と呼び、肺の膨らみやすさを示す指標となる。

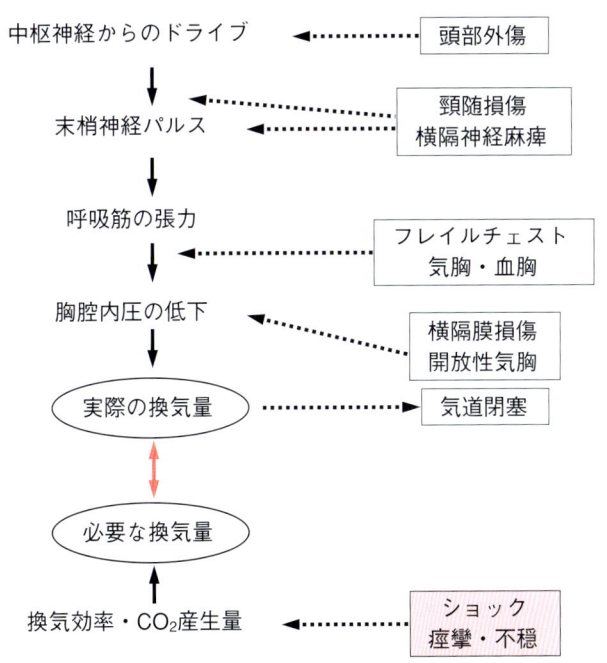

```
         中枢神経からのドライブ  ◀┈┈┈  頭部外傷

                   │
                   ▼
                                       頸髄損傷
          末梢神経パルス      ◀┈┈┈  横隔神経麻痺
                   │
                   ▼
           呼吸筋の張力
                   │                   フレイルチェスト
                   ▼         ◀┈┈┈    気胸・血胸
          胸腔内圧の低下
                   │                   横隔膜損傷
                   ▼         ◀┈┈┈    開放性気胸
          (実際の換気量)     ┈┈┈▶   気道閉塞
                   ↕
          (必要な換気量)
                   ▲                   ショック
         換気効率・CO₂産生量 ◀┈┈┈    痙攣・不穏
```

図 4. 換気を維持するシステムと換気不全の例
実際の換気量に影響する呼吸要素を中枢から順に示し、それぞれの部位が障害され得る外傷を示した。必要な換気量は CO_2 産生量と換気効率で決められる。

▶フレイルチェスト

▶タオルによる圧迫固定

▶気道の損傷に伴う血腫や浮腫

▶ショック状態で換気血流比不均等

性気胸の病態に加え、フレイルチェストを圧迫固定した場合も胸郭コンプライアンスは著しく低下する。現場で胸郭の奇異運動を観察しフレイルチェストと診断した場合は、呼吸運動に伴う痛みを軽減して呼吸を楽にさせる目的で、タオルによる胸郭半周の圧迫固定を行うことをJPTEC™では推奨しているが、この処置はあくまでも現場での応急処置である。

　もう一つ、分時換気量を減らす病態として忘れてならないのが、気道の閉塞や狭窄により起こる換気力学的障害である。気道の損傷に伴う血腫や浮腫、稀に喉頭痙攣などが原因となって十分な換気ができないことがある。この場合、気道確保の手段として気管挿管が困難であれば、輪状甲状穿刺や切開などの外科的方法が必要となる。現場ではこれらの処置を行うことができないため、ドクターカーやドクターヘリによる医師の現場出動を要請するか、換気努力を続けながら速やかな搬送を行う判断が要求される。

b．換気の有効性の低下

　正常の呼吸状態では換気量は肺血流と一定の比率で維持されているが、外傷傷病者がショック状態に陥ると、換気に対して肺胞の血流が少なくなり、その結果肺胞のレベルで無駄な換気が行われることになる。これが換気血流比不均等と呼ばれる病態で、慢性閉塞性肺疾患（chronic obstructive pulmonary disease；COPD）や急

性呼吸速迫症候群(acute respiratory distress syndrome；ARDS)の患者でよく問題になる。これらの疾病では同時にコンプライアンスの低下や気道抵抗の増加、代謝の亢進などを伴い、さらに換気が困難となってCO_2が蓄積する原因になっている。

　人工呼吸器を用いる場合、死腔が大きいと回路内の呼気を再呼吸することで同じように換気効率を悪くする場合がある。現場で行われるBVM換気では、死腔はマスクの容積のみなので問題となることはない。

c．炭酸ガス産生の増加

　一定量の換気が行われていても、身体組織で消費されるO_2量が増えCO_2産生量が増えれば、相対的に換気が足りない状態になる。一般の疾病でこのような病態が問題になるのは発熱や敗血症の場合が代表的であるが、外傷に伴う病態としても考慮すべき状態がある。1つは広範囲の熱傷の場合、それ以外では、程度は比較的軽いことが多いが痙攣時と傷病者が不穏状態のときである。

▶広範囲の熱傷

▶痙攣時

2 酸素化障害

　換気が正常になされた場合でも、肺胞レベルでO_2とCO_2のガス交換がうまくいかなければ、血中O_2分圧は低下して呼吸不全の状態となる。外傷でこのような病態を生じる可能性があるのは、肺挫傷と肺水腫である。

▶肺挫傷と肺水腫

　肺挫傷は外力により肺胞そのものが障害を受けた状態であり、肺胞内や微少血管からの出血を伴うことが多いので、それらがガス交換を妨げる原因となっている。一方、肺水腫が外傷の急性期にみられることは稀であるが、重篤な頭部外傷に伴って生じる神経原性肺水腫という病態がある。これは、急激な脳圧亢進やくも膜下出血などの頭蓋内での刺激により、交感神経系の過剰興奮が起こりカテコラミンが大量に放出され引き起こされた病態といわれている。機序は特殊だが、肺に起こっている変化は心原性肺水腫と同様であるため、肺胞壁に水が溜まった結果、ガス交換ができなくなるというものである。

　さらに呼吸不全を広く定義すれば、組織へのO_2運搬不全も含まれるので、心拍出量低下を伴うような病態はすべて呼吸不全ということができる。外傷時にみられるショックの90％以上を占める出血性ショック、それ以外では心タンポナーデと緊張性気胸を含む閉塞性ショックのいずれもがこれに当てはまる病態である。

V．循環の評価と病態

＜ポイント5　循環の評価＞
・橈骨動脈または頸動脈を触知し、脈拍の大まかな把握と皮膚色調から末梢循環を迅速に把握する。出血性ショックの初期症状は、血圧低下の出現よりも頻脈と末梢

> 循環の低下、すなわち皮膚色調の蒼白化や冷汗などが早期に出現する。
> ・橈骨動脈の脈拍(乳児は上腕動脈)を触知する。
>   性状：強い、弱い
>   速さ：速い、普通、遅い、程度の判別(回数までは問わない)
> ・橈骨動脈で脈拍触知不能なら、頸動脈を触知する。頸動脈で触知できなければ以下の処置を中断し、CPR、脊椎固定を行って搬送を開始する。
> ・皮膚の色、温度、湿りをチェックする。
> ・脈が速く、皮膚が蒼白で冷たく湿っていれば出血性ショックを疑う。
> ・活動性外出血の有無を確認する。

▶脈が速く、皮膚が冷たく湿っている

　循環の評価は、橈骨動脈の触知とともに手や前腕部の触診により皮膚の性状を観察する。脈が速く、皮膚が冷たく湿っていればショック状態であり、L＆G適応である。橈骨動脈が触れなければ、収縮期血圧は 80 mmHg 以下と判断して頸動脈を触知する。頸動脈は収縮期血圧 60 mmHg あれば触知可能といわれている。頸動脈が触れなければ CPR(cardiopulmonary resuscitation，心肺蘇生)の適応である。現場では時間の節約が重要なので血圧を測定する必要はなく、脈の触知でショックの有無を大まかに把握すればよい。病院への第一報では血圧や呼吸数など詳細なバイタルサインの数値は不要で、ショックの有無を簡潔に伝えるにとどめ、車内に収容後に改めてバイタルサインの計測を行う。

▶活動性外出血の確認

　活動性の外出血は初期評価の「循環の評価」の段階で必ず確認する。見落とせば短時間で生命の危機に陥るが、見つけて圧迫すれば容易に出血を制御することができるためである。

　外出血に対してはガーゼやタオルで直接圧迫することが原則である(206 頁図 1 参照)。圧迫の上から包帯などで緊縛してもよいが、止血が得られるまで直接圧迫を続けることが重要である。正常人の血液は血管内から出て異物と接触することで凝固系が働き、3〜4 分程度で固まり始める性質をもっている。この間に出血部位からダラダラと血が流れていると、せっかく固まりかけた凝固塊が移動してしまい流血

▶乾いたガーゼで直接圧迫

が続くことになるので、圧迫は血が流れない程度に常に乾いたガーゼで押さえなければならない。

　直接圧迫止血が効果を示さないときの中枢側緊縛、中枢止血点圧迫、出血肢挙上などは例外的な止血法である。

1 ◆ 出血性ショックの病態

　ショックとは心拍出量が減少して、全身の血液循環が保たれなくなった状態であるが、その病態は、①心臓のポンプ機能が低下して血液を拍出できない、②心臓に戻ってくる血液が不十分なために十分な拍出ができない、の 2 つに大きく分けられ

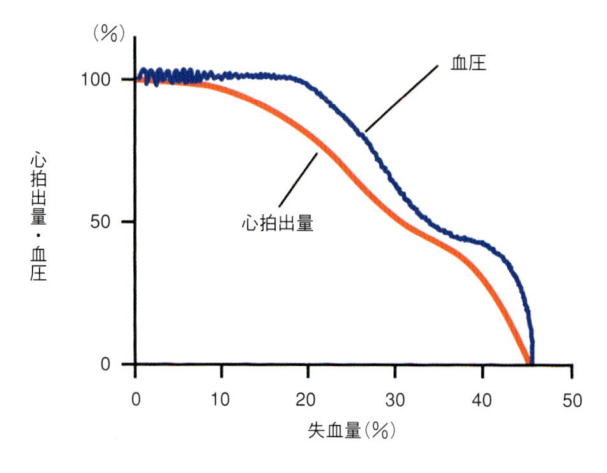

図 5. 出血時の心拍出量と血圧
(Circulatory shock and physiology of its treatment：Textbook of Medical Physiology. 11th ed, Guyton AC, Hall JE, (eds), pp278-288, Elsevier, Philadelphia, 2006 を改変)

る。前者の例は急性心筋梗塞や重篤な弁膜疾患などでみられる心原性ショックであり、後者には低容量性ショックのほかに、胸腔内圧が上昇して静脈還流が障害される緊張性気胸の場合の閉塞性ショックなどがある。

　ショックの原因がどちらであっても、心拍出量の低下により脳、腎、肝そして冠動脈を介して心筋そのものなどの重要臓器に血液が十分灌流されなくなると、各臓器の細胞レベルでの呼吸が障害され、重篤な状態に陥ってしまう。したがって、L＆G宣言をするショック状態の本質は、全身の臓器に酸素や栄養が足りなくなっている状態であり、血圧や脈拍はあくまでも細胞の代謝障害を推定するための指標に過ぎない。

▶ショックは全身の臓器に酸素や栄養が足りなくなっている状態

　低容量性ショックは急速な出血が原因で起こる場合が最も多く、外傷で起こるショックの90％以上を占めている。いわゆる"出血性ショック"の病態は、血液が血管外に出てしまうことにより循環血液量が減って、その結果、静脈系から心臓に戻ってくる血液も減少し心拍出量が低下した状態である。

　図5に循環血液量が減少したときの心拍出量と血圧の動きを示す。グラフは横軸に示した量の血液が失われた30分後の血圧と心拍出量を表しているが、10％程度の出血では血圧も心拍出量も変化していない。循環血液量の10％は、通常成人であれば約500 mlにあたる。しかし、これを超えて出血が続けば、まずはじめに心拍出量が減少し、その後失血量が20％を過ぎたあたりから、血圧が徐々に下がり始めることがわかる。出血量にして2,000 mlに相当する循環血液量の40％以上が失われると、心拍出量、血圧共に急降下して致死的な状態になるが、これはACS(American college of surgeons)の出血性ショックの重症度分類のクラスⅣに相当する。

▶2,000 mlの出血は致死的な状態

2 ◆ 血圧低下を食い止めるための反射

　正常な身体では出血により血圧が低下すると、それを防ごうとする強力な交感神経反射が起こる。この反射は頸動脈分岐部にある圧受容体や、より末梢の小血管壁

にある伸展受容体が、血管内圧の減少を感じることで引き起こされ、交感神経系を刺激して全身の血管収縮作用を起こすものである。その中には、①全身の末梢血管を収縮させることで末梢血管抵抗を増やす、②全身の静脈を収縮させて静脈内にプールされている血液を減らし、循環血液量が減った分の量の血液も心臓に戻るようにする、③心拍数を上げ心機能を亢進させる、といった3つの要素が含まれている。

図5で失血量が10%を超えたとき、心拍出量は減ってくるにもかかわらず血圧は正常範囲に保たれているところがある。これは、循環血液量が減少したときにみられる交感神経反射が、心拍出量を維持するよりも血圧を維持することを重要視しているということである。この生理学的機序の背景は、血圧低下時に重要なのは動脈の圧よりも末梢血管を収縮させることで、末梢の静脈系に溜まっている血液を心臓に戻し、静脈還流を維持する目的にかなっている。末梢血管の抵抗を増やすことで血圧を維持しているからこのような病態になるが、ショックに陥っていても血圧は正常値を示す時期があることが理解できる。

▶ショックでも血圧正常の時期がある

図5で血圧が50 mmHgまで低下したあたりをみると、出血が増えても血圧低下が一時的に押さえられるプラトーな変化が認められる。これは中枢神経系の虚血によって引き起こされたより強力な交感神経系反射であり、この状態を超えて循環血液量が減少すると脳内の酸素欠乏と二酸化炭素蓄積が急激に悪化する。

3 ◆ 代償性ショック

出血性ショックの外傷傷病者が中等度のショック状態から回復する生理学的機序には、交感神経反射を含めて以下のようなメカニズムがある。

①圧受容体反射：循環に対する強力な交感神経反射。

②中枢神経虚血反応：血圧が50 mmHg以下になったときにみられるより強力な交感神経反射。

③血管の弛緩と収縮を調整：失った循環血液量に見合うだけの血液が血管内に保たれるように末梢血管を調整。

④腎でのアンギオテンシン分泌：アンギオテンシンは血管を収縮させるとともに、腎臓から水分と塩分が体外に排泄されるのを押さえ、血管内の体積を保持する。

⑤下垂体後葉からのバソプレシン(抗利尿ホルモン)分泌：末梢動脈・静脈を収縮し、腎での水分排泄を止める。

⑥不均衡に分布した血液をもとに戻そうとする代償機構：腸からの水分吸収や細胞間質に溜まった水を毛細血管内に戻す働き、口渇感により水分や塩分を補給しようとさせる働きなど。

交感神経反射による代償機転は、出血が起こってから30秒～1分程度で発現する即時反応で、即効性のあるメカニズムだが、アンギオテンシンやバソプレシンの

分泌や血管そのものの収縮・弛緩調整による代償は、動脈を収縮させ貯留している静脈血を再配分するのに約10分〜1時間を要する機構である。しかし、この作用により血圧は徐々に上昇し、心臓に戻る静脈血量を増加させることが可能となる。水分・塩分の補充や腸管、間質から水を血管内に戻すにはさらに時間がかかって、状態の悪化がなければ1〜48時間程度で血液分布が正常化することが知られている。

　外傷傷病者の橈骨動脈を現場で触知する場合、救急隊が現場で活動しているプラチナタイムは受傷から10分程度なので、出血性ショックの状態であれば、このときに働く代償機構は交感神経反射による即効性のメカニズムのみである。すなわち、われわれは、全身の末梢血管が収縮して動脈の末梢血管抵抗が大きくなり、静脈内にプールされている血液が心臓に戻されて、心拍数が上がっている状態の橈骨動脈を触れているのである。血圧を維持しようとして動脈が収縮した状態では、収縮期血圧は保たれるが、拡張期血圧が上がって脈圧が小さくなっている。これが「脈が浅い」と感じる理由であり、末梢循環障害の症状が「手は冷たく湿っている」所見を示している。

▶脈が浅い
▶手は冷たく湿っている

4 ◆ 永久止血と一時的止血

　出血に対する根本的な処置には、外科的に行われる血管結紮や電気メスを用いた凝固止血、実質臓器や筋肉などに対して行われる縫合止血、さらに大きな血管が破綻した場合の血管縫合、経カテーテル動脈塞栓術などの永久止血法がある。受傷からこれらの処置を行うまでの時間を1時間以内にしようという目標がゴールデンアワーの概念であるが、その間に失われる血液を少しでも減らし、傷病者を回復困難な出血性ショックの状態に陥らせないために行うのが一時的止血である。一時的止血は短時間で比較的容易に行えることが必要条件であり、出血部位に対する直接処置と、出血部位の中枢側での血流コントロールに大別される。JPTEC™ガイドラインで推奨されている活動性の外出血に対する直接圧迫法は、すべての出血に対してまず選択されるべき止血法で、出血部位に乾いたガーゼやタオルを当てて、その上から手指で出血部位を直接圧迫する方法である。血液でガーゼが濡れた場合は止血効果が低下するので新しい乾いたものに交換する。

▶一時的止血

▶出血部位を直接圧迫

　比較的鋭利な開放損傷に伴う動脈性出血（脈拍に一致した拍動性の出血）が観察される場合は、可能な限り出血部位を"点"として圧迫することが望ましい。実際に搬送されてきた症例を病院の初療室で救急隊から引き継いだ際に、末梢動脈1ヵ所からの出血に対して広い範囲にガーゼを当てて圧迫したため、出血の原因となっている損傷動脈が十分押さえられておらず止血が不十分であった事例を経験することがある。破綻した動脈の損傷部位を、1〜2本の指腹または指先で骨などの堅い組織に垂直に押しつけるように圧迫を行えば、いったん肉眼的な出血を止めることができる。そのまま最小限の力で出血点のみを押し続けることで、一次止血を得ること

▶指先で堅い組織に垂直に押しつけて圧迫

ができる。出血源が小血管の場合は、この方法のみで永久止血を期待することも可能である。もし出血が続いている狭い範囲を圧迫しても、止血効果が得られない場合は、全体を押さえながら少しずつ指先やガーゼをずらして行く方法により、おおよその出血点を確認できることもある。点で押さえることができる部位を探し出して、再度しっかり垂直に押さえつけることが望ましい。

　病院内での一次的止血処置として、出血点が明らかであれば鉗子などを用いて破綻した血管を直接挟んで止血する方法がある。血管を挟む鉗子には、先端に鉤のないペアン鉗子や鉤のあるコッヘル鉗子を簡便に用いることが多いが、これらの鉗子を用いた血管圧迫は挟まれた血管壁に新たな損傷をつくることが多いので、この処置は一般的に結紮してもよい血管に対してのみ行われるべき方法である。閉塞させてはいけない血管からの出血をコントロールする場合は、無外傷性血管用鉗子や血管テープなどの血管組織に損傷をきたす可能性の低い器具を用いる。病院前の現場では、破綻して出血をきたしている血管が解剖学的に閉塞してもよい血管なのか、修復を要する血管なのかを瞬時に判断することが困難なので、鉗子を用いた止血処置は推奨されていない。新たな二次的損傷をつくってしまう危険があるような処置は避けることが、救急処置の原則である。

▶二次的損傷の危険を避ける

5 ◆ 出血部位の中枢側での血流コントロール

　中枢側の緊縛や中枢止血点圧迫、空気止血帯使用、出血肢挙上などの止血法は、例外的な処置であり、JPTEC™ガイドラインではその効果や適応について触れていない。しかし、実際の傷病者の中には広範囲の挫滅を伴う四肢損傷などで、しばしば出血部位の直接圧迫が無効である事例がある。やむを得ない手段として出血部位の中枢側血管を遮断する場合、その部位から末梢の血流はすべて遮断され組織の虚血が生じるので、遮断を続けられる時間には制限があることを認識しておかなければならない。四肢の場合、骨格筋を完全に虚血にすると約3時間で不可逆性の変化が生じるといわれており、それ以上の長時間にわたって血流を遮断する場合は、30分ごとに圧迫や緊縛を緩めて血流を再開させた後、再度圧迫を繰り返すことが推奨されている。長時間末梢の血流を止めておいて、組織が虚血に陥った状態から再灌流する場合は、クラッシュ症候群と同様の不整脈や腎障害をきたす危険もあるので、十分な注意が必要である。

▶遮断時間には制限がある

6 ◆ 止血（駆血）帯

　救急資器材として一般の救急車に広く搭載されている止血帯に、エスマルヒ氏型平ゴム止血帯がある。救急資器材管理マニュアルにも、止血帯は他の止血法が無効で緊急やむを得ない場合以外は用いないことと記載されており、実際に使用する機会は極めて稀である。その理由は、四肢を緊縛した場合、圧迫の調整ができないた

めに弱過ぎて静脈うっ血を起こしたり、逆に強く締め過ぎて神経麻痺などの二次損傷をきたすことが危惧されるからである。この問題を解決して、圧迫の強さを調整しながら動脈の血流を遮断する機器が空気駆血帯であり、ターニケットと呼ばれるが、その駆血圧は上肢では 200 mmHg、下肢では 300 mmHg 以上である。

VI. 意識レベルの確認（JCS の桁数）

＜ポイント6＞
・頸椎保護〜気道の評価の段階で、意識レベルが JCS Ⅰ桁または 10 であることが確認できていれば、循環の評価を終えたら速やかに全身観察に進む。
・反応を確認した際に、開眼がなかった場合は、痛み刺激を与えて JCS が2桁か3桁かを判断する。

▶JCS Ⅱ桁以上が目安

初期評価は時間をかけないことが重要なので、意識レベルの確認は JCS の桁数の把握のみでよい(88 頁**表1**参照)。L＆G の適応となる意識障害の程度は、JCS Ⅱ桁以上が目安であるが、地域でどこまでのオーバートリアージを許容できるかにより状況が異なるので、メディカルコントロールで定められた救急搬送基準に基づいた判断を基本としなければならない。

痛み刺激は胸骨部を拳で強く圧迫する方法が一般的である。詳細観察と継続観察では、正確な意識レベルの評価が必要なので、痛み刺激も複数部位の刺激が求められるが、初期評価では胸骨部のみへの刺激に対する反応の観察にとどめる。

おわりに

初期評価は、傷病者に接触したら直ちにそのままの状態で実施すべきで、原則として中断しない。一連の観察・評価は、一刻も早く必要な蘇生処置(気道確保、酸素吸入、補助換気、圧迫止血など)を開始するために行っているので、そのためにも隊構成の役割をしっかり確認し、チームワークをもって 3S を意識した活動を心がけなければならない。迅速に(speed)、適切な(skill)観察と処置を、流れるように(stream)実施することが、初期評価の醍醐味である。

(加藤正哉)

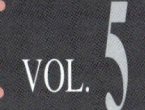

VOL. 5 全身観察（重点観察を含む）

- ▶手早く全身を観察
- ▶解剖学的に重症となり得る損傷を見つけ出す

はじめに

　全身観察は、手早く全身を観察し、解剖学的に重症となり得る損傷を見つけ出すことを目的とする。ここで念頭におくべき病態は、「**TAF な開緊、血を診るぞ**」（45頁参照）、あるいは「**TAF な 3X**」といわれるものである。

> [TAF な 3X]
> T：Tamponade（心タンポナーデ）
> A：Airway obstruction（気道閉塞）
> F：Flail chest（フレイルチェスト）
> X：open pneumothrax（開放性気胸）
> X：tension pneumothrax（緊張性気胸）
> X：massive hemomothrax（大量血胸）

　具体的な損傷形態としては、表 1 に示すものである。
　しかし、重要なことは、全身観察でこれらの損傷を見つけ出しさえすればよい、というものではないことである。すなわち、

表 1. 急速に生命を脅かす病態と所見

病態	存在を疑うべき損傷・代表的な所見
心タンポナーデ	頸静脈怒脹
気道閉塞	顔面・頸部の高度な損傷、頸部皮下気腫
フレイルチェスト	胸郭の動揺・奇異運動
開放性気胸	吸い込み創、創からの泡の混じった出血、患側の呼吸音減弱
緊張性気胸	気管の健側への偏位、頸静脈怒脹、皮下気腫、患側の呼吸音減弱、打診上鼓音
血胸	患側の呼吸音減弱、打診上濁音
腹腔内出血	シートベルト痕、腹部膨満、圧痛、腹壁の緊張
骨盤骨折	圧痛、動揺、下肢長差
両側大腿骨骨折	変形、腫脹、下肢長差

▶初期評価の異常の原因を検索

①初期評価で、気道、呼吸あるいは循環、意識に異常がある場合、それらの原因となる損傷がないか。
そして、

▶行うべき緊急処置を評価

②現場でできる、あるいはやらなくてはならない緊急処置はないだろうか、ということを評価しなければならない。
さらに、

表 2. 全身観察の際に行わなければならない処置

- 気道確保
- 呼吸管理
- 高濃度酸素投与
- 活動性外出血の止血
- 頸椎カラー装着
- 全脊柱固定
- 開放性気胸に対する三辺テーピング
- フレイルチェストに対する固定
- 穿通性異物の固定
- 脱出腸管の被覆(車内収容後でも可)
- 骨折四肢に対する処置

▶その後の経過で悪化する可能性を判断

③初期評価で異常を認めなくとも、その後の経過の中で、気道、呼吸、循環や意識状態の悪化をきたし得る損傷があるかどうかを判断する。
ことが重要となる。

観察の方法は、頭部、顔面・頸部、胸部、腹部、骨盤、四肢・背面の順に、主として視診と触診を行い、胸部についてこれに聴診を加え、さらに可能であれば打診を行う。この中で急速に生命を脅かす病態の所見(表1)が認められれば、当然、ロード＆ゴー(L＆G)の適応となる。

全身観察の際に行わなければならない緊急処置は**表2**のとおりである。ただし、これらの処置のうち、気道確保、呼吸管理、高濃度酸素投与、活動性外出血の止血については、必要であれば初期評価の段階で行っておかなくてはならない。処置は基本的に他の隊員に指示し、観察の手を止めてはならない。

▶観察の手を止めてはならない
▶初期評価と全身観察を合わせて2分以内で行う

L＆Gの適応となる場合、現場滞在時間は可能な限り短くすべきであり、初期評価と全身観察を合わせて2分以内で行うことを目標とする。当然、観察項目、処置とも生命にかかわる事項に限定しなければならない。

▶生命にかかわる事項に限定

状況評価で受傷機転から受傷時のエネルギーが全身に及んでいる可能性がなく、初期評価でも気道、呼吸、循環、意識、のいずれにも異常がない場合、全身観察の代わりに受傷部位の重点観察のみを行ってもよい。具体的には、初期評価に異常がなく、受傷機転や本人の訴えから損傷が局所に限定しており、全身観察を行わないことに不安を感じない場合である。

▶重点観察

I. 頭　部

▶二次的脳損傷を予防
▶気道および呼吸管理
▶組織が低酸素状態とならないように配慮

頭部の損傷に対して救急現場で注意することは、二次的脳損傷を起こさないようにすることである。すなわち、意識レベルの低下に対しては気道および呼吸管理を行い、持続する出血に対する圧迫止血を適切に行うことにより、組織が低酸素状態とならないように配慮することが重要となる。そして、適切な搬送先医療機関を選

定することが重要となる。

　重篤な頭部の損傷がある場合、意識障害も高度であることが多く、嘔吐をきたすこともまれではない。経過中に意識レベルが低下する可能性もあり、その後の観察に際しても、気道の異常がいつでも起こり得ることを想定しなければならない。

▶気道の異常

1 ◆ 観察・処置

　視診と触診によって明らかな変形や外出血を確認する。頭皮からの出血は、それだけで出血性ショックをきたすこともあり、圧迫止血を確実に行うことが重要である。頭部は毛髪に覆われており、視診だけでは損傷部位を見逃すこともある。触診は両手の指先を毛髪の中まで入れて、しっかり行うことが重要である（図1）。

▶両手の指先を毛髪の中まで入れて実施

　頭蓋骨に明らかな変形があれば、陥没骨折の可能性があり、当然頭蓋内損傷が高度である可能性がある。また、次の顔面の観察に併せ、鼻腔や外耳道からの髄液漏やバトルサインやパンダの眼徴候（227頁図6、255頁図10参照）を認めれば、頭蓋底損傷を示唆する所見となる。

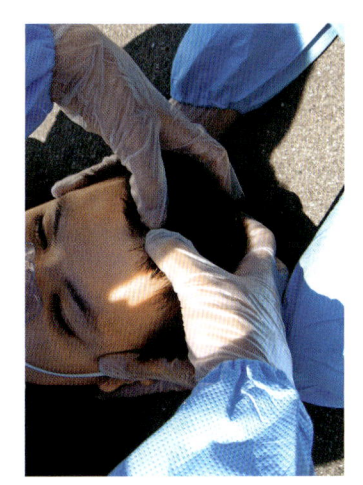

図 1. 頭部の触診

II. 顔面・頸部

▶気道の異常
▶気道の直接損傷があれば時間的猶予はない

　顔面・頸部の損傷では、気道の異常の有無について確認することが重要である。気道の直接損傷があれば時間的猶予はない。また、顔面の損傷では、持続的な口腔内への出血、あるいは嘔吐物による気道閉塞をきたすことに注意しなければならない。また、受傷当初はそれほどではなくても時間とともに腫脹が進行し、結果的に気道閉塞をきたすことがあることも想定しなければならない。確実な気道確保を行うためには、ドクターヘリなどを現場に要請する、あるいは適切な医療機関への迅速な搬送を要することは言うまでもない。

▶致死的な胸部損傷を示唆する所見を見逃さない

　また、頸部の観察では、致死的な胸部損傷を示唆する所見を見逃さないことが重要である。緊張性気胸や気管損傷では頸部に皮下気腫が出現することがあるし、緊張性気胸では健側への気管偏位を認めることもある。心タンポナーデ、緊張性気胸の場合、頸静脈の怒脹を認めることがあるが、出血性ショックを呈しているときには、頸静脈の怒脹が出現しないこともあり得るので注意が必要である。

1 ◆ 観 察

　顔面の視診により変形、打撲痕を確認し、鼻腔あるいは外耳道からの出血、髄液漏の有無を確認する。次いで、触診により圧痛や動揺を確認し、顔面骨の骨折の可能性の有無を確認する。

▶気管の偏位、頸静脈の怒脹
▶呼吸補助筋の使用
▶皮下気腫

　続いて頸部の視診を行う。このとき、気管の偏位、頸静脈の怒脹の有無を確認するとよい。胸鎖乳突筋など呼吸補助筋の使用の徴候を確認することも呼吸の異常の評価に有用である。そして、触診では特に皮下気腫の有無を確認することが重要である。また、生命の危機状態には直接結びつかないこともあるが、頸部の触診では後頸部の圧痛の有無の確認も必要である。

▶後頸部の圧痛

2 ◆ 処 置

　気道の異常については、用手あるいは器具を用いた気道確保を考慮しなければならない。高エネルギー事故の場合は、後頸部の圧痛の有無にかかわらず、頸椎あるいは頸髄損傷があるものとして扱うことが必要である。頸椎カラーを装着する。

▶頸椎あるいは頸髄損傷があるものとして扱う

III. 胸 部

　胸部には、肺、心臓、大血管といった呼吸および循環の維持に最も重要な臓器が存在する。緊急度の高い胸部損傷の所見を見逃さないこと、中でも特に緊急度が高い緊張性気胸の所見を見逃さないことが重要である。そして、胸部の損傷に対しては、救急現場で行うべき処置についても適切な判断が求められる。

▶緊張性気胸の所見を見逃さない

1 ◆ 観 察

▶奇異運動

　視診では、胸郭の動きに注意する。奇異運動を認めれば、フレイルチェストであり、呼吸に伴う胸郭の動きの左右差は、緊張性気胸や大量血胸となり得る可能性を考慮しなくてはならない。吸い込み創、創からの泡の混じった出血を認めれば、開放性気胸を考えなくてはならない。打撲痕の存在は外力が胸部に加わった証であり、その後の観察にはさらに慎重さが求められることになる。また、腹式呼吸を認めれば脊髄損傷の可能性があり、陥没呼吸があれば、上気道の閉塞の可能性があることにも注意する。

▶吸い込み創、創からの泡の混じった出血
▶腹式呼吸
▶陥没呼吸

　触診も重要である。圧痛があれば当然損傷の存在を疑い、肋骨骨折など胸郭の損傷があれば、礫音あるいは動揺性を感じることもある。これらも緊張性気胸や大量血胸となり得る可能性がある。「握雪感」と表現される皮下気腫の存在は、緊張性気胸を強く疑わせる所見である。

▶皮下気腫
▶両手を用いて、健側から片方ずつ実施

　触診は両手を用いて、健側から片方ずつ行うのがよい(**図2**)。両側を同時に触っ

図 2．胸部の触診 　　　　　　　　　　　図 3．胸部の聴診

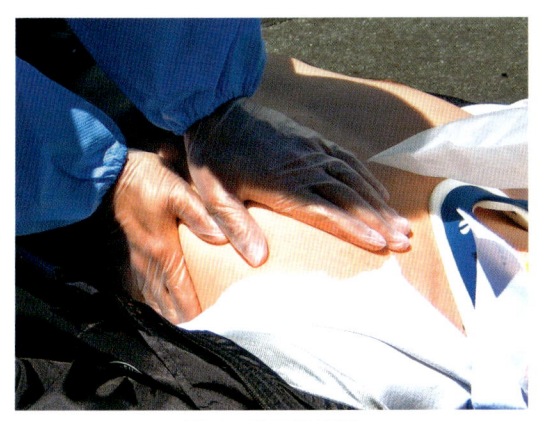

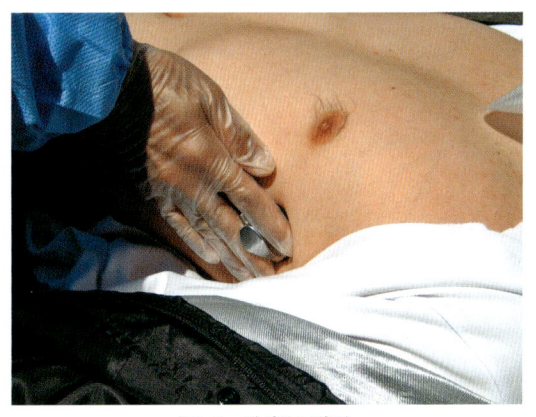

た場合、圧痛があったとしてもどちらの側の損傷か、わからないからである。

▶左右の第4肋間中腋下線上（腋の下）で聴診

聴診では、呼吸音を確認する。聴診する部位は、左右の第4肋間中腋下線上（腋の下）がよいであろう（図3）。気管から離れていて気管音に惑わされないからである。呼吸音に左右差がある場合、減弱している側は気胸あるいは血胸、肺挫傷を呈していると考えてよい。当然、緊張性気胸や大量血胸となり得る可能性を考えなくてはならない。注意しなければならないのは、両側とも損傷がある場合、左右差を認識できないことがあることである。例えば両側に気胸があった場合、両側とも呼吸音が減弱し、左右差としては認識できないこともあり得る。視診、触診などの所見も併せて評価する必要がある。打診も必須ではないが試みられてよい手技であろう。打診上、鼓音を呈していれば気胸を疑わせる所見である。一方、濁音を呈していれば血胸の存在を疑わなければならない。

2 ◆ 処　置

▶分厚く重ねたガーゼを当ててテープで固定
▶三辺テーピング

フレイルチェストに対しては、用手による固定に続いて、分厚く重ねたガーゼを当ててテープで固定する（図4）。疼痛が若干でも緩和されて、呼吸運動の制限を軽減することを目的とする。開放性気胸に対しては、三辺テーピングを行う（図5）。吸気時には外気の胸腔への流入を防止し、呼気時には胸腔からの空気の流出を妨げないようにする処置である。緊張性気胸に対しては、胸腔穿刺などの処置が必要となる。ドクターヘリなどの救急現場への出動要請、あるいは迅速な医療機関への搬送が必要となる。

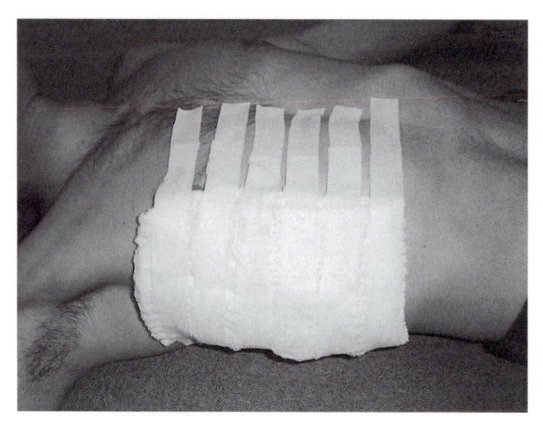

図 4. フレイルチェストの固定
（プレホスピタル外傷学. 改訂第2版, p87, 2004 による）

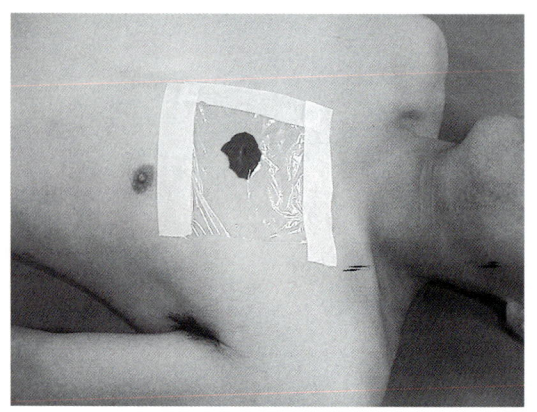

図 5. 開放性気胸の三辺テーピング法
（プレホスピタル外傷学. 改訂第2版, p87, 2004 による）

IV. 腹　部

　腹腔内への出血、あるいは消化管損傷による腹膜炎などの腹部の重篤な損傷も致死的となる。しかし、腹部損傷に対しては医療機関での対応が基本であり、救急現場での対応には限界があることに留意しなければならない。救急隊には、腹部のシートベルト痕の存在や圧痛の存在などの観察から、重篤な腹部損傷の可能性について判断することが求められる。

1 ◆ 観　察

　視診によって明らかな損傷部位を確認する。打撲痕やシートベルト痕の確認が重要である。腹部膨満も腹腔内出血を示唆する所見ではあるが、もともとの体格に個人差もあり、評価は難しい。

▶指を揃えて片手を腹壁に当て、もう一方の指先で腹壁に置いた手をゆっくり圧迫

　続いて触診により、圧痛、腹壁の緊張を確認する。触診は指を揃えて片手を腹壁に当て、もう一方の指先で腹壁に置いた手をゆっくり圧迫する（**図6**）。圧痛や腹壁の緊張は、腹腔内出血や消化管損傷を示唆する所見である。

2 ◆ 処　置

　腹部臓器の損傷があったとしても救急現場でできる処置は少ない。診断も含めて、ドクターヘリなどの救急現場への出動要請、あるいは迅速な医療機関への搬送が必要となる。

▶穿通性異物を固定

　一方、穿通性異物を認める場合、その固定は重要な処置である。異物の動揺により腹部臓器の損傷がさらに悪化することを防がなくてはならない。厚く重ねたブロック状のガーゼで異物を挟むように固定することを試みてよい（**図7**）。腸管脱出

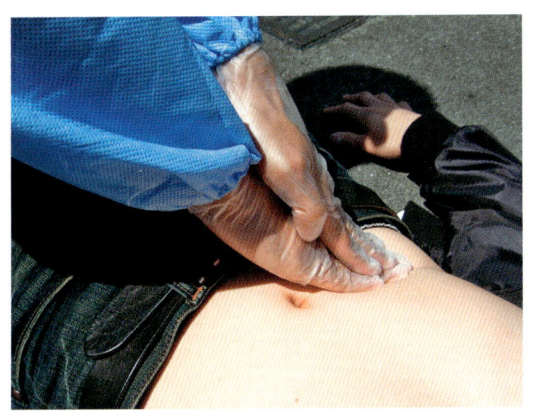

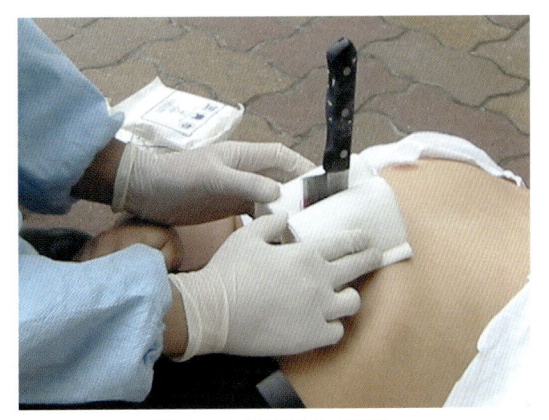

図 6. 腹部の触診　　　　　　　　図 7. 穿通性異物の固定

▶腹腔内に戻さず湿らせた滅菌ガーゼで被覆
▶創部全体をラップ材で被覆

をきたしている場合は、腹腔内に戻さず湿らせた滅菌ガーゼで被覆し、その後、腸管も含めて創部全体をラップ材で被覆する。

V. 骨　盤

骨盤骨折も重篤な出血性ショックになり得る。骨盤骨折がある場合、触診の際に動揺性を認めることもあるが、これにより出血が助長される危険性が非常に高い。救急現場での判断は骨盤部の圧痛の確認のみでよい。

▶圧痛の確認

1 ◆ 観　察

視診で骨盤部の打撲痕や、下肢長差を確認する。もっとも下肢長差は下肢のみの骨折でも認めることがあるため、これだけで骨盤骨折と決めつけることはできない。
触診が最も重要である。恥骨結合の圧迫および両側の腸骨稜の内側への圧迫で、圧痛の有無を確認する（図8、9）。

▶恥骨結合と腸骨稜を圧迫

2 ◆ 処　置

▶シーツラッピング

骨盤骨折に対して救急現場でできる唯一の処置はシーツラッピングである。バックボード上にあらかじめシーツを用意し、傷病者をバックボード上に移動してから、締めるのがよいであろう（図10）。骨盤を固定することによって、骨片の動揺が制限され、出血が減少し、疼痛も軽減されることが期待できる。骨盤骨折が疑われる場合、移動や固定の際にはログロール（161頁参照）は避け、ログリフト（170頁参照）、あるいはフラットリフト（170頁参照）を行う。人数が限られてどうしてもログロールを行わなければならないときは、愛護的に行い、ログロールによる出血の増悪が最小限になるような配慮が求められる。

▶ログリフト
▶フラットリフト

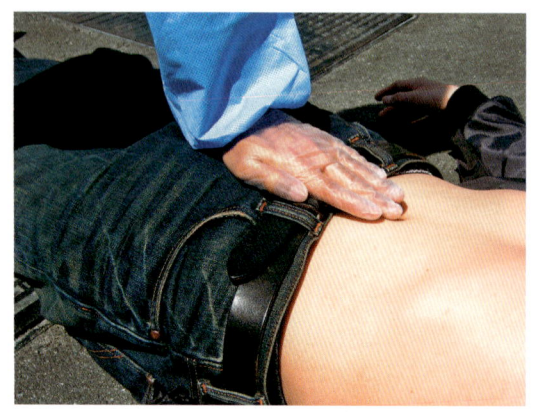

図 8. 恥骨結合の圧迫

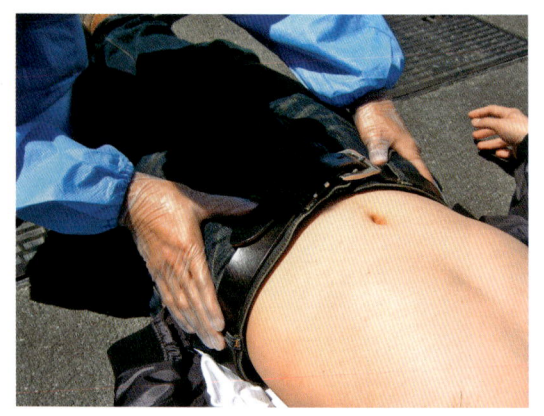

図 9. 両側の腸骨稜の圧迫

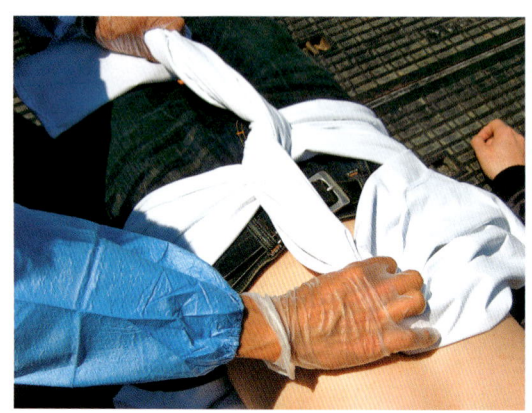

a：シーツを引っぱり正中でクロスさせる

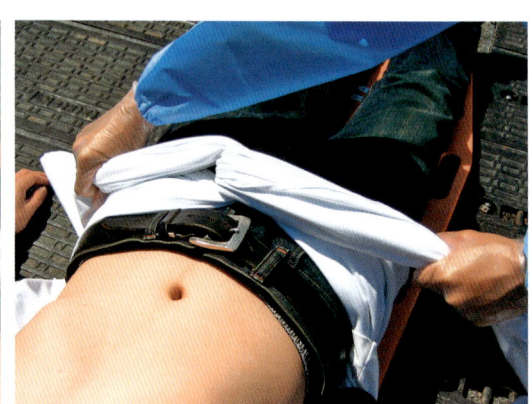

b：続いて左右に引っ張り固定

図 10. シーツラッピング

VI. 四肢・背面

▶両側の大腿骨骨折では、L＆Gの適応

　両側の大腿骨骨折では、出血量が多くL＆Gの適応である。下腿および上肢の観察の際、特に神経学的異常に注意しながら対応する。神経学的に異常があれば、脊髄損傷の可能性を考えなければならない。脊髄損傷があれば、神経原性ショックにより循環の異常をきたすことがある。また、高位の頸髄損傷であれば、呼吸に異常をきたすことがあることも忘れてはいけない。また、その後のログロールや移動の際に、神経学的所見が悪化しないように注意しなければならない。

▶背面の観察は1回のみ

　背面の観察は、通常はログロールの際に実施する。背中のみの観察ではなく、後頭部から臀部までの観察を迅速に行う。背面の観察が可能なのは、全身観察における1回のみであることに注意する。正面からは確認することのできない背部の開放創、脊椎の骨折や背側の肋骨骨折、後腹膜の臓器損傷の可能性を考慮しながら観察

することが重要である。

1 ◆ 観　察

1 大腿部・四肢

▶開放創の有無

　視診で変形や大きな開放創の有無を確認する。骨折があると骨折部を中心に腫脹を認めるが、これは骨髄や周辺の軟部組織からの出血で生じ、特に大腿骨の骨折では出血量は500～1,000 mlに及ぶこともある。両側の大腿骨骨折はそれだけでL＆Gの適応であるが、特に高齢者の場合、片側だけの大腿骨骨折でも容易に出血性ショックに陥るので注意が必要である。

　開放骨折の有無の確認も重要である。一般的に閉鎖骨折よりも出血量が多く、止血に難渋することが多い。圧迫止血のみでは十分な止血効果を得られないこともあり、適切な医療機関への迅速な搬送が必要となる。四肢の切断・轢断がある場合も、創部からの出血の持続に注意する。受傷直後は損傷した血管が攣縮し、一見止血されているようにみえることがあるので注意が必要である。

▶受傷直後―見止血されているようにみえることがある

　触診では、動揺や圧痛、礫音の有無を確認する。特に大腿部は片方ずつ両手でしっかりと触診する。下腿、上肢は左右同時に触診し、疼痛の有無だけではなく、触ってわかるか、動かせるかを迅速に確認する。

2 背　面

　背面の観察では、視診で打撲痕や開放創など、重要な所見を見落とさないように注意しなければならない。開放創を認める場合は、後腹膜のみならず胸腔や腹腔にも損傷が及んでいる場合もあり、特に穿通創の可能性がある場合は注意が必要である。

▶穿通創の可能性を判断

　一方、衣服の除去が困難な場合も多く、救急現場では視診が十分に行えないこともあり、触診をしっかり行うことが重要である。後頭部から背部全体を触診し、続いて胸腰椎の損傷を念頭において脊柱の圧痛や変形を確認するとよい。最後に腰部、臀部の触診を行い、圧痛の有無を確認する。圧痛があれば後腹膜への出血の可能性を考えなくてはならない。

▶後腹膜への出血の可能性

2 ◆ 処　置

▶圧迫止血の確認

　四肢に外出血がある場合、初期評価で行った圧迫止血が十分であるかどうかを確認する。

　また、四肢の骨折では、神経や血管が損傷していることがあり、骨折端により二次的な損傷を引き起こす可能性について考慮する必要がある。したがって損傷部位の動揺を防ぎ、疼痛の緩和を行い、骨折端による損傷部位周辺の二次的損傷を防止するために、固定を行う必要がある。L＆Gの場合、副子を用いた固定を行う必要はない。応急的にそのままの状態で、毛布やクッションを用いて固定してよい。変

▶固定
▶L＆Gの場合、副子を用いた固定は不要

形などが著しく、そのままではバックボードやストレッチャーに固定できない場合は、骨折肢を伸展位にすることを考慮するが、愛護的に行うことが重要である。なお、皮膚から突出した開放骨折片を認める場合は、再び還納されないようにそのままの状態で固定する。

▶開放骨折片は、還納されないように注意

　背部に開放創があれば、圧迫止血をしっかり行う。穿通性異物がある場合は、そのまま固定する必要があり、仰臥位にできないこともあり得る。しかし、仰臥位にしなければ気道確保が困難となる場合は、異物を除去し、仰臥位とすることも躊躇してはならない。

▶気道確保を優先する

（早川達也）

VOL.6 詳細観察と継続観察

はじめに

　初期評価や全身観察では、生命にかかわる症状や徴候、損傷のみを観察し、生命に直接関係のない観察や処置は省略されている。これは、一刻も早くロード＆ゴー（L＆G）の判断を下し、適切な医療機関へ迅速に搬送を開始するためにほかならない。

　それでは初期評価と全身観察を一度行ってしまえば、その後の観察は不要なのであろうか？　見落としがないように再度観察したり、初期評価や全身観察で把握した異常をさらに詳細に観察したり、生命には直接かかわらない損傷であっても観察と必要な処置を行い医療機関へ連絡すること（詳細観察）は、傷病者の生命を救うことはもちろん、苦痛を和らげることや、医療機関での治療を円滑に行うことに役立つ。また、外傷傷病者では搬送途上に容態変化が起こる可能性は高く、当初の観察結果をもとに必要に応じて変化しうる徴候や症状を予測し、繰り返し観察すること（継続観察）が必要であることは言うまでもない。

　以上のように、詳細観察と継続観察は全身観察後に行うということに関しては共通であるが、その目的は異なり、観察項目や追加処置は自ずと異なってくる。そのため、全身観察後に何を行うべきかについては、その時々の状況（医療機関までの搬送時間や傷病者の状態など）を考慮して、臨機応変に対応する必要がある。また、いずれの観察を行っている場合にも、傷病者が急変した場合には直ちに気道・呼吸・循環・意識レベルの評価に戻り、必要な処置を行わなければならない。

▶傷病者が急変した場合には直ちに気道・呼吸・循環・意識レベルの評価に戻る

I．詳細観察の目的と実際

1 ◆ 詳細観察の目的

　L＆Gの判断を迅速に行うために、初期評価や全身観察では評価や観察の方法は非常に簡便にされ、それらの項目も限られている。よって詳細観察では、初期評価や全身観察で見逃しがないよう、全身を詳細に観察するとともに神経学的観察を行うことが重要な目的である。また、初期評価や全身観察で得られた情報を客観的に詳細に再度確認し、医療機関に報告することも重要である。

　重要性としては低くなるが、搬送中に骨折肢の固定を行う場合や、L＆Gの適応ではない傷病者に対して現場で創処置を行う場合のように、傷病者の状態の悪化を防ぎ、苦痛を和らげることも詳細観察の目的の１つとなり得る。

2 ◆詳細観察の実際

1 観察の場所とタイミング

詳細観察の目的を考慮すると、全身観察終了後から医療機関到着までの間に1回は実施することが望ましい。

▶全身観察終了後から医療機関到着までの間に1回は実施すること

L＆Gの適応の傷病者では、原則として全身観察終了直後に車内収容、搬送を開始するため、詳細観察は救急車内などで搬送中に行うことが多い。しかし、挟まれ事故のように現場離脱が困難な場合や、L＆Gの適応ではない傷病者の場合は、現場滞在中に詳細観察を行うこともあり得る。寒冷地や衆人環視などの特殊な環境下においては、L＆Gの適応ではない傷病者は救急車内に収容した後で、搬送を開始する前に詳細観察を行うこともあるだろう。

いずれにせよ、「全身観察終了後から医療機関到着までに1回行う」という原則はあるものの、詳細観察を行う場所やタイミングは限定されるものではなく、救助者には臨機応変に判断することができる能力が求められる。

▶詳細観察を行う場所やタイミングは限定されるものではない

2 詳細観察の適応

L＆Gの適応となるすべての傷病者に対して、原則として1回詳細観察を行う。しかし、詳細観察には生命に直接かかわらない項目も含まれているため、傷病者の状態によっては、詳細観察をすべて実施するよりもほかの観察や処置を優先しなければならない場合がある。例えば、口腔内の大量出血の場合は気道管理を優先せねばならないし、活動性の外出血で止血が困難な場合も止血処置を優先せねばならないだろう。このような場合は詳細観察を省略あるいは後回しにすることができる。

▶詳細観察を省略あるいは後回しにすることができる

またバイタルサインが不安定な傷病者で、短時間に繰り返し観察処置が必要な場合は、後述する継続観察が適している場合がある。医療機関への搬送時間が非常に短い場合も、詳細観察をすべて行うことは困難になるだろう。

一方、L＆Gの適応ではない傷病者に対しても、詳細観察は医療機関到着までに1回は実施することが原則である。初期評価や、全身観察・重点観察で見落とした異常を発見した場合は、その内容によっては、改めてL＆Gの判断を迫られることもある。

3 詳細観察の実施が困難な場合

実施が困難になる理由はさまざまであり、画一的な対応はなく、理由に応じて臨機応変に対応すべきである。また、困難であっても、可能な範囲で詳細観察を行うことが望まれる。例えば、医療機関到着までの時間が短い場合も、全身観察で確認された損傷と関連のある部位について詳細に観察することを心がける。頭部外傷例に対して鼻孔や耳孔からの出血・髄液漏を確認することや、脳ヘルニア徴候の確認のために瞳孔所見を確認することなどが1例である。また、詳細観察を行わずに継続観察を行う判断をしたときも、可能な範囲で部分的に詳細な観察を行うことも考

▶困難であっても、可能な範囲で詳細観察を行うことが望まれる

▶可能な範囲で部分的に詳細な観察を行う

慮する。

4 観察の項目

a．バイタルサインの測定

既に初期評価において、呼吸の異常やショックの有無などは大まかに確認され、その情報は第1報として医療機関に伝えられている。詳細観察においてバイタルサインを数値として測定することは、これらの生理学的な異常所見に客観性を与えることになる。また、繰り返し測定することで、その後の変化を正確に把握することが可能になる。このことは、救急隊員ばかりでなく搬送先の医療機関に対しても有用な情報であり、第2報において伝えるべき最重要事項であるといえる。例えば処置をしているにもかかわらず、経時的に血圧やSpO_2が低下している場合は、非常に状態が切迫しており緊急性が極めて高いことが示唆される。

ただしプレホスピタルの現場では、バイタルサインを正確に測定することが困難である場合が少なくない。心電図モニターや血圧計、パルスオキシメータを用いてバイタルサインを測定することが一般的ではあるものの、救急車内の振動や騒音は血圧測定や脈拍数、呼吸数の測定に影響を与え、SpO_2も装着部位の汚染や末梢循環状態に左右される。そのような場合はモニターに表示される数値を得ることにこだわることなく、触診や視診などによって測定しなければならない。

①脈拍数：脈拍数以外に不整脈の有無、リズムなども確認する。振動などによりモニターでの脈拍数測定が困難な場合は、触診にて脈拍数を測定する。特に胸部外傷の場合は、モニターで致死的不整脈や虚血性変化に注意する。

②血圧：騒音がひどい場合は触診法を用いて測定する。なお、重度のショックにより測定不能の場合は、いたずらに測定を繰り返すのではなく、「橈骨動脈は触知不能であるが、総頸動脈では触知可能」などのように観察、報告し、数値としての血圧にこだわってはならない。

③呼吸数：心電図モニターにも呼吸数が表示可能だが、振動などの影響を受けやすいため安易にその数値を信用してはならない。呼吸数は直接視診による観察が原則である。呼吸様式も同時に観察する。

④SpO_2：パルスオキシメータで継続的に観察する。装着する指尖が汚染していたり、末梢循環不全を合併している場合には測定が不正確になったり、測定不能の場合があるので注意が必要である。

⑤体温：耳式体温計を用いると迅速に測定可能である。

b．神経学的観察

神経学的観察も詳細に観察することによって、より客観的に評価し、さらに繰り返し評価することで、変化を把握することができる。意識障害、瞳孔不同、片麻痺などのように中枢神経系の損傷を疑う異常を認めた場合は、頭蓋内圧亢進症状(頭痛、嘔吐、クッシング徴候(徐脈と血圧上昇))の有無にも注意する。

表 1. 3-3-9度分類（JCS）による意識障害の分類

Ⅰ．刺激しないでも覚醒している状態
　1．だいたい意識清明だが、今ひとつはっきりしない
　2．見当識障害がある
　3．自分の名前、生年月日がいえない

Ⅱ．刺激すると覚醒する状態―刺激がなくなると眠り込む状態
　10．普通の呼びかけで容易に開眼する
　20．大きな声または身体を揺さぶることにより開眼する
　30．痛み刺激を加えつつ呼びかけを繰り返すとかろうじて開眼する

Ⅲ．刺激をしても覚醒しない状態
　100．痛み刺激に対し、払いのけるような動作をする
　200．痛み刺激に対し、手足を動かしたり顔をしかめたりする
　300．痛み刺激に反応しない

註）開眼状態で評価しにくい場合の評価基準
開眼状態の点数に付け加えて「100-R」のように表す。
R：不穏状態
I：失禁
A：無動性無言、失外套症候群

（プレホスピタル外傷学．改訂第2版，p123，2002を一部改変）

表 2. グラスゴー・コーマ・スケール（GCS）による意識障害の分類

開眼 （E：Eye Opening）	点	言葉による応答 （V：Verbal Response）	点	運動による応答 （M：Best Motor Response）	点
自発的に	4	見当識あり	5	命令に従う	6
言葉により	3	錯乱状態	4	痛み刺激部位に手を持ってくる	5
痛み刺激により	2	不適当な言葉	3	逃避屈曲	4
開眼しない	1	理解できない音声	2	異常屈曲（除皮質硬直）	3
		無声	1	異常伸展（除脳硬直）	2
				動かない	1

（プレホスピタル外傷学．改訂第2版，p123，2002を一部改変）

▶最初に判定した意識レベルも重要であるが、その変化はさらに重要

①意識レベル：ジャパンコーマスケール（JCS）（表1）やグラスゴー・コーマ・スケール（GCS）（表2）を用いて意識レベルを判定する。最初に判定した意識レベルも重要であるが、その変化はさらに重要である。同じ意識レベルであっても、改善している途中なのか、増悪している最中なのかではまったく重症度が異なり、当然増悪しているときの重症度が高くなる。場合によってはスケールによる意識レベルの序列と実際の重症度が逆転することすらあるため、繰り返し意識レベルを判定することは非常に重要である。

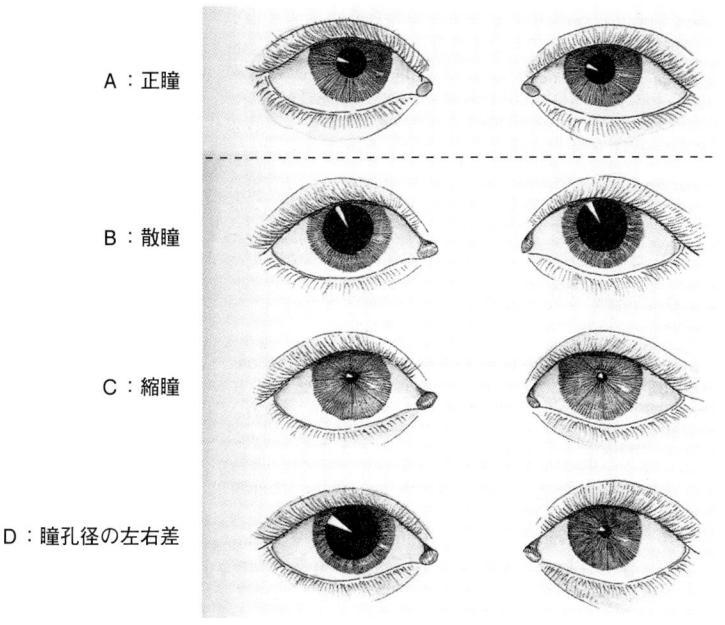

A：正瞳
B：散瞳
C：縮瞳
D：瞳孔径の左右差

図 1. 瞳孔所見
(プレホスピタル外傷学. 改訂第2版, p123, 2004を一部改変)

　②瞳孔：瞳孔径、瞳孔不同、対光反射を確認する。同時に眼球運動の異常(共同偏視など)も観察する(**図 1**)。
　③運動・感覚：四肢の運動と感覚について観察する。一般的に、両側上下肢に障害が認められる場合には頸髄損傷を、両側下肢に障害が認められる場合は胸髄または腰髄損傷が疑われ、意識障害とともに左右片側の上下肢に障害が認められる場合は頭蓋内損傷が疑われる。いずれの場合も、搬送中の増悪の可能性があり注意を要する。脊髄損傷の場合は、損傷の部位によっては呼吸状態に影響を与えるので、運動・感覚障害の障害レベルの観察は重要である。

▶脊髄損傷の場合は、損傷の部位によっては呼吸状態に影響

c．全身の詳細な観察

　隠れた損傷を見逃さないように傷病者の頭から足の先まで、問診、視診、聴診、触診を駆使して詳細に観察する。創傷、打撲痕、腫脹、変形、皮下出血、圧痛、動揺などのほかに、以下の部位に特徴的な所見を観察する。
　①頭部・顔面：鼻出血、耳出血、髄液漏、バトルサイン、パンダの眼徴候(227頁**図 6**、255頁**図 10**参照)、頭蓋骨・顔面骨骨折
　②頸部：頸静脈の怒脹、皮下気腫、気管の偏位
　③胸部：胸郭の動き、呼吸様式、皮下気腫、呼吸音、心音、打診(鼓音、濁音)
　④腹部：シートベルト痕、圧痛、反跳痛、筋性防御、膨隆
　⑤腰部：全身観察で骨盤の触診を行った場合は触診を繰り返さない。
　⑥下肢：下肢長差、肢位異常、末梢の脈拍触知、運動・感覚の異常
　⑦上肢：末梢の脈拍触知、運動・感覚の異常

▶全身観察で骨盤の触診を行った場合は触診を繰り返さない

5 観察の結果

　新たな異常所見や損傷部位が確認された場合は、バイタルサインとともに医療機関に第2報として通報する。また観察結果は記録し、搬送先医療機関に報告するようにする。観察結果を記録することで、搬送途中での容態変化をより正確・迅速に察知することも可能となる。当然ではあるが、急変した場合には直ちに気道・呼吸・循環・意識レベルの評価へ戻り、処置を行う。余裕があるときは創傷や骨折・脱臼に対して被覆や副子固定を行う。

▶急変した場合には直ちに気道・呼吸・循環・意識レベルの評価へ戻り、処置を行う

II．継続観察の目的と実際

1 ◆ 継続観察の目的

　継続観察は、傷病者の変化を見逃さないために繰り返し行う観察である。変化を迅速に察知し、必要な処置を行い、状態の安定に努める。初期評価や全身観察の結果から予測される変化には特に注意が必要である。

▶初期評価や全身観察の結果から予測される変化には特に注意が必要

2 ◆ 継続観察の実際

1 観察の場所とタイミング

　全身観察終了後から医療機関到着までに行うことは詳細観察と同様であり、観察を行う場所も限定されない。しかし、変化を察知することが目的であるため、詳細観察とは異なり、必要に応じて何回も繰り返して行う。L&Gの傷病者に対しては、最低でも5分ごとに継続観察を繰り返すが、必要であればいつでも継続観察は行うべきである。それまでの観察で確認された損傷から急変が予測されるような傷病者に対しては、より頻繁に繰り返すべきであり、体位変換や追加処置を行った後なども変化を確認するために継続観察は励行されるべきである。

▶全身観察終了後から医療機関到着までに行う
▶場所も限定されない
▶必要に応じて何回も繰り返して行う

2 継続観察の適応

　変化を確認するために行う観察であり、原則として、すべての傷病者に対して行うべきである。詳細観察が困難である傷病者に対して継続観察を行う場合も、必要に応じて部分的には詳細な観察を行うことが望ましい。

3 観察の項目

a．自覚症状の変化

　傷病者に疼痛や呼吸苦などの自覚症状の変化を尋ねることにより、関連する病態変化を予測する。また、返答から意識レベルや気道の状態も同時に確認することも可能である。

b．気道・呼吸・循環・意識レベルの変化

　気道確保や補助換気は、救急隊員がプレホスピタルで行える最も効果的な処置で

あり、気道や呼吸の状態の変化には十分に注意し迅速に対応しなければならない。体腔内への出血によるショックのように、救急隊員が直接には処置不可能な容体変化でも、医療機関に伝えることにより医療機関到着後の治療を円滑に行うことに役立つ。

①気道：外傷の傷病者ではさまざまな原因で気道の問題が出現し、突如として気道閉塞などの生命危機に至る場合も多い。例えば、顔面・口腔外傷による変形や出血の場合は、それまで発語が可能であっても急に気道が閉塞する可能性があり、常に継続的な観察が必要である。そのほかに、嘔吐や舌根沈下なども搬送中に出現しうる変化であり注意が必要である。処置としては吸引や清拭、用手的気道確保などを行うが、頭部固定具や頸椎カラーのために実施が困難になる場合も少なくない。気道確保が困難な場合は固定を緩め、気道確保を優先する。

②呼吸：重症の胸部外傷を認めるときはもちろんであるが、胸部外傷を認めなくても意識障害や気道閉塞、頸髄損傷などのさまざまな損傷で呼吸の状態は増悪しうる。呼吸数や呼吸パターン、呼吸音、SpO_2などの変化に注意する。必要に応じて補助換気を追加するが、陽圧換気により緊張性気胸を生じる可能性もあり、胸部外傷患者に対しては慎重に注意深く行う。

③循環：橈骨動脈を触知して強さや速さの変化を確認する。モニターや血圧計でもバイタルサインを測定し、循環状態の変化を確認する。体腔内への出血によるショックの場合は、気道や呼吸に比較するとプレホスピタルで行える処置は限定されるが、外出血の止血を確認したり、ショックの進行と推察される原因を医療機関に伝えたりすることは、医療機関での治療の時間短縮などに役立つ。

④意識レベル：意識レベルの変化は、気道・呼吸・循環の状態に影響を与え、逆に気道・呼吸・循環の変化が意識レベルを変容させることもある。よって、意識レベルが増悪した場合は、何かしらの重篤な病態の進行を伴っていることが多い。頭蓋内の損傷に対しての直接的な処置は困難であるが、舌根沈下に対する気道確保や適切な補助換気による酸素化の維持などは、頭蓋内損傷の増悪を防ぐ有効な手段であり、意識レベルの変化を迅速に察知して処置を行うことは重要である。

c．頸部、胸部、腹部の観察

頸部、胸部、腹部に関しては、それまでの観察で異常を認めなかった場合でも、新たに生命にかかわる異常が出現する場合もあり、継続観察では必ず観察する。また、異常を認めた部位に関しては慎重に観察する。

①頸部：頸静脈の怒脹、皮下気腫、気管の偏位、後頸部の圧痛などの変化を観察する。例えば補助換気を行った後は、陽圧換気によって緊張性気胸を示唆する頸静脈の怒脹や皮下気腫、気管の偏位が増悪したり、新たに出現することがあるので注意が必要である。

②胸部：皮下気腫、呼吸音の左右差、鼓音の出現などを観察する。片側の胸郭膨

隆、皮下気腫の増悪、呼吸音の減弱・消失、鼓音などは緊張性気胸の出現を示唆する。同様に、片側の呼吸音の減弱、濁音の出現などは血胸を示唆する。

　③腹部：腹壁の緊張、圧痛の変化、膨隆などを観察する。ただし腹部膨隆は腹腔内の臓器損傷による出血が少量では認識されることはない。また、腸管損傷などによる腹膜炎の所見も、受傷当初は不明であることが少なくない。よって、搬送途中に徐々にこれらの異常が変化することがあり、継続的な観察が重要である。

d．それまでの観察結果から予測される病態の観察

　例えば意識障害を伴う頭部外傷の場合、瞳孔不同などの脳ヘルニア徴候の出現に注意する。また、打撲部位における腫脹の増大や新たな出血なども観察する。

e．それまでに行った処置の効果の確認

　一度行った処置も、時間経過とともに効果が減弱することも多い。

　①酸素投与量の確認：酸素マスクやチューブ、ボンベの接続が外れていないか、リザーバーは適切に膨らんでいるか、酸素流量、残量などを確認する。

　②外出血の止血の確認：一度コントロールされたかにみえた出血が再度出血していることも多い。新しいガーゼに交換したり、用手的な圧迫止血を持続したり、ターニケットの使用も考慮する。背面、頭部のように出血部位の観察が困難な部位からの出血は確認が困難であり慎重に観察する。

　③フレイルチェストの固定：固定の緩み、過剰な圧迫による呼吸抑制などに注意する。

　④三辺テーピング：固定が剥がれていないか、一方向弁が機能しているか、血液貯溜がないかなどに注意する。

　⑤腸管脱出の被覆：脱出腸管の乾燥、脱出量の変化、創からの出血、被覆の固定状況に注意する。

　⑥穿通性異物の固定：確実に固定されているか、異物の深さや角度と、創からの出血などに注意する。

　⑦固定の確認：移動や振動のために、頭部固定具、頸椎カラー、ベルトなどの固定が緩んでいないかどうか、ベルトの固定位置に問題がないかなどを確認する。

4 観察の結果

　観察の結果をもとに、優先される処置を選択して実施し、さらに起こりうる変化に備える。L＆Gの場合は、変化がなくても5分ごとには繰り返し継続観察を行う。必要に応じて搬送先医療機関に報告する。もちろん急変した場合は、直ちに気道・呼吸・循環・意識レベルの評価へ戻り、処置を行う。

▶L＆Gの場合は、変化がなくても5分ごとには繰り返し継続観察を行う
▶急変した場合は、直ちに気道・呼吸・循環・意識レベルの評価へ戻り、処置を行う

おわりに

　全身観察終了後から医療機関到着までに、詳細観察は「原則として1回」行い、継続観察は「必要に応じて何回でも」行う。全身観察終了後にどちらの観察をどの程度行うかは、現場の人間が傷病者の状態や周囲の環境、受傷機転などから適切に選択し、医療機関到着までの活動を組み立てながら実行せねばならない。

　初期評価や全身観察には非常に厳しい時間の制限が課せられているため、比較的画一的な活動を行わざるを得ないが、詳細観察や継続観察は時間的な制約が緩和されるため、臨機応変に対応することが可能である。そのためにも判断力や決断力を身につけることが一層求められる。

（山崎元靖）

▶詳細観察は「原則として1回」行い
▶継続観察は「必要に応じて何回でも」行う

VOL.7 車内収容後の活動

はじめに

　車内収容後の活動は多岐にわたるが、「重傷外傷傷病者に対してゴールデンアワー内に根本治療を行う」という最大の目標は、車内収容後の活動においても最優先されなければならない。そのためには時間的な制約のある活動が原則として優先される。すなわち現場離脱(搬送開始)前に必要な活動と、現場離脱後に行ってもかまわない活動とを適宜取捨選択するように心がけることが重要である。また、隊員間で適切に役割分担を行うことで、少しでも早く根本治療を行える医療機関への収容を目指す。

▶現場離脱(搬送開始)前に必要な活動と、現場離脱後に行ってもかまわない活動とを適宜取捨選択
▶隊員間で適切に役割分担

I. 病院選定

　搬送先の医療機関が決定しないことには、現場を離脱できないことは自明であり、貴重なゴールデンアワーが無駄に費やされてしまう。よって病院選定は車内収容後の活動においても最優先して行うべきものの1つである。

　どのような状況においても最大の目標は、「ゴールデンアワー内に根本治療ができる医療機関に搬送する」ことに変わりはないが、現実には、搬送先医療機関の決定はさまざまな要素によって規定される。具体的には、救命救急センターやドクターヘリの配置・整備など、地域ごとに異なる社会基盤に関係するものから、メディカルコントロール(MC)体制や搬送基準策定などのような運用面での問題、また実際に選定作業を行う現場の救急隊員の判断力、などが病院選定に影響を与える。

1 ◆ 医療機関の診療能力

　ロード&ゴー(L & G)の傷病者に対しては、外傷外科医のチームが常駐し直ちに根本治療ができる医療機関のうち、直近の施設に搬送することが理想的である。地域によっては、そのような医療機関が現実的な搬送距離内に存在するとは限らず、多くの場合は救命救急センターなどの三次救急医療機関、もしくはこれに準じる二次救急医療機関などの地域の基幹病院が該当するだろう。

　しかし、本邦の救命救急センターは心筋梗塞や脳卒中などの内因性疾患や中毒なども含めた重篤患者が治療対象であり、欧米などで整備されているように外傷治療に特化した外傷センターとして機能している施設は非常に限られている。外傷診療における医療機関間や地域間の格差解消については、JATEC™などによる初期診療の標準化やドクターヘリ体制の整備などにより努力がなされている。近年、日本

▶医療機関間や地域間の格差
▶初期診療の標準化
▶ドクターヘリ体制の整備

外傷学会による外傷専門医や外傷専門医研修施設の認定制度が発足しており、医療機関の外傷診療能力を評価、向上させるための指標となることも期待されている。

▶外傷専門医
▶外傷専門医研修施設

　また、場合によっては脳神経外科や整形外科などの単科専門病院も選定先候補になる場合があろう。確かに頭部単独外傷や四肢単独外傷の場合は、脳神経外科や整形外科などの専門診療科のみで、結果的には根本治療が完結できる場合もあるかも知れない。しかし、受傷機転が明らかな場合を除いて、プレホスピタルの現場で受傷部位が単一であると断定することは難しく、単科の専門病院では迅速な呼吸・循環などの全身管理が困難な場合もあることなどから、やはりL＆Gの傷病者に対しては、複数診療科領域の治療が可能な救命救急センターなどの三次救急医療機関への搬送が原則となる。

2 ◆ 搬送基準の策定

▶消防法の一部を改正する法律

　平成21年5月1日に交付され、同年10月30日に施行された「消防法の一部を改正する法律(平成21年法律第34号)」によって、都道府県には、消防機関や医療機関などが参画する協議会による協議を経て、傷病者の搬送および受け入れに関する実施基準を策定することが義務づけられるようになった。地域によってはMC協議会もこの基準策定に寄与しているだろう。

▶傷病者の搬送および受け入れに関する実施基準
▶MC協議会

　このような基準策定は迅速な搬送先選定を容易にするものと期待されるが、最も迅速に搬送先を決定せねばならないL＆Gの対象となる外傷傷病者の搬送先選定基準の整備は特に重要である。1例を挙げると、JPTEC™では初期評価においてL＆Gと判定すべき特定の意識レベルを決定していない。これは医療機関の数や地理的分布、診療能力などの地域のさまざまな事情に応じて決定されるべきであるとの考えからであり、地域のMC協議会や搬送先選定基準を策定する協議会で決定するように期待されている。

3 ◆ 現場の救急隊員の判断

　現場の救急隊員には常に、「どの施設に搬送すれば、最も早く根本治療(手術)を開始できるか？」という原則に従って搬送先を選定することが求められる。現場から至近であり設備は整っているものの、手術に必要な外科医や麻酔科医、看護師を集めて手術の体制を整えるまでの時間がかかる病院では、結局ゴールデンアワー内に手術を開始することはできない。一方、搬送時間に数十分費やしても、直ちに手術を開始できれば、ゴールデンアワー内に手術を開始することができる。搬送距離によってはヘリコプター搬送も考慮すべきであろう。時間帯や天候、傷病者数など、さまざまな要因が搬送先や搬送手段の選択に影響を与えるため、最終的に最も早く根本治療を行える適切な医療機関に搬送するために、最良の選択ができるような判断力が現場の救急隊員には求められる。

4 ◆ 例　外

　L＆Gの傷病者は、最も早く根本治療を行える医療機関に直接搬送することが原則であるが、場合によっては例外的にこの原則に従えない状況もあり得る。

　例えば、緊張性気胸のように緊急性が極めて高く、緊急処置（穿刺による脱気や、胸腔ドレーン挿入）によって安定化させることが可能な場合は、根本治療ができる医療機関に搬送する前に、緊急処置ができる直近の医療機関に搬送することもある。視診上の一側の胸部膨隆、頸静脈怒脹、聴診上の一側呼吸音の減弱・消失、触診上の皮下気腫、頸部気管偏位、打診上の鼓音などを認め、ショックが進行する場合は、緊張性気胸を疑い、搬送先を判断せばならない。ドクターカーやドクターヘリによる医師の現場派遣を要請し、現場で緊急処置を行うことも考慮すべきである。

　このように、根本治療を行う医療機関までの搬送時間を考慮しつつ、緊急性が高い病態に対して短時間の緊急処置によって速やかに一時的な安定化が図れる場合は、緊急処置のみを直近の医療機関で行うことも検討する必要がある。

5 ◆ オンラインメディカルコントロール

　L＆Gの傷病者の搬送先に関しては、ほとんどが原則に従い、主に三次救急医療機関に搬送されるが、傷病者の個別の状況によってはオンラインメディカルコントロール（オンラインMC）による指示の下に、異なる医療機関への搬送を変更することも考慮される。例えば、L＆Gと判断した唯一の理由が高エネルギー事故（受傷機転）であり、初期評価や全身観察で異常を認めない場合は、オンラインMCの指示に従って、三次救急医療機関以外へ搬送することもあり得る。逆に、小児、妊婦、高齢者、基礎疾患を有する者など、いわゆる外傷弱者の場合は、当初の判断が非L＆Gであっても、オンラインMCの判断によりL＆Gと判断を変更することもある。

II．連　絡

　必要最低限の情報を医療機関に伝え、搬送先を決定し、現場を離脱するためのファーストコールと、搬送途上で追加情報を提供するセカンドコールに分けられる。ファーストコールをするにあたり、救急隊名、職位、氏名を名乗ったら、まずL＆Gの傷病者の収容要請が連絡の目的であることを伝える。

1 ◆「ロード＆ゴー」を最初に伝える

　L＆Gの概念を実践するためは1分たりとも無駄な時間を費やすことは許されず、当然、医療機関への連絡もこの概念のもとに実践されなければならない。しか

し、残念ながら、「Ｌ＆Ｇの外傷傷病者」専用のホットラインが設置されている地域や医療機関は多くないだろう。そのために、連絡を受ける医療機関にとっては、「Ｌ＆Ｇか否か」または「外傷なのか内因性なのか」は、救急隊からの連絡を聞いて初めて判断できることが多いと予想される。連絡を受ける医療機関側が、その冒頭で「Ｌ＆Ｇ」であることがわかれば、最低限の情報だけで収容の可否を判断すべきであると即座に理解できる。

また連絡途中でも、医療機関のスタッフが診療のための準備を開始することが可能になる。具体的には、連絡内容を複数のスタッフが同時にスピーカーで聞くことが可能な場合や、ホットラインを受けている医師のそばでほかのスタッフが聞いている場合もあるだろう。連絡内容に「Ｌ＆Ｇ」というキーワードが入るだけで、多くのスタッフが一斉に重症外傷傷病者の受け入れに向けて動き出すことが可能となり、「Ｌ＆Ｇ」という共通概念を救急隊と医療機関が共有する真の意義がここにあると言っても過言ではない。

地域によっては必ずしも「Ｌ＆Ｇ」ではなく、「救命対応」「三次対応」などのように、別の一定の用語が指定されていることもあるので、その場合は地域の規定に従えばよいが、同様になるべく冒頭にその用語を用いて連絡するようにすべきである。

2 ◆ 連絡の送り手

▶Ｌ＆Ｇの概念を理解し実践できる者が連絡の任に当たるべき

貴重なゴールデンアワーを失わないためにも、Ｌ＆Ｇの概念を理解し実践できる者が連絡の任に当たるべきである。観察や処置は迅速に行えたが、連絡に手間取って時間を浪費するようなことはあってはならない。多くの場合、救急隊長が連絡を行う慣習であろうが、より多くの医学的知識をもち、病院研修などを通して普段から医療機関と顔の見える関係を構築している者（救急救命士、JPTEC™の修了者、インストラクターなど）が、医療機関への連絡を行うことが求められる。

3 ◆ 連絡の受け手

▶医師が救急隊からの連絡に直接対応すべき

▶オーバートリアージを容認

重症の外傷傷病者を受け入れる医療機関では、医師が救急隊からの連絡に直接対応すべきである。医療機関によっては最初に事務員や看護師が対応する場合もあるだろうが、そのような医療機関ではＬ＆Ｇの概念を実践することは絶対にできない。連絡を受ける医師は当然Ｌ＆Ｇを熟知している必要があり、オーバートリアージを容認し、必要最低限の情報のみで収容の可否を迅速に判断しなければならない。いたずらに血圧の値や氏名、生年月日を聞いたり、生命に直接関係のない外傷（上肢の骨折など）について詳細に尋ねたりするような医療機関へＬ＆Ｇの傷病者を搬送することは避けるべきである。

4 ◆ 連絡の手順・内容

1 ファーストコール

　医療機関が収容の可否を判断し、診療開始の準備ができる必要最低限の情報を過不足なくファーストコールとして報告する。

▶最初に救急隊名、職位、氏名を名乗り、連絡目的を告げる
▶MIST

　最初に救急隊名、職位、氏名を名乗り、連絡目的（L&Gの傷病者の収容依頼）を告げる。年齢、性別に加えて、受傷機転、傷病者の状態、行った処置、搬送時間などを伝える。要領よく報告するためにMIST（ミスト）として覚える方法を以下に示す。

・ファーストコールの手順・内容

1. 連絡先を確認し、救急隊名、職位、名前を名乗る
2. 連絡目的（ロード&ゴーの傷病者の収容依頼）を伝える
3. 傷病者の年齢・性別を報告
4. MISTに沿って報告
   - M：Mechanism（受傷機転）
   - I：Injury（生命を脅かす損傷）
   - S：Sign（気道、呼吸、循環、意識などの状態）
   - T：Treatment、Time（行った処置と搬送に要する時間）

・ファーストコールの具体例

「○○救急隊、救急救命士の○○です」
「ロード&ゴーの傷病者の収容依頼です」
「60代の男性」
「乗用車運転中の単独事故。ガードレールに衝突し、車外放出されています（M）」
「左胸部に皮下気腫、腹部に圧痛あり、腹腔内出血も疑われます（I）」
「気道は開通、呼吸は浅く速いです。顔面蒼白、冷汗あり、橈骨動脈は弱く速く触知し、ショック状態、意識レベルはJCS1桁です（S）」
「高濃度酸素投与、バックボードにて全脊柱固定をしています（T）」
「到着まで約15分です」
「詳細はセカンドコールします」

---

2 セカンドコール

　医療機関到着までに時間に余裕があれば、車内収容後に観察した内容や聴取した情報をセカンドコールとして報告する。具体的な内容としては、意識レベル（JCS、GCSなど）やバイタルサインの数値、重要な既往歴などである。また意識レベルの

低下、致死的外傷に伴う変化(皮下気腫の増大、腹部膨隆の進行など)が出現した場合も、医師が速やかに適切な処置ができるよう、最新の情報を提供するように心がける。

実際に傷病者の容態が急変した場合は、直ちに気道、呼吸、循環、意識レベルの評価を行い、必要な処置を行うことを最優先しなければならないため、医療機関への連絡はこれらの処置終了後に行うか、または適切に役割分担を行うことにより可能な限り速やかに行う。

・セカンドコールの手順・内容

以下の内容で重要なものを選択し、報告する。
・詳細観察や継続観察の内容
・傷病者から聴取した情報
・傷病者の容態変化

・セカンドコールの具体例

「○○救急隊、救急救命士の○○です」
「先ほどの傷病者のセカンドコールです」
「呼吸は浅く速く30回、脈拍数は120回、血圧は86/50、SpO₂は高濃度酸素投与下で94%、意識レベルはJCS I-2です」
「左側胸部の皮下気腫が進行しています」
「なお、心房細動のためにワーファリン内服中とのことです」
「到着まであと5分です」

III. 保温と体温管理

1 ◆ 保温と体温管理の重要性

▶低体温の予防

▶復温することは容易ではない

▶致死的三徴 (deadly triad)

外傷傷病者に対する低体温の予防は非常に重要である。重症であるほど低体温は発生しやすく、また一度発生すると復温することは容易ではない。さらに低体温は出血傾向を助長する。34℃以下の低体温(hypothermia)、pH7.2以下のアシドーシス(acidosis)、血液凝固障害(coagulopathy)は致死的三徴(deadly triad)と呼ばれ、これを合併すると救命は極めて困難となる。

2 ◆ 保温開始のタイミング

ショック状態の傷病者は、特に寒冷環境下ではなくても低体温になりやすく、観

察のために脱衣をした後は、さらに低体温になりやすい。また濡れた着衣は急激に体温を奪うため、脱衣させて体表面の水分の清拭を行う必要がある。よって保温は早く開始するべきであるが、実際には全身観察終了後にほかの活動の支障にならない範囲で、できるだけ速やかに行う。医療機関到着まで継続的に体温管理を行うべきであることはもちろんだが、救急車を降車してから医療機関の初療室に搬入するまでの間も保温には十分に配慮すべきである。

▶体表面の水分の清拭
▶保温は早く開始

3 ◆ 保温の方法

傷病者を毛布、アルミ素材の保温シートなどで覆う。車内の温度調整も重要であり、車内収容前にヒーターを作動させるなど、十分に車内温度を上げておく必要がある。

注！ 高齢者は体温調節機能が低下しており、低体温が発生しやすい。小児、特に乳幼児では、体重あたりの表面積が大きく、皮膚から体温が容易に奪われるため注意が必要である。

IV. モニタリング

1 ◆ 酸素ラインの切り替え

L＆Gの傷病者に対しては、非再呼吸式リザーバ付きフェイスマスクを使用して高流量(10〜15 *l*/分)の酸素を供給する。現場で用いる携帯酸素では短時間のうちに空になってしまうため、車内収容後速やかに車内酸素に切り替える必要がある。切り替え後は、酸素流量、酸素チューブの接続などを確認するとともに、リザーバが膨らみ、正しい流量で投与されているかどうかを常に観察する。

▶速やかに車内酸素に切り替える

2 ◆ モニター装着

原則として、心電図モニター、パルスオキシメータ、血圧計を装着する。このような機器を用いてモニタリングすると、バイタルサインを数値化することができ、傷病者の変化を迅速に客観的に察知することが可能になる。

しかし、L＆Gの適応となるような重症の傷病者においては、モニタリングで得られる数値を過度に信頼しないことが肝要である。救急車の揺れ、傷病者の震え、体表面の血液、ショック状態、不確実な接続・装着などがモニタリングの数値を不正確なものにする。触診、視診などを駆使すれば、おおよそのバイアルサインの把握は可能であるため、いたずらに機器による測定を何度も繰り返すことは避ける。

▶モニタリングで得られる数値を過度に信頼しない

1 心電図モニター

脈拍数(頻脈、徐脈)、不整脈、波形の変化(心筋虚血など)に注意する。特に、胸部

外傷では心筋虚血や不整脈の発生に注意が必要である。一般的に出血性ショックが重症化するほど頻脈になるが、さらに進行し、心停止に至る直前では徐脈化するため、脈拍数の変化は増加する場合にも減少する場合にも注意が必要になる。

なお、心拍数には年齢や個人差があり、高齢者や心拍数を減少させる薬物（β遮断薬など）を内服している傷病者などでは、重症の出血性ショックでも頻脈にならない場合もある。

▶脈拍数の変化は増加する場合にも減少する場合にも注意が必要

2 パルスオキシメータ

非観血的に血中酸素飽和度を即時に測定することが可能であり、簡便に呼吸状態を評価できるモニターとして頻用される。低体温、末梢循環不全、重症貧血などの場合は数値が不正確になること、損傷肢には装着しないことに注意が必要である。

高濃度酸素投与下では、その値は100%であることが期待されるが、気道閉塞、重症胸部外傷などの場合では90%以上にすら保てない場合も多く、このようなときは呼吸状態が極めて切迫しており、搬送中および医療機関到着後の迅速な気道・呼吸管理に万全の体制をとる必要がある。

3 血圧計

一般的には収縮期血圧90 mmHg以下がショックと定義されるが、重症の外傷傷病者の場合は、収縮期血圧の数値をショックの有無の判定に用いることは不適当である。相当の出血量を伴っていても、生体の代償機転により収縮期血圧が保たれ、心停止が切迫してきたときに初めて低下することも多い。よって、数値にとらわれ過ぎることなく、脈拍数、皮膚の状態、外出血の止血状況などと併せて総合的に判断するように心がける。さらに、収縮期血圧が搬送途中で経時的に低下する場合は、心停止が切迫しているものとして十分に注意しながら活動するべきである。

▶収縮期血圧の数値をショックの有無の判定に用いることは不適当

また、傷病者の普段の血圧によっても測定値に対する評価は異なる。同じ100 mmHgでも普段から100 mmHgの傷病者と、普段は160 mmHg程度の高血圧の既往のある傷病者では、まったく重症度が異なることは明らかであろう。

V. 傷病者の情報の収集

傷病者や家族、目撃者などから問診して得られる情報は、搬送活動中はもとより、医療機関内での治療にも非常に有用である。医療機関での初期診療の現場では、これらの情報は救急隊のみが知り得る状況になる場合も多く、適切に聴取するよう努める必要がある。

L&Gの傷病者は、いつ意識状態が変化するかわからないため、聴取するタイミングは、可能な限り早く行うべきである。車内収容後や全脊柱固定の処置中に行うなど、医療機関到着までの時間を浪費しないように注意が必要である。効率よく行うために聴取する項目は、**GUMBA**（グンバ）、**SAMPLE**（サンプル）などとして覚え

▶GUMBA（グンバ）
▶SAMPLE（サンプル）

ておくとよい。

> **・聴取すべき傷病者情報**
>
> **GUMBA(グンバ)**
> G：原因（受傷機転など）
> U：訴え（主訴）
> M：めし（最終食事摂取時刻）
> B：病気（既往歴、持病、内服薬など）
> A：アレルギー
>
> **SAMPLE(サンプル)**
> S：Symptom（症状）
> A：Allergy（アレルギー）
> M：Medication（内服薬）
> P：Past Medical History（既往歴）
> L：Last meal（最終食事摂取時刻）
> E：Event & Environment（受傷機転や周囲の状況）

1 ◆ 受傷機転、現場周囲の状況

　患者の意識状態の悪化が進行する場合や、医療機関到着後速やかに気管挿管が必要な状況などでは、これらの情報は救急隊しか知り得ない貴重な情報となる。特に、傷病者にどのようなエネルギーが、どのような部位にどのような方向から加わって受傷したのかは、受傷部位や損傷形態の推測に非常に役立つ。例えば、足や踵の骨折が疑われる傷病者で高所からの墜落の場合は、大腿骨や脊椎の骨折なども合併しやすい。意識障害などで、傷病者が症状を正確に訴えることが困難な場合も多く、受傷機転を知ることがこれらの合併損傷を疑うきっかけになることも少なくない。

▶合併損傷を疑うきっかけになる

　現場周囲の状況も同様に重要である。極端な例では、「意識レベル3桁、頭部から流血し腹臥位で倒れている」状況であっても、階段の下で倒れている場合と、歩道を歩行中に失神して転倒した場合では、まったくその意味が異なってくる。当然前者では全身を受傷した可能性があり、後者では内因性の疾患も強く疑われる。
　このように受傷機転や周囲の状況は、医療機関到着後の診療に大きな影響を与えるため、可能な範囲で早く医療機関に伝えるように心がけたい。

2 ◆ 傷病者の訴え、症状

　呼吸苦、疼痛、嘔気などは、損傷部位や重症度を推定する手がかりとなる。また、

症状の変化が病態の変化を示唆する場合もある。例えば、頭部外傷で頭痛、吐気が増大している場合、頭蓋内出血や脳ヘルニア徴候の出現を示唆しているのかも知れない。

3 ◆ 最終食事摂取時間

当然だが、食事や飲酒の直後は嘔吐しやすく、気道管理に注意が必要である。顔面外傷、意識障害など、気道管理が必要な傷病者が受傷直前に飲食していた場合では、さらに厳重な注意が必要であり、常に嘔吐の危険があると予測しながら活動するべきであろう。口腔内吸引、喉頭展開、経口エアウェイ挿入などのように嘔吐を誘発しうる処置を行う場合も、同様に注意が必要である。

▶常に嘔吐の危険があると予測しながら活動

4 ◆ 既往歴、内服薬

外傷の傷病者では、特に抗血小板薬や抗凝固薬などの内服歴は重要である。また外傷の原因が内因性疾患である場合もあり、既往歴や内服歴の聴取から、これらを疑う。

5 ◆ アレルギー

L＆Gの傷病者に対しては、医療機関到着後、速やかに治療薬や検査薬(CTスキャンのための造影剤など)が投与される場合が多く、アレルギーの有無を聴取する必要がある。

おわりに

車内収容後の活動は多岐にわたるが、やはり最も重要であることは「ゴールデンアワー内に根本治療ができる医療機関に搬送する」というL＆Gの概念を実践することである。適切に役割分担をしつつ、可能な限り速やかに現場を離脱し、適切な治療ができる医療機関に向けて搬送を開始することを最優先しなければならない。

▶ゴールデンアワー内に根本治療ができる医療機関に搬送する

(山崎元靖)

MEMO ❹ ＜伝達方法のノウハウ＞

　日々の活動で医療機関への連絡がうまく伝わらない、と思う救急隊員は多いのではないだろうか。また救急隊からの連絡に対して問題を感じたり、場合によっては怒ってしまったりした経験がある医師もいるのではないだろうか。なぜ、このように情報伝達に伴う問題が発生するのであろうか？　一般的に、それはコミュニケーションの問題であるとして簡単に処理されがちだが、ならば単に「しゃべりがうまい」救急隊員であれば大丈夫なのだろうか？

　では情報伝達（コミュニケーション）の要素を一つひとつ紐解いてみよう。それは、①情報の内容、②情報を乗せて伝えるための媒体、③情報のもと（送り手）と先（受け手）、そして、④それらを取り巻くさまざまな環境や制約、である。いずれの要素が不十分でも情報伝達（コミュニケーション）はうまくいかない。ここでは、それぞれの要素をロード＆ゴー（L＆G）の適応である重症の外傷傷病者取り扱い中のファーストコールで考えてみよう。

【1．情報の内容】

　ここで伝えるべき内容は、生命にかかわる生理学的徴候や解剖学的損傷、またはそれを疑わせるような受傷機転などである。これらの情報は必要最低限なものであるので、救急隊員はみんな、「抜け」がないように注意するはずである。一方で、生命に関係のない四肢末梢の外傷に関しては、伝えることを控えるべきである。伝えるべき情報は多ければよいわけではない。

【2．情報を乗せて伝えるための媒体】

　電話や無線での連絡は音声のみによる伝達方法である。直接対面しながら話して伝えることと比較すると、非常に情報を伝えにくい。文面だけによる伝達方法である電子メールでのやりとりで、なぜか相手を怒らせてしまったり、誤解されたりする経験は多いだろう。音声のみの伝達では、現場の風景、顔の表情、身振り手振り、画像、文字などの情報は伝えることはできず、情報を伝える媒体は制限されたものであることを承知しておく必要がある。

【3．情報の送り手と受け手】

　基本的には「受け手」がほしいと思っている情報を伝えることが前提である。「送り手」と「受け手」の双方がL＆Gの概念を熟知し実践できれば、この問題は解決できるだろう。この問題は傷病者と救急隊の間にも生じる。救急隊員にとっては不必要なことも傷病者は伝えようとするかも知れない。このようなときの対応能力や情報処理能力を現場の救急隊員は備える必要がある。

【4．環境や制約】

　L＆Gの状況での最大の制約は時間である。つまり、ファーストコールでは、極めて短時間で情報を伝達し、収容の決定をしなければならない。この時間の壁を突き崩す強力な武器となるのが「顔と顔が見える関係」と「共通言語」である。

　普段からJPTEC™などの講習会や事後検証会、病院実習などを通して、信頼関係を築くように努力しなければならない。ファーストコールの声だけで互いの人物が特定できるような関係が、救急隊員と医師の間に構築できていることがベストであろう。また「共通言語」をつくることにおいてJPTEC™が果たしてきた役割は大きい。最初の一言で「L＆G」と言えば、ほとんどの用件を伝えていることになるのだから、これほど大きな武器はない。是非、救急隊の方々には、最初の一言で「L＆G」と言ってもらいたいと思う。

（山崎元靖、福永美保）

参考文献
1) 坂本哲也, 畑中哲生, 松本　尚：救急活動コミュニケーションスキル 何を聞く？　何を伝える？ メディカルサイエンス, 東京, 2009.

第3部

手技

VOL.1 車両からの救出

はじめに

事故車両内の要救助者を、脊椎を保護しながら安全・確実・迅速に救出することが車外救出の目的である。

救出には、用手による救出、毛布による救出、器具を使用した救出とさまざまな救出方法があるが、それらの利点と欠点を理解し、要救助者の状態に合った救出方法を選択することが重要である。

▶用手による救出
▶毛布による救出
▶器具を使用した救出

I．救出にあたっての留意点

1 ◆ 車外救出時の状況評価

まず初めに、走行中の救急車内から視認できる範囲で事故現場の状況評価を実施する。事故車両の破損状況は？　ほかの事故車両はあるのか？　要救助者の車外放出の有無は？　危険物の流出の有無は？　道路は直線道路か？　十字路交差点か？　丁字路交差点か？　坂道なのか？　必要であればこの時点で応援隊の要請を実施することもできる。

現場到着したら、事故車両の状況を直ちに評価し応援隊の可否を判断する。応援隊の要請が遅れれば、その後の活動に支障をきたす。要請する判断情報として、災害の種類、正確な事故発生場所、危険物の有無、現場への到達経路、負傷者数と重症度、必要な応援隊の種類などを収集し通信指令室に情報提供を実施する。情報収集方法として、**METHANE**（表 1-1）[1]や**いざ危機管理**（表 1-2）が参考となる。

▶METHANE
▶いざ危機管理

また、救急車や支援消防隊の車両の停車位置にも注意すべきである。救急車は、事故車両の出越しで停車、後方には支援隊の消防車を停止させて安全確保を実施する。支援消防隊がいない場合は、三角表示板を掲示する（図 1）。

▶活動空地
▶資器材展開空地

救急車両等は、事故車両の近くに停車すべきでない。活動空地と資器材展開空地を設けて、各々5〜10 m 以上とり車両を停止させる。救出する際に足元に資器材が置いてあると、躓きの原因となり二次災害の危険性が増すこととなるため、事故車両から 5 m ほどの空間には使用する資器材以外の物は置かない（図 2-a、b）[2]。

支援消防隊の車両は、事故車両の手前に停車することで救助チームの安全を確保する。また、支援消防車両のタイヤは、縁石方向へ向けておくと後方から衝突された場合でも救助現場に飛び出さない（図 3）。後方から来る車を消防車によって遮蔽して安全な活動空地を確保し、救助者が二次災害に遭わないようにすることが支援

表 1-1. 情報収集と伝達方法　その1

METHANE		
M	Major incident	災害宣言
E	Exact location	正確な事故発生場所
T	Type of incident	災害の種類
H	Hadzard	危険物の有無
A	Access	現場への到達経路
N	Number of casualties	負傷者数と重傷度
E	Emergency services	必要な応援隊

（MIMMS：Major incident Medical managment and Support による）

表 1-2. 情報収集と伝達方法　その2

いざ！危機管理	
い	いつ、どんな/事故の種類
ざ	座標/正確な現場住所
き	危険物の有無と拡大の可能性
き	緊急危険の参集状況と応援隊要請
かん	要救助者数、重傷度
り	利用経路、進入方向、終結場所

（MCLS：Mass Casualty Life Support による）

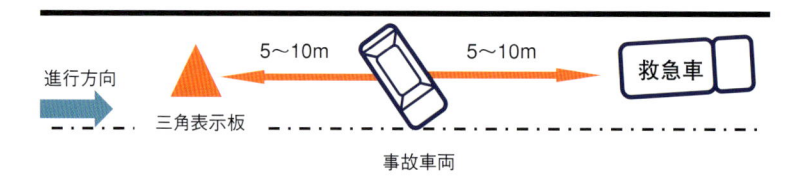

図 1. 救急車停車位置　出越し駐車

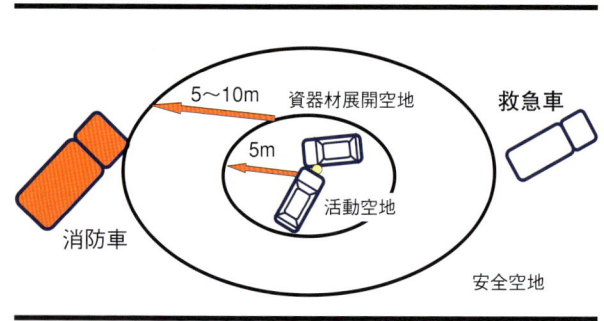

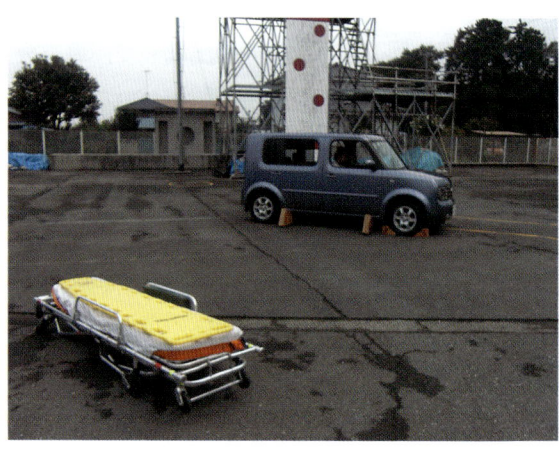

図 2-a. 活動空地と安全空地　　　図 2-b. 事故車両と資器材の展開の距離

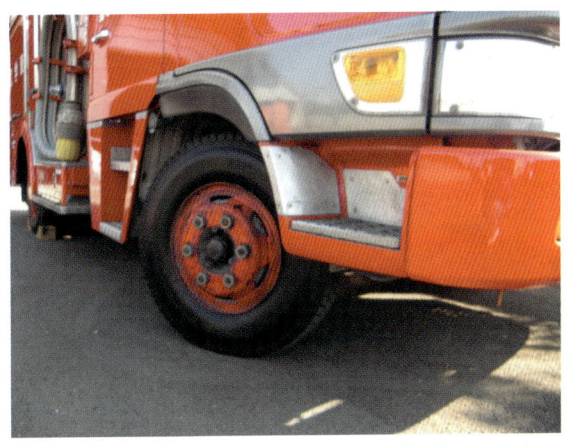

図 3. 支援隊の停車時のタイヤの向き（追突されたとしても縁石方向へ車両は動く）

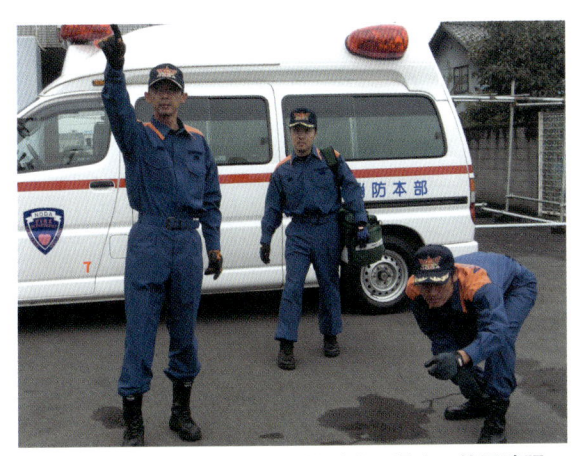

図 4. 事故車両に救急隊が接近する場合の状況確認（車両の上方、下方の確認）

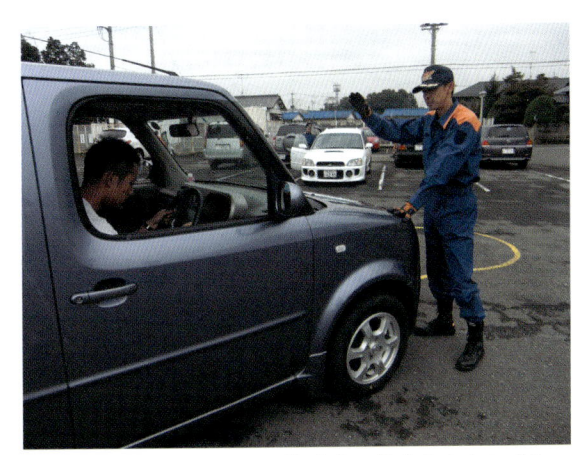

図 5. 傷病者への声かけ（傷病者に横方向を向かせないため）

隊の責務である。

2 ◆ 要救助車両に近づくときのポイント

　事故車両に近づくときは、事故車両の上部方向と下部・周囲を別々の救助者が確認しながら事故車両へ進行していくことで、隠れている傷病者や危険箇所の見逃しがなくなる（図4）。事故車両内で要救助者が座席に座っている場合は、フロントガラス方向から注意を引くようにすることで、要救助者の頸椎の保護とともに状況評価を実施することが可能である（図5）。また、フロントガラスから車内の要救助者を観察することで、受傷機転も把握できる。事故のエネルギーが傷病者の身体のどこからどこへ、どのように伝わったかを理解することが、的確な判断・処置につながる。さらに車内の状況を確認することも大切である。例えば、エアバッグ展開の有無、ステアリングの曲がり具合、シートベルトの装着状況、車体のピラーの変形

状況などは、受傷状況とともに救出する際の方法や方向の判断材料として役に立つ。

3 ◆エンジンのストップ

事故車両のエンジンが動いたままであれば、エンジンを停止してエンジンキーを抜き、ダッシュボード上に置く（隊内で抜いたキーの置く場所を統一しておくことが重要）。最近のエンジンキーは、スマートキーになっているものもあり注意が必要である（図6）。スマートキーは、車両からキーを5m程度離さないとキーの感知圏内であるため、エンジンが再スタートしてしまうこともある。そのため事故車両のバッテリーを外すことが万全の安全管理となる。このときバッテリーは、救出中に事故車両の電源が必要となることがあるので、ケーブルを切断するのではなく、マイナスドライバーでケーブルと端子を外す。

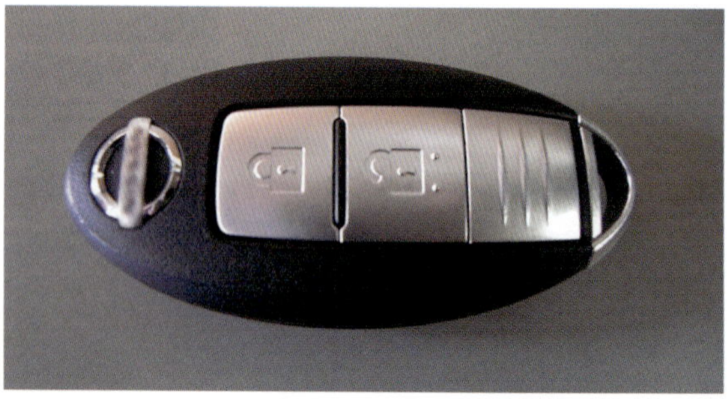

図 6. スマートエントリーシステムキー・インテリジェントシステムキー

▶車両の安定化

4 ◆車両の安定化

▶車体の安定化

救出する際には、事故車両を安定させることが基本である。まずは、タイヤを車輪止めで固定し、その後にステップチョークを車体のジャッキポイント前後左右の4ヵ所に差し入れて車体の安定化を図る（図7、8）。タイヤの固定とステップチョークで車体の安定化を図ることで、要救助者の救出時に車両が動くことがなくなる。

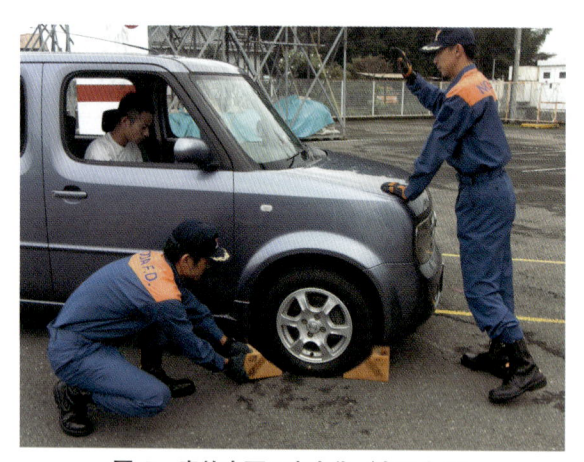

図 7. 事故車両の安定化（車両止め）

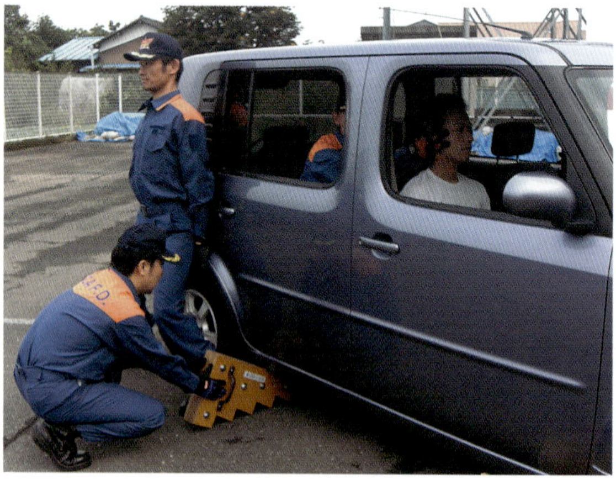

図 8. 事故車両の安定化（ステップチョーク）

表 2. 救助方法の判断

| First 要救助者 | 直ちに救助を要する | 呼吸停止、CPA、危険が迫っている |
| Fast 要救助者 | 迅速に救助を要する要救助者 | ロード＆ゴー |

II. 一般的な救出方法の実際

要救助者は脊椎・脊髄損傷があるものと仮定し、バックボード上に固定されるまでは脊椎・脊髄損傷の悪化防止に努める必要がある。事故車両からの救出は救急隊だけでは困難であるため、救出初期の段階から消防隊や救助隊にも協力してもらい活動する必要がある。

▶KED
▶ショートボード

事故車両からの救出には、用手の救出方法、毛布の救出方法、KEDやショートボードの器具を使用した方法がある。状況評価に続き、初期評価で傷病者の状態を把握し、First 要救助者（直ちに救助を要する）か、Fast 要救助者（迅速に救助を要する）かを判断する（表2）。傷病者の状態や現場の状況により、救出方法を選択する。火災や爆発などの危険性がある場合は、直ちにその危険を排除する。

1 ◆ 救出時のルール

要救助者の頭部を保持した者が、要救助者を動かすときに号令をかける。ほかの救助者は、頭部保持者の号令に合わせる。バックボードの特性である硬い・薄い・滑るという要素を利用する。

2 ◆ 救出方法

▶用手による救出法1

1 用手による救出法1

1. **適応**：ロード＆ゴー（L＆G）症例（Fast 要救助者）
2. **利点**：脊柱軸を一定に保つことが可能である。ただし、脊柱軸を一定に保つためには、ある程度の救助人員が必要である。
3. **欠点**：消防隊や救助隊との連携が必要があり、連携訓練ができていない場合は、傷病者の状態を却って悪化させる可能性がある。実施する場合は、消防隊や救助隊とともに事前訓練が重要となる。

4．方法：

①救助者Aが、要救助者の頭部を保持する（図9-a）。

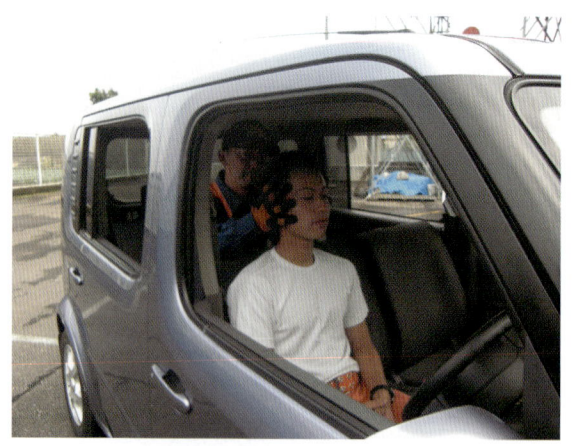

図 9-a

②救助者Bが、要救助者に頸椎カラーのサイズを計り装着する（図9-b）。

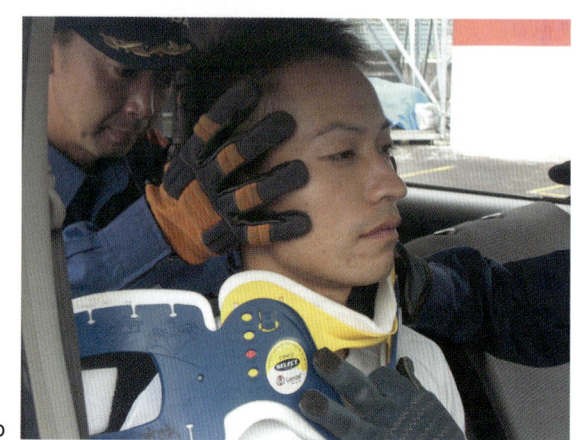

図 9-b

③救助者Bは、体幹部を持ち要救助者がバックボードに載れる準備態勢に入る（図9-c）。

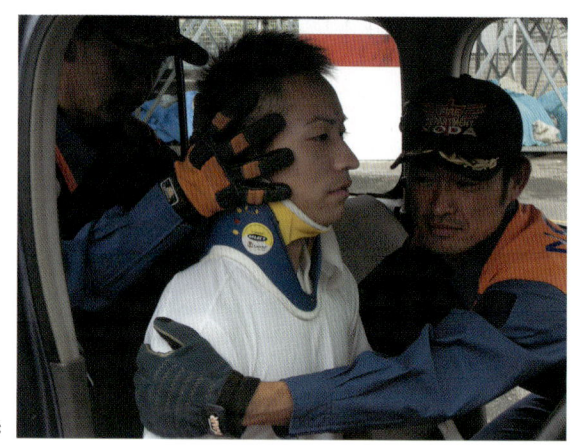

図 9-c

④救助者Cが、要救助者の臀部と座席の間にバックボードを差し込む(図9-d)。

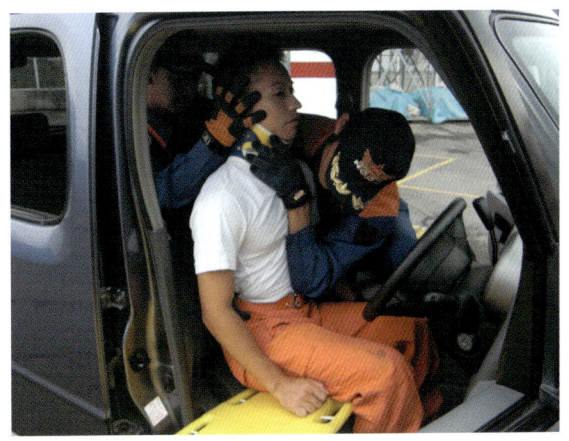

図 9-d

⑤頭部保持者(救助者A)の号令のもと、要救助者の体幹部を保持し、バックボードに載った臀部を滑らせるように回転させ、バックボード上に載せる(図9-e)。

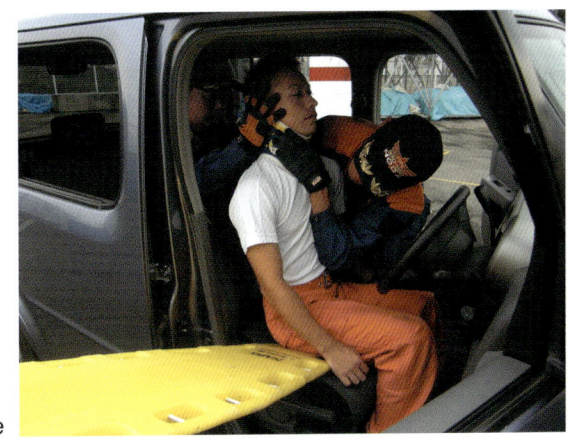

図 9-e

⑥頭部保持者(救助者A)は、頭部保持が無理な体勢となるのであれば交代し、要救助者の脊椎保護に努める(図9-f)。

⑦要救助者をバックボード上に倒す(図9-g)。

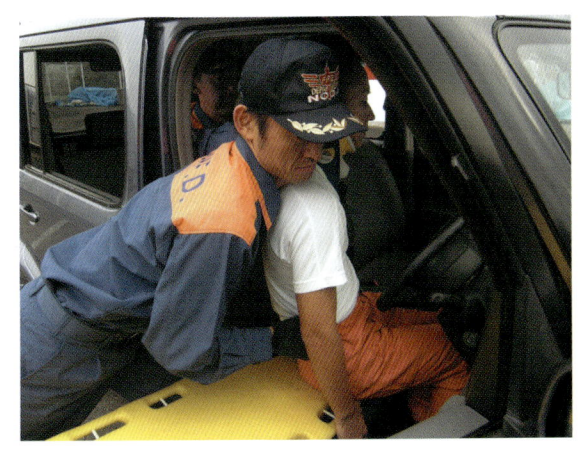

図 9-f

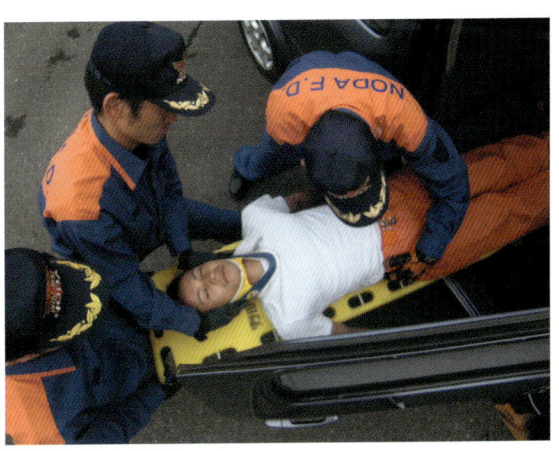

図 9-g

⑧要救助者をバックボードに固定する。要救助者がバックボード上に完全に固定されるまで、頭部の保持を継続する(図9-h)。

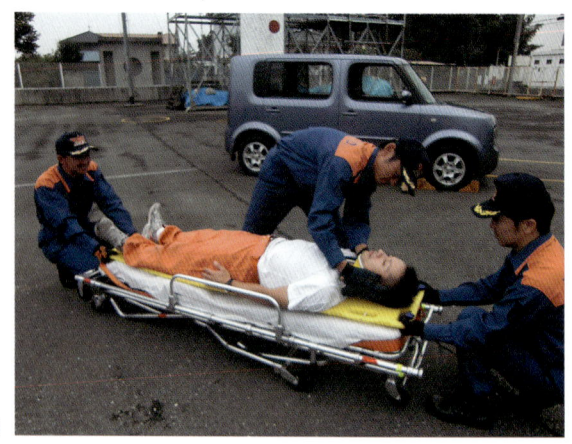

図 9-h

▶用手による救出法2

2 用手による救出法2

1．**適応**：初期評価異常やCPA(cardiopulmonaryarrest、心肺停止)などで直ちに要救助者(First 要救助者)を救出し、応急処置が必要な場合。火災や爆発危険が車両に迫り、要救助者、救助者の身に危険があるとき。
2．**利点**：少人数による迅速な救出が可能。
3．**欠点**：頭頸部から体幹部上部のみの固定のため、脊柱の固定力が劣る。
4．**方法**

①救助者Aは、要救助者の後頸部に用手にて固定する。他の用手で腰やベルトを保持する(図10-a)。

②要救助者の顎を救助者Aの肩にのせ、お互いの上半身を密着する(図10-b)。

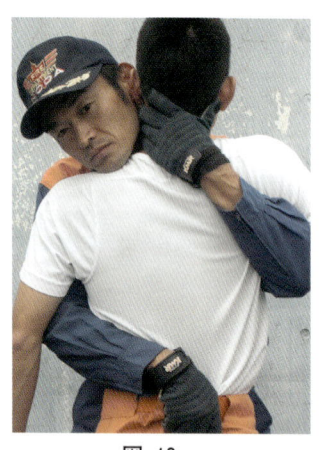

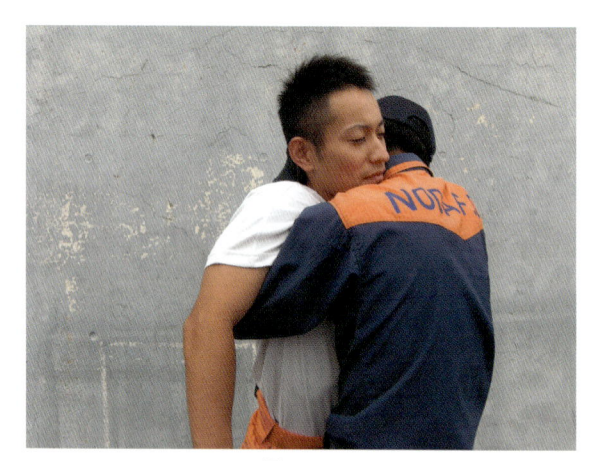

図 10-a　　　図 10-b

③ほかの救助者は、バックボードを要救助者と座席の間に差し入れる(図10-c、d)。救助者Aは、要傷病者と身体を密着させたまま、要救助者をバックボード上に押し倒すように載せる(図10-e)。

④頭部保持を交代し要救助者をバックボードに固定する(図10-f)。

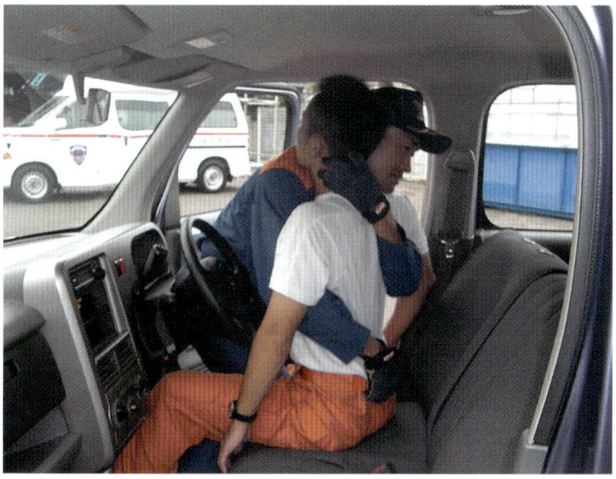

図 10-c 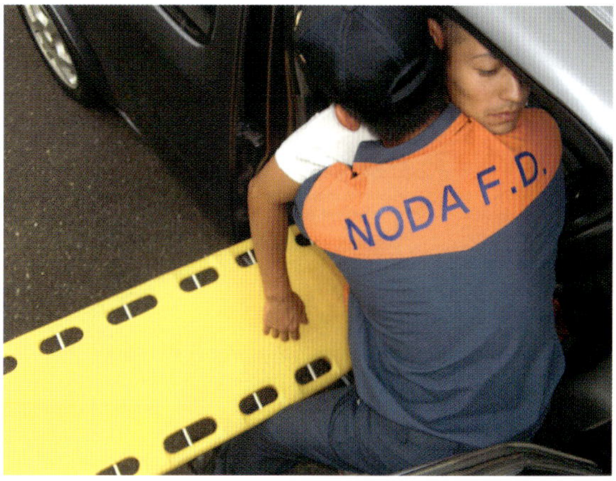　　　　　　　　　　　　　図 10-d

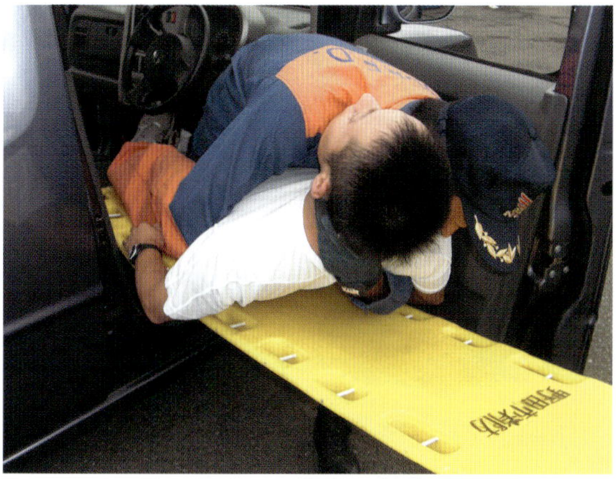

図 10-e 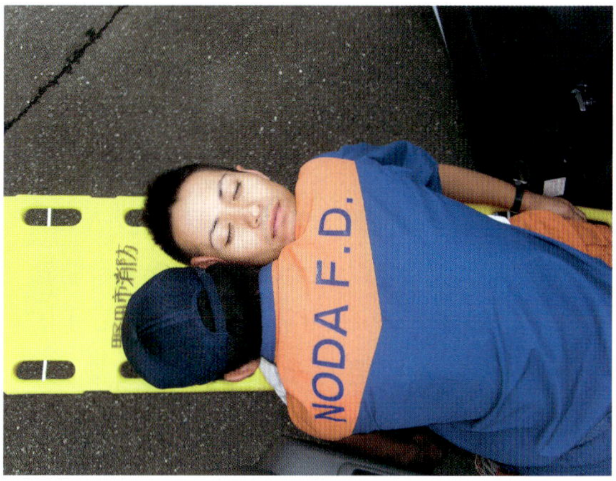　　　　　　　　　　　　　図 10-f

▶毛布の救出方法

3 毛布の救出方法

1. **適応**：用手による救出同様に初期評価異常や CPA などで直ちに要救助者(First 要救助者)を救出し、応急処置が必要な場合。火災や爆発危険が車両に迫り、要救助者、救助者の身に危険があるとき。
2. **利点**：少人数による迅速な救出が可能。バックボードの硬い・薄い・滑るという特性を活かして早急に救出することが可能である。
3. **欠点**：毛布は頭頸部から体幹部上部のみを固定するため、脊柱の固定力が劣ることを理解して救出すべきである。
4. **方法**

　①救助者 A、B 2 名の救助者で毛布を対角線上に持つ(図 11-a)。
　②毛布を図のように折りたたむ(図 11-b)。

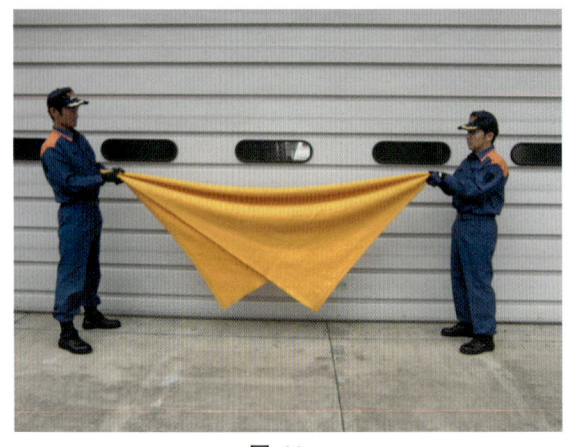

図 11-a

図 11-b

③救助者Cは、車両内に進入し要救助者の頭部を保持する。座席のヘッドレストを取り外しておくと救出の際に邪魔にならない。救助者Aは、折りたたんだ毛布を要救助者の後頚部から脇の下に通す（figure 11-c）。

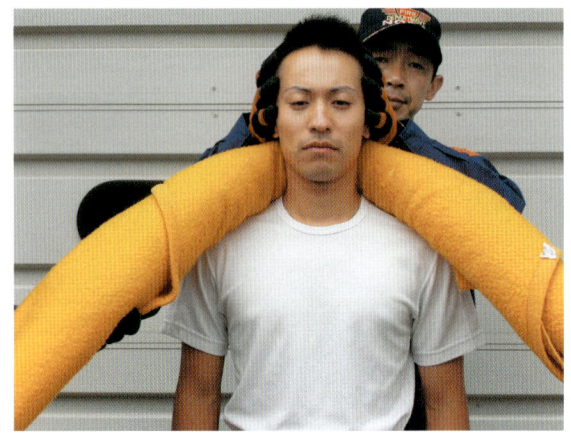

図 11-c

④要救助者の脇の下を通した毛布の端末を張力を掛け保持することで、頭頚部を固定することができる。毛布の張力を維持することで、頸部が固定され頸椎カラーの役割を果たす（figure 11-d）。

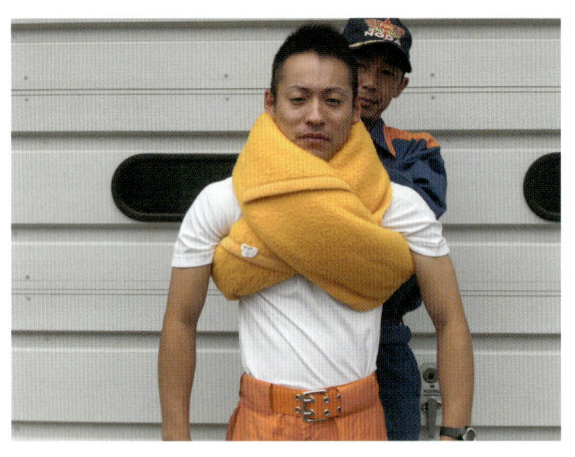

図 11-d

⑤救助者Bは、バックボードを要救助者の臀部の下に差し入れる。または、座席上に置く。

⑥救助者Aは、毛布端末をバックボード方向へ引き、要救助者をバックボードの硬い・薄い・滑るという特性を利用して救出する(図11-e)。

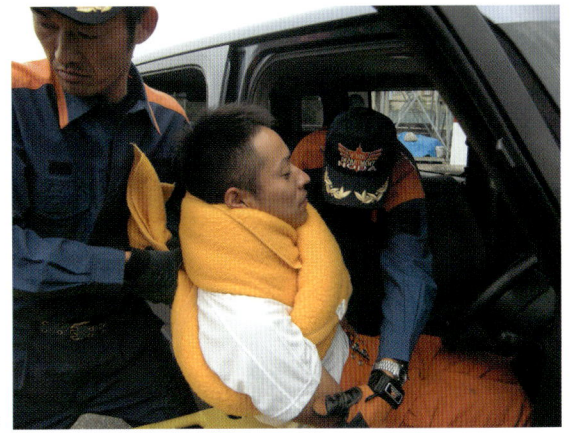

図 11-e

⑦要救助者をバックボードに固定するまで毛布の張力を維持する(図11-f)。

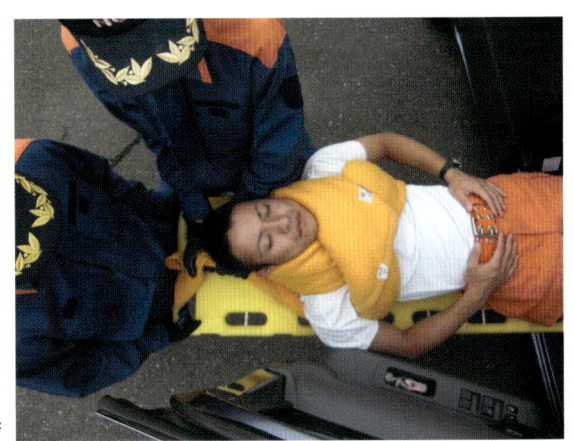

図 11-f

⑧毛布は、そのまま図のようにテープで固定することでヘッドイモビライザーの代用となる(図11-g)。

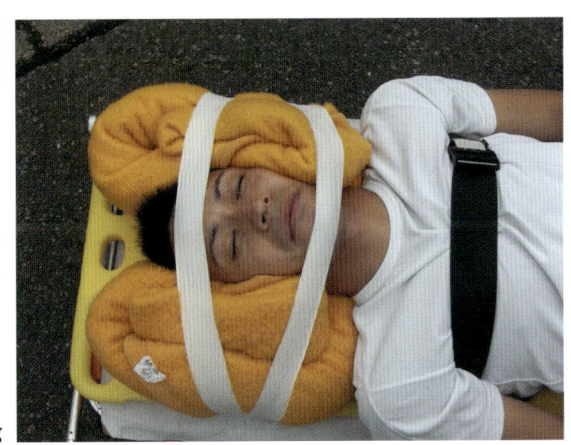

図 11-g

注! 毛布による救出は、毛布の張力を維持して救出すること。張力が弱くなると頸椎カラーとしての役割を果たさなくなり頸部が固定されない。

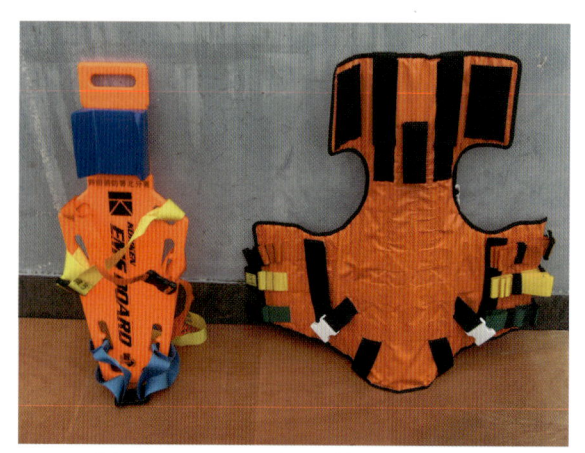

図 12. ショートボード(左)と KED(右)

▶器具による救出方法
▶KED
▶ショートボード

4 器具による救出方法

車外救出で使用する代表的な器具には、KED やショートボードがある(**図 12**)。器具により使用方法が違うので、使用する場合は事前に消防隊や救助隊等との事前訓練が欠かせない。器具を使用する救出方法は、毛布や用手による救出方法よりも時間を要すことが多いので、観察を確実に実施し適応となる要救助者を選別することが大切である。

▶ショートボード

a．ショートボードの救出方法

①救助者 A が要救助者の頭部を正中位に固定し、救助者 B は頸椎カラーを装着する。要救助者の脊柱軸が動かないように体幹部を起こし、座席と要救助者の間にショートボードを差し入れる(**図 13-a**)。

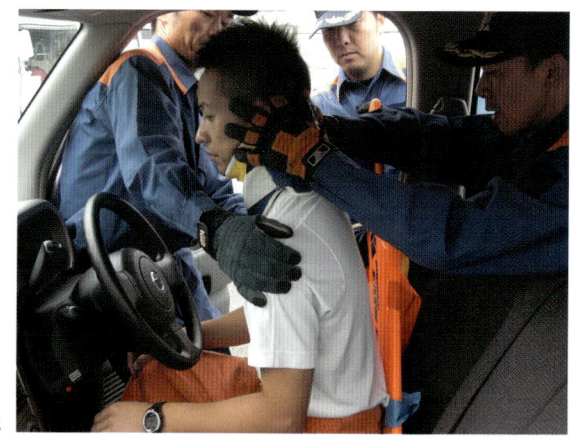

図 13-a

②要救助者の胸部、腹部ベルトを固定する。体幹部とショートボードを一体とする(**図 13-b〜d**)。

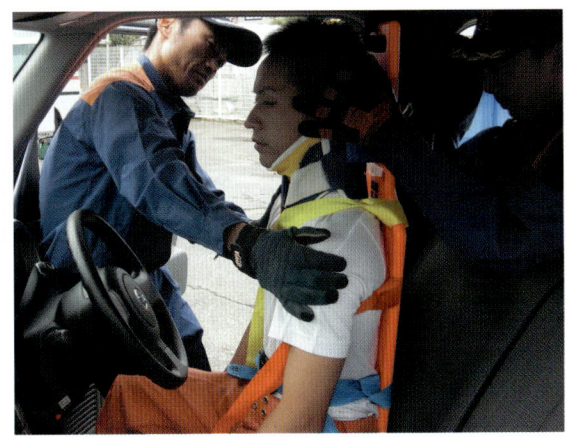

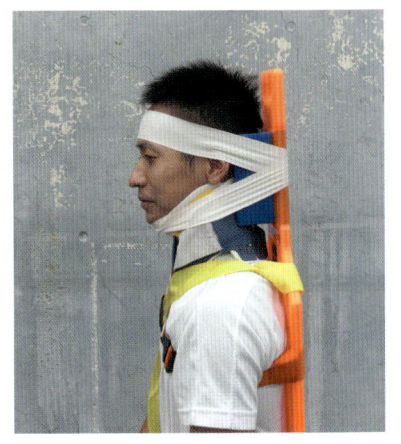

図 13-b

図 13-c

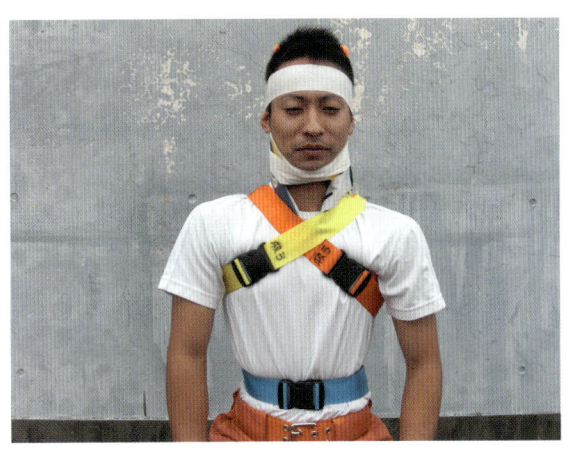

図 13-d

　③頭部保持を継続し、要救助者をショートボードごとバックボード上に移動する。
　④バックボードで全身固定を実施する。
　⑤ショートボードは上半身の固定に優れているが上半身以外への固定力は乏しいため、バックボードで全身固定するまで全脊柱固定は完成されていないことを知っておく。

▶KED

　b．KED の救出方法
　①救助者 A が要救助者の頭部を正中位に固定し、救助者 B は頸椎カラーを装着する。要救助者の脊柱軸が動かないように体幹部を起こし、座席と要救助者の間にKED を差し入れる（**図 14-a、b**）。

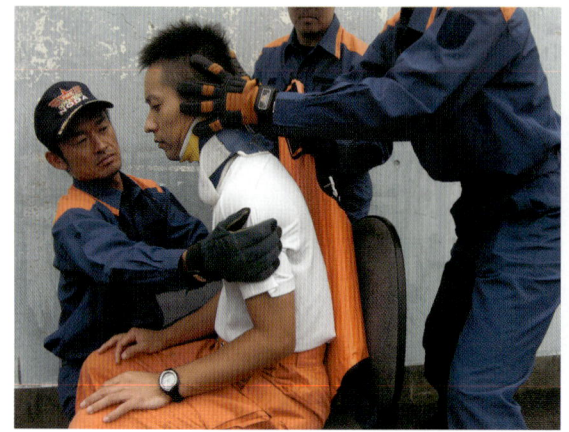

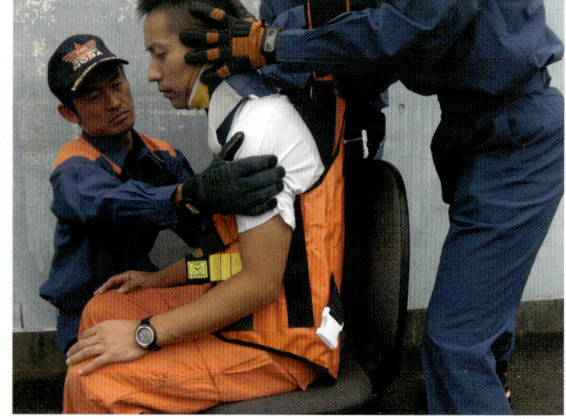

図 14-a

図 14-b

②胸ベルトの3本(上・中・下)をマニュアルに添って固定する。このとき呼吸抑制に注意する(図 14-c)。

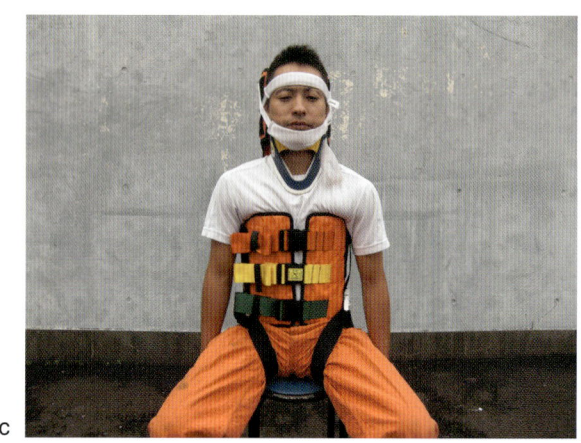

図 14-c

③頭部の固定を実施する。頭部が固定されれば上半身の固定が完成しているので、頭部を保持していた救助者Aは手を外してもよい。KED本体の保持ベルトを持って救出可能である。KEDは、上半身の固定、上部方向への救出に優れた器具である(図 14-d、e)[3)4)]。

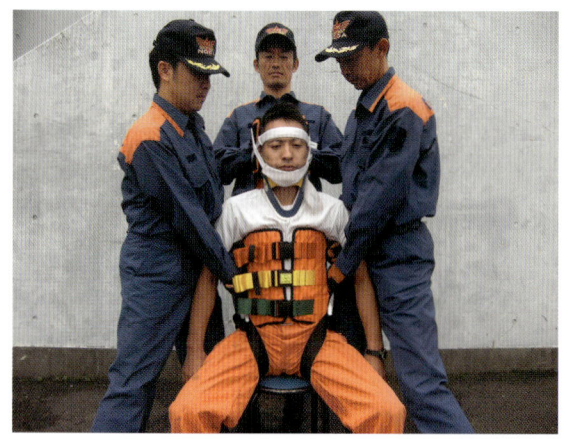

図 14-d

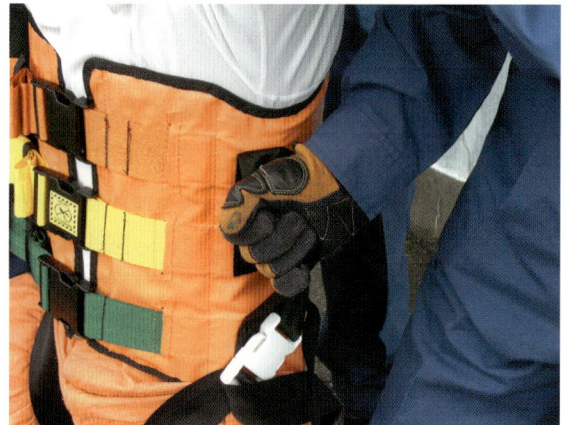

図 14-e

④KEDもショートボードと同じく上半身の固定に優れているが上半身以外への固定力は乏しい。バックボードで全身固定するまで、全脊柱固定は完成されていないことを忘れない(**図14-f、g**)。

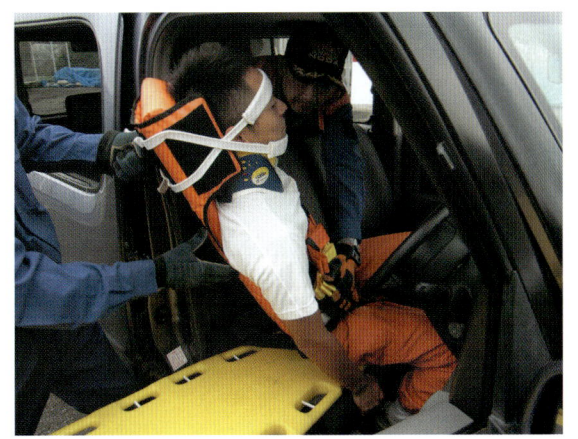

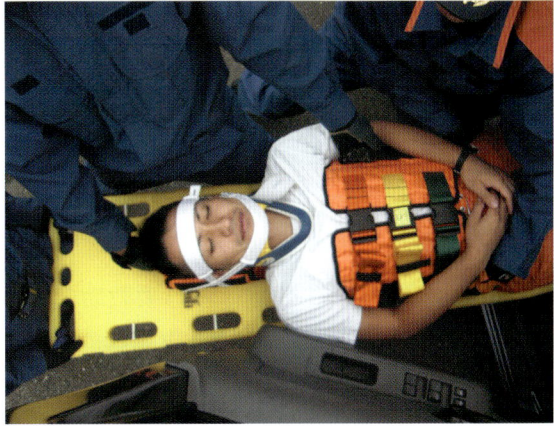

図 14-f

図 14-g

⑤KEDに付属している頭部とKEDの隙間に入れるクッションが要救助者に合わない場合は、タオルなどで隙間を埋める(**図14-h**)

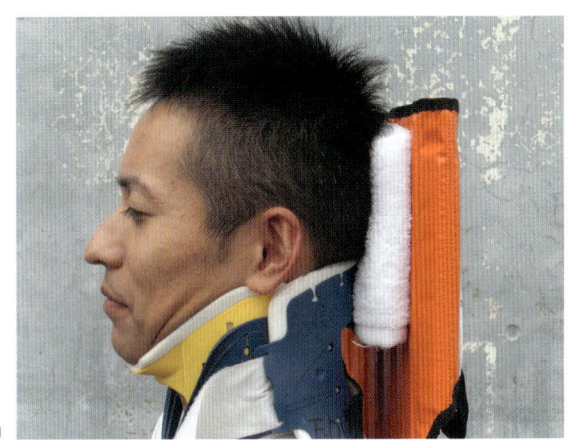

図 14-h

▶特殊な救出方法

III. 特殊な救出方法

▶立位でいる要救助者の固定方法

1 ◆ 立位でいる要救助者の固定方法

事故現場では、自力で事故車両から脱出している要救助者もいる。脱出した要救助者が脊椎・脊髄損傷がないと判断はできない。頸部痛や四肢のしびれなど、脊椎・脊髄損傷などの神経学的所見を疑うことがあればバックボードで固定を実施する。

①救助者Aは要救助者の頭部を固定する(図15-a)。

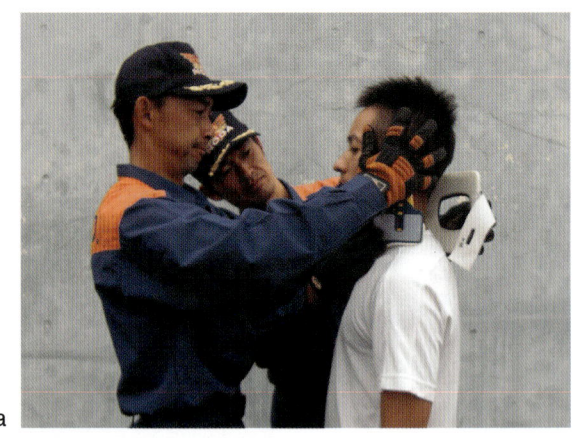

図 15-a

②救助者Bは要救助者の観察を実施し、神経学的所見の異常の有無を観察する。バックボードへの固定が必要と判断すれば要救助者に固定の必要性を説明し頸椎カラーで頸部を固定、バックボードを要救助者の背部へセットする(図15-b)。

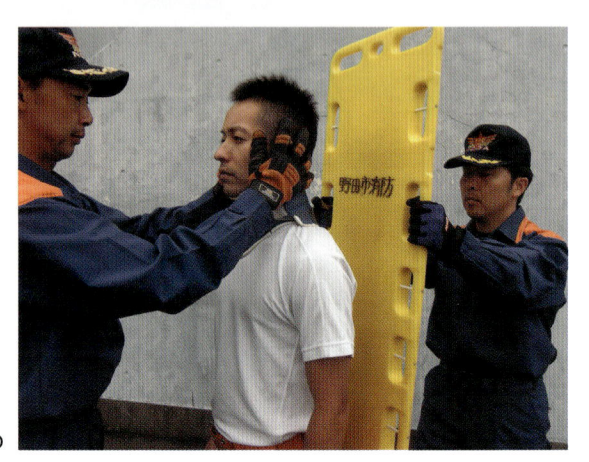

図 15-b

③救助者A、Cは要救助者の両脇に立ち要救助者の腋下から腕を差し入れ、バックボードの把手を掴む。このとき、要救助者の腋下より高い位置にある把手を掴むことで両脇から傷病者を持ち上げるように固定することができる。

④要救助者の頭部を救助者A、Cがそれぞれの用手で固定する(図15-c)。

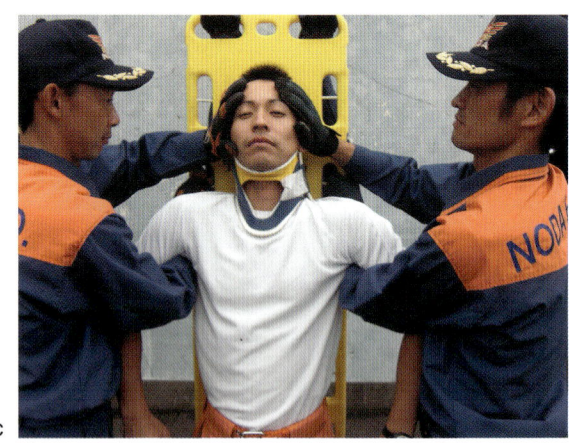

図 15-c

⑤要救助者をバックボードに固定を確認し、ゆっくりと立位から後方へバックボードごと要救助者を倒す。要救助者に声をかけ危険がないことを説明し、不安感を取り除く（**図 15-d**）。

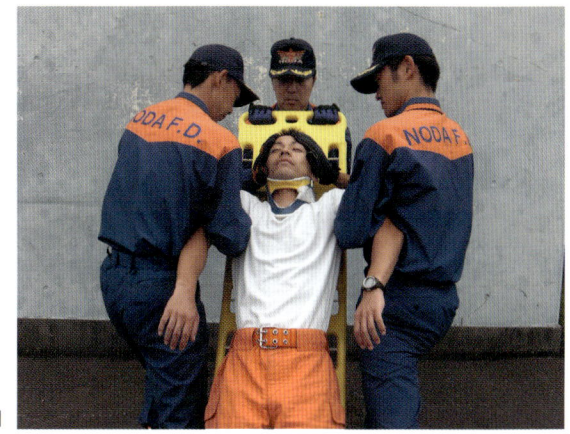

図 15-d

⑥バックボードが傾いたら、救助者は折り膝になりバックボードを地面に倒す（**図 15-e**）。

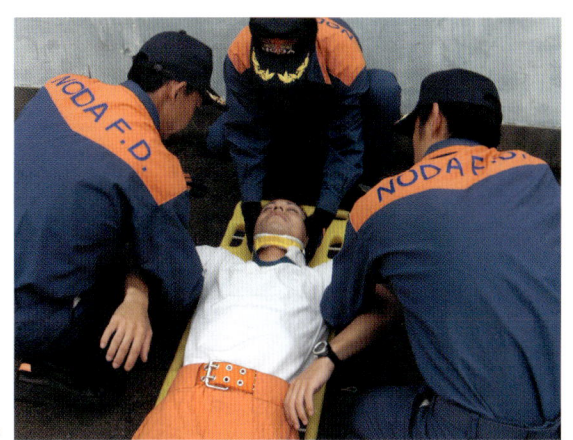

図 15-e

⑦救助者A、Cの頭部保持を救助者Bと交代する。バックボード上にきちんと乗っていない場合は、位置決めを実施する（**図 15-f**）。

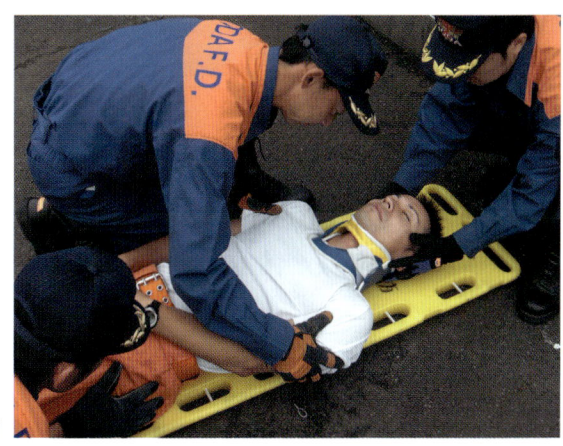

図 15-f

▶車両の下にいる要救助者

2 ◆ 車両の下にいる要救助者の救出方法

要救助者が車両の下になっている場合は、要救助者が車両にオーバーランされていると考えて活動をする。要救助者をそのままの位置で車両を移動できるのが一番よい救助方法である。しかし、人員が救急隊だけであったり、車両がトラックであっ

た場合は車両を移動する時間や人員を勘案し、車両を移動するのか、要救助者を移動するか、どちらが要救助者にとってよりよい救助方法かを選択する。

①バックボードを要救助者の下に滑り込ませる。ウェイビングテープで図のように要救助者の上肢を固定する(**図16-a**)。

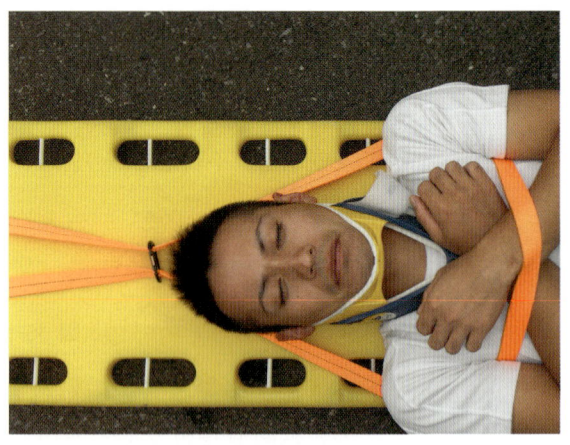

図 16-a

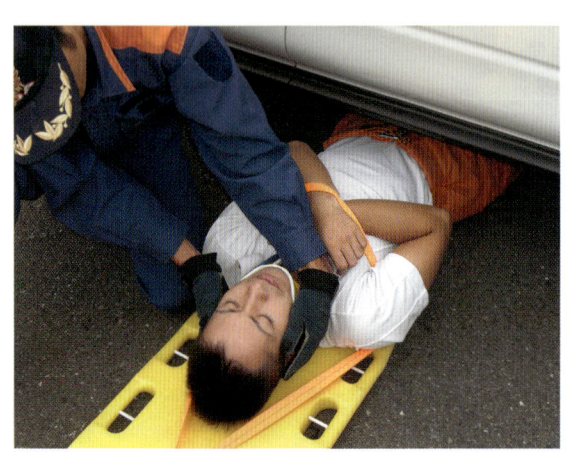

図 16-b

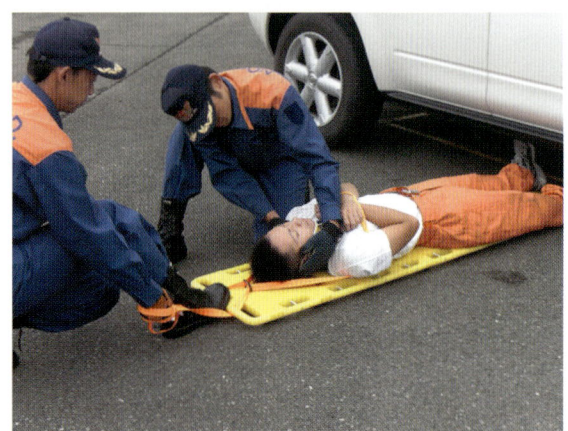

図 16-c

②救助者Aが頭部を固定し、救助者Bは、バックボードを足で固定しながらウェイビングテープを引き、要救助者をバックボードを滑らすように救出する(**図 16-b、c**)。

(関根和弘)

●文献

1) 小栗顕二, 吉岡敏治, 杉本 壽：MIMMS 大事故災害への医療対応 現場活動と医療支援；イギリス発, 世界標準. 改訂第2版, p13, 永井書店, 大阪, 2005.
2) ITLS 日本支部, 坂本一喜, 兼崎陽太：ITLS アクセス；救急救命スタッフのための/車両事故における外傷重傷者救出プロトコール. メディカ出版, 大阪, 2010.
3) JPTEC 協議会マニュアル作成ワーキンググループ：車外救出. JPTEC インストラクターマニュアル, 第1版, プラネット, 東京, 2004.
4) 竹田 豊：KED. プレホスピタル外傷学. プレホスピタル外傷研究会(編), pp128-129, 永井書店, 大阪, 2002.

MEMO ❺ ＜大型車両からの救出活動要領＞

　交通事故の救急救助活動に際し、最も苦慮するのが大型トラックからの救出活動である（野田市消防本部調べ：交通救助事故73％。車両別分類；大型トラック8％、普通トラック16％。合計24％）。

　大型車両からの救急救助活動の考え方と手順を確認する。
・まず「安全は、すべてに優先される」という原則を徹底することが大切である。
・自分自身を守れなくては他人を救助することはできない。感染防護衣着装はもちろん、革手袋の下に使い捨てグローブを装着することも当然である。
・交通事故現場における二次災害の危険の多くは、後方からの他車両の追突によるものである。この防止のため消防隊の支援活動は必須であり、消防自動車等で後方交通を遮断し有効な活動スペースを確保しなければならない。
・当該救助車両のタイヤへの車輪止めは、現場に近寄るとともに速やかに実施する（図1）。車両の固定なしに救急救助活動に着手してはならない。また、消防隊による事故車両のバッテリー端子（マイナス側）を取り外し（図2）、火災などの二次災害を防止するとともに、消火器を準備することを忘れてはならない（図1）。
・通常トラックは、普通乗用車のように前部にボンネットなどのクラッシャブルゾーンがなく、したがって乗員の挟まれる確率が高くなる。

　大型トラックのように座席位置が高くなると、救助者が活動制限を受けるため、空中作業が必要となったり足場が不安定となるなど、救助作業が困難となり二次災害の危険も増すことになる。このような高所の救出作業には、自動ロック式安全帯を装着し（図3）、自己確保を実施、安全確保を最優先にする（図4）。

　空中作業となる場合にはバックボードを下から支える必要があり、消防による支援活動が欠かせない（図5）。車両外側の高所位置で作業する救助隊員は、自動ロック式安全帯を有効に使用し患者の頭部保持を必ず実行する。この際、

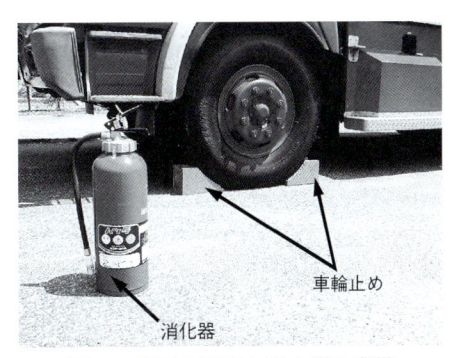

図 1. 車両の固定と消火器の準備

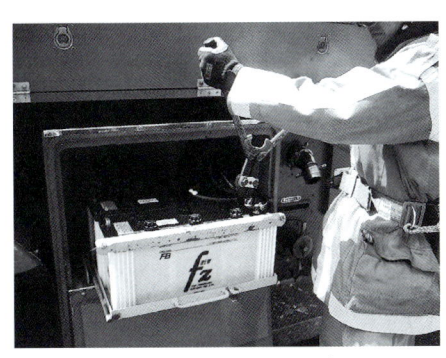

図 2. バッテリー取り外し　　図 3. 自動ロック式安全帯

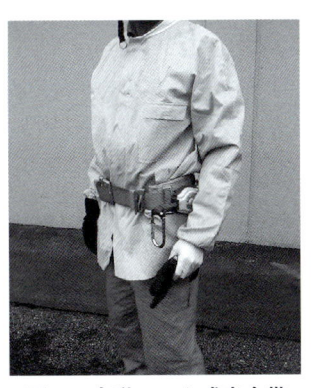

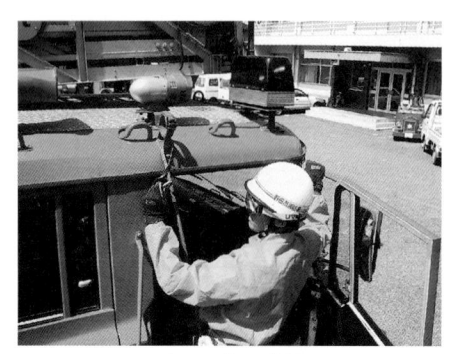

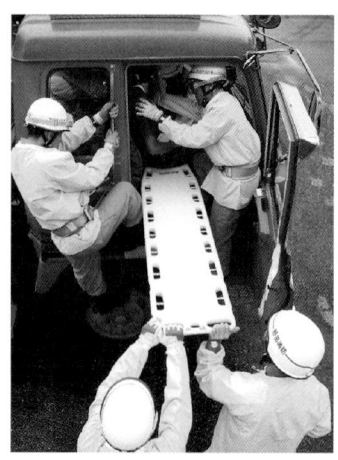

図 4. 自己確保　　図 5. 消防支援隊の協力

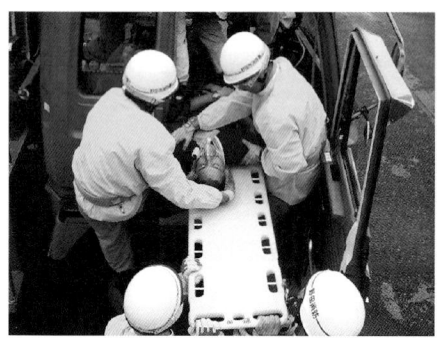

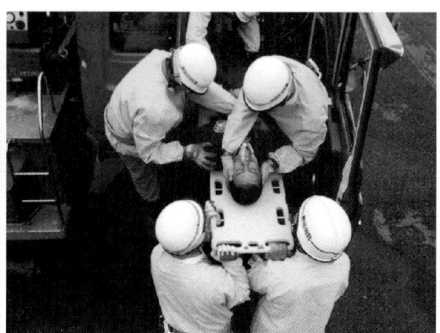

図 6-a. 高所における自己確保状態での救助作業　　図 6-b. 高所における自己確保状態での救助作業

頭部保持者は随時変更することは言うまでもない。頭頸部の固定と頸椎カラーの装着方法は、救助隊員、消防隊員が修得しておくべき必須技術である。

・救助隊、救急隊、消防隊の連携により患者を救出する（図 6-a、b）。バックボードへベルトで固定する際には、一度救出車両の中にバックボードを入れる。これによりバックボードが座席上に置かれることから、安定した状態でベルトを固定しやすい。下から支援している消防隊員や救急隊員に引き継いで、救助作業は終了するが、安全巻を外し足が地上に着くまでは油断は禁物である。

・不安定な体勢で救急救助作業に入ることは、要救助者も救助の際に不安定になるということである。また救助者自身にも高所からの転落というような二次災害の危険性が増す。救助者が十分に活動できるような資器材の配備や訓練を実施し、活動環境を整え安全で確実・迅速な救急救助活動に努める。

（関根和弘）

VOL.2 ヘルメット離脱

はじめに

▶気道確保

　ヘルメットを脱がす目的は"気道確保"にある。すなわち、なんらかの原因で意識障害が存在する場合や、意識は保たれていても嘔吐や吐血、喀血など異物による窒息の危険などにより緊急気道確保が必要と判断された場合、迅速かつ適切にヘルメットを脱がさなければならない。

I. ヘルメットと頸椎・頸髄損傷

▶頸椎保護

　乗用車用ヘルメット(主に自動二輪乗車時に使われる)は、頭部、顔面を衝撃から守る目的で使用され、頸椎・頸髄損傷を防止するものではない。したがって、交通事故などでヘルメットを装着した傷病者に対してヘルメット離脱を行う際には、頸椎保護に細心の注意が必要となる。

II. ヘルメットの種類

　図1に示すように、現在市販されている乗用車ヘルメットは、日本工業規格JIS

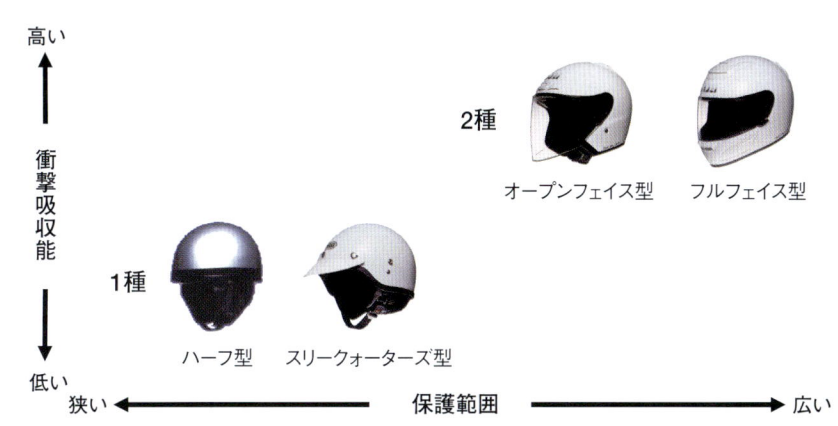

種類	形　状	用　途
1種	ハーフ型 スリークォーターズ型	道路交通法に定められた原動機付自転車、総排気量 0.125 *l* (125 cc)以下の自動二輪車および一般四輪自動車の乗員を対象とする。
2種	オープンフェイス型 フルフェイス型	主として、道路交通法に定められた自動二輪車の乗員を対象とする。

図 1. 乗車用ヘルメット

T8133：2000で用途により1種と2種に区別されている。形状ではハーフ型、スリークォーターズ型、オープンフェイス型およびフルフェイス型に分類されてり、衝撃吸収能力、保護範囲のいずれも2種の方が優れている。

▶2種の方が優れている

III. ヘルメットの構造

ヘルメットは帽体と呼ばれる外表面、グラスファイバー、カーボン、強化プラスチックなどでつくられ、内部は衝撃吸収材として発泡スチロールが使われ、さらにインナーと呼ばれる頭部、頬部に直接当たるチークパッドが装着されている（図2）。帽体と衝撃吸収材が衝撃エネルギーを分散、吸収することで頭部を保護するため、一度大きな衝撃を受けると、衝撃吸収能力は低下する。また、発泡スチロールは経年変化に伴い劣化するため、衝撃吸収能力からみた耐用年数は3年程度となっている。

▶衝撃吸収能力は低下する

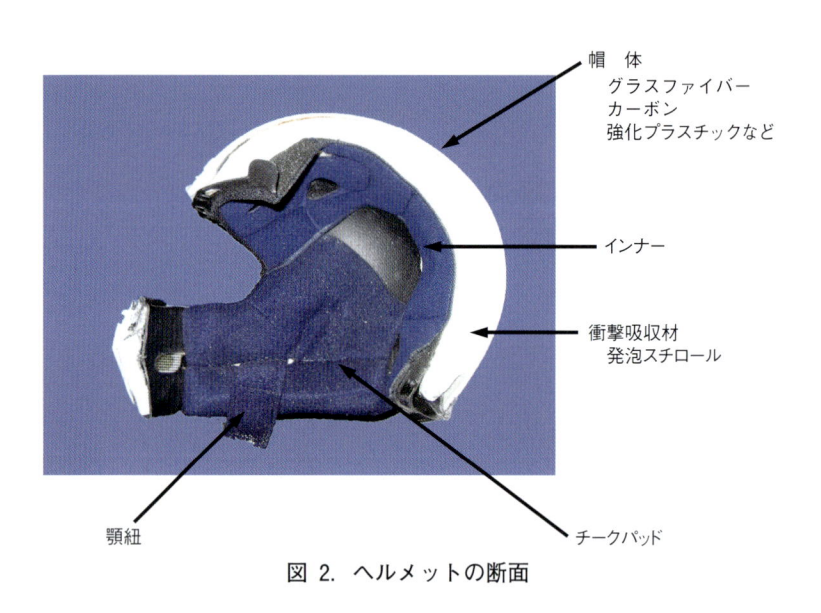

図 2. ヘルメットの断面

IV. ヘルメット装着時と非装着時における頸椎の状態

ヘルメット装着時と非装着時を比較すると、装着時の方が頸椎はニュートラル位（中間位）に保たれていることがわかる（図3）。そのため、ヘルメット離脱後は傷病者の体格や着衣の厚さなどを考慮し、タオルなどを用いて頸部の過伸展を予防しなければならない。

▶頸部の過伸展を予防

a：ヘルメット非装着時　　　　b：ヘルメット装着時

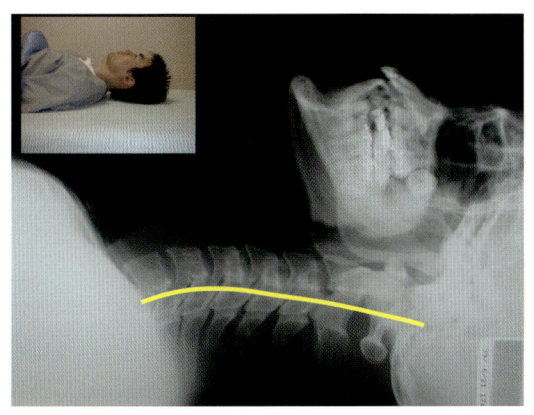

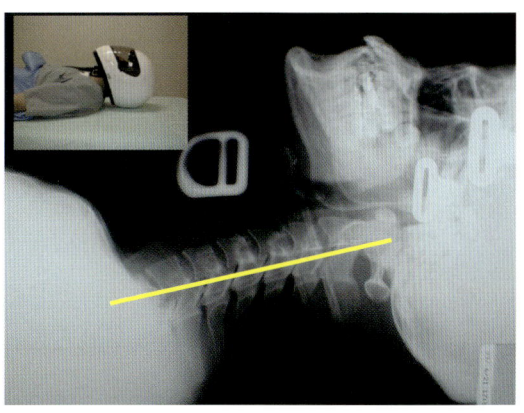

図 3．頸椎の状態

V．ヘルメット離脱方法の実際

　ヘルメット離脱の目的は気道管理にある。特にフルフェース型は顎ガードによりヘルメット装着状態では気道確保、酸素投与が困難であるためヘルメット離脱が必要となる。また、意識が悪い傷病者、あるいは意識が清明であっても搬送途上で舌根沈下、嘔吐、喀血などが出現し気道管理が必要になると予測される傷病者に対しても、ヘルメット離脱は実施すべきである。

▶ヘルメットの離脱は原則2名

　①ヘルメットの離脱は原則2名で行い、1名は傷病者の頭頂部側に位置して両手で顎紐付近に指を入れ、傷病者の顔の位置とシールドが同一方向にあることを確認する。ヘルメットのサイズが大きかったり、衝撃によりシールドの位置と傷病者の顔面が大きく異なったりする場合があるので注意しなければならない。また、傷病者の顔面外傷などを確認することが困難な場合は、介助者によりシールドを開く（図4）。

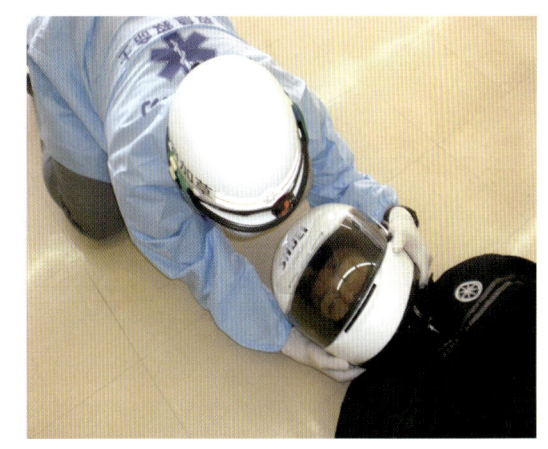

図 4．

②介助者がシールドを開く場合は、シールドに抵抗があるため、頭頂部側のヘルメット保持者は確実にヘルメットを固定する。両肘を地面に付けてヘルメットを保持するとより安定する。シールドの開閉にロック機構が備わるものもあるので注意する。傷病者に意識がある場合は声かけを

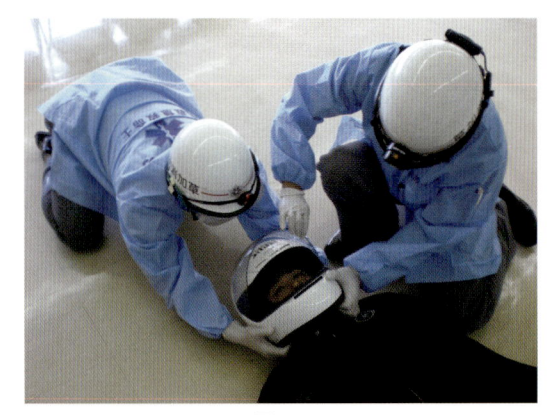

図 5.

▶無理な動作は行わない

行いながらゆっくりとニュートラル位に戻し、傷病者が痛みを訴えた場合は無理な動作は行わない(図5)。

③介助者は顎紐を外し、このとき前頸部、前頸部の外表面に損傷がないかを確認、気管損傷、血腫などを見逃してはいけない。顎紐は衝撃や雨で濡れた場合強く締まる傾向があるので、外すのに時間がかかるようであれば切断する(図6)。

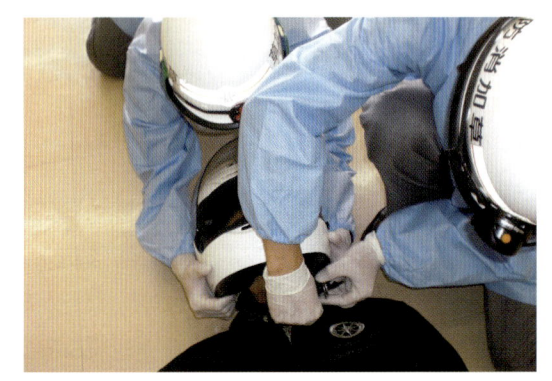

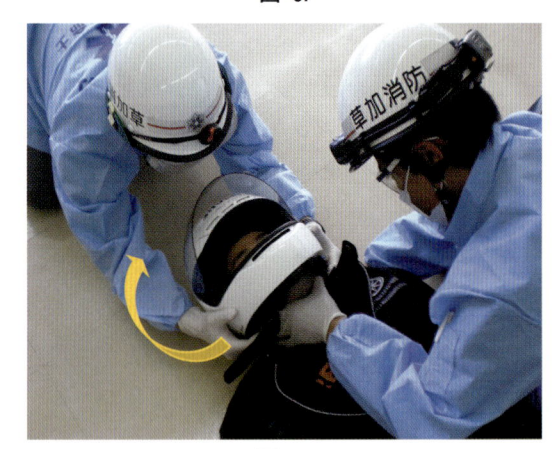

図 6.

④眼鏡をしている場合は介助者がこれを取り外し離脱準備に入る。介助者は傷病者の胸骨に沿って肘を置き、手は下顎を持ち動揺しないよう確実に保持し、一方の手は後頸部を保持する。肘を地面に付けるとより安定した保持が可能となる。介助者の合図により頭頂部側の隊員がゆっくりと矢印の方向(後頭部側)に滑

図 7.

らせ静かに手前に引く、このとき両手の指先はヘルメットの内側内装に掛けて外側に広げるようにすると抵抗が少ない(図7)。

⑤次に矢印の方向（前顎部）にヘルメットをロールしながら顎ガードが鼻を通過するまで引き抜く。このとき頸部には10kgを超える張力が加わるので慎重に行う。さらに両耳が露出するまで引き抜き、頭頂部側の操作は中断、介助側は後頸部側の手を傷病者の後頭隆起方向に滑らせヘルメット離脱後のより安定した保持に備える（**図8**）。

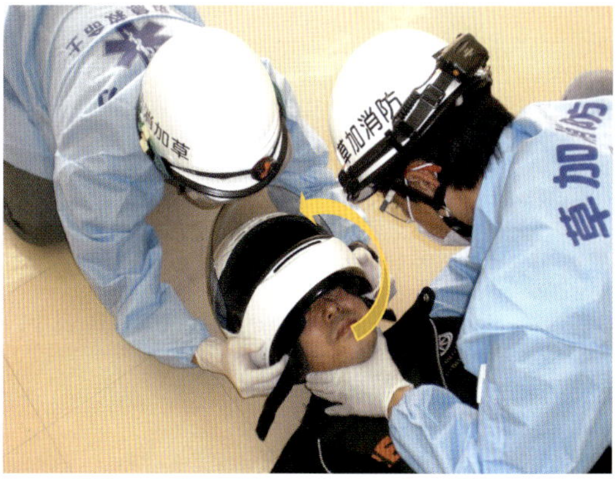

図 8.

▶ しっかりとした保持を心がける

⑥介助者の保持を確認したら頭頂部側の隊員はゆっくりヘルメットを完全に引き抜く、この際、介助者はヘルメット離脱後も頭部の重みで動揺しないようにしっかりとした保持を心がける（**図9**）。

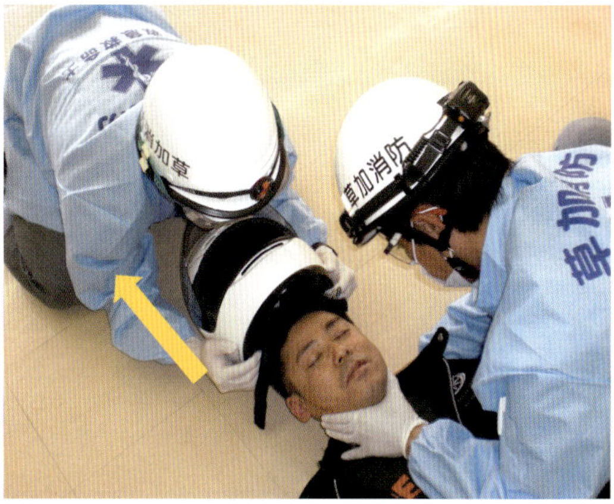

図 9.

⑦頭頂部側の隊員はヘルメット完全離脱後、速やかに頭部保持を交代、この際も両肘を地面に付けた状態で頭部保持すると動揺を防げる。頸部の過伸展に注意しながら頭部を降ろす。体格、着衣の厚みによるニュートラル位を考慮し必要に応じてタオルなどを使用して枕を当てる。ジェット型ヘルメット離脱も基本は同様に行う（**図10**）。

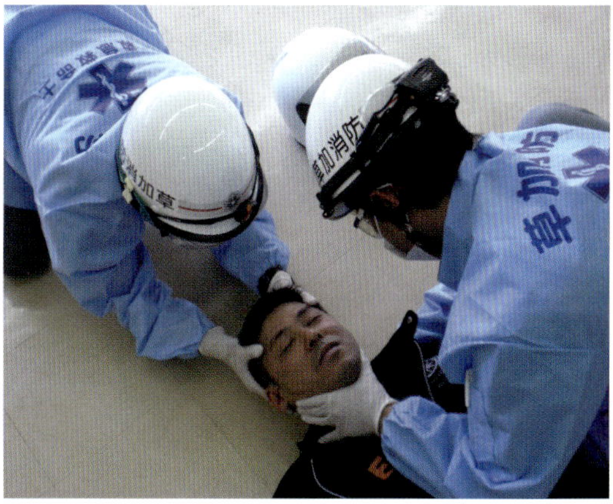

図 10.

＜ポイント①＞

　ヘルメットのシールドは走行時の風圧で開かないようにつくられている。シールドを無理に開こうとするとヘルメットが動揺する可能性があるため、フルフェイス型の場合は顎ガードを確実に持ち、片方の手の親指で矢印の方向に押し上げると開きやすい。また、ジェット型の場合は両手親指をシールドの両下沿に当て矢印の方向に押し上げると開きやすい(図11)。

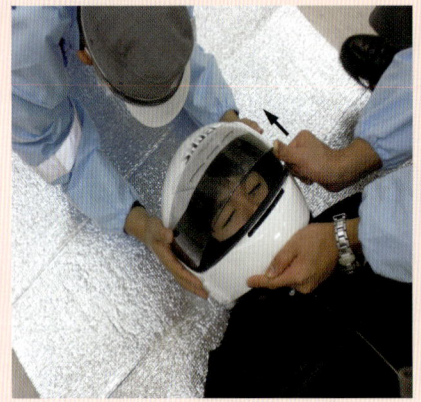

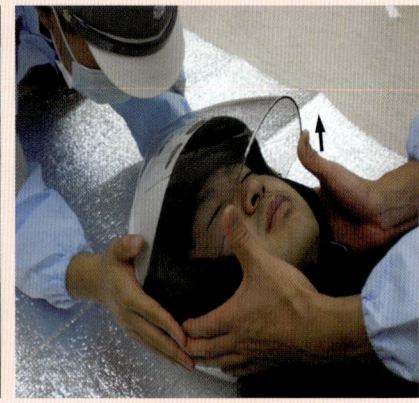

図 11.

＜ポイント②＞

　顎紐を切断する場合は、ハサミの先端部を頭部側に向けてあてると、傷病者が急に動揺した際に頸部を損傷させることが予測されるため(図12-a)、ハサミの刃先は胸部側に向け、丸みをおびたものを使用する(図12-b)。

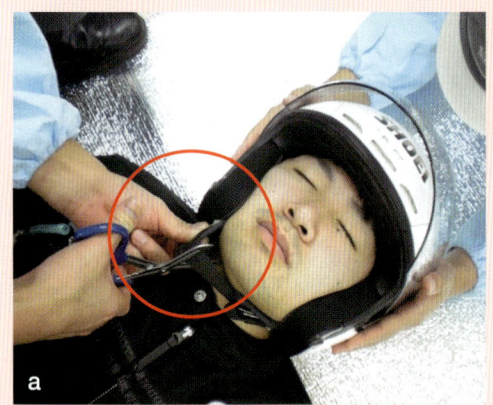

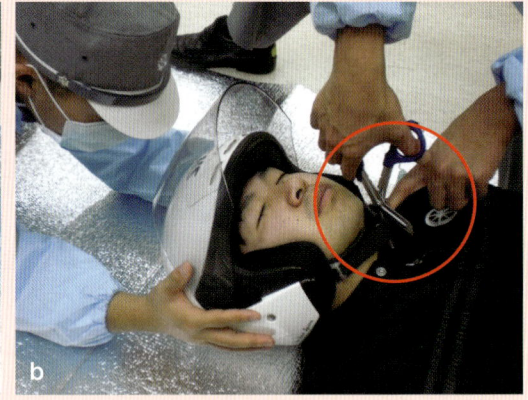

図 12.

3-2・ヘルメット離脱

<ポイント③>

　頭頂部側のヘルメット保持者は、顎紐を握りヘルメットを引き抜いてはいけない（図13-a）。紐を握った場合、紐が滑り抜けたり、ヘルメットをロールしたりすることができないため、ヘルメット内側のチークパッドをしっかり握ることで、ヘルメットを安全に離脱させることができる（図13-b）。

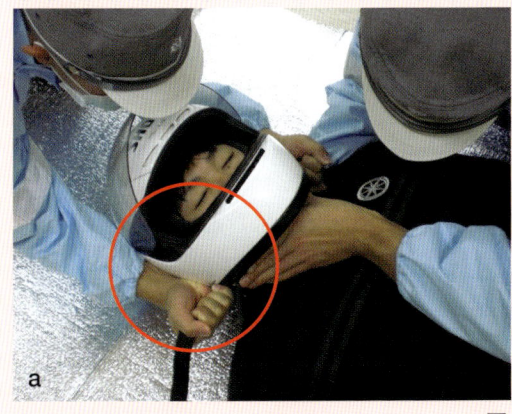

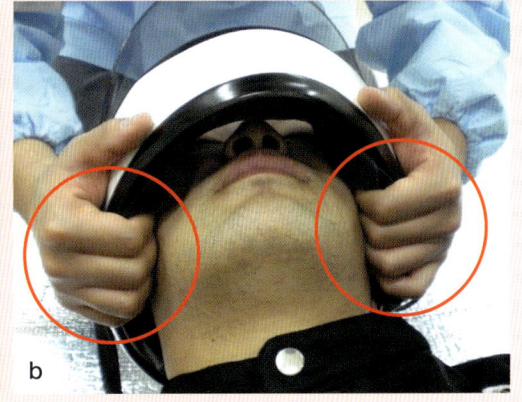

図 13.

<ポイント④>

▶医療機関に搬送

　離脱したヘルメットは事故概要、診断、治療などの重要な参考情報となるため、傷病者とともに必ず医療機関に搬送すること。

133

VI. ヘルメット離脱補助具

1 ◆ヘルメットリムーバー(アシストフード)(図14)

▶ヘルメットリムーバー

　ヘルメットリムーバーは、(財)日本モーターサイクルスポーツ協会により2006年度からロードレース競技会に参加するライダーへの装着を義務づけているが、公道におけるライダーの装着率は低い。帽子のような構造で頭に被ってからヘルメットを装着する。ヘルメット離脱時にはアシストフードの紐状になっている部分に指を掛け、左右に広げながら手前に引くように引っ張るとヘルメットが頭部から押し出される。通常のヘルメット離脱よりもヘルメット装着者が感じる抵抗感は少なく、離脱も行いやすい。

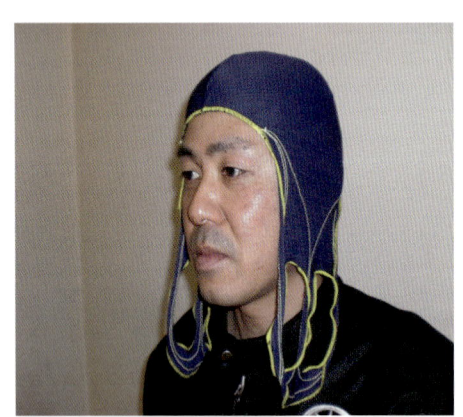

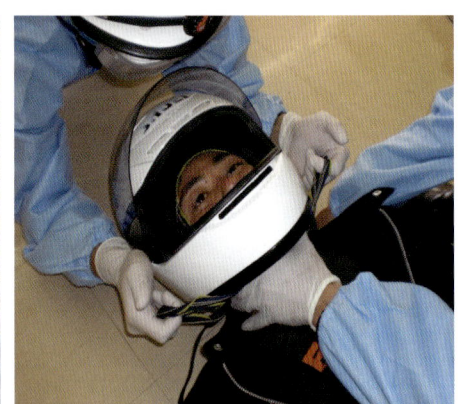

a：装着写真　　　b：指を掛けた状態

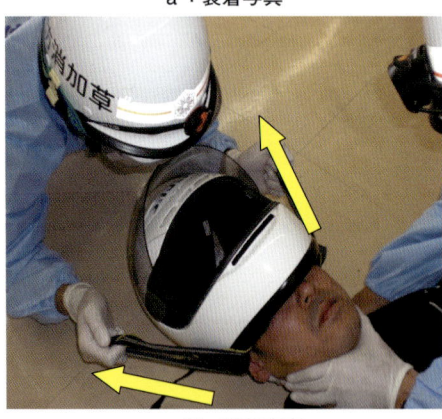

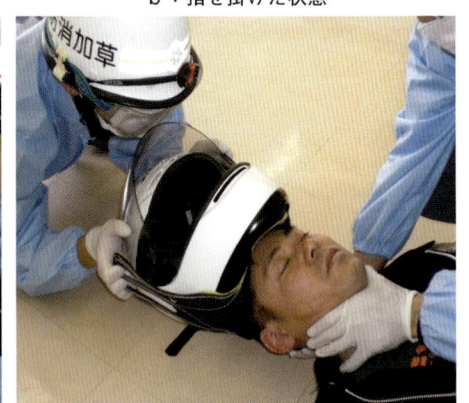

c：引っ張る方向　　　d：押し出された状態

図 14. ヘルメットリムーバー取り扱い要領

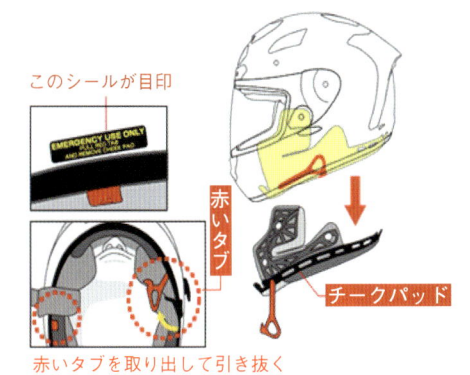

a：ステッカーとタブ位置　　　b：EQRS装備の確認

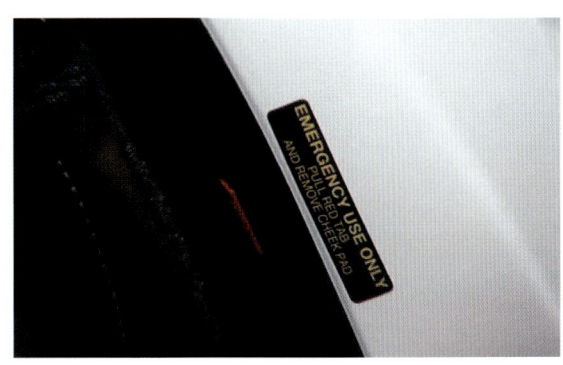

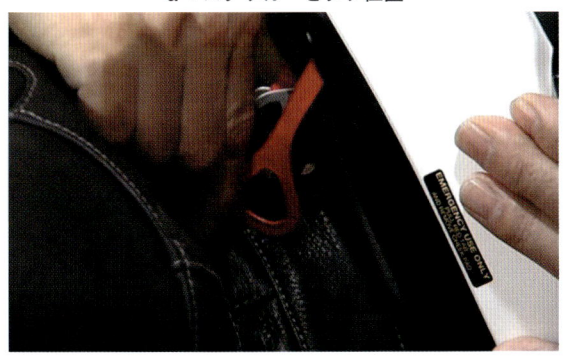

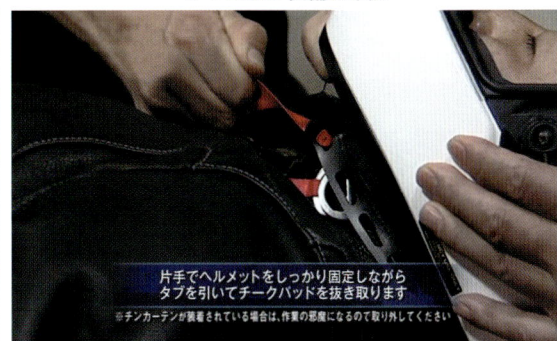

c：タブの引き出し　　　d：チークパッド抜き取り

図 15. EQRS 取り扱い要領
(SHOEI ヘルメット「緊急時取り扱いマニュアル(DVD)」による)

▶EQRS

2 ◆ Emergency Quick Release System：EQRS（図15）

ヘルメットのチークパッドを引き抜いて除去することにより、ヘルメット開口部を大きくし、ヘルメット離脱時に頸部にかかる力を大幅に軽減させヘルメット離脱を容易にする。ヘルメット側面にこのシステムが装備されていることを示すステッカーと、チークパッド部に赤いタブが着いている。

Ⅶ. 自転車用ヘルメット

警察庁の発表による平成21年度中の交通事故発生状況では死亡者数は4,914人、うち自転車事故による死亡者は695人(14.3%)、重症者数5万3,690人、うち自転車事故による重症者数は1万1,768人(21.9%)となっている。さらに損傷部位別・状態別では、自転車事故死亡者695人中438人(63%)が頭部外傷によるものと発表されている。このことからみても、自転車用ヘルメットの着用は必要不可欠だが法的にヘルメット着用義務はない。近年、ロードバイクの流行に伴い自転車用ヘ

▶自転車用ヘルメットの着用は必要不可欠

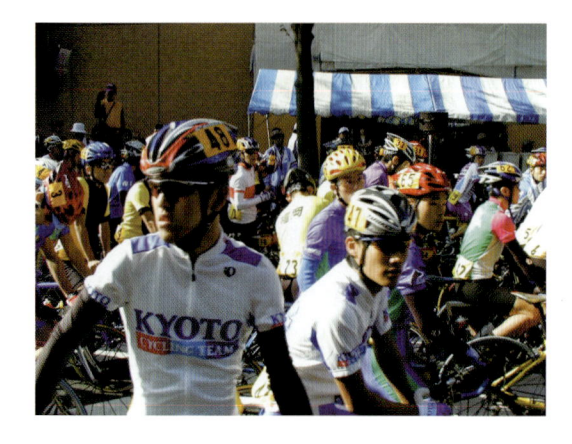

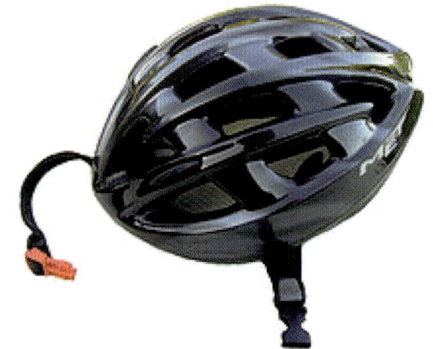

a：ロードバイク用ヘルメット

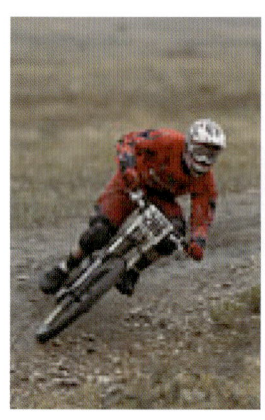

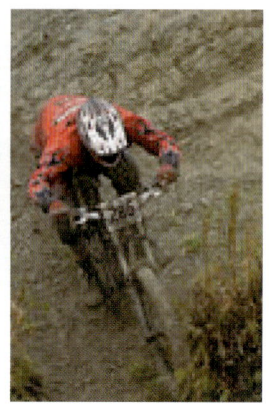

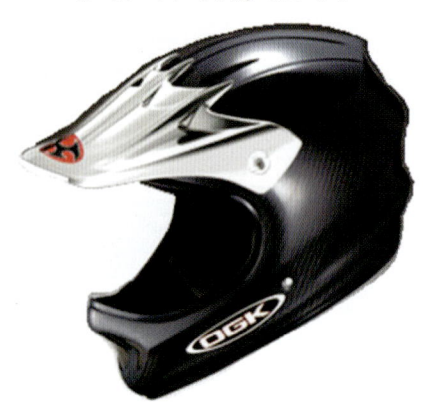

b：ダウンヒル用ヘルメット

図 16. 自転車用ヘルメット

ルメットの着用が増えているが、一般的な使用での着用率は低い。

　自転車用ヘルメットの特徴は、走行時の運動による体温上昇で頭部のクーリングが必要となり、軽量で通気性のよいデザインが主流となっている。また、自転車モトクロスなどで使われるダウンヒル競技用ヘルメットがある(図16)。

おわりに

　現在、乗車用ヘルメットだけでなく、スキー、スノーボード、アメリカンフットボールなど多くのスポーツでヘルメットが着用されているが、基本はすべて同じである。ヘルメット離脱の際は脊椎・脊髄損傷が合併しているかどうかを常に考慮しながら、適切な判断の下に行われることが重要である。

▶脊椎・脊髄損傷が合併しているかどうかを常に考慮

(中村一郎)

MEMO ❻ ＜救急活動の資器材の工夫＞

救急活動は時間との戦いであり、1分1秒の時間も無駄にできない。そこで救急活動を支援するための工夫を紹介する。

【1. 車輪止め】

車輪止めのロープの固定を板状の磁石に取り付ける。板磁石なので車両のドアなど金属部分であればどこでも貼り付けることが可能である（図1）。通常、末端は針金やＳ字フックでドアミラーなどへ掛けておくことが多い。しかし、出場するときに車両へぶつけやすく、車両へ傷がつきやすくなったり、フックがドアミラーから外れてしまい車輪止めのロープが地面に落ちていることも稀ではない。

【2. ストレッチャーベルト】

ストレッチャーベルトは、図2-a のようにストレッチャーに渡して固定するが、ストレッチャーに横のまま固定しておくと、傷病者を乗せるときに傷病者の下にベルトが入り込んでしまい、傷病者を固定する場合に再度引き出さなければならない。

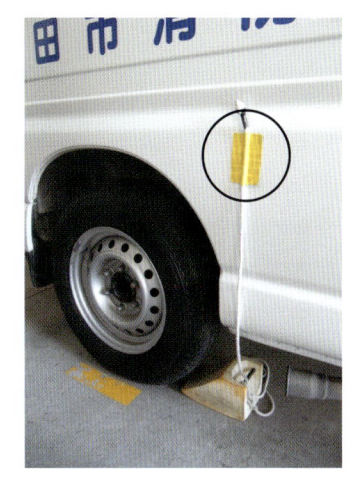

図 1. 車両の止めロープの板磁石による固定方法例

図 2-b のように斜めにかけておくことで、傷病者をストレッチャーに乗せたときでもベルトが傷病者の下になることが防げ、また斜めにすることでストレッチャーからベルトが落ちることを防げる。

【3. ストレッチャーガード（安全枠）】

ストレッチャーのガードパイプ（安全枠）は、傷病者が落下するのを防ぐために重要な部品である。しかし、ガードパイプを外すのには片手でパイプを持ち、さらに逆の片手でガイドパイプの固定ピンを外さなければガードパイプを可動することができず、どうしても両手を使う必要がある。

そこで、ガードパイプピンに 1.8 mm ほどのワイヤーを取り付け、反対側まで伸ばしワイヤー両端をかしめる（図 3-a）。ガードパイプとワイヤーも持ってワイヤーを引くことで片手でガードパイプを外すことが可能となる（図 3-b、c）。

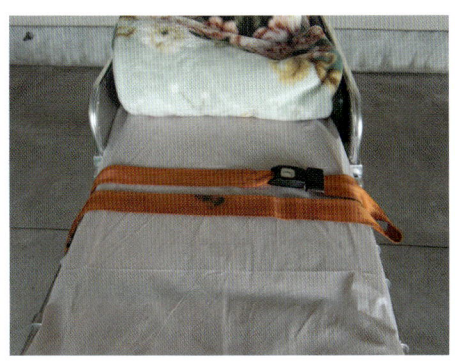

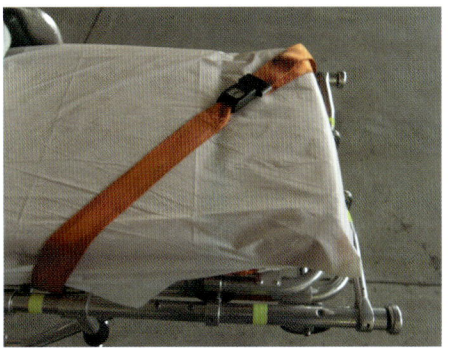

図 2-a. 通常のベルト固定 　　図 2-b. 傷病者の位置をずらした固定方法例

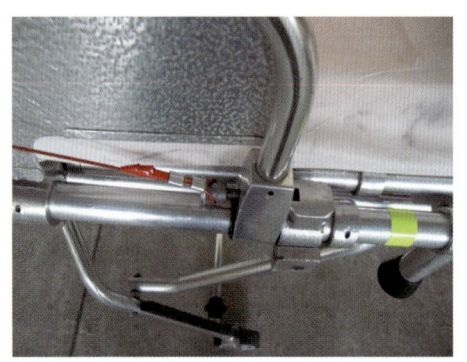

図 3-a. ストレッチャーガードパイプ（安全枠）へのワイヤーの取り付け

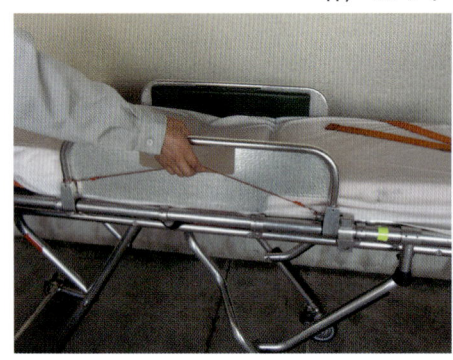

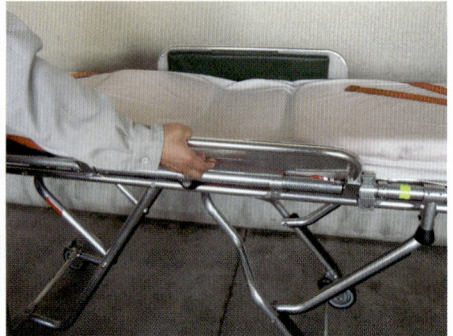

図 3-b. ストレッチャーガードパイプ（安全枠）のロック解除方法①

図 3-c. ストレッチャーガードパイプ（安全枠）のロック解除方法②

図 4-a. ストレッチャー毛布積載状況①

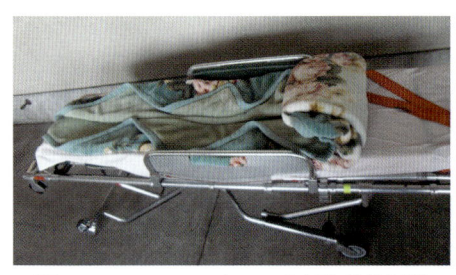

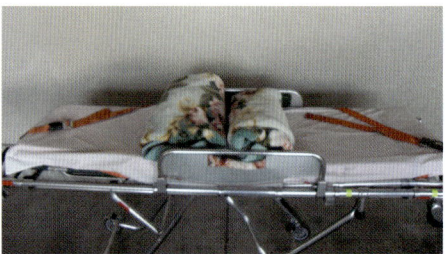

図 4-b. ストレッチャー毛布積載状況②

【4. ストレッチャー上の毛布】

　傷病者の保温は重要な救急処置である。毛布を四角に畳んでおくと傷病者を乗せるときに手が空いている人間が広げなくてならないが、救急現場ではそのような人間などいない。**図 4-a**のようにあらかじめ毛布を1枚保温で準備しておくとストレッチャーからずれ落ちない。また、傷病者を乗せるときに、毛布を1名の隊員の片手で広げることが可能である（**図 4-b**）。

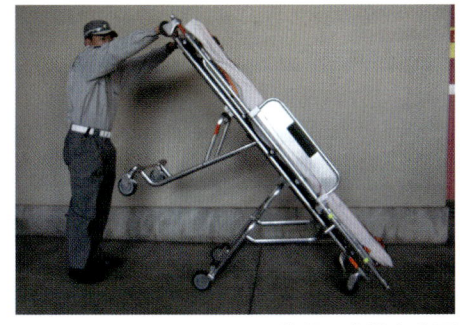

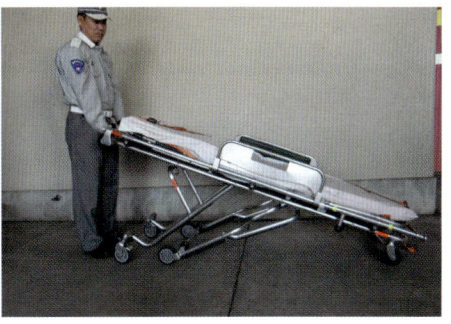

図 5-a. ストレッチャーの前部の車輪を床面に付ける

図 5-b. ストレッチャーレバーを引く

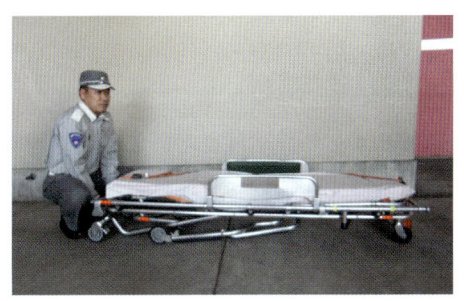

図 5-c. ストレッチャー脚部を畳める

[1名でのストレッチャー脚部の畳み方]：ストレッチャーの機種による

　ストレッチャーは、2名の隊員が両端のレバーを引きながらストレッチャー脚部を畳むのが通常の方法である。しかし、2名でストレッチャー操作をできるとは限らず1名で実施することも稀ではない。

　1名でストレッチャー脚部を容易に畳むには、ストレッチャーの脚部側のレバーを持ち頭部側の車輪を地面に付ける（図 5-a、b）。これで、1人でストレッチャー脚部を折畳むことができる（図 5-c）。

（関根和弘）

＊注意：実施する場合は、所属内で工夫に対して合意を取ってから実施することは言うまでもない。

VOL.3 気道・呼吸管理

はじめに

生命は酸素を体内に取り込み、全身に供給することで維持されている。救急領域で必要とされる処置は、「今、生きている人を死なせない」ための蘇生処置であり、初期評価では、意識、気道(Airway)、呼吸(Breathing)、循環(Circulation)の4項目を素早く、適切に判断することが求められ、蘇生の順番は、気道管理、呼吸管理、循環管理である。例えば、循環が維持されていても気道閉塞や換気障害により酸素化が障害され低酸素状態が長引くと、二次性脳損傷を引き起こし致命的となる。故に疾病、外傷を問わず、救急領域において気道管理は最も重要とされており、あらゆる患者の観察と処置で最優先されなければならないことを認識しておく必要がある。

▶蘇生処置

▶気道管理
▶呼吸管理
▶循環管理
▶気道閉塞

外傷患者では、さまざまな原因で気道・呼吸管理が必要となるが、救急現場からの搬送、医療機関における初期対応に至る過程で不用意な扱いを受けることによって頸髄の二次的損傷が生じることもあり、機能予後が悪化する。頸髄損傷の合併は呼吸障害だけでなく、循環障害も引き起こすため、気道・呼吸管理では頸椎・頸髄損傷が否定されるまで頸椎保護に努める必要がある。

▶頸髄損傷

▶頸椎保護

I. 呼吸生理と外傷における病態

正常な呼吸生理は、中枢神経からの命令が頸髄、胸髄および横隔神経を伝達系として肋間筋、横隔膜に作用して呼吸運動を生じさせ、気道を介して空気が肺胞に出入りし、肺胞ガス交換が行われることによって維持されている。したがって呼吸の異常は単に気道閉塞や呼吸器系(肺および胸郭)の外傷だけではなく、頭部、顔面、頸部、胸部および腹部のいずれの外傷によっても生じることを認識しておく。

II. 急性呼吸不全の病態と主な原因

▶急性呼吸不全

急性呼吸不全とは、種々の原因により血液中の酸素および炭酸ガスが急激に異常値を示し、生命危機の状態にある症候名である。急性呼吸不全の病態は、①肺胞低換気、②肺内シャント、③換気血流比の不均等分布、④拡散障害、の4つが挙げられ、原因としては、頭部外傷、脳血管障害、胸部外傷(外傷性気胸、肺挫傷、フレイルチェスト、胸部広範囲熱傷など)、肺血栓塞栓症、肺水腫、気管支喘息発作、肺線維症、上気道閉塞、アナフィラキシーや、急性喉頭蓋炎による喉頭浮腫、気道熱傷、

表 1. 急性呼吸不全の病態と主な原因

病態	主な原因
肺胞低換気	中枢神経障害：脳血管障害、脳腫瘍、脳炎、頭部外傷、薬物・毒物中毒 脊髄・末梢神経障害：脊髄損傷、横隔神経麻痺、破傷風、Guillain-Barré症候群、ポリオ 胸郭運動障害：胸部外傷（多発肋骨骨折、フレイルチェスト、胸部広範囲Ⅲ度熱傷） 胸腔内占有物：緊張性気胸・血胸、大量胸水貯留 上気道・狭窄閉塞：喉頭痙攣、喉頭浮腫、舌根沈下、気管支喘息発作、気道異物、気管損傷 肺実質障害：肺線維症、肺気腫、肺挫傷 死腔の増加：肺血栓塞栓症、COPD（慢性閉塞性肺疾患）
肺内シャント	気管支喘息発作、肺炎 無気肺、肺水腫
換気血流量の不均等分布	気管支閉塞：気管支異物、片肺挿管 肺胞・肺毛細血管障害：無気肺、肺挫傷、肺炎、急性肺障害、肺水腫、肺血栓塞栓症 胸腔内占有物：緊張性気胸・血胸、大量胸水貯留
拡散障害	間質性肺炎 肺線維症、肺胞蛋白症

表 2. 呼吸障害と解剖学的原因

	呼吸障害	解剖学的原因
気道	気道閉塞	意識障害による舌根沈下 顔面、頸部外傷 気道異物（歯牙、義歯、血塊、損傷組織片、吐瀉物など） 不適切な頸部固定 気道確保器具（経鼻エアウェイ、ラリンゲアルマスク、コンビチューブ、気管内チューブなど）の位置異常
呼吸	中枢神経障害	広範囲脳損傷 脳ヘルニア 脳虚血をきたすショック
	神経伝達系障害	頸髄損傷 横隔神経損傷
	胸郭運動障害	フレイルチェスト 開放性気胸 緊張性気胸 胸腔内大量出血 横隔膜損傷 肋骨骨折に伴う疼痛
	肺胞ガス換気障害	肺挫傷 外傷性肺水腫 無気肺 刺激性ガスなどの吸入 血液・吐物誤嚥
循環	肺灌流低下	循環血液量減少性ショック 心外閉塞性ショック（心タンポナーデ、緊張性気胸、重症肺血栓塞栓症） 血液分布異常性ショック（脊髄損傷、アナフィラキシーなど）

表 3. 意識障害をきたす病態と主な疾患

一次性（原発性）脳障害（頭蓋内に原因あり）
　内因性（非外傷性）
　　①脳血管障害
　　　出血性：脳出血、くも膜下出血、腫瘍内出血など
　　　閉塞性：脳梗塞（脳血栓、脳塞栓）、一過性脳虚血発作
　　②腫瘍：原発性・転移性脳腫瘍
　　③感染症：髄膜炎、脳炎
　　④てんかん
　　⑤精神疾患：ヒステリーなど
　外因性（外傷性）
　　頭部外傷：急性硬膜外・下血腫、慢性硬膜下血腫、外傷性脳出血、外傷性くも膜下出血、びまん性軸索損傷など
二次性（続発性）脳障害（頭蓋外に原因あり）
　内因性
　　①循環障害：各種ショック、不整脈、アダムス・ストークス症候群など
　　②低酸素血症：急性/慢性呼吸不全、CO_2ナルコーシス、重症肺炎、気管支喘息発作など
　　③低栄養（グルコースの減少）：低血糖
　　④電解質異常：低・高ナトリウム血症
　　⑤代謝性疾患：肝性昏睡、糖尿病性昏睡、尿毒症、粘液水腫など
　　⑥異常体温：悪性症候群
　　⑦その他：重症感染症など
　外因性
　　外傷性
　　　①低酸素血症：気道閉塞、窒息
　　　②循環障害：脊髄損傷
　　非外傷性
　　　①薬物・毒物中毒：アルコール、睡眠薬、向神経薬、麻薬、覚醒剤、有機リン、シアン、一酸化炭素など
　　　②環境障害：熱中症（熱疲労、熱射病）、偶発性低体温症
　　　③循環障害：高山病、減圧症など

▶吸入による損傷 (inhalation injury)

刺激性ガスなどの吸入による損傷（inhalation injury）など（**表 1**）があり、その経過もさまざまである。

外傷ではその原因を、**A：気道閉塞、B：呼吸障害、C：肺循環障害**として捉えることが重要であり、それぞれを**表 2**に示す。このように、外傷患者の気道あるいは呼吸障害は、単に外傷によってもたらされるのではなく、疾患によっても生じることを忘れてはならない。大切なことは、気道・呼吸障害がどのような原因によって生じているのかを推測することである。

以下に外傷による主たる原因について述べる。

▶意識障害

1 ◆ 意識障害

意識障害を呈する病態はさまざまであり、その原因疾患は極めて多岐に及ぶ（**表 3**）。意識障害の原因は一般的に、一次性（原発性）脳障害と二次性（続発性）脳障害に分類される。外傷患者における意識障害の多くは頭部外傷による一次性脳障害であるが、低酸素や循環不全、あるいは代謝障害、薬剤、環境異常などによる二次性脳障害が原因で事故が誘発されることもある。

▶一次性（原発性）脳障害
▶二次性（続発性）脳障害

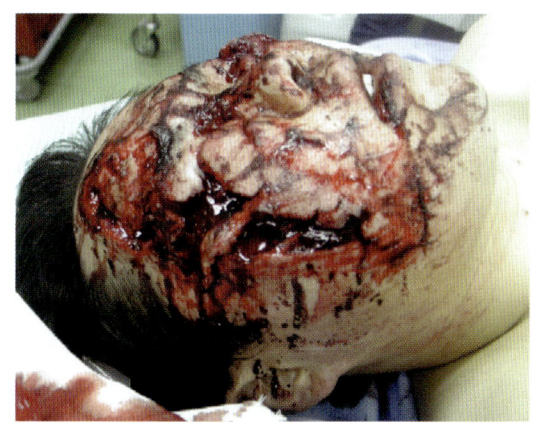

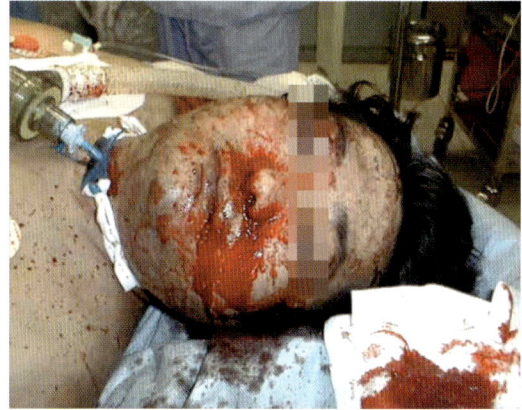

a：フロントガラスによる顔面外傷　　　　b：二輪車事故による上顎・下顎骨折
図 1. 気道狭窄・閉塞を合併する顔面外傷
大量出血により気道閉塞から呼吸停止となって搬送され、救急外来で外科的気道確保が実施された。

2 ◆ 顔面、咽頭・喉頭、前頸部損傷

▶前頸部損傷

　　顔面や咽頭・喉頭および前頸部損傷は解剖学的に気道狭窄・閉塞を伴いやすく、また、頭部外傷を合併していることも稀ではないため、意識障害による舌根沈下から気道閉塞に陥る（図1）。顔面、咽頭・喉頭損傷では出血による血液の気管への流入が、前頸部損傷では気管周辺軟部組織の腫脹や気管損傷が生じる。

3 ◆ 肺損傷に伴う喀血、気管損傷、フレイルチェスト

▶肺挫傷
▶肺裂傷
▶気管閉塞
▶気管損傷

▶肺胞換気量
▶フレイルチェスト

　　肺挫傷や肺裂傷により気管内に出血すると喀血が生じ、凝血塊により気管閉塞が生じる。また、気管損傷では頸部気管周囲あるいは縦隔内に大量の空気が漏れ出ることで気管を圧迫したり、損傷部より末梢側への吸気の流入が障害されたりすることで肺胞換気量が低下し、低酸素、高二酸化炭素血症が生じる。フレイルチェストは胸郭異常運動による換気量低下だけではなく、合併する肺損傷により肺胞でのガス交換が障害される。

III. プレホスピタルにおける対応

1 ◆ 用手的気道確保

▶用手的気道確保

　　救急現場で行われる気道確保の方法を**表4**に示す。これらの方法の中で用手的気道確保は基本であり、最初に試みるべき手技である。刺創や銃創など主として鋭的損傷で、かつ本人もしくは関係者からの聴取で頸椎保護の必要性がないと判断されない限り、頸椎保護の観点から気道確保と頭頸部固定を同時に行うことが重要であ

▶頸椎保護

る。

下顎を前方へ押し出し、受け口の状態にすることで舌と喉頭蓋が前方へ移動し気道が確保される。基本は傷病者の頭側から行う方法(図2-a)であるが、頭側に位置することができない場合には尾側から行うこともある(図2-b)。応用手技として顔面外傷が高度な場合は拇指を下顎角に当てて下顎を上方に押し出す修整下顎挙上法(図3)や下顎を把持して引き上げる下顎引き上げ法(図4)などがある。

表 4. 気道確保の方法

簡便法
用手的気道確保
簡便な器具を用いた気道確保 　口腔内吸引、異物除去 　経口あるいは経鼻エアウェイ
気管挿管以外の器具を用いた気道確保
ラリンゲアルマスクエアウェイ ラリンゲアルチューブ コンビチューブ 食道閉鎖式エアウェイ
確実な気道確保
気管挿管(経口あるいは経鼻) 外科的気道確保 　輪状甲状靱帯穿刺あるいは輪状甲状靱帯切開

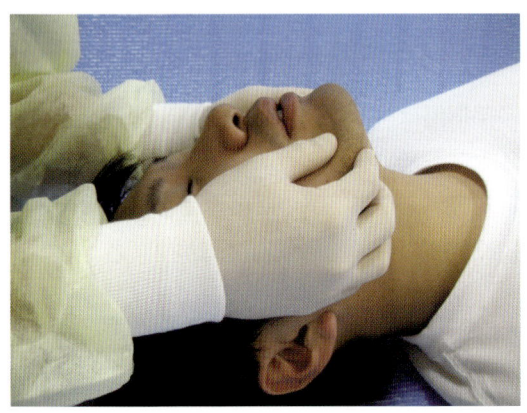

a：頭側から行う下顎挙上法

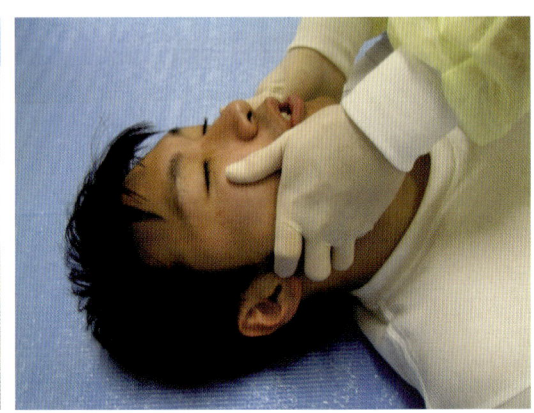

b：尾側から行う下顎挙上法

図 2. 下顎挙上法

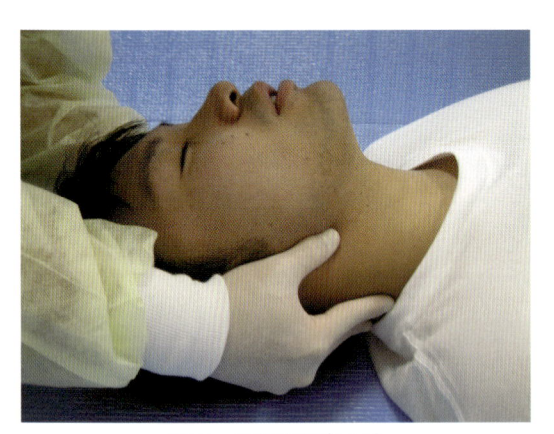

図 3. 修整下顎挙上法

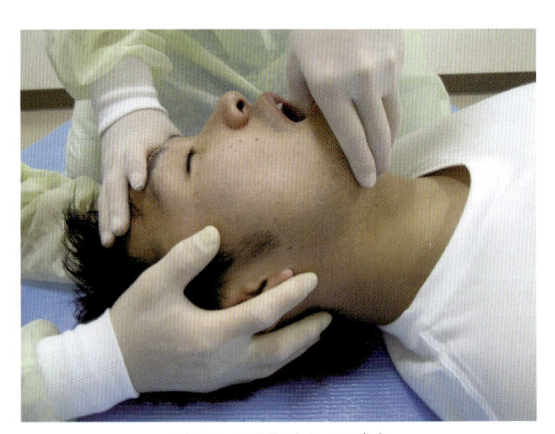

図 4. 下顎引き上げ法

2 ◆ 簡便な器具を用いた気道確保

口腔内に血液や吐物などが確認された場合は、直ちに吸引器を用いてこれらを除去しなければならない。患者に意識があれば大きく口を開かせて吸引することが可能であるが、意識障害がある場合は口を開けることができないこともあるため、用手的に開口する必要がある。この際、指を咬まれないように注意する。

▶頸椎カラー

▶エアウェイ

疾病、外傷を問わず、多くの場合は用手的気道確保が有効であるが、頸椎カラーなどを装着した際に舌根沈下が生じ気道閉塞の恐れがある場合では、経口あるいは経鼻エアウェイを使用する。この際、適切なサイズを選択しなければ、エアウェイによる気道閉塞が生じることを忘れてはならない。また、口腔内出血や鼻出血があったり、顔面骨骨折や頭蓋底骨折が疑われたりする場合は禁忌である。

3 ◆ 気管挿管以外の器具を用いた気道確保

声門上器具を用いた気道確保は、主として頸髄損傷による呼吸停止が疑われる場合に有用な気道確保手技であるが、血液や口腔内分泌物、吐瀉物の気管への流入を完全に遮断することはできない。また、盲目的に挿入するため、上・下顎骨折や喉頭、気管、食道損傷などが疑われる場合は禁忌である。

4 ◆ 確実な気道確保

▶気管挿管

気管挿管は現在用いられている気道確保手技として最も確実な方法である。基本は経口気管挿管であるが経鼻的に行うことも可能である。気管挿管の目的と適応を表5に示す。疾病、外傷を問わず、医師が救急現場にいる場合や救急処置室におい

表 5. 気管挿管の目的と適応

目　的
①気道確保 ②人工呼吸管理 ③誤嚥予防 ④気管内吸引
適　応
①上気道閉塞 　血液や分泌物、吐物などによる物理的閉塞 　腫瘍などによる器質的障害 　喉頭痙攣、声帯麻痺、喉頭浮腫などによる機能的障害 　中枢神経障害による舌根沈下など ②無呼吸 　心肺蘇生における二次救命処置 ③機械的人工呼吸管理が必要な場合 ④高度の意識障害に伴う誤嚥防止 ⑤気道熱傷が疑われる場合や、気管支洗浄などの診断的意義がある場合 ⑥改善されない低酸素血症 ⑦全身麻酔に伴う呼吸管理

て、これらの目的と適応に準じて気管挿管が実施されるため、熟知しておくことが望まれる。

▶外科的気道確保　　外科的気道確保とは、確実な気道確保の適応があるにもかかわらず、経口気管挿管ができず、かつバッグ・バルブ・マスク(BVM)換気を用いても改善されない低酸素血症が存在する場合に行われる。具体的には、顔面外傷や口腔内大量出血、頸髄損傷などによる喉頭展開困難例や、咽頭、声門浮腫により経口気管挿管ができない場合で、高濃度酸素投与下でも血中酸素飽和度を90％以上に保てない場合が適応となる。

5 ◆ 高濃度酸素投与

なんらかの原因で低酸素血症が存在する場合は酸素投与が必要となる。特にロード＆ゴー(L＆G)適応の外傷患者では、自発呼吸が十分であっても高濃度酸素投与の適応となる。リザーバー付きフェイスマスクを用いる場合は、リザーバーが十分に膨らんでいるのを確認する。また、BVMを用いた補助換気や人工呼吸実施時においても、BVMにリザーバーを装着し高濃度酸素投与を実施する。

パルスオキシメータを用いた経皮的血中酸素飽和度測定は酸素化を知るうえで有用ではあるが、示される数値はあくまでも参照にとどめるべきである。特にプレショック状態では、数値に頼らず十分な酸素を投与することを忘れてはならない。

▶補助換気

6 ◆ 補助換気・人工呼吸

呼吸異常がある場合は補助換気あるいは人工呼吸が必要となるが、気道が確保されていることが大前提となる。

補助換気や人工呼吸を実施する際はリザーバー付きBVMを用いる。マスクは患者に合ったサイズを選択し、漏れがないようにしっかりと保持する。マスクは拇指と示指の2本で保持し、残った3本で確実に下顎挙上を行う。補助換気では呼気時にバッグを押すと咳嗽が誘発されるため、自発呼吸に合わせて吸気時に軽くバッグを押す。人工呼吸では胸郭挙上が確認できる換気量で、ゆっくりと最小限の陽圧で1分間に10回程度の速さで行う。

1名で行う場合は患者の頭側に位置し、頭部を両膝で固定する。このとき、患者の体動が激しくスネーキング現象が生じると、頸部に過大な負荷が生じるため十分な注意が必要である(図5)。

▶スネーキング現象

気道の開通とマスク保持が1名では困難な場合は2名法が有効である。この場合、1名は両手でマスクを保持してしっかりと密着させ、もう1名がBVMを用いて換気を行う(図6)。

頸椎カラーを装着した場合は、装着した状態で十分に気道が開放されていることを確認する。もし気道の開通が不十分と判断した場合は頸椎カラーを解除して補助

3-3・気道・呼吸管理

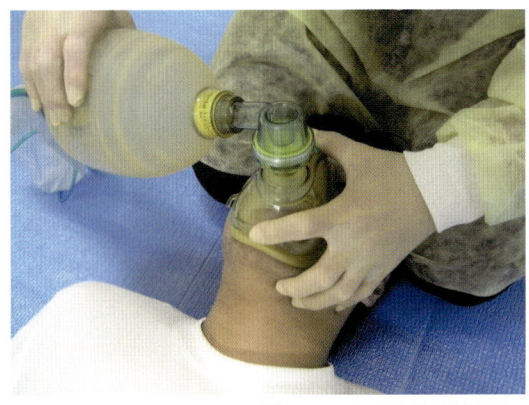

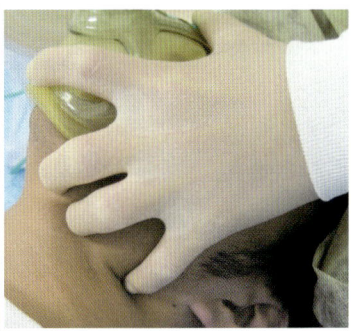

図 5. 1名で行う補助換気・人工呼吸
マスクを2本の指で把持し、3本の指を用いて下顎挙上を行う。

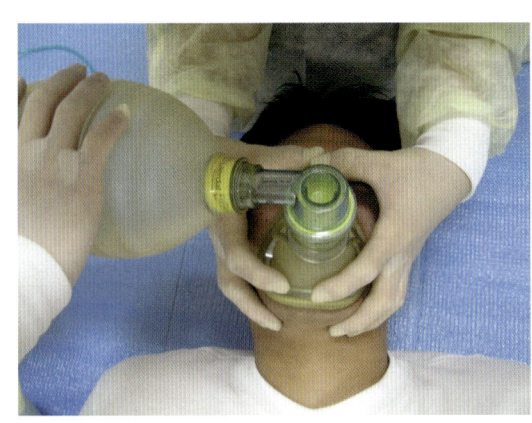

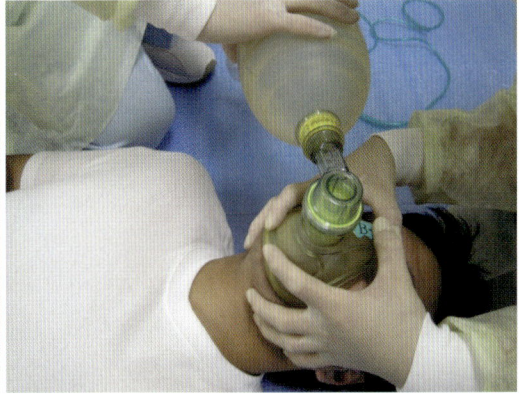

図 6. 2名法による補助換気・人工呼吸

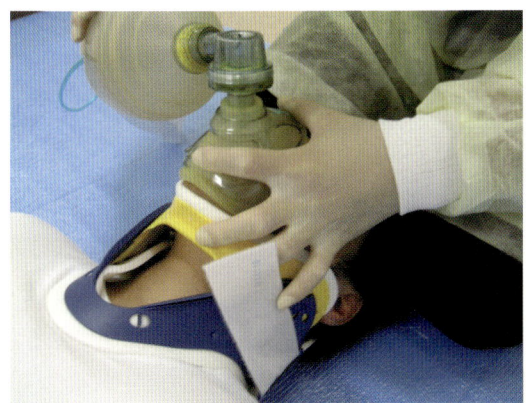

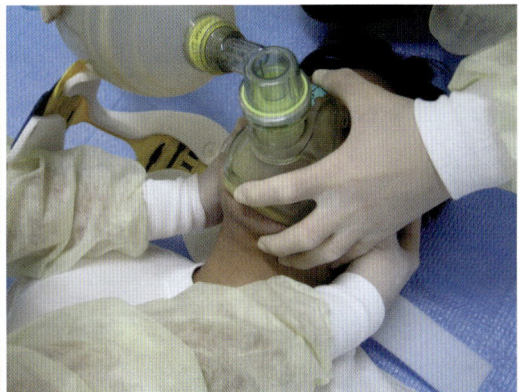

図 7. 頸椎カラー装着時の補助換気・人工呼吸

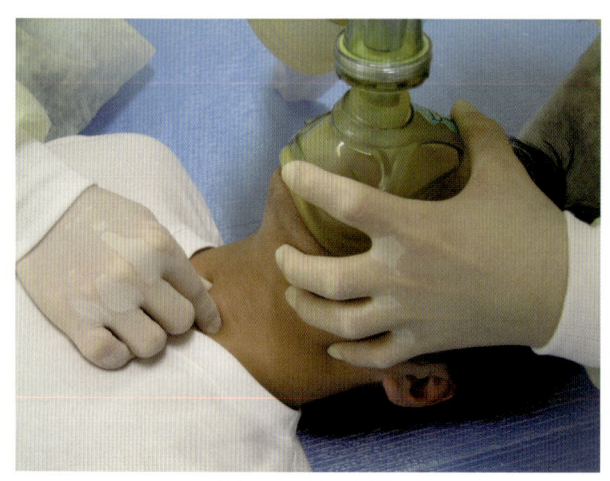

図 8. セリック法 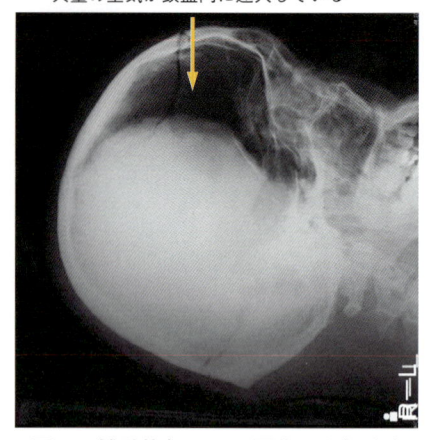　　　　　　　　　　図 9. 補助換気により悪化した気脳症

換気あるいは人口呼吸を行う(図7)。

　食道入口部はおよそ 25 cmH₂O の陽圧で開口するため、圧をかけ過ぎると気管だけでなく食道や胃に空気が流入し、胃膨満による横隔膜運動の制限や嘔吐などを誘発する。セリック法は輪状軟骨を圧迫することで気道を開放したまま食道を圧迫閉鎖することができるため、胃内容物の逆流防止だけでなく、しっかりとした陽圧換気が必要な場合に有用である(図8)。

▶胃膨満
▶セリック法
▶陽圧換気

　頸部・胸部外傷を伴う場合は、陽圧換気により存在している皮下気腫や気胸の悪化を念頭に細心の注意が必要である。緊張性気胸に陥ると気道内圧の上昇により換気の際に BVM のバッグを押す際に抵抗が強くなる。また、頭蓋底骨折を疑う場合に BVM を用いて過度の陽圧換気を実施すると、骨折部から空気が大量に頭蓋内に迷入し気脳症を悪化させる(図9)ため、細心の注意が必要となる。

　口腔内の観察や吸引、異物除去、あるいは器具を用いた気道確保(気管挿管を含む)などで喉頭鏡を用いる場合は、頭頸部の動揺を防止しかつ頸部が後屈しないよう細心の注意が必要となる。

▶吸引器
▶喉頭展開

　吸引器は直ちに使用可能な状態で常に準備しておく必要がある。頸椎カラー装着状態でも吸引や喉頭鏡を用いた喉頭展開は可能であるが、十分に開口できない場合は頸椎カラーを緩め、用手的に頭頸部を保持して実施する。これらの手技の実施中は酸素投与および補助換気、人工呼吸が中断され容易に低酸素血症に陥るため、不必要な吸引や喉頭展開は慎み、器具を用いた気道確保に時間をかけてはならない(図10)。

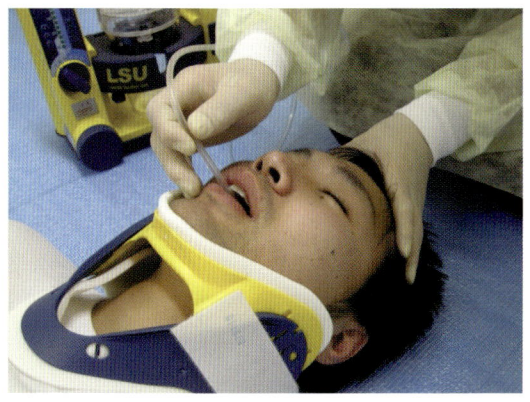

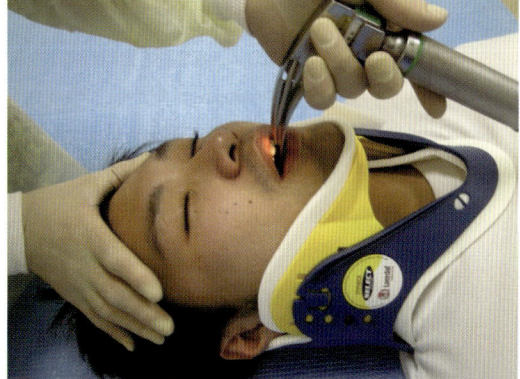

a：口腔内吸引　　　　　　　　　　　　b：喉頭展開

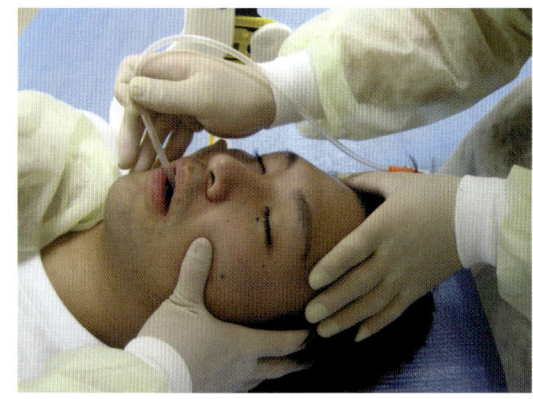

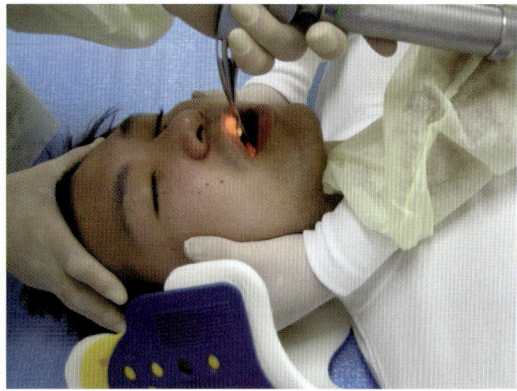

c：開口が十分できない場合は頸椎カラーを緩め、用手的頭頂部保持を行う
図 10．口腔内吸引と喉頭展開

おわりに

▶ABCDE アプローチ

　救急医療において「ABCDE アプローチ」[注]はすべての基本であり、その中でも気道・呼吸管理は最も重要で確実な対応が求められる。外傷現場において、気道・呼吸管理を必要とすることは多く、時に疾病がその原因となることも少なくない。何が原因で気道緊急が生じているのかを的確に判断し、速やかな気道確保と呼吸管理を実施し、その状況を医療機関に正しく伝えるよう努められたい。また、医師が現場で行う気管挿管や外科的気道確保に関しても、介助できるよう理解しておくことも重要である。

(根本　学)

[注]：A：Airway（気道評価・確保と頸椎保護）、B：Breathing（呼吸評価と致命的な胸部外傷の処置）、C：Circulation（循環評価および蘇生と止血）、D：Dysfunction of CNS（生命を脅かす中枢神経障害の評価）、E：Exposuse & Environmental Control（脱衣と体温管理）

MEMO ❼ ＜気道確保困難例への対処法＞

　一般市民にも推奨されている気道確保は頭部後屈あご先挙上法であるが、プレホスピタルでの外傷患者で頸椎・頸髄損傷が疑われる患者の場合は、頭頸部を動かすことなく気道確保が可能な下顎挙上法を用いる（図 1～3）。

　バック・バルブ・マスク（BVM）を用いて人工呼吸や補助換気が必要な場合は、下顎挙上法にて用手的気道確保を実施しマスクをフィットさせるが、歯がない場合や、高齢者で口角が凹んでいる傷病者の場合は、空気が漏れ十分な換気ができない場合がある。

　BVMによる換気時に空気が漏れる場合の対処のポイントは、「マスクを顔の形に近づける」か「顔をマスクの形に近づける」かの二通りである。

【1．マスクを顔の形に近づける場合】
・マスクの種類によって曲線が異なるので、より顔の形に近いものを選択する（図4）。
・空気量が調節できるマスクの場合は、空気量を調節し顔に密着させる（図5）。

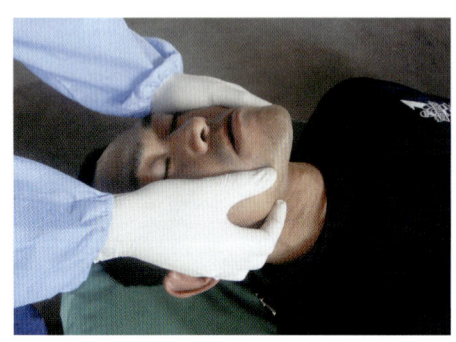

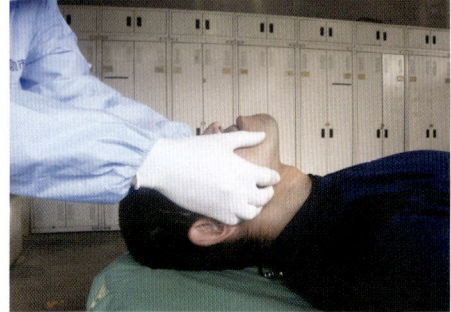

図 1．下顎挙上法

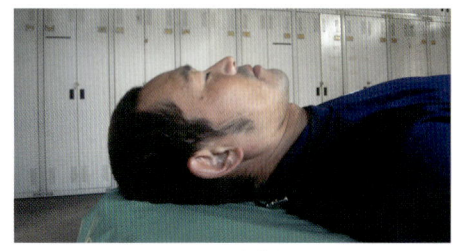

図 2．実施前

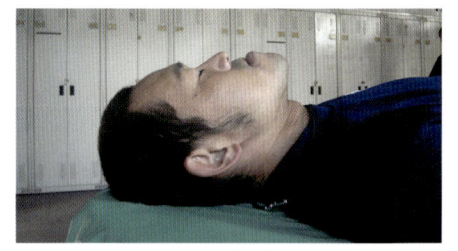

図 3．下顎挙上法での気道確保は頭頸部を動かすことなく気道確保が可能である

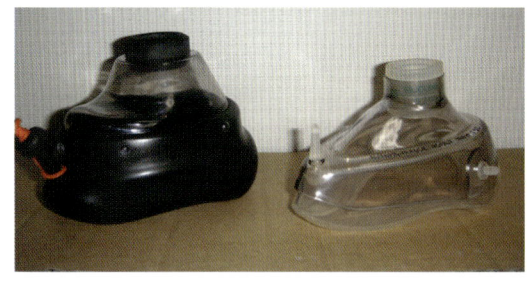

図 4．マスクの種類によって顔に当たる部分の曲線が異なる

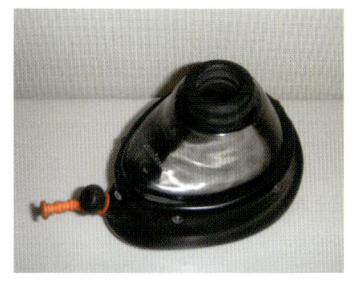

図 5．空気が注入できるタイプ

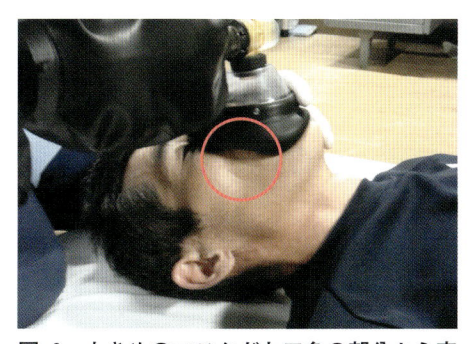

図 6. 大きめのマスクだと口角の部分から空気が漏れる

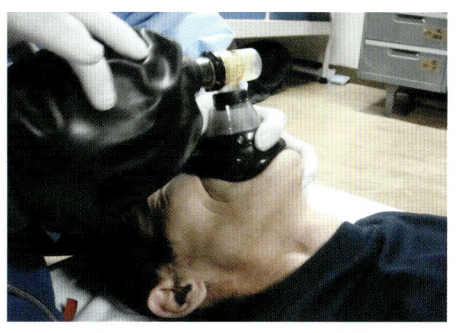

図 7. 小さめのマスクを用いて密着させる

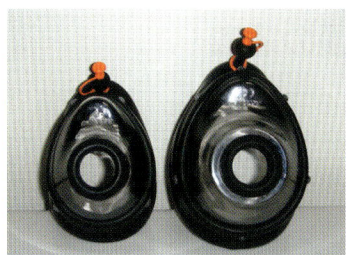

図 8. マスクの大きさの比較

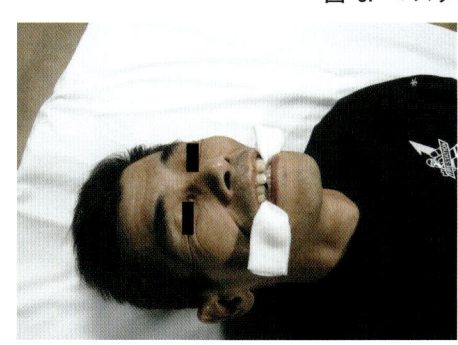

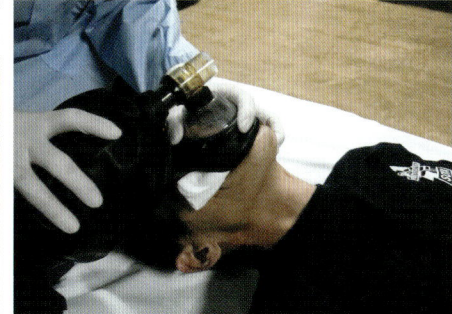

図 9. 口角にガーゼなどを置きマスクを密着させる

・小さめのマスクを用いて顔の形に近づける（図6〜8）。

【2．顔をマスクの形に近づける場合】

・歯がない場合、また入れ歯などが外れていてマスクフィットが困難な場合は、頬の内側に濡れたガーゼなどを入れマスクの形に近づける。
・口角が凹んでいれば空気の漏れる口角の部分に濡れたガーゼなどを置き、隙き間をなくしマスクを密着させる(**図9**)(ただし、ガーゼなどを用いる場合は、気道異物にならないよう注意が必要である)。

　また、気道確保をする場合、病院収容まで下顎挙上を継続することや、頸椎カラーを装着したままでの気道管理の継続は難しいので、適応と禁忌を理解したうえで経口エアウェイや経鼻エアウェイ、またその他の気道確保器具を使用することも考慮する。

(白石直哉)

VOL. 4　脊椎保護

はじめに

外傷患者に対する脊椎保護は、プレホスピタルからの処置や対応が極めて重要である。

高エネルギー事故やロード＆ゴー（L＆G）の傷病者では全脊柱固定が推奨されており、脊椎・脊髄損傷の見逃しや不適切な対応は、不可逆的な機能障害や後遺症を招くため適切な手技を学んでおかなければならない。

I．脊椎保護の意義

脊椎・脊髄損傷は傷病者の生命に危険を及ぼすだけでなく、重篤な機能障害や後遺症を生じるため、外傷を負った傷病者においては脊椎・脊髄損傷の可能性を常に念頭において活動しなければならない。

受傷機転が明確であり、意識清明で神経学的所見が正確に判断できれば、頸椎・脊椎損傷の有無や全脊柱固定の必要性の判断が可能である。一方で、プレホスピタルの現場では画像診断などの検査ができないため、脊椎・脊髄損傷を完全に否定することができない。高エネルギー外傷（表1）やL＆G症例で、頸椎を含む全脊柱固定が推奨されているのはこのためである。

▶高エネルギー外傷
▶L＆G症例

また脊椎・脊髄損傷の徴候や症状が認められなくても、受傷機転や症状から脊椎・脊髄損傷を疑う場合は全脊柱固定の適応となる（表2）。

脊椎保護では頸椎や脊椎を固定することにより動揺を抑制し、外傷などによって生じた損傷を悪化させないことが目的であり重要である。

▶損傷を悪化させない

表 1．高エネルギー事故の具体例

- 同乗者の死亡した車両事故
- 車外に放出された車両事故
- 車の高度な破損を認める車両事故
- 救出に20分以上要した車両事故
- 車両の横転
- 運転者が車両から離れていたバイク事故
- 以下の歩行者・自動車事故
    車両に轢かれた
    自動車が歩行者や自転車に衝突
    （5m以上跳ね飛ばされた）
- 機械機器に巻き込まれた
- 体幹部が挟まれた
- 高所からの墜落

表 2．全脊柱固定の適応

1. ロード＆ゴーの傷病者
2. 症状・受傷機転から脊椎・脊髄損傷を否定できない場合
    例）・脊椎の疼痛
       ・対麻痺・四肢麻痺などの神経学的異常
       ・プールなどでの飛び込み
3. 正確な所見が得られない場合
    例）・意識障害
       ・アルコール・薬物などの中毒
       ・注意をそらすような他部位の激痛

（文献2）による）

特にプレホスピタルの現場では、傷病者の移動や病院搬送時の不適切な固定により二次的な損傷を起こす危険が伴うことがあり、全脊柱固定を実施する場合は正しい知識と手技を身に付けなければならない。

II. ニュートラル位

ニュートラル位とは頸椎軸が生理的な状態にある位置のことをいう。

▶生理的彎曲位

ニュートラル位にすることにより、脊柱は生理的彎曲位を保ち、脊柱管が最も広くなり頸椎・頸髄に対するストレスを最小限にすることができる。

1 ◆ 成人の場合

▶過伸展

仰臥位にした場合、頸椎が過伸展となるため、頭部に2〜3cmのパッドやタオルなどを敷きニュートラル位とする(図1、2)。

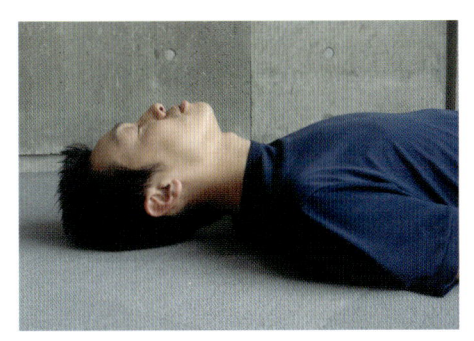

図 1. そのまま仰臥位にした状態 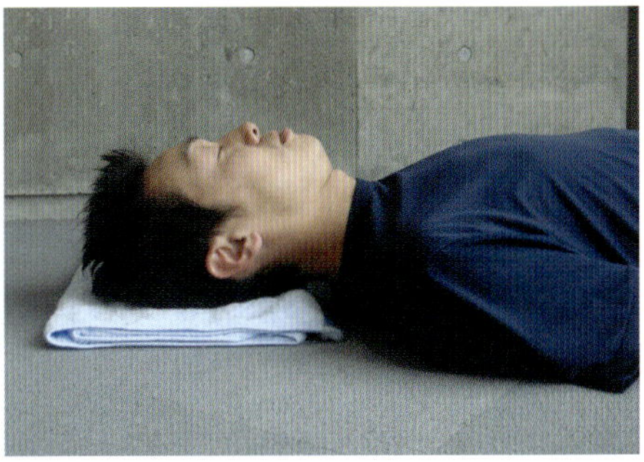　　図 2. 頭部にタオルやパットを入れた状態

2 ◆ 小児の場合

▶過屈曲

幼若な小児ほど頭部が体幹より相対的に大きいため、頸椎が過屈曲になりやすい。肩から腰まで毛布やタオルなどを敷きニュートラル位とする(図3、4)。

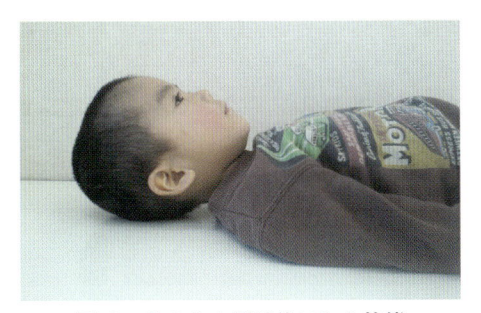

図 3. そのまま仰臥位にした状態 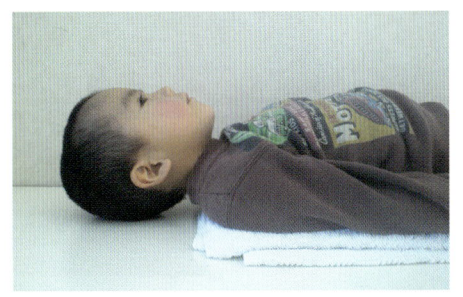　　図 4. 肩から腰までタオルやパッドを入れた状態

III. 頸椎カラーの装着

1 ◆ 頸椎カラーの目的

▶二次的な損傷を防ぐ

頸椎カラー装着の目的は、傷病者の頸部を不用意に動かさないようにすることにより二次的な損傷を防ぐことである。

2 ◆ 頸椎カラーの特徴

▶用手的な保持

屈曲・伸展に対してはある程度抑制できるが、側曲やねじれに対しての固定力は弱い。適切なサイズを選択し、確実な手技のもとで装着しても頸椎を完全に固定することができないため、全脊柱固定などでより確実に固定できるまでは用手的な保持の併用をする必要がある。また不用意な動揺を防ぐため傷病者の協力も必要となる。

3 ◆ 頸椎カラーの種類

①頸椎カラーは一般的に小児用、成人用がある(図5)。

②サイズが固定されているタイプと、ある程度サイズが調節できるタイプがある(図6)。

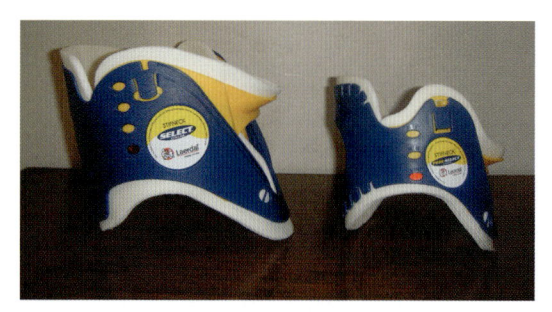

図 5. 大小頸椎カラー

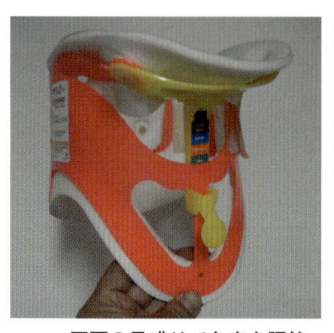

a：正面の目盛りで角度を調節するタイプ

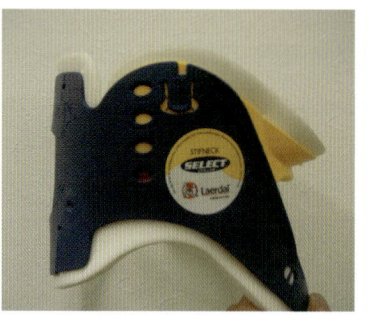

b：側面の目盛りで角度を調節するタイプ(短くした状態)

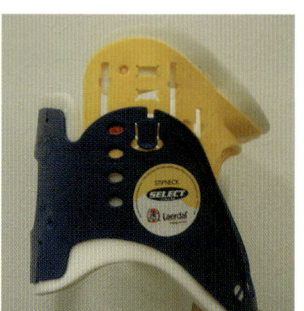

c：側面の目盛りで角度を調節するタイプ(長くした状態。約6cmの調節が可能である)

図 6. サイズが調整できるタイプ

3-4・脊椎保護

頸椎カラーの装着方法については各メーカーごとにいろいろな種類があるため取扱説明書をよく確認し装着に関しての訓練が必要である。

4 ◆ 頸椎カラーの装着方法

▶ニュートラル位

①頭部を保持しニュートラル位となるようにする(図7)。

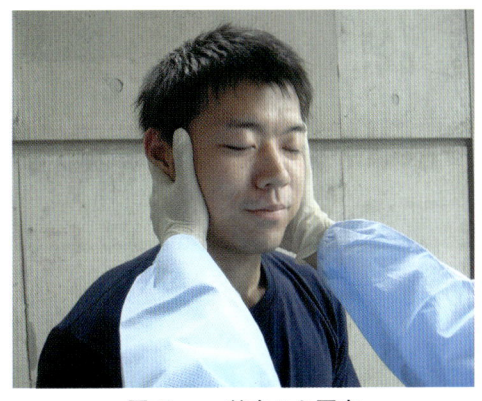

図 7-a．前方から固定　　図 7-b．後方から固定

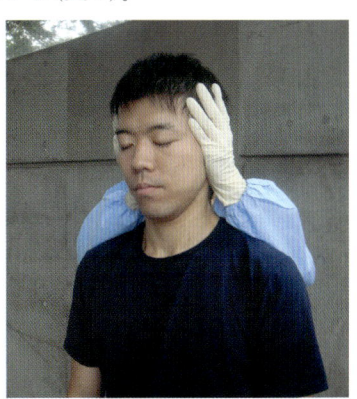

②ニュートラル位に保持した状態で、肩から下顎先端の延長線までの高さを測定する。正確な高さを測るために指を首の付け根に置くとよい(図8)。

▶正確な高さを測る

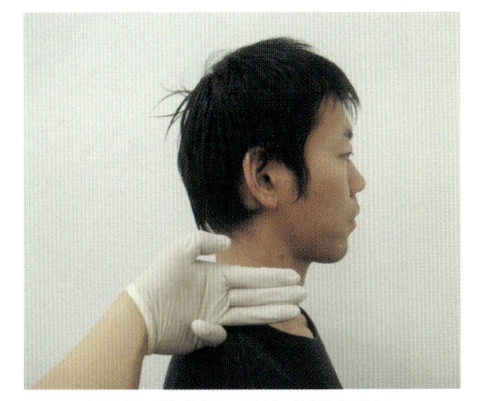

図 8．指を使い高さを測定する

③頸椎カラーを選択する、またはサイズを調節する。下顎先端が載る位置と肩の位置を測定した幅に合わせる(図9)。

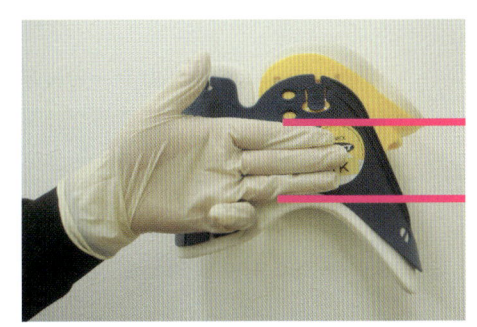

図 9．測定した高さに頸椎カラーを合わせる

155

④立位の場合：頸椎カラーを前胸壁から滑らすように下顎へ移動し、下顎を固定する（図10）。

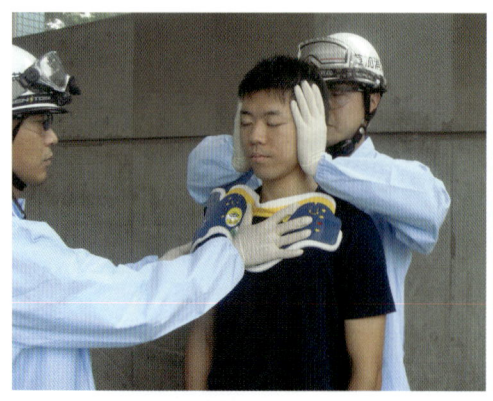

図 10-a．顎の下の正中線上に頸椎カラーを合わせる

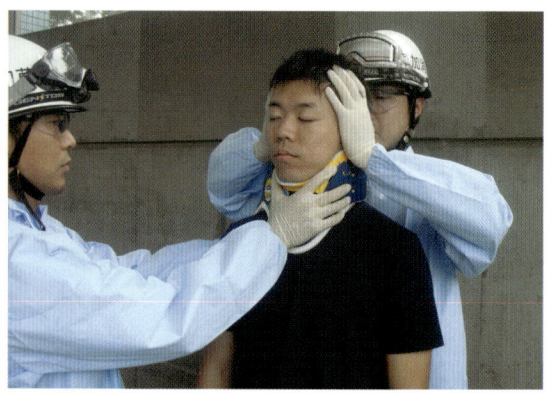

図 10-b．前胸部を滑らせるように下顎を固定する

⑤仰臥位の場合：下顎・前頸部に頸椎カラーを当てた手は装着が完了するまでしっかり保持する（図11）。

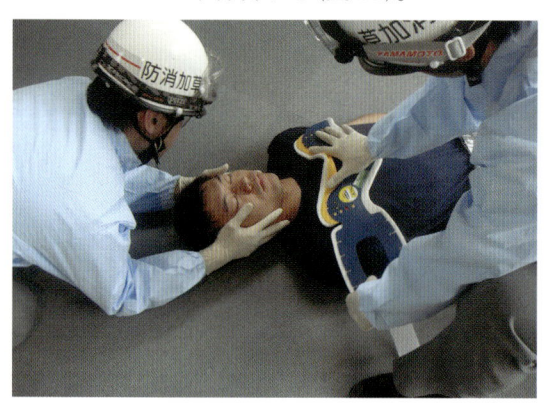

図 11-a．前胸部を滑らせるように下顎を固定する

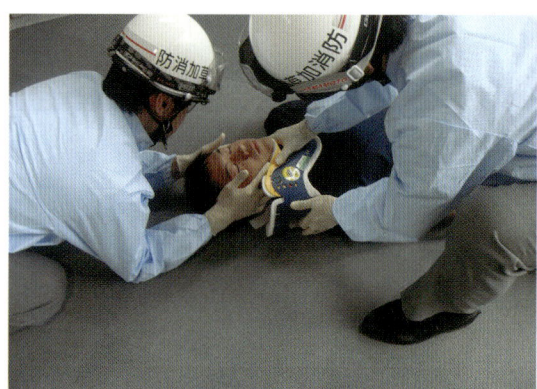

図 11-b．頸椎カラーのパネル（後方）を頸部に通す

⑥頸椎カラーの後部を頸部に通してしっかり固定する（図12）。

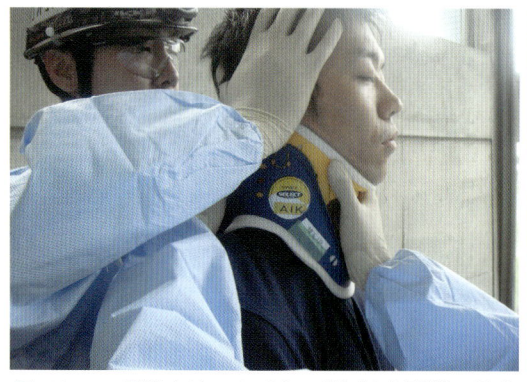

図 12-a．頸椎カラーのパネル（後方）を頸部に通す

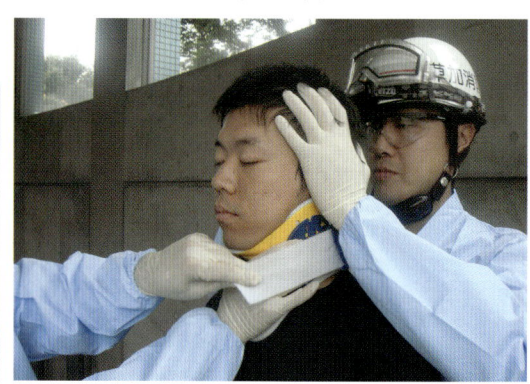

図 12-b．ベルクロテープをしっかり固定する

▶一直線上にあることを確認する

⑦固定後は、傷病者の鼻-顎先-臍のラインが一直線上にあることを確認する(図13)。

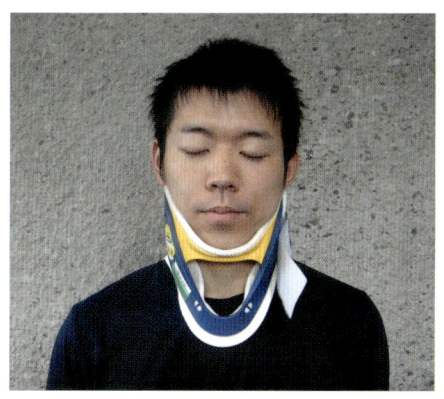

図 13-a．鼻-顎先-臍のラインが一直線上にあることを確認する

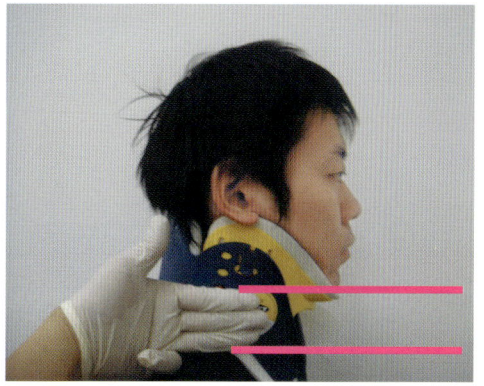

図 13-b．サイズを合わせて装着した状態

⑧サイズが不適切な場合：サイズが小さければ前屈する(図14)。サイズが大きければ後屈する(図15)。適切なサイズは図16のとおりである。

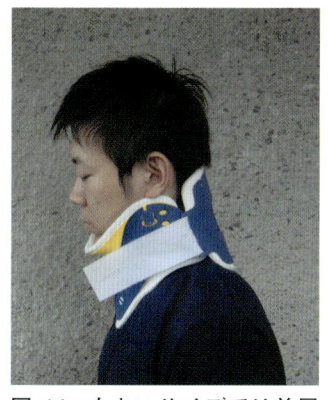

図 14．小さいサイズでは前屈する

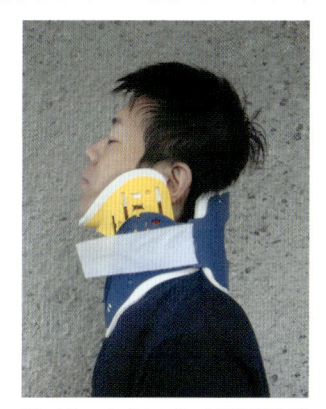

図 15．大きいサイズでは後屈する

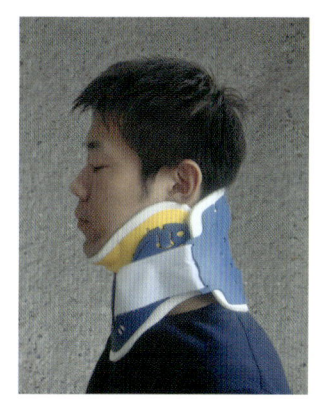

図 16．適切なサイズ

⑨固定が緩い場合：前後・左右の固定力不足が生じる(図17)。

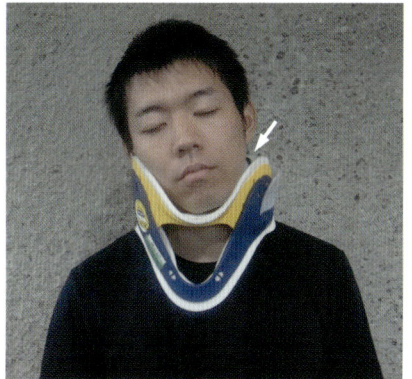

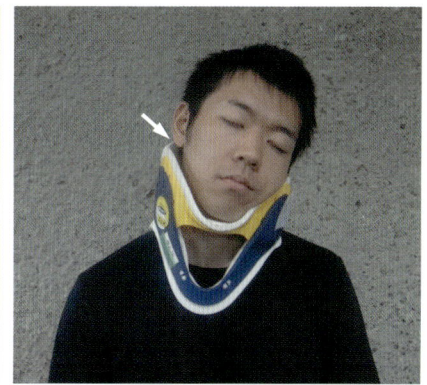

図 17．固定が緩いと側屈する

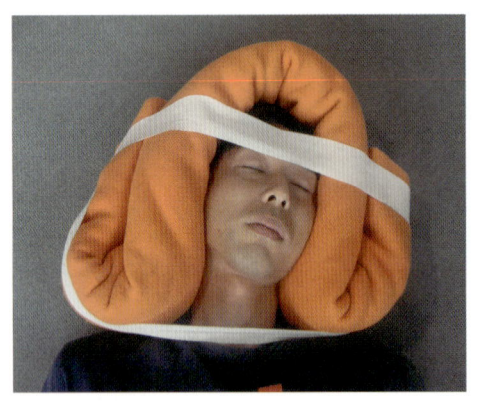

図 18. 頸椎カラーが装着できない場合の固定方法

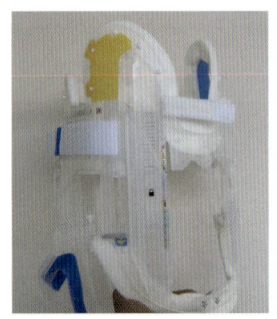

図 19. X-カラー（X-Collar）
（コーケンメディカル提供）

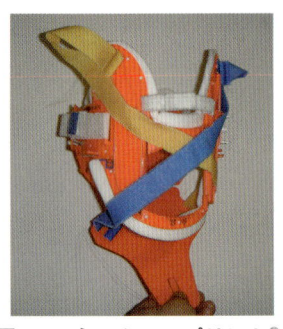

図 20. ネックススプリント®（NeXsplint）
（コーケンメディカル提供）

5 ◆ ニュートラル位が困難な場合で頸椎カラーが装着できない場合

▶その状態で固定

意識のある傷病者で、ニュートラル位にする際に痛みを訴えたり、ニュートラル位にする際に抵抗を感じた場合は、無理にニュートラル位にしない。頸椎カラーの装着ができない場合は、毛布などを利用しその状態で固定する（図18）。

6 ◆ 頸部保護固定スプリント（X-カラー®、ネックススプリント®）

従来の一般的な頸椎カラーよりも固定力が強く、事前にサイズを調節することなくワンサイズで小児（約12 kg）から大きな成人（約160 kg）まで使用可能である。左右2本のストラップと、調整可能なチェストピースで前後、左右、上下方向に保持するため、体型の異なる傷病者にも対応可能である。

▶そのままの状態で固定が可能

傷病者の頸部外周や長さに応じて左右、上下に微調整ができるため、ニュートラル位が困難な傷病者でも、ある程度の角度ならばそのままの状態で固定が可能である（図19、20）。

1 装着方法

①正中に合わせ（チンストラップを顎の正面に合わせ、パットが顎の下にくるように）バックルを差し込む。仰臥位の場合は、本体後面のバックエクステンションピースを肩口から入れる（図21）。

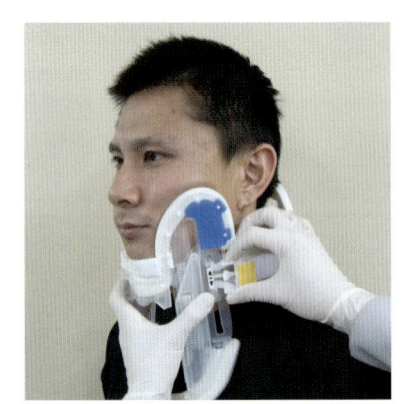

図 21-a．バックルを差し込む

3-4・脊椎保護

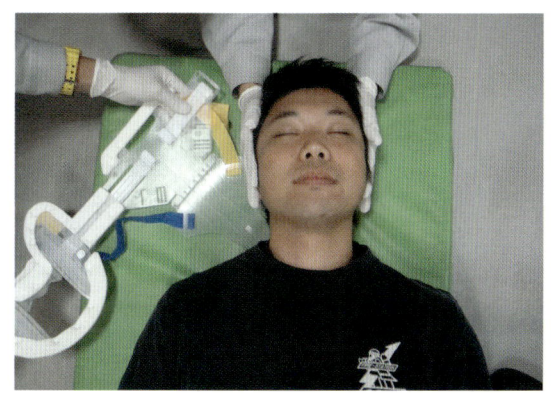

図 21-b．仰臥位の場合は肩口から差し込む

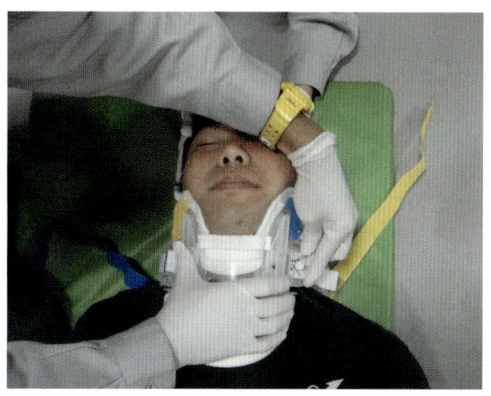

図 21-c．バックルを差し込む

②バックルを装着後、左右のサイドストラップを引き締めて付ける(図22)。

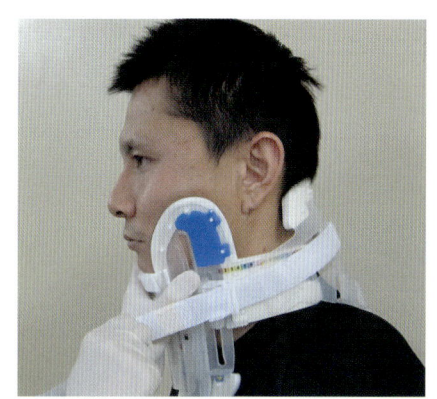

図 22．両方のサイドストラップを調節する

③チェストピースを伸ばしロックする(図23)。

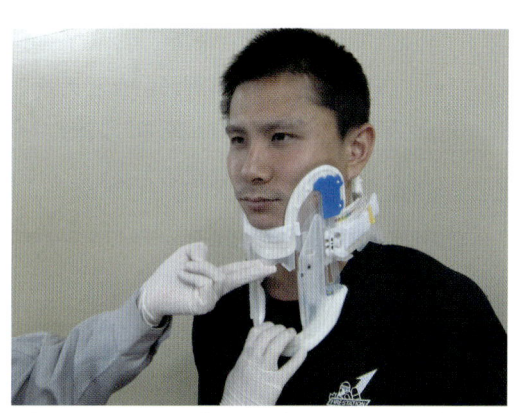

図 23．チェストピースを胸にしっかりと納まるまで伸ばす

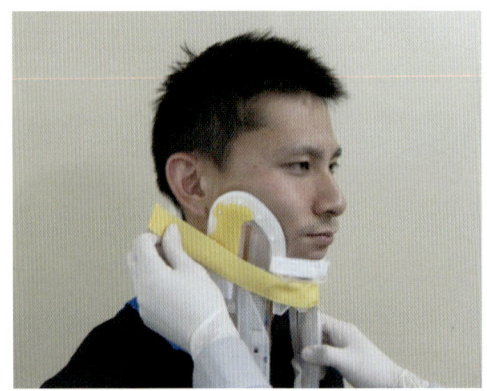

図 24-a. 黄色は黄色の固定位置に合わせる 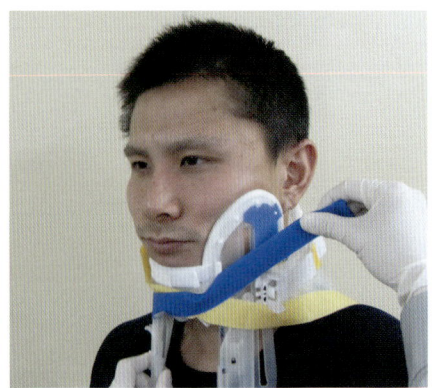　　図 24-b. 青色は青色の固定位置に合わせる

④左右のカラーベルクロストラップを引き、顎の下で交差させ色分けされた左右の固定位置に取り付ける（図24、25）。

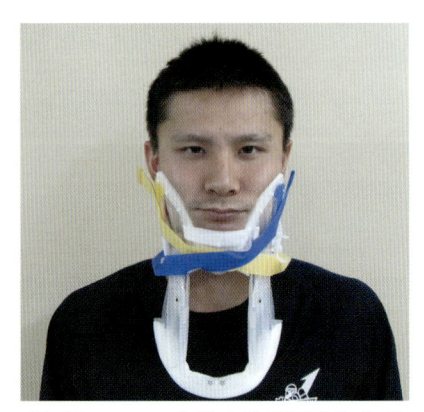

図 25. ニュートラル位で固定した状態の完成図

2 ニュートラル位がとれない場合の装着方法

　左右の調節値を変えることにより、ニュートラル位が取れない傷病者でも装着可能な場合がある。例えば、左方向を向きニュートラル位が困難な場合は、図26～28のようにするとよい。

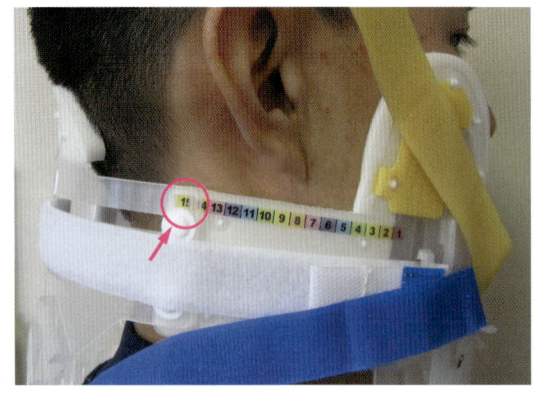

図 26. 右側のメモリを大きい値にする 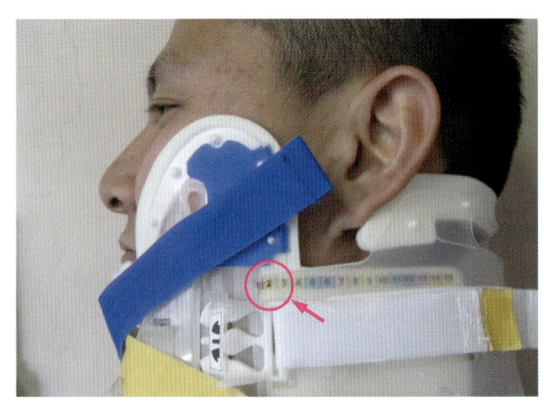　　図 27. 左側のメモリを小さい値にする

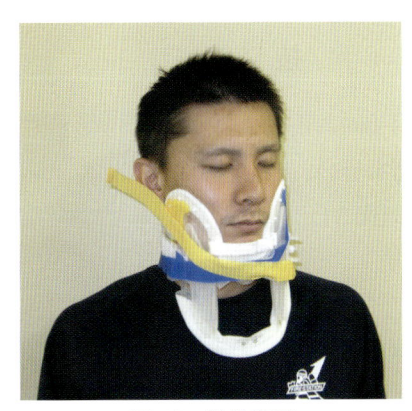

図 28. 装着終了

IV. ログロール

　ログロールとは、丸太を転がすように傷病者の身体を1本の丸太(log)に見立てて、患者の脊柱軸を正中に保ちながら脊柱軸にひねりや屈曲を与えずに回す(roll)動作である(図29)。

▶素早くバックボード上に傷病者を移動することが可能

　この方法を用いることにより、脊柱軸を保持しながら背面観察を行い、素早くバックボード上に傷病者を移動することが可能になる。頭部保持と体幹の保持に3名以上の実施者が必要である(図30)。

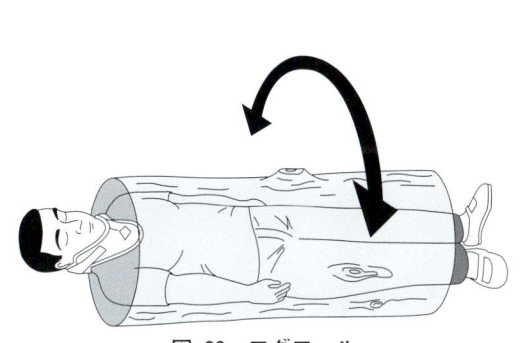

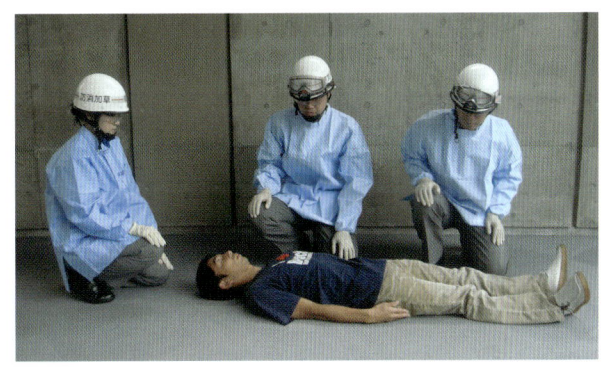

図 29. ログロール　　図 30. 傷病者の頭部側に1名、側面に2名の実施者が必要

1 ◆ 手 技

▶正中に保つ

①用手的に正中中間位で頭部保持を行い、頸椎軸を正中に保つ(図31)。

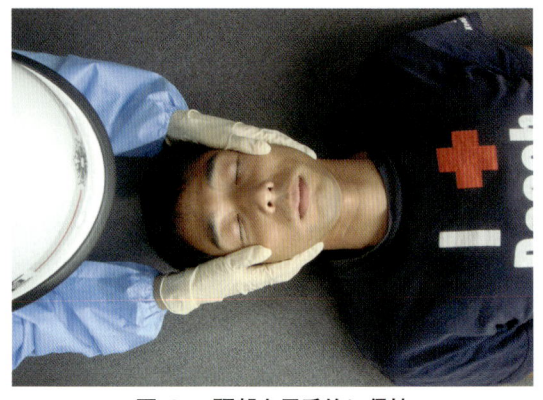

図 31. 頭部を用手的に保持

▶用手による頭部保持

②頸椎カラーを装着する。頸椎カラーを装着しても全脊柱固定が実施されるまで用手による頭部保持を実施する(図32)。

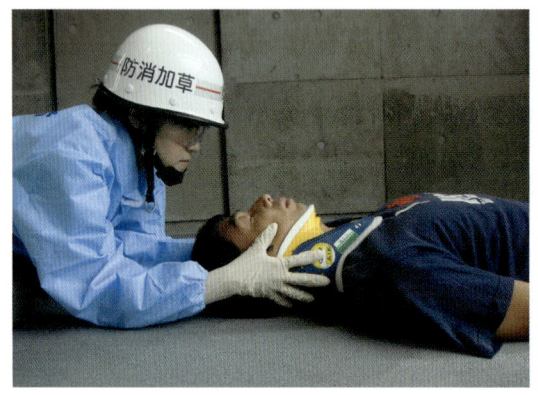

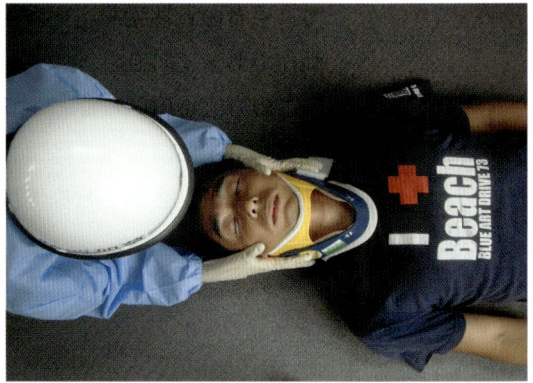

図 32. 頸椎カラーを装着しても頭部保持を継続する

▶一直線であることを確認

③傷病者の下肢は伸展させ、上肢は手のひらが内側を向いた状態で体幹側面に付けて伸展させる(「気をつけ」の姿勢、図33)。傷病者の鼻-顎先-臍のラインが一直線であることを確認する。

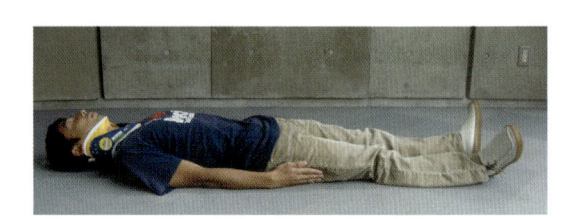

図 33. ログロール前の傷病者の姿勢

④傷病者の主受傷側の横にバックボードを置く。ただし受傷側にスペースがない場合はこの限りではない。

⑤頭部保持以外の実施者は、傷病者を挟んでバックボード側と反対側に位置し、胸部付近と下腿付近にひざまずく（図34）。

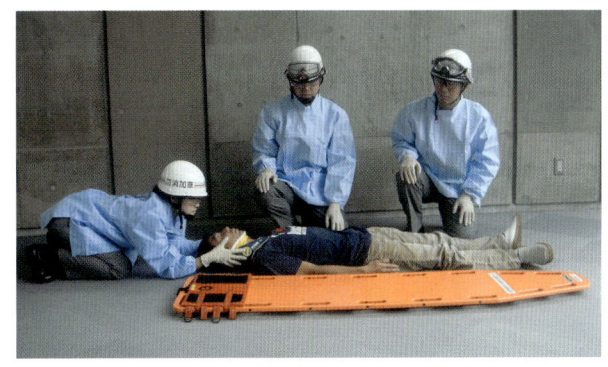

図 34．ログロール前の実施者の位置

⑥1名は肩および臀部を保持し、もう1名は臀部および下腿部を保持する（図35）。

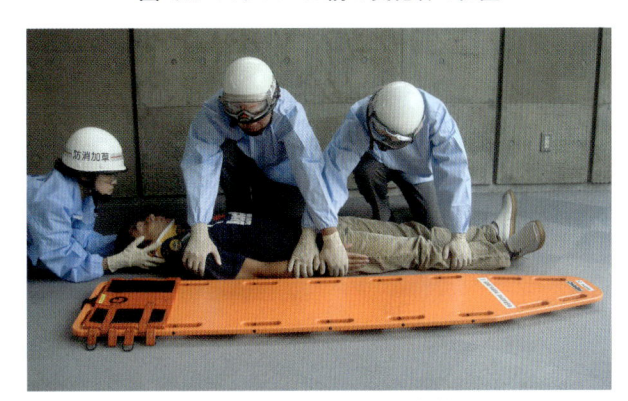

図 35．肩・臀部・下腿部を保持する

▶頭部保持者の合図

⑦頭部保持者の合図でログロールに入る。体幹を保持している実施者側へ傷病者の身体を90°側臥位にする（図36）。

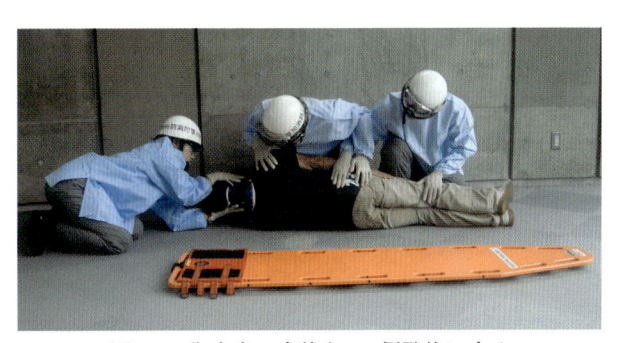

図 36．傷病者の身体を90°側臥位にする

▶頭部保持者は脊柱軸の回転に合わせ

⑧頭部保持者は脊柱軸の回転に合わせ傷病者の鼻-顎先-臍のラインが一直線になるように保持する(図37)。

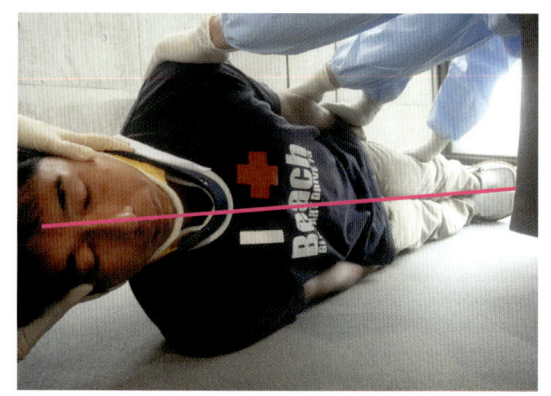

図37. 鼻-顎先-臍のラインが一直線になるようにする

⑨体幹保持者は身体全体で傷病者を保持し安定させる。

注! **脊柱軸がずれないように十分注意が必要である。**

▶視診と触診で観察

⑩肩と臀部を保持した実施者は、臀部を保持した手を離し、後頭部、背部、臀部などの背面を視診と触診で観察する(図38)。

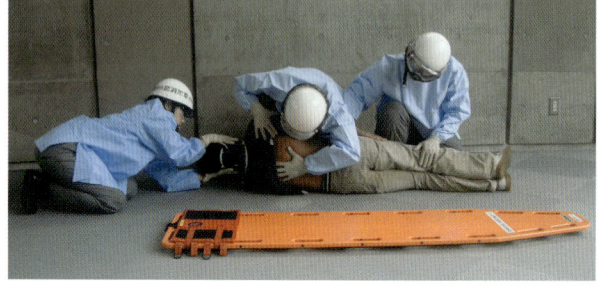

図38. 背面を観察する

⑪背面を観察していた手でバックボードを引き寄せ、臀部を再度保持する(実施者が多ければバックボードを、30～40°の角度で斜めに差し込んでもらう(図39)。

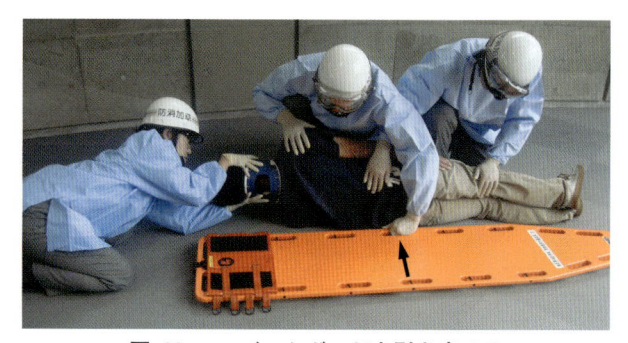

図39-a. バックボードを引き寄せる

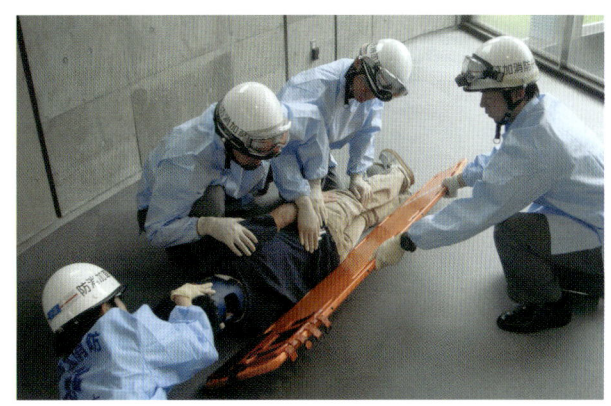

図 39-b．実施者が多ければバックボードを差し込んでもらうことが可能

⑫再び頭部保持者の合図で、引き寄せたバックボード上に傷病者が仰臥位になるよう戻す(図40)。

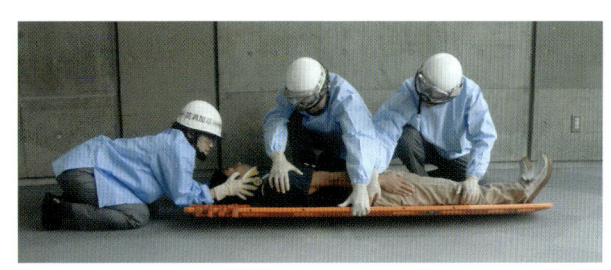

図 40．傷病者をバックボード上に乗せる

⑬傷病者がバックボードの中心に位置していない場合(図41)は長軸方向にスライドさせ、Z字を描くイメージでバックボード中央に移動する。スライドさせる際は、頭部保持者の合図で実施する。頭部保持者は積極的に引いたり押したりしないよう注意する。

▶Z字を描くイメージ

▶積極的に引いたり押したりしない

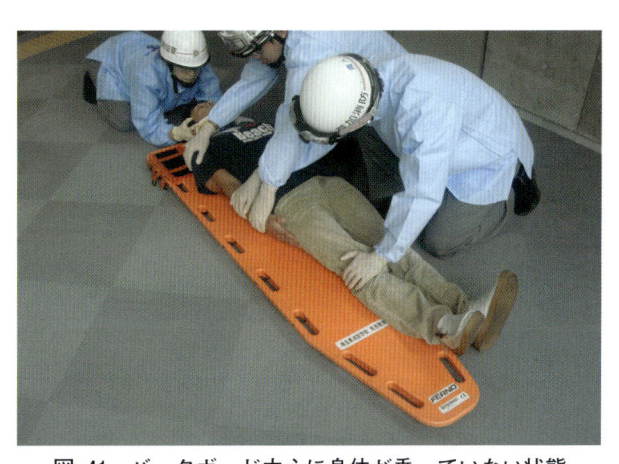

図 41．バックボード中心に身体が乗っていない状態

体幹保持者は手のひらだけでなく、上肢全体で傷病者を保持しスライドさせると傷病者を移動させやすい(図42)。また、傷病者をスライドさせる際に、バックボードが一緒に移動しないように押さえて固定することも必要である(図43)。

▶押さえて固定する

傷病者をスライドさせる際には、実施者の動きを調和させ、動く位置を合わせなくてはならないため、あらかじめ最初に動かす方向とどのくらい動かすかを実施者で決めておく。

3-4・脊椎保護

165

図 42-a. 手のひらだけで保持

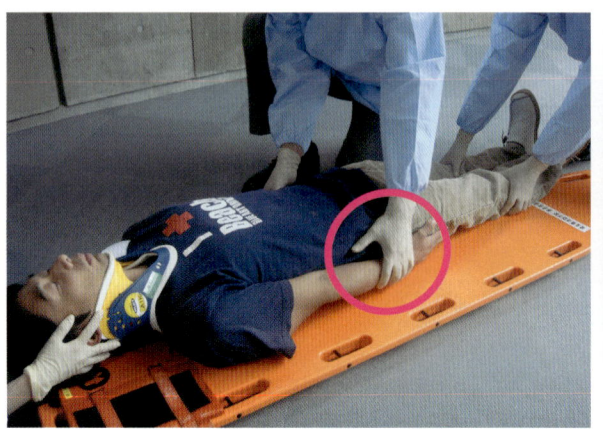

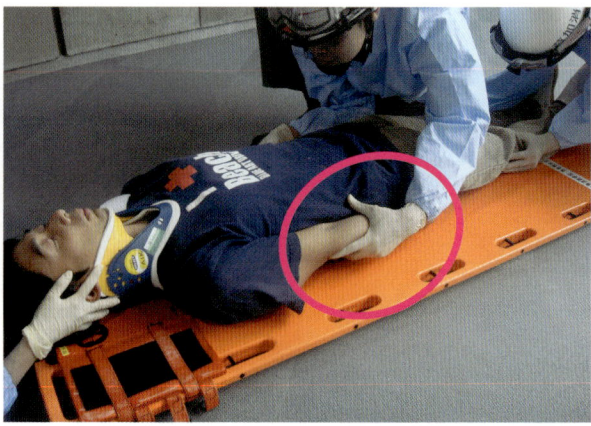

図 42-b. 上肢全体を使い保持

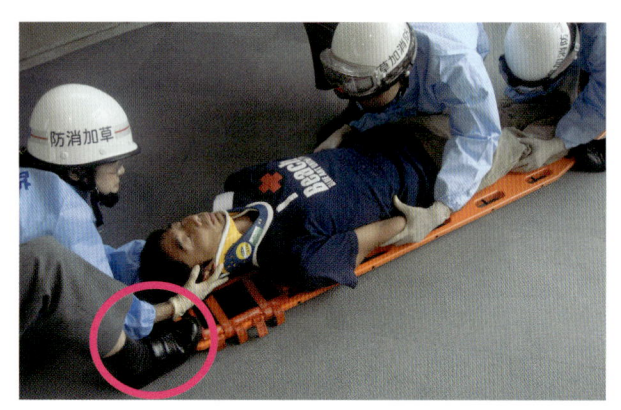

図 43. ボードが動かないように足で固定

注! 脊柱軸がずれないように十分注意が必要である（図44、45）。

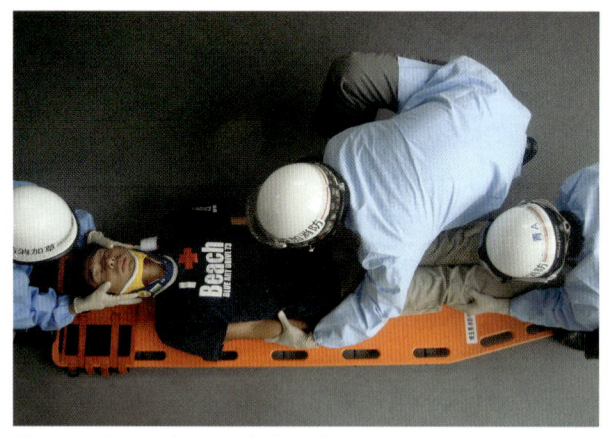

図 44. バックボードと身体の中心が合っていないため傷病者を移動する

図 45-a．下（足側）へ

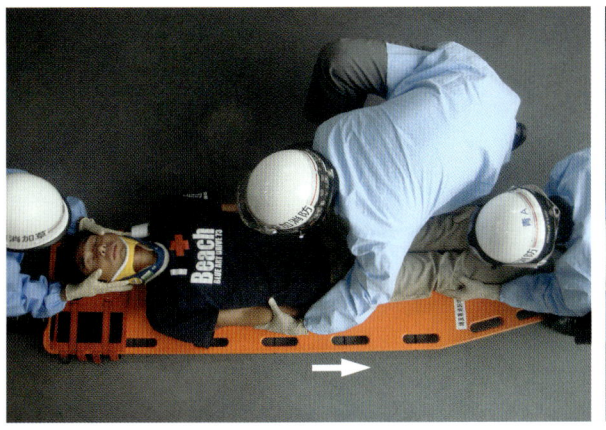

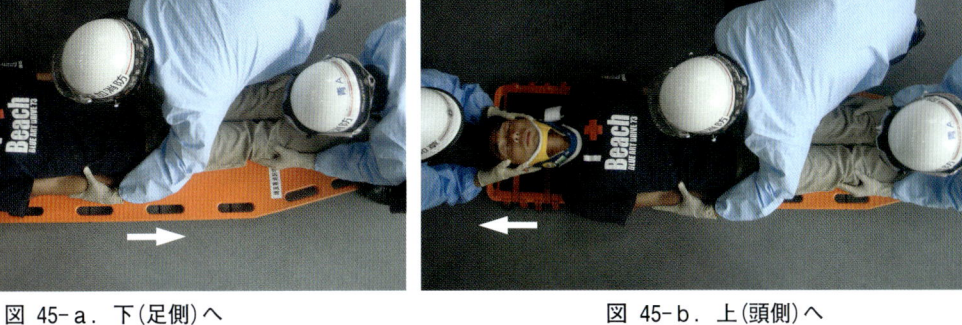

図 45-b．上（頭側）へ

2 ◆ 腹臥位の場合

▶拇指が傷病者の顔側

①腹臥位での傷病者の頭部保持は、ログロールした際に実施者の腕が交差するのを防ぐため、拇指が傷病者の顔側に向くように保持する（図46、47）。

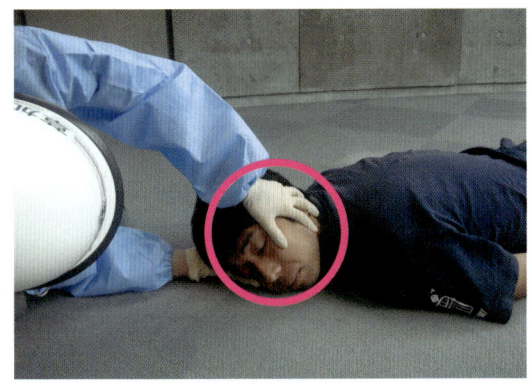

図 46-a．よい例（拇指が顔側）

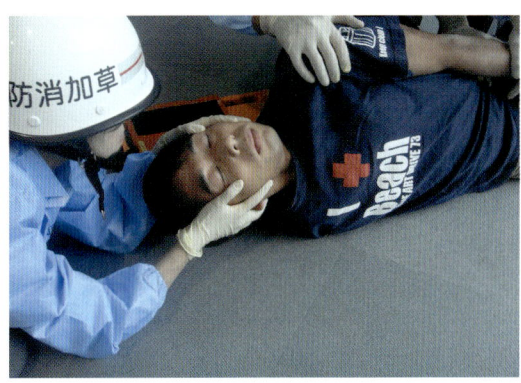

図 46-b．手が交差せず継続的な頭部保持が可能

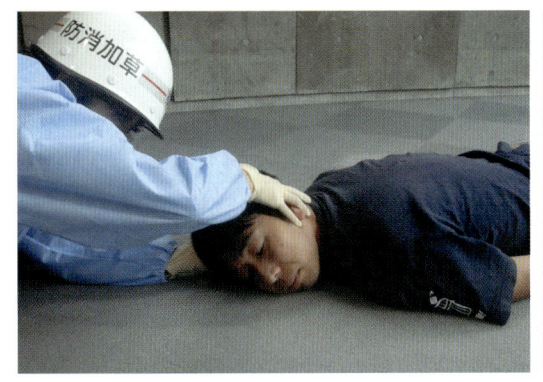

図 47-a．悪い例（拇指が後頭部側）

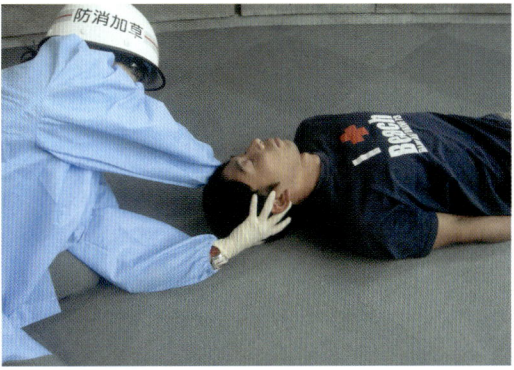

図 47-b．保持する向きを間違うとログロールした際に手が交差する

▶運動感覚を確認

②背面と四肢の運動感覚を確認しておく(ログロール後に運動感覚の変化が確認できるため)(図48)。

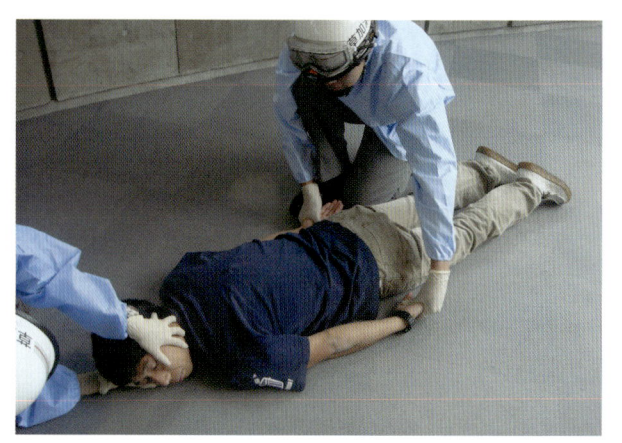

図 48. 四肢の運動感覚を確認

③傷病者の後頭部側にバックボードを置く(図49)。

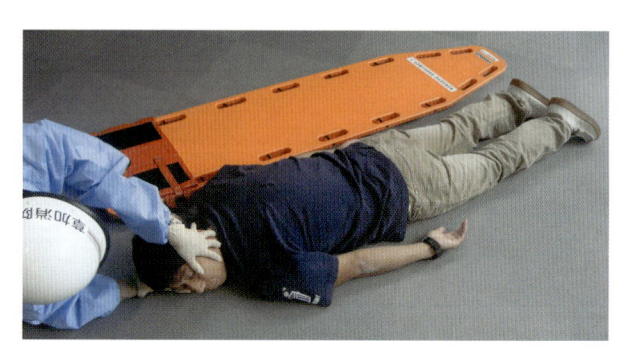

図 49. バックボードは後頭部側へ置く

④1名は肩および臀部を保持し、もう1名は臀部および下腿部を保持する(図50)。

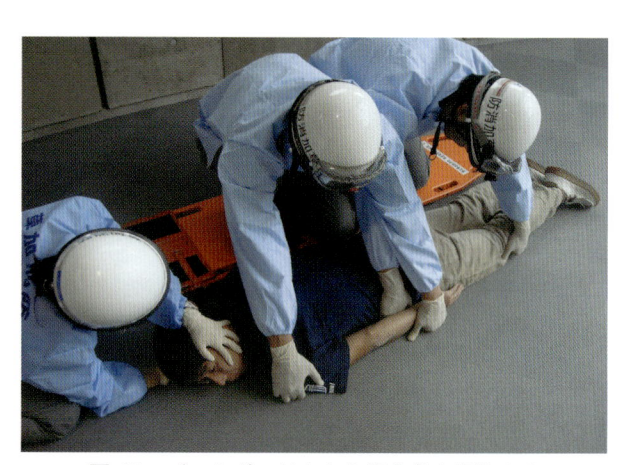

図 50. バックボード上から傷病者を保持する

3-4・脊椎保護

▶腹臥位のままの状態を保つ

⑤頭部保持者の合図で、体幹を保持している実施者側へ傷病者の身体を90°傾け側臥位にする。ログロール中の頭部保持者は、体幹に対しての頭部の角度や軸が腹臥位のままの状態を保つ（図51）。

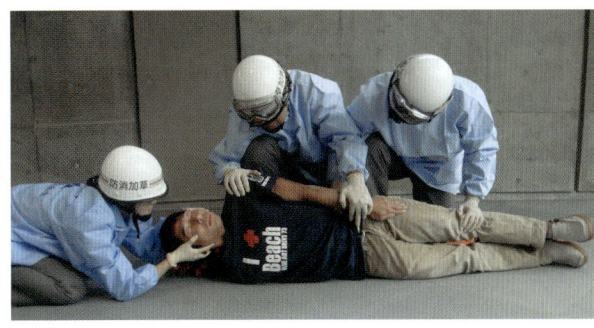

図 51. 頭部の角度は腹臥位の状態を保つ

⑥再度、頭部保持者の合図でバックボード上に仰臥位にする（図52）。

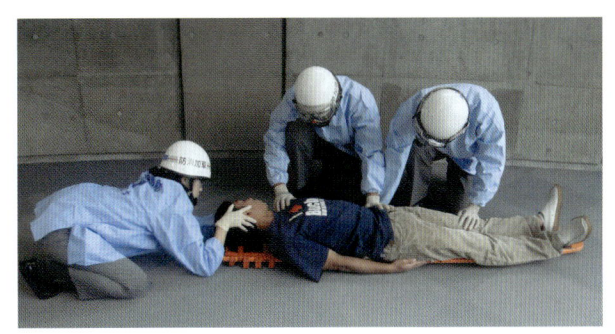

図 52. バックボード上でも頭位の角度は腹臥位の状態を保つ

⑦仰臥位にした後で可能ならば頭頸部をニュートラル位にする（図53）。

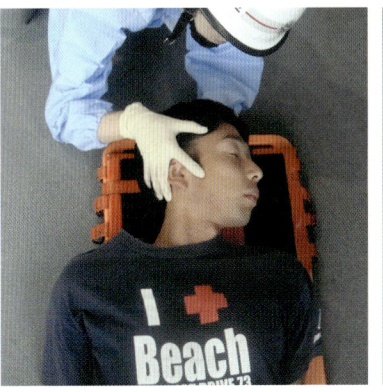

図 53-a. 腹臥位の傷病者をバックボード上に載せた状態

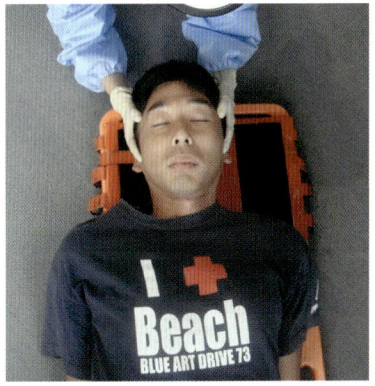

図 53-b. 可能ならば頭頸部をニュートラル位にする

3 ◆ログロール以外の方法

骨盤骨折や穿通性損傷で成傷器が体幹に残存している場合は、ログロールすることにより出血を助長したり、二次的な損傷を加える可能性が高いため他の方法を選択する。

1 ログリフト

1名が頭部を保持し、3名以上の実施者で傷病者を跨いで、体幹部を持ち上げる（図54-a、b）。

もう1名が傷病者の足側からバックボードを差し込む。

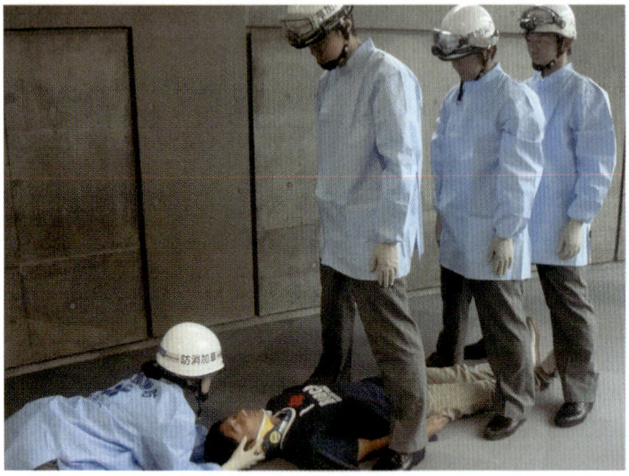

図 54-a．ログリフト時の実施者の位置

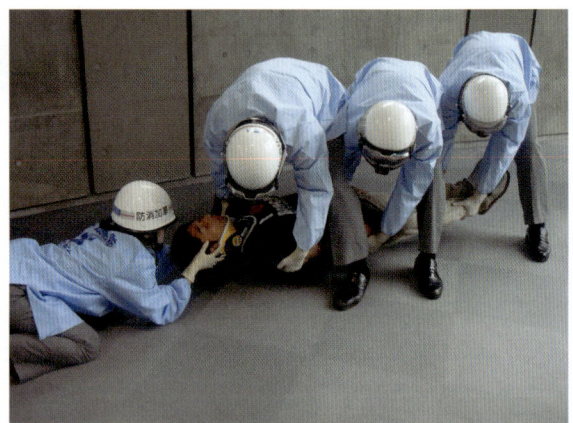

図 54-b．傷病者を跨いで体幹を保持する

2 フラットリフト（ファイヤーマンリフト）

1名が頭部を保持し、4名以上の実施者で傷病者の左右から手を差し込み、体幹部を持ち上げる（図55）。もう1名が傷病者の足側からバックボードを差し込む。

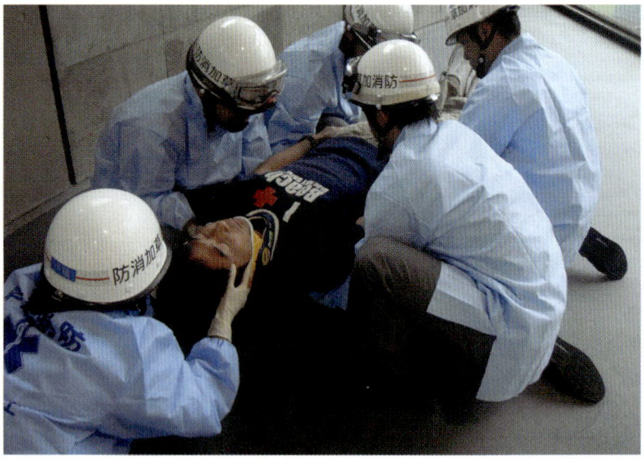

図 55．傷病者の両側から保持する

注! ログリフトでもフラットリフトでも、傷病者を持ち上げてバックボードを差し込む手技となるため、人員が十分に確保できる場合に限られる。また傷病者を持ち上げる際には、実施者の動きを調和させ高さを合わせなくてはならないため、あらかじめ高さを決めておくとよい（例：20cm、膝までなど）。

▶人員が十分に確保できる場合
▶あらかじめ高さを決めておく

3 スクープストレッチャー

すくい羽根を開くことにより、傷病者を左右から挟み込んですくい上げる構造の

3-4・脊椎保護

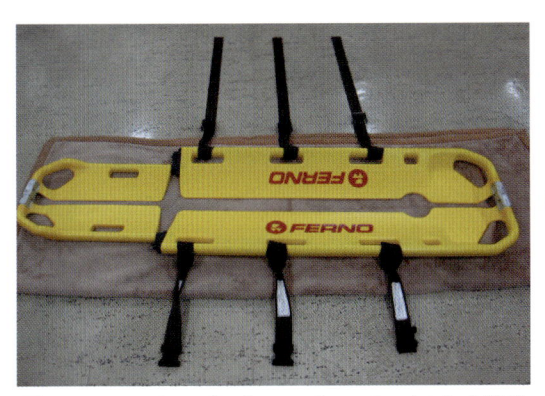

図 56-a．スクープストレッチャーにベルトを付けた状態

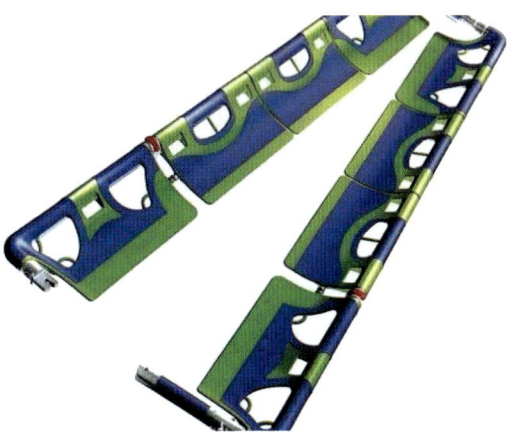

図 56-b．エルゴン®(ワコー商事提供)

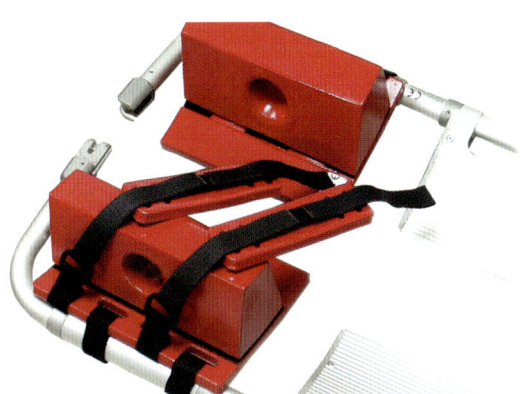

図 57-a．スクープストレッチャー用ヘッド・イモビライザー

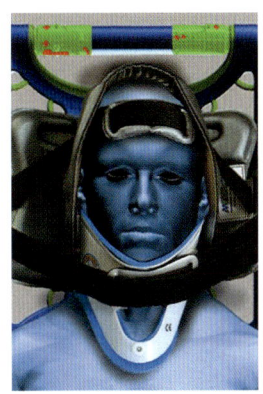

図 57-b．エルゴン用ヘッド・イモビライザー
(ワコー商事提供)

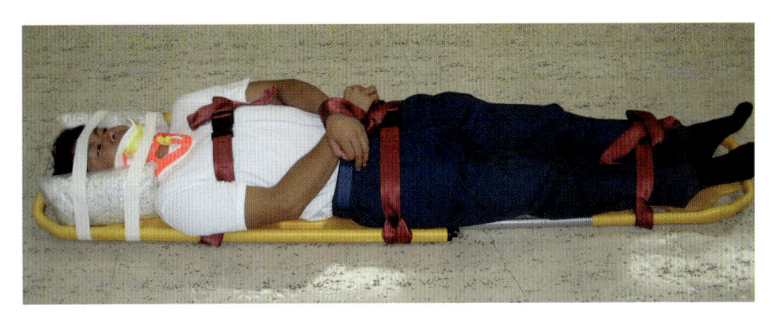

図 58．スクープストレッチャーを用いた全脊柱固定

ため、動きを最小限に抑えることができ二次的な損傷を起こす危険が少ない(図 56)。
　バックボード上への移動のほか、スクープストレッチャー専用のヘッド・イモビライザーもあり(図 57)、スクープストレッチャー自体を使い全脊柱固定も可能である(図 58)。

▶全脊柱固定も可能

171

地面に凹凸がある場合や軟らかい場合、傷病者の衣服が厚い場合にはスクープストレッチャーを差し込むことが困難なことがあるが、少人数で実施可能であり、ログロールやログリフトをする必要がないため、状況によってバックボードと使い分けるとよい。

V．全脊柱固定

高エネルギー外傷やL＆G症例、また受傷機転や症状から脊椎・脊髄損傷を疑う場合は全脊柱固定の適応となる。病院内で詳細な検査を実施し、頸椎、脊椎、脊髄損傷が否定されるまでは全脊柱固定にて脊椎保護を実施する。

1 ◆ バックボードへの固定

バックボード上に傷病者が移動したら、縦、横にずれないよう固定が必要となる。バックボードやスクープストレッチャーに固定するためには、ストラップ、ヘッド・イモビライザー、テープ、毛布などを必要に応じて選択し固定する（図59）。

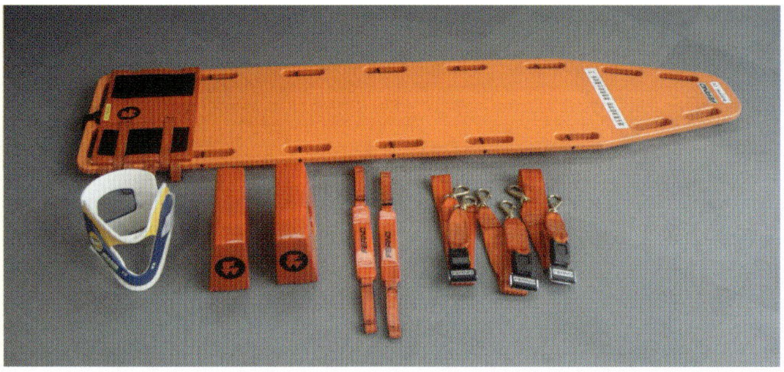

▶必要に応じて選択し固定

図 59-a．バックボードへの固定に必要なもの（例） 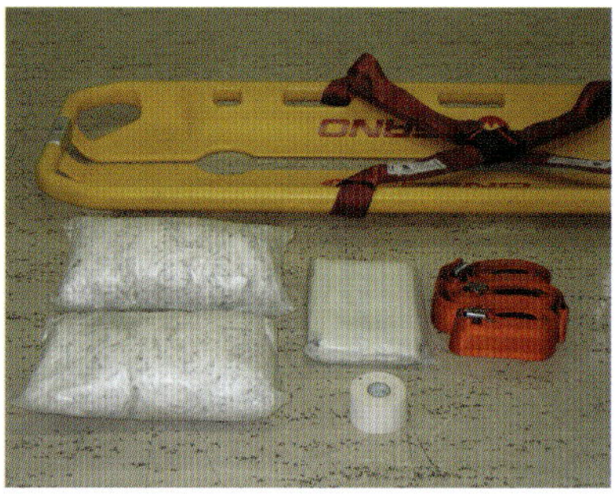　　図 59-b．スクープストレッチャーへの固定に必要なもの（例）

2 ◆ 体幹の固定

固定器具としてストラップをかける方法が多く用いられるが、ストラップにも種類があるのでそれぞれの特徴を確認し、装着に関しての訓練が必要である。体幹を固定するためには最低でも胸部、骨盤部、下肢を固定する必要がある（図60）。

①胸部、骨盤部、下肢を固定する場合：胸部のベルトは呼吸抑制を防ぐためできる限り上胸部で固定する（図61）。腰のベルトは骨盤にかかるように固定する（図62）。下肢のベルトは膝の真上を避けて固定する（図63）。

②数本のストラップを使い、ストラップをX状にクロスし固定した場合（図64）。

③スパイダーストラップを使用した場合（図65）。

3-4・脊椎保護

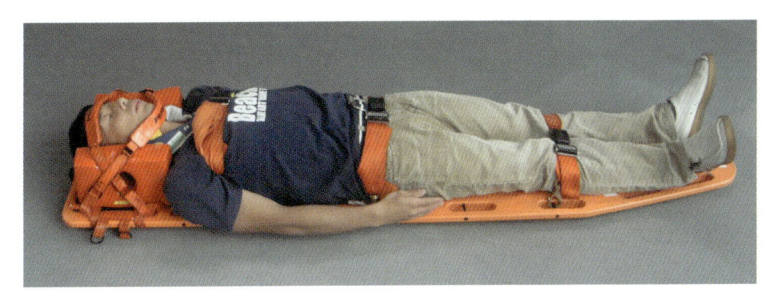

図 60. ストラップは最低 3 ヵ所の固定が必要

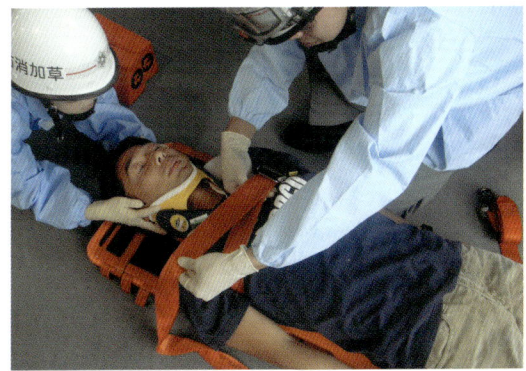

図 61-a. よい例。なるべく高い位置で固定

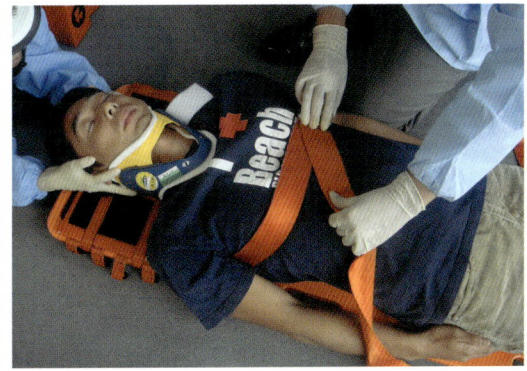

図 61-b. 悪い例。ベルト位置が低いと呼吸抑制が生じる

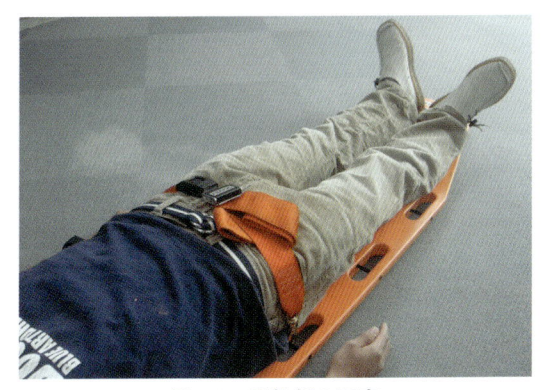

図 62. 骨盤部の固定

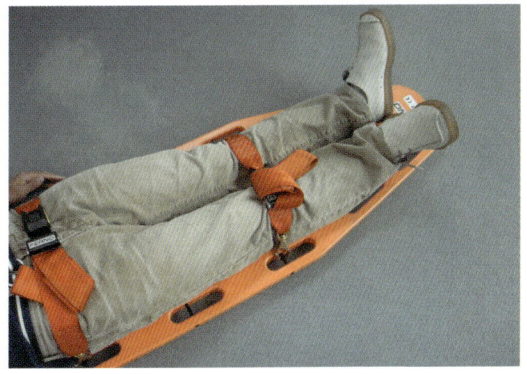

図 63. 膝の周囲で固定

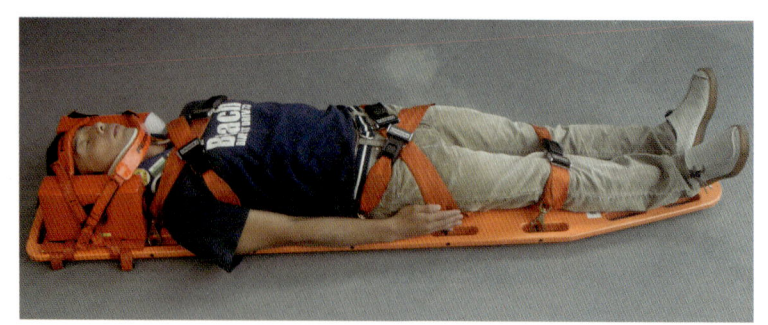

図 64. ストラップを X 状にクロスし固定した場合、ベルトは 5 本以上必要となる

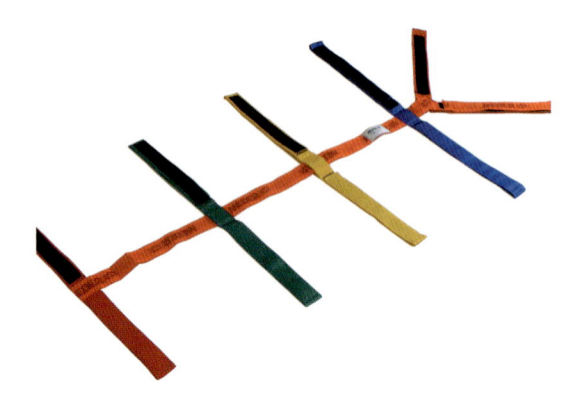

図 65-a. スパイダーストラップ(ワコー商事提供)

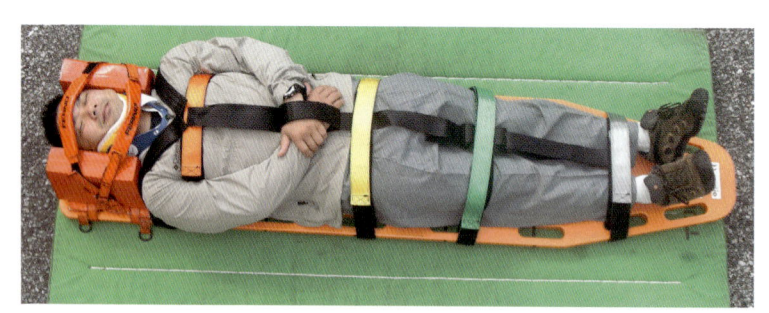

図 65-b. スパイダーストラップを用いて固定した場合

3 ◆ 頭部の固定

1 成人の場合

　成人の場合は頭部に2～3cm前後のパッドやタオルを敷き、ニュートラル位になるように固定する(成人用の頭部固定器具は頭部が数cm高くなるように設計されている)。

　頭部の固定にはヘッド・イモビライザーなどの専用固定器具、または、手作りの固定器具(紙くずを袋に詰めたもの)や毛布などを頭部両側に置き、ストラップやテープで額と頸椎カラーの上を固定する(図66、67)。

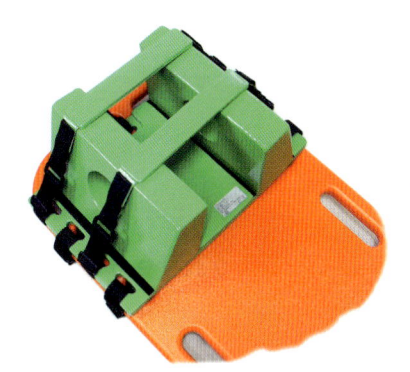

図66-a. ヘッド・イモビライザーの各種類①
(ワコー商事提供)

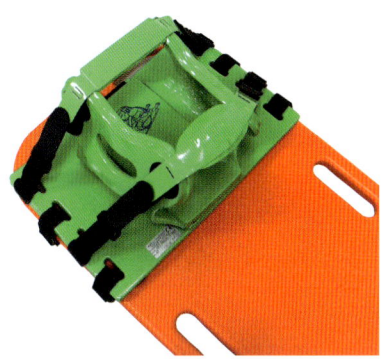

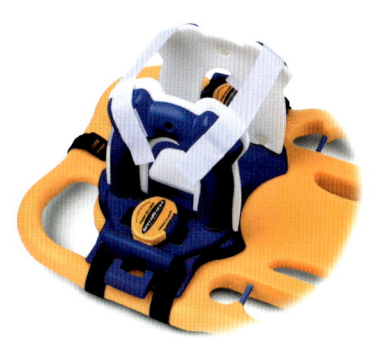

図66-b. ヘッド・イモビライザーの各種類②
(ワコー商事提供)

図66-c. ヘッド・イモビライザーの各種類③
(レールダルメディカルジャパン提供)

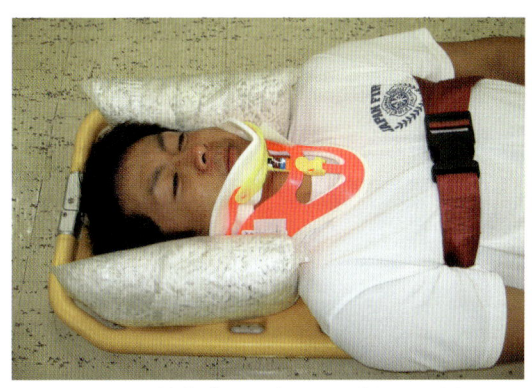

図67. 紙くずでつくった固定器具の例

全脊柱固定後の嘔吐などに対応するため側臥位にした場合、重さのある頭部固定器具は負担となり、二次的な損傷を起こす危険が伴うため固定器具は軽量かつボリュームのあるものが望ましい（図68）。

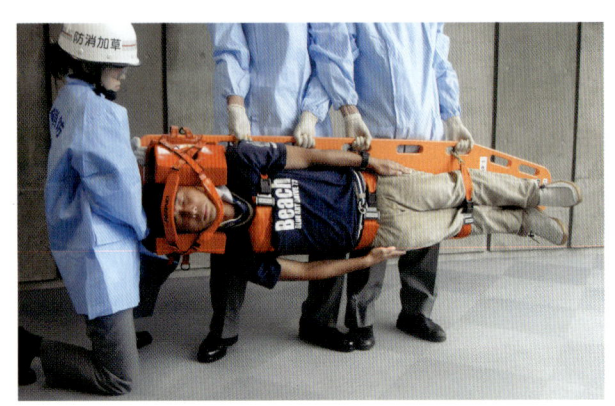

図 68．重たい固定器具では側臥位にした際に横方向へずれる

2 小児の場合

頭が大きいため肩から腰まで毛布またはタオルなどを入れニュートラル位に固定する（小児用バックボードや頭部固定器具は頭部が低くなるよう設計されている）（図69）。

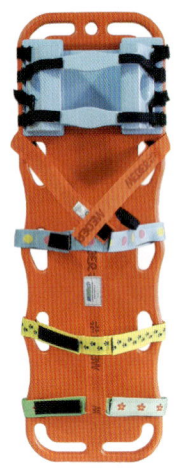

図 69-a．小児用バックボードセット
（ワコー商事提供）

図 69-b．頭部が低くなるように凹んでいるタイプ

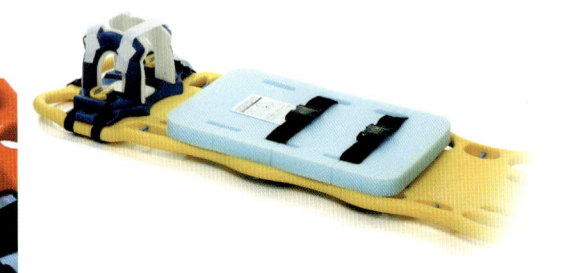

図 69-c．体幹部を高くすることにより頭部が低くなるタイプ
（レールダルメディカルジャパン提供）

頭部の固定には成人と同様に専用固定器具を用いるか、軽量かつボリュームのあるものを用いて固定する。

3 ニュートラル位にできない場合

ニュートラル位にするときに傷病者が痛みを訴えたり、動かす際に抵抗が感じられればそのままの状態で固定する（図70）。

▶そのままの状態で固定

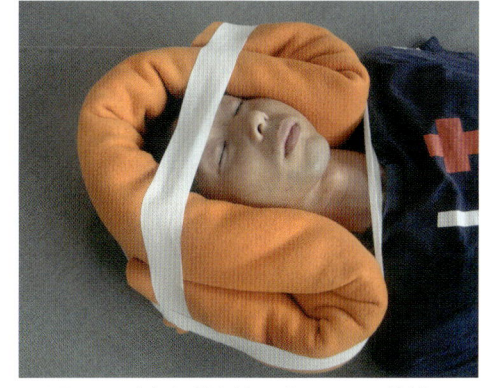

図 70. 毛布などを使いそのままの状態で固定する

4 ヘッド・イモビライザーへの固定

頭部固定にヘッド・イモビライザーとストラップを使用する場合、額、顎の順番でストラップを装着すると、気道確保が必要な場合に顎のストラップを外すのみで対応できる（図71、72）。

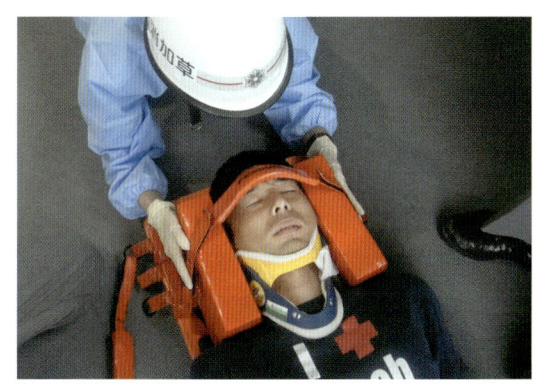

図 71. 顎のストラップを外した状態

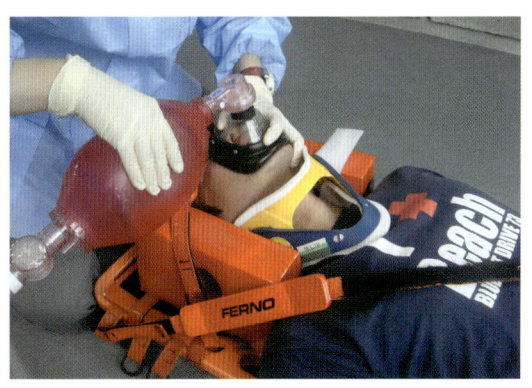

図 72. 顎のストラップを外し換気している様子

5 嘔吐時の対応

バックボードごと横に向け吐物を吸引除去する（図73）。

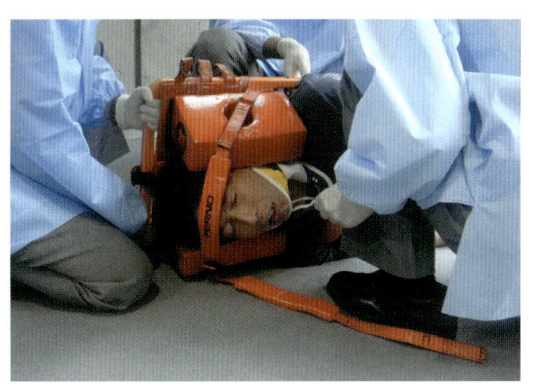

図 73. 嘔吐に対する処置

6 頭部の固定は体幹の固定の後

▶頭部の固定は体幹を固定した後に実施

頸部の固定は体幹を固定した後に実施する。頭部を先に固定すると不穏時や痙攣を起こした際に頭部を軸にして体幹が動き、二次的な損傷を起こす危険が伴う。

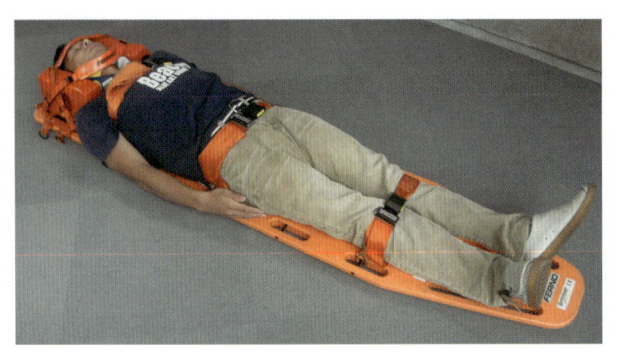

図 74. 成人の全脊柱固定完成図

4 ◆ 乳幼児・小児の固定

1 チャイルドシートごとの固定

幼児用補助装置(いわゆるチャイルドシート)の使用が6歳未満の幼児に義務づけられているため、車両事故などではチャイルドシートに座っている場合がある。チャイルドシートに座っていて状態が安定していれば、両脇にタオルなどを入れ隙間をなくし、チャイルドシートごとテープで固定し搬送する(図75)。

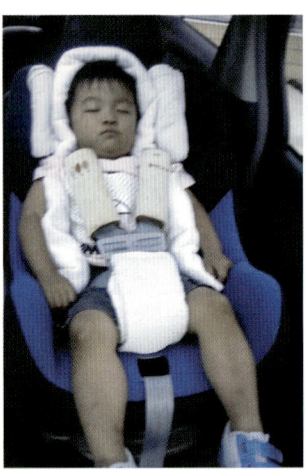

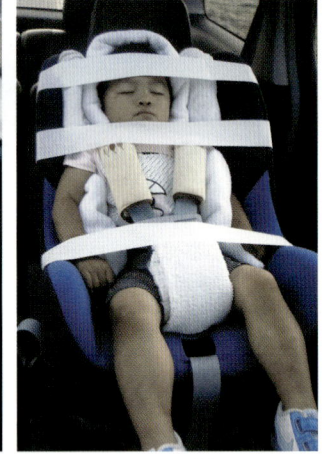

図 75-a. タオルなどを入れて隙間をなくす　　図 75-b. テープやベルトで固定(2歳児の例)

2 バックボードを使用する場合

小児専用のバックボードがあるので体型に応じて選択する(図76)。成人用バックボードに固定する場合は、身体が小さいため左右にずれやすい。体幹部とストラップの間をタオルや毛布を入れ隙間なく固定する(図77)。

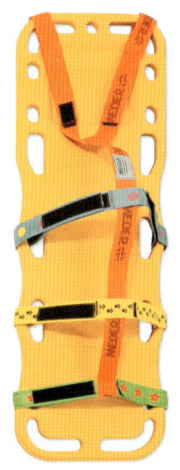

図76-a. 小児用バックボードセット
（ワコー商事提供）

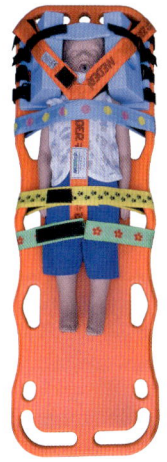

図76-b. 小児用バックボード装着例
（ワコー商事提供）

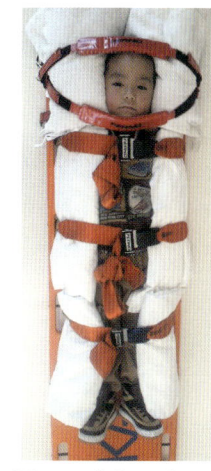

図77. 成人用バックボードを用いて固定（4歳時の例）

5 ◆ 妊婦の固定

腹圧がかからないように腹部を避けてベルトやストラップをかける。妊娠20週以後の場合は、仰臥位低血圧症候群を防止するため原則として左側臥位での搬送が望ましいが、外傷患者で全脊柱固定を実施した場合は、固定後に毛布などをバックボードの下に置き左へ10～15°傾けて搬送する（図78）。

▶左へ傾けて固定

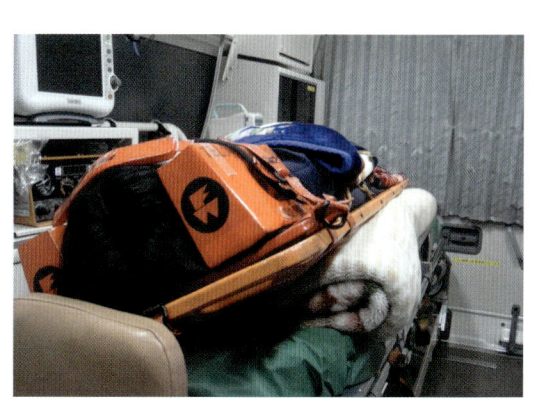

図78. バックボードごと左へ傾ける

6 ◆ 脊柱変形のある場合

脊柱後彎症などの場合は、後頭部や上半身の下に毛布やタオルなどを入れ自然な姿勢を維持して固定する（図79）。

▶自然な姿勢を維持して固定

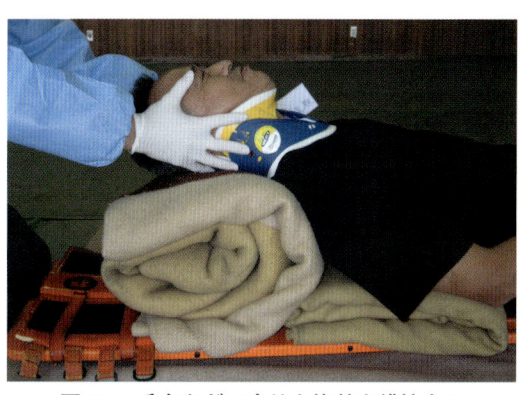

図79. 毛布などで自然な姿勢を維持する

7 ◆ 立位の傷病者の固定

　立位の傷病者に対しても、受傷機転や症状から脊椎・脊髄損傷を疑う場合は全脊柱固定の適応となる。事故現場では興奮していたり、気が動転しているため、痛みに対して鈍感になっている可能性がある。

　①頭部を用手固定し頸椎カラーを装着する(図80)。

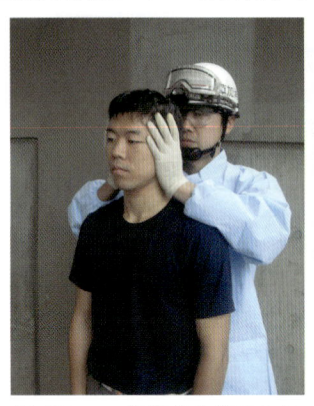

図 80-a. 傷病者の後ろから頭部を保持する 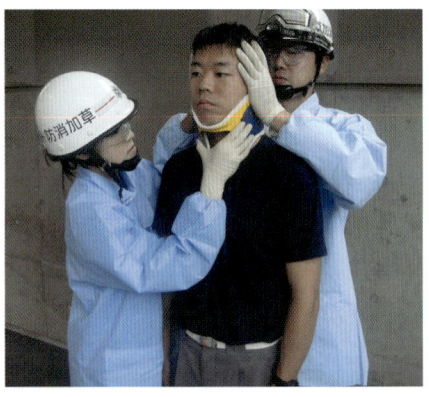　　図 80-b. 頸椎カラーを装着する

　②傷病者の背部にバックボードを差し込む。バックボードは下端と傷病者の踵が接するように置く。

　③実施者2名で傷病者の左右から頭部に手を当て頭部を固定する。片手を傷病者の腋下から手を入れ、腋より上部のバックボードのグリップ(把手)を握る(図81)。

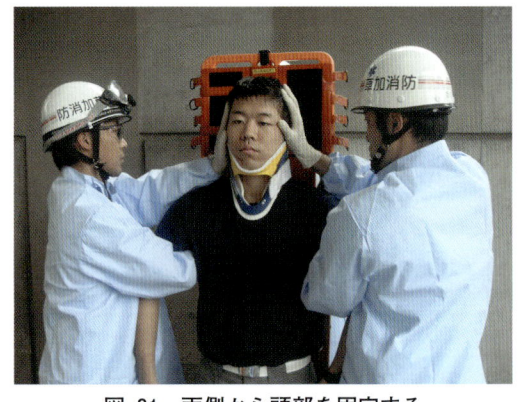

図 81. 両側から頭部を固定する

　④もう1名がバックボードの後ろから支えながら傷病者とバックボードを後ろへ倒していく(図82)。

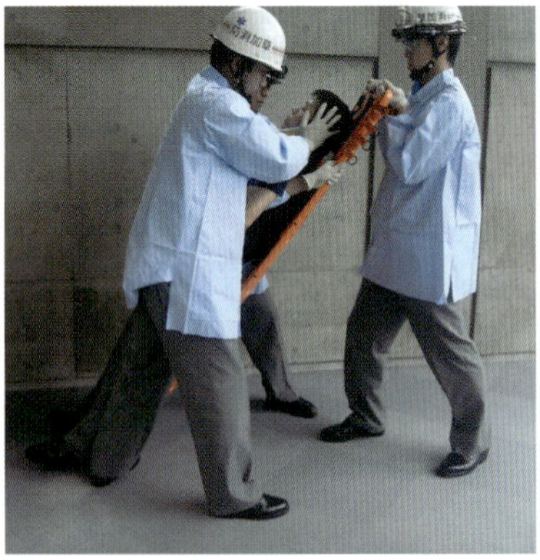

図 82. 安全を確認しバックボードを倒す

⑤傷病者が不安を抱かないように声をかけつつ、安全を確認しながら行う(図83)。

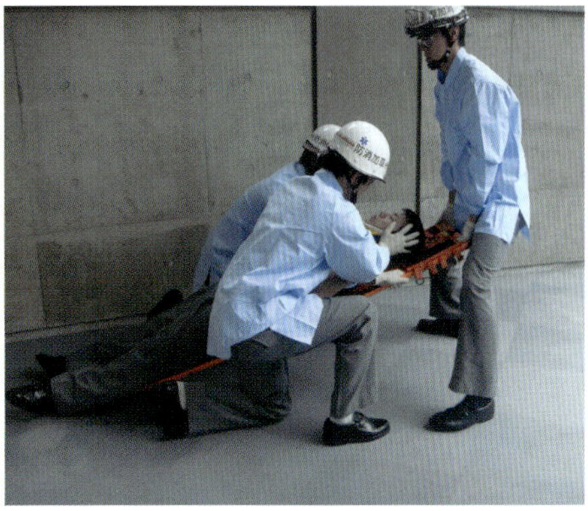

図83. 不安を抱かないよう声をかけながら行う

⑥傷病者が仰臥位になればベルトや頭部固定器具にて固定する(図84)。

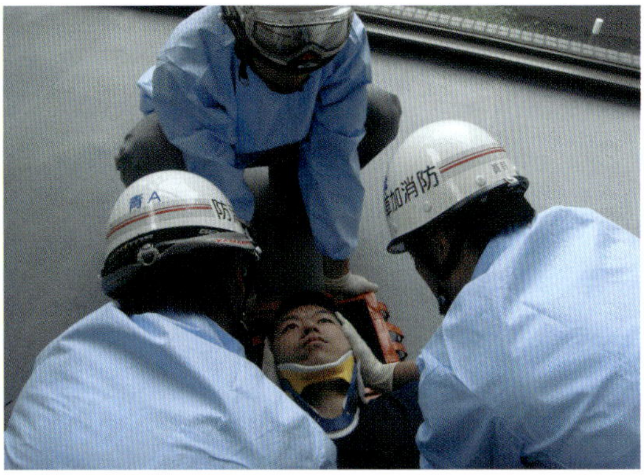

図84. 仰臥位にしてから固定を行う

おわりに

　脊椎保護では、脊椎を固定することにより動揺を抑制し、外傷などによって生じた損傷を悪化させないことが重要である。確実な全脊柱固定を実施すれば二次的な損傷を起こす危険性を少なくできるが、全脊柱固定を実施する過程において、特にログロールやバックボードにZ字に移動する際には、二次的な損傷の危険性があることを認識し実施して頂きたい。教科書的な座学の知識も大事だが、実技を実施し、また傷病者役なども経験しながら手技を確実に身に付けることが必要である。

(白石直哉)

▶二次的な損傷の危険性
▶手技を確実に身に付ける

● 参考文献

1) ITLS日本支部(監訳)：ITLS；救急救命スタッフのための. メディカ出版, 大阪, 2008.
2) JPTEC協議会(編者)：JPTECガイドブック. へるす出版, 東京, 2010.

MEMO ❽ ＜特殊な状況下での脊柱安定化＞

外傷現場は環境や状況を選ばない。ここでは、特殊な状況下の脊柱安定化の方法について、いくつかの例を紹介する。

【1．水上】

プールへの飛び込み事故や海での水上オートバイの事故により、脊椎損傷を発生する場合がある。意識の状態にもよるが、気道確保と呼吸管理を最優先としながら、脊柱を安定化する必要がある。海上など陸地から距離がある場所で発生した場合は、レスキューボートや浮力の強いバックボードを利用して脊柱の安定化を図りながら曳航する（図1、2）。

なお、水上では転覆の可能性がある。レスキューボートやバックボードへの固定をすることによって、転覆時に気道確保ができなくなることも考慮し、状況によってはボードなどへの体幹の固定の実施せずに搬送することを考える必要がある。

また、プールなど陸地からの距離が短い場合は、気道確保を優先しながら、用手で頭頸部を固定しながら搬送するが、浮き輪などで浮力が確保できる場合は、傷病者の両手を挙

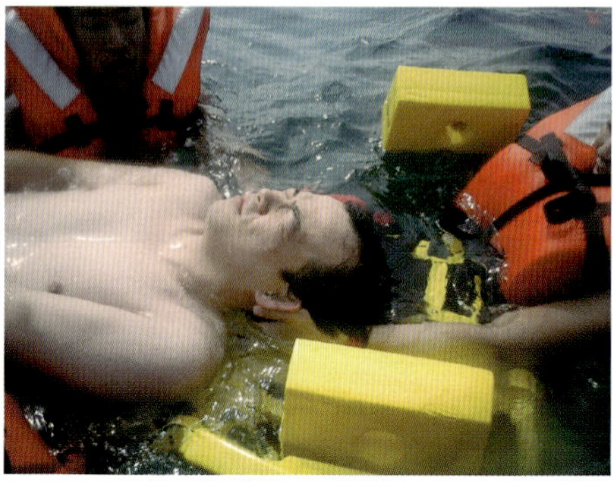

図 1．海上におけるバックボード収容

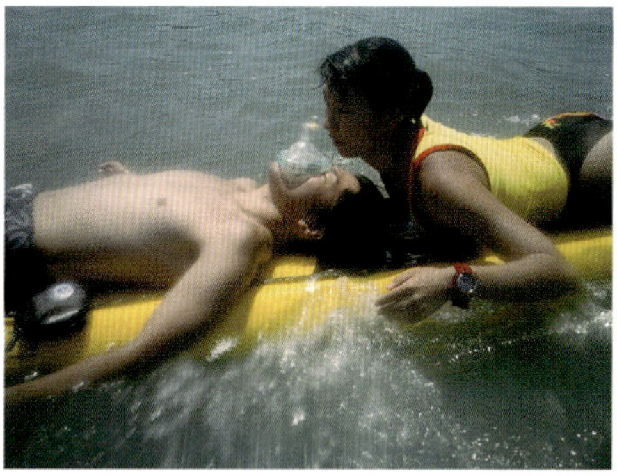

図 2．レスキューボートを使用しての搬送例

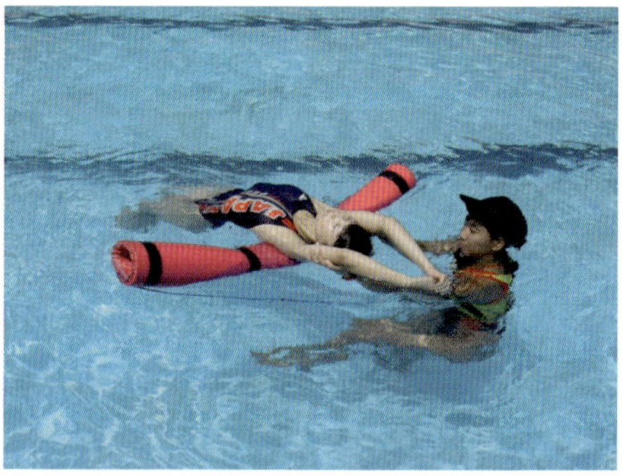

図 3．プール内での傷病者搬送例

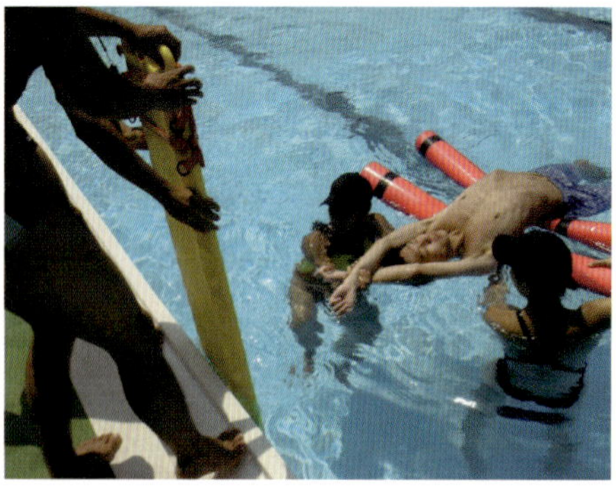

図 4．プールからの引き上げ例1

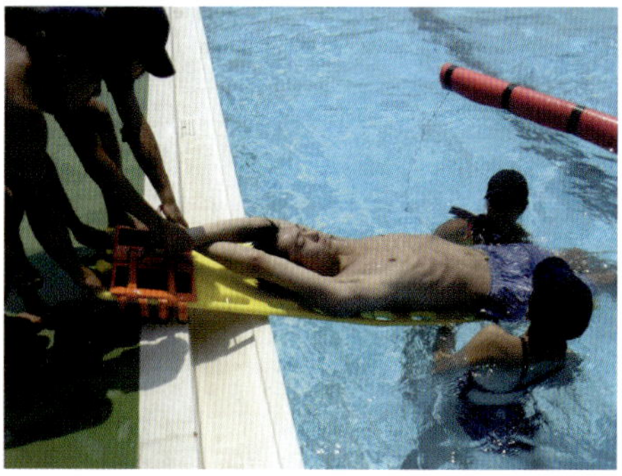

図 5．プールからの引き上げ例2

げて頭部を挟み安定化させる方法もある(図3)。

　さらに注意すべき点は、水辺から引き上げる際に脊柱を不安定にさせないことである。プールでは、バックボードを縦に水中に突き刺すように入れて傷病者の背部に位置し、バックボードに乗せながら引き上げる方法もある(図4、5)。

【2．雪上】

　雪山やスキー場などの雪上における事故では、滑落や転倒などにより脊椎損傷を発生する恐れがある。バックボードの利点である滑りやすさが雪上の斜面での活動においては、斜面の下に流れてしまいやすいデメリットとなる。

　また、車両やスノーモービルも入れないような現場が多く、資器材の搬送方法も厳しい条件であることを認識する必要がある。さらには、救助者も多くの人員が現場まで行けるとは限らない。このような条件下では、バックボードのような大きな器材を現場まで持ち込むのは困難な場合が多い。その際には、軽量で携帯しやすいSKED(図6、7)やKED(kendrick extrication device)を活用して脊柱の安定化を図るのも1つの方策である(図8)。KEDは、蛇腹構造部分をうまく雪の下にくぐらせたり、斜面を利用して収容することができる。

　人手がいる場合は、低温環境で固定と保温効果が期待できる陰圧式の固定器具も有効である。体幹部を包み込むように固定するので保温効果がある(図9)。

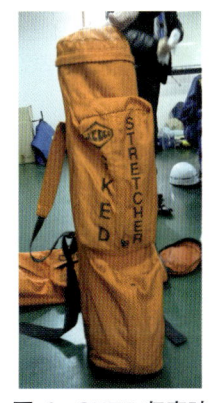

図 6. SKED 収容時 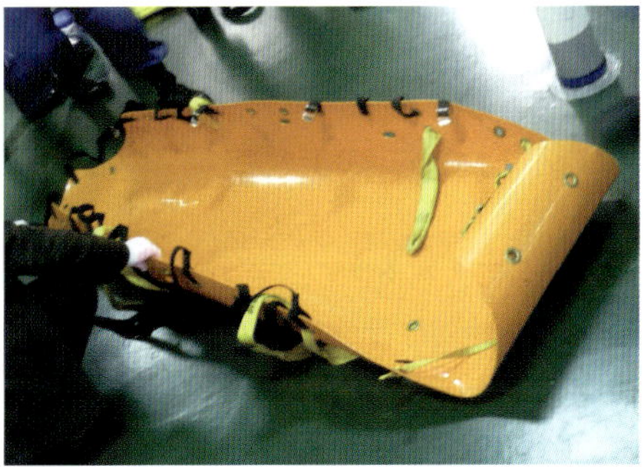　　　図 7. SKED 展開時

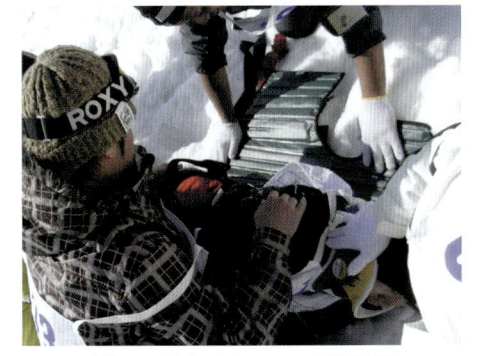

図 8. 雪上での KED の使用例 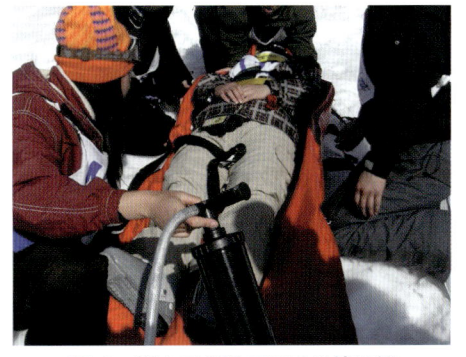　　　図 9. 雪上での陰圧副子の使用例

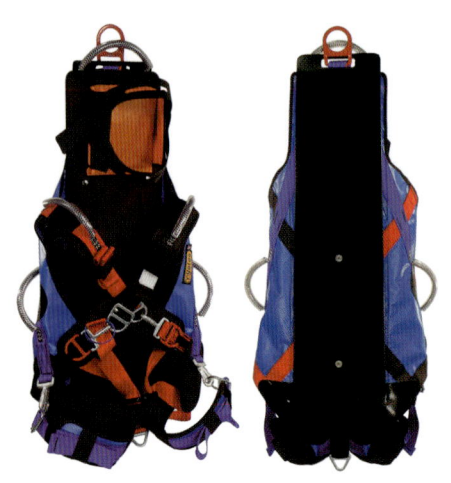

図 10. ハーネスボード®(ワコー商事提供)

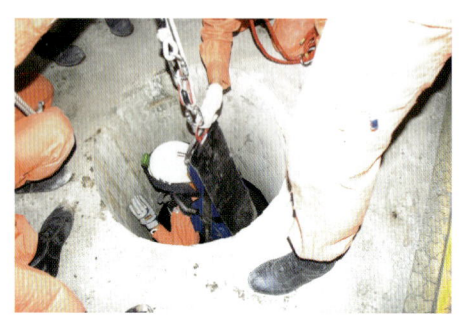

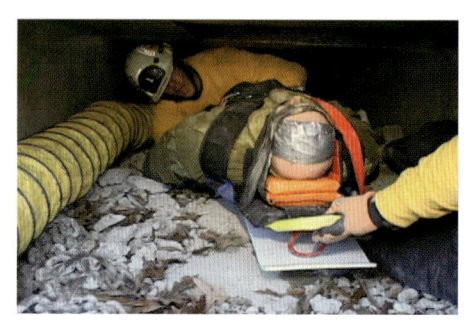

図 11. 縦坑救助例　　　　図 12. 瓦礫の下からの救助例

【3．挟あいスペース】

　挟あいスペースに閉じ込められていたり、縦坑の下に転落している傷病者は、脊椎損傷が発生している確率が高い。

　バックボードは横にして人を乗せて固定するものなので、強度からも、縦坑などの救出時に縦にして使用することは絶対に行ってはならない。バックボードで脊柱を安定化させてバスケットに入れて引き上げるか、身体にハーネスなど安全帯を装着後、バックボードやKEDで固定して、ハーネスで引き上げる。

　最近では、ハーネスボード®という器材が開発されている。文字どおり、ハーネスとボードが組み合わさっており、脊柱を安定化させながら吊り上げて救出可能である。また、ボードは滑りやすいため、瓦礫の下などの挟あいスペースからも傷病者を固定したまま、引きずり出して救出することができる(**図 10〜12**)。

(張替喜世一)

VOL.5 胸部外傷に対する処置

はじめに

　胸部は心臓と肺が存在し、呼吸と循環の中心的な働きをなす部位である。この部位が外傷により重度の損傷を受けると、たちまち呼吸・循環不全が生じる。つまり生命が脅かされるのである。したがって、胸部外傷に対しては常に危機感をもって呼吸循環の状態を観察し、状況に応じて適切な処置を行わなければならない。外傷に対して病院前において行える処置は限られているが、ここではフレイルチェストおよび開放性気胸の処置について述べる。

I．フレイルチェストの処置

1 ◆ フレイルチェストの定義と受傷機転

▶吸気時に陥没し、呼気時に膨隆するといった奇異呼吸を示すのがフレイルチェスト

▶高エネルギー外傷の場合、胸部の観察では常に念頭におく

　胸郭は胸骨、肋骨、脊柱によって囲まれたフレームを形成しているが(図1)、胸郭のある部分が周りから支持性を失った場合に、吸気時に陥没し、呼気時に膨隆するといった奇異呼吸を示すのがフレイルチェストである(図2)。例えば、ある肋骨が2ヵ所以上で骨折し、それが隣接する肋骨に起こる場合に生じやすい。しかし、前胸部への強大な外力が加わった場合には、胸骨骨折とそれを囲む肋骨骨折や肋軟骨骨折でフレイルチェストとなる場合もある。筋肉による支持性の特性から背側や胸郭上部は動揺を示しにくく、前胸部や側胸部に生じやすい。高エネルギー外傷の場合、胸部の観察では常に念頭におく必要があるが、特に交通事故では、シートベルト装着の有無・エアバッグの作動状況・ハンドルの変形具合などからハンドル外傷が推測される場合や、受傷状況から挟圧力や転落・墜落による外力が推測される場合には注意して観察する(表1)。

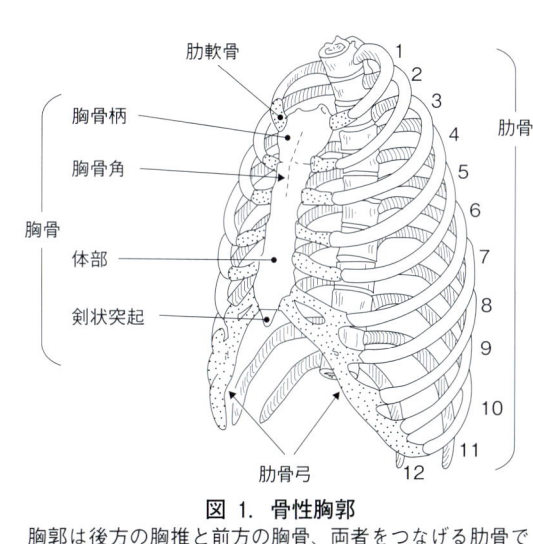

図1．骨性胸郭
胸郭は後方の胸椎と前方の胸骨、両者をつなげる肋骨で形成される。肋骨の前方部は軟骨で胸骨と接し、下位肋骨は肋軟骨で肋骨弓をつくる。肋軟骨の介在は胸郭の弾力性に寄与するが、高齢者では軟骨が硬くなっており胸郭の弾力性が乏しく骨折しやすい。

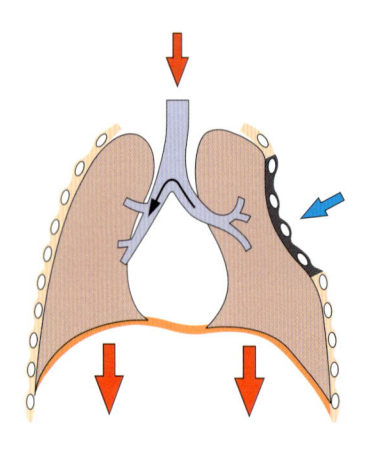

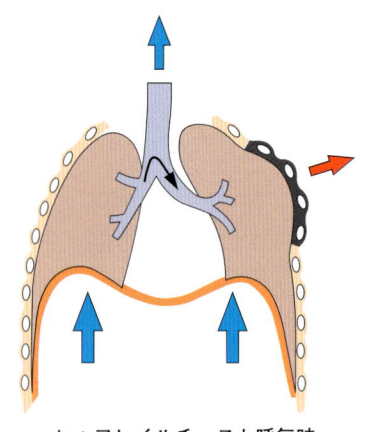

a：フレイルチェスト吸気時　　　　　　　　b：フレイルチェスト呼気時
図 2. フレイルチェスト
吸気時(a)、動揺部（フレイルセグメント）は胸腔内の陰圧により陥没し、呼気時(b)は胸腔内圧が上昇するため膨隆する。呼吸運動に伴う奇異運動は胸部の観察によって容易に判断できる。

表 1. フレイルチェストをきたしやすい外傷・受傷機転

ハンドル外傷	シートベルト装着せず、エアバッグ装置のない車が壁や対向車に衝突した場合、胸部がハンドルに打ちつけられて生じる
挟圧外傷	重量物の下敷きになった場合や作業車と壁に挟まれた場合など強い力で胸郭が押しつぶされた場合
転落・墜落外傷	転落や墜落によって胸郭に強い力が働いた場合に生じる

2 ◆ 病態生理

▶呼吸運動抑制と、合併する肺挫傷による呼吸不全が本態

　呼吸運動による骨折部位の痛みによる呼吸運動抑制と、合併する肺挫傷による呼吸不全が本態である。つまり、肋軟骨や肋骨、胸骨などの骨折をきたし連続性を失うほどの強い外力が加わったことで生じる肺挫傷は、それ自体がガス交換能を低下させるとともに、末梢気道の出血や分泌物の貯留による気道抵抗も増加させる。結果として、自発呼吸下での吸気時陰圧を強めることになり、胸郭の奇異運動を悪化させる。また、疼痛による1回換気量の低下が気道内貯留物の排泄障害を招き、ガス交換能をさらに悪化させるわけである。
　したがって、病院での治療としては鎮痛薬による呼吸運動の改善と気管挿管による陽圧換気が中心となる。

3 ◆ 観察の要点

　まずは胸郭全体をよく観察し、呼吸数、呼吸の深さ、呼吸運動に伴う奇異呼吸の有無を確認する。促拍した呼吸で呼吸補助筋を使った努力呼吸を呈することが多い

▶判断の決め手は胸郭の奇異運動

▶気道が開通していること確認する

が、判断の決め手は胸郭の奇異運動である。上気道狭窄や閉塞による陥没呼吸（シーソー呼吸）と鑑別するために、頸部の血腫や皮下気腫の有無、上気道狭窄音などに注意し、口腔内の異物や血液などを除去して、気道が開通していること確認する必要がある。心電図モニターと経皮的酸素飽和度（SpO_2）をチェックし、ロード＆ゴー（L＆G）であれば高濃度・高流量の酸素を投与する。

フレイルチェストでは胸部に強大な力が加わっているため、気管・気管支損傷や血気胸、心タンポナーデ、心血管損傷などの合併も考えておかねばならない。したがって、脈拍数の変化や不整脈の出現、血圧や脈圧の低下、呼吸運動の左右差、聴診・打診上の左右差、皮下気腫や頸静脈の怒脹などを見逃さないように注意する。

4 ◆ 処 置

1 気道確保と高濃度の酸素投与

気道の開通を常に確認し、必要であれば吸引や下顎保持などを行う。リザーバー付きフェイスマスクで酸素流量を 10 l/min 以上とし、SpO_2を100％に近づける努力をする。

2 痛みを和らげる体位

▶安全が確保される範囲で本人が楽な体位

患者にバックボード固定を行う過程で、より大きな苦痛や呼吸困難を訴えるようであれば無理に行わず、安全が確保される範囲で本人が楽な体位を維持し搬送することを心がける。

3 動揺部の固定

▶胸郭を全周性にバンドなどで巻いて強く固定する方法は、行わない

図3に示すように、奇異性運動を呈している区域を厚めのガーゼやタオルなどで圧迫し、幅広のテープで固定する。胸郭を全周性にバンドなどで巻いて強く固定する方法は、却って呼吸運動が抑制されやすいため行わない。呼吸運動に伴う骨折部の動揺による疼痛を抑えるのが目的であることを忘れてはならない。

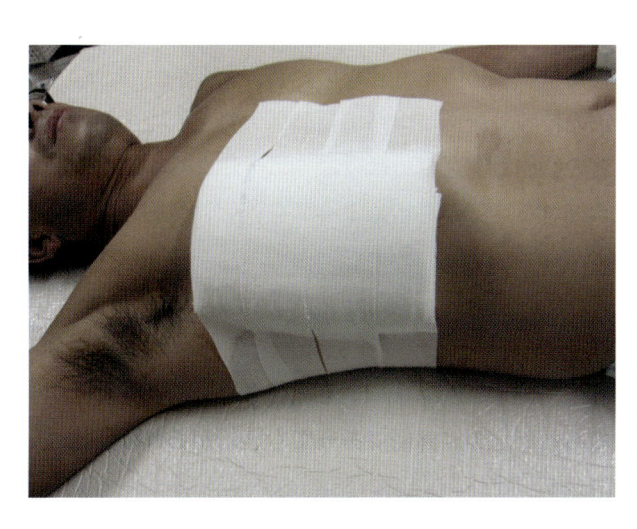

図 3．動揺部の固定
図のように厚手のタオルやガーゼを動揺部に置き、テープで固定する。圧迫が強過ぎると疼痛を増強するので逆効果である。動揺部の固定は疼痛を軽減するのが目的であることを忘れてはならない。

4 補助換気

　もし患者が強い呼吸困難を訴え、換気不良による呼吸不全を呈していれば補助換気を考慮する。陽圧換気は末梢の虚脱した肺胞を拡げガス交換を改善するために有効である。ただし、気胸を合併していれば容易に緊張性気胸に陥り心停止をきたしかねないため、皮下気腫や血圧・脈圧の低下、頸静脈の怒脹などに特に注意する。気胸が疑われる場合は補助換気を行わず、医療機関への迅速な搬送を行う。

▶換気不良による呼吸不全を呈していれば補助換気を考慮する

▶皮下気腫や血圧・脈圧の低下、頸静脈の怒脹などに特に注意

II．開放性気胸の処置

1 ◆ 定義と受傷機転

　胸壁の損傷により開放創が生じ、胸腔と外気の交通が存在する気胸をいう。開放創の大きさが気管径の2/3以上であれば、胸腔と大気の圧が同じレベルとなり、肺は直ちに虚脱し呼吸不全を生じる。

　胸部の刺創や杙創などの鋭的外傷で生じることが多いが、交通事故や墜落などの鈍的外傷でも起こり得る。

2 ◆ 病態生理

　胸腔内が外界と交通すると、胸腔内は元来陰圧であるため外気が流入する。吸気時は胸郭が広がり、外気が創部より胸腔内に流入するため肺は膨張しない。呼気時には胸腔内から創部を通って空気が流出するため、肺は縮小しない。そのため患側肺は有効な換気が障害され呼吸不全に陥る（図4）。これは、虚脱した肺、つまりガス交換が行われない肺を通った静脈血が、健側肺でガス交換され動脈血となった血液と左心房で混ざり、正常より低い酸素飽和度と高い二酸化炭素分圧で体循環に流れるために生じるものである。

▶胸腔内は元来陰圧で

▶患側肺は有効な換気が障害され呼吸不全に陥る

　また、開放創が一方弁の働きをする場合、つまり吸気時に胸腔内へ空気を流入させるが呼気時には空気を流出させない場合、緊張性気胸となる。胸壁の創が小さい場合は、創部の浮腫や凝血によって自然に大気と胸腔の交通がなくなることもあるが、刃物などの鋭的な穿通創では壁側胸膜のみならず臓側胸膜も損傷されることが多く、肺から漏れる空気の貯留によっても緊張性気胸となり得るため、注意が必要である。

3 ◆ 観察の要点

　胸部全体をよく観察し、小さな創も見逃さない。受傷機転が明らかな鋭的外傷であれば当然であるが、鈍的外傷であっても挫創があれば開放性気胸を常に疑い観察する。

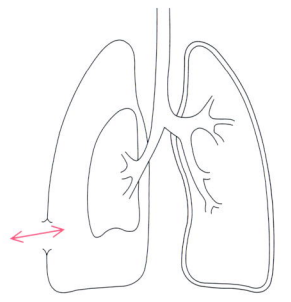

a：胸壁の欠損部から空気が出入りし肺は虚脱する。

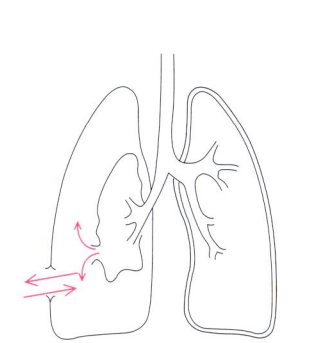

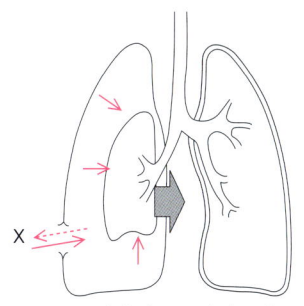

b：胸壁の欠損部が一方弁の作用をして、胸腔内の空気を外へ逃がさない場合、緊張性気胸になる。

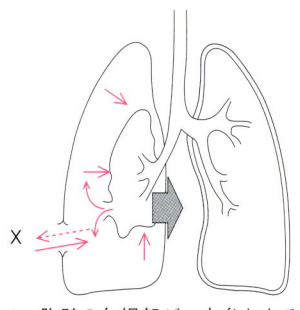

c：肺損傷を合併する場合も肺は虚脱する。

d：胸壁の欠損部が一方弁となるのみでなく閉鎖した場合でも、肺損傷部から胸腔内への空気の貯留によって緊張性気胸となり得る。

図 4. 開放性気胸の病態生理

典型的な場合は、呼吸運動に応じて開放創より空気の出入によるブツブツという音を発する。また、泡沫上の血液の流出も胸腔内との交通を示すものである。また、創部から胸腔内への空気の流入のみが起こり、緊張性気胸となる場合もあるので注意が必要である。外見上開放性か否かの判別が困難な場合は、創周囲に聴診器を当て空気の出入音の有無を確認する。

▶創周囲に聴診器をあて空気の出入音の有無を確認

創周囲の皮下気腫は壁側胸膜および臓側胸膜の損傷があることを疑わせる。つまり、肺損傷はあるものとして考えるべきであり、開放創の密閉は緊張性気胸の危険性を高めるため避けなければならない。鈍的損傷の場合はフレイルチェストの合併も観察しなければならない。

4 ◆ 処 置

すべての外傷の場合と同様に気道を確保し、高流量・高濃度の酸素を投与する。

▶高流量・高濃度の酸素を投与

心電図モニターとSpO_2を装着し、バイタルサインを確認する。開放性気胸と判断したら、L＆Gの適応と考え、迅速な搬送を行う。

▶三辺テーピング

創部の処置としては、三辺テーピングを行う（図5）。被覆材は創部を観察できる

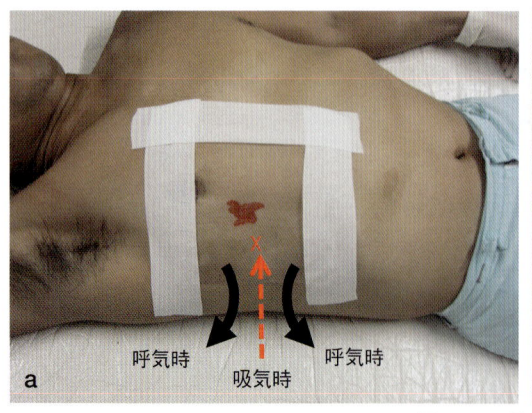

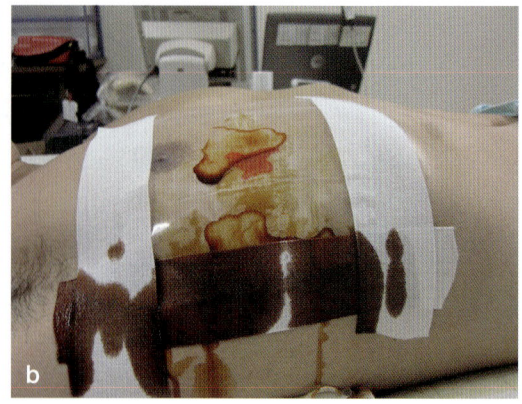

図 5. 三辺テーピング
透明で清潔なシートを用い、a のように創をカバーし三辺を幅広のテープで固定する。吸気時にはシートが空気の胸腔内への流入を防ぎ、呼気時には創部からの空気の流出を許すため、肺の虚脱を最小限にとどめる。
b のように三辺を固定すると、創部から出血のある場合は血液がポケット部に貯留し、シートを固定したテープが剥がれやすくなったり、貯留した血液が創部を通して胸腔内へ逆流しかねないため、好ましくない。

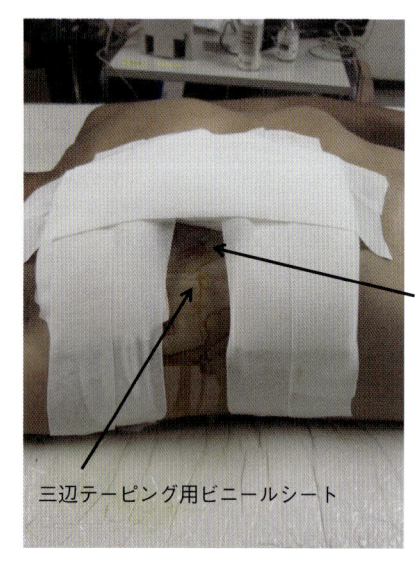

図 6. 動揺部の固定と三辺テーピングの併用
開放創と胸郭の動揺部が併存する場合は図のように、開放創を三辺テーピングで固定した後に、動揺部にガーゼを当て、テープで固定する。このとき、開放創を密閉しないように注意する。

清潔・透明なビニールシートが望ましい。図 5 のように三辺を幅広のテープで固定し、吸気時にはシートによって空気の流入を防ぎ、呼気時には開放創からの空気の流出ができるようにする。これによって、肺損傷による気胸があったとしても、胸腔内圧が異常に高まる前に脱気されるため、緊張性気胸となるのを防ぐことができる。ただし、創の状態によっては、創部を通して空気は胸腔内へ流入されるが流出はされない一方弁の状態になることもある。この場合は三辺テーピングを行っても、緊張性気胸の危険は防ぎ得ないため、注意が必要である。開放創から血液の流出を伴う場合は、血胸の合併が考えられる。出血するからといって開放創を密閉・圧迫

すると緊張性気胸の危険性に加え、胸腔内に血液が貯留し肺の虚脱をさらに助長する可能性のあることを忘れてはならない。また、もし開放創の周囲もしくは近傍に奇異運動を認める場合は、開放創を中心に三辺テーピングを行うとともにフレイルセグメント（動揺部）の固定が必要になるが、その際に開放創からの空気の流出が可能なようにテーピングの方向や固定法を工夫する（図6）。

▶自発呼吸のみでは十分な換気ができない場合、BVMによる補助換気が必要

自発呼吸のみでは十分な換気ができない場合、BVMによる補助換気が必要となるが、この場合、三辺テーピング法が良好に機能していなければならない。しかし、開放創が大きく明らかに空気の出入を認める場合は、自発呼吸では肺が虚脱するため三辺テーピングとともに自発呼吸に合わせた陽圧補助換気を躊躇せず行うべきである。

以上、処置の要点をまとめると、以下のようになる。

1. 気道確保と高濃度の酸素投与
2. 開放創の三辺テーピング法による被覆
3. 自発呼吸では不十分な場合には補助換気
4. 迅速な搬送

おわりに

胸部外傷は致命的な外傷となり得るため、病院前でなすべき処置に習熟していることは患者の救命に非常に大きな力となる。適切な処置ができるかどうかは技術習練と同時に、いかに病態を理解しているかに左右される。平素から病態を考えながら病院前救護にあたる努力が重要である。

（山下典雄）

VOL. 6 穿通性外傷に対する処置

はじめに

　穿通性外傷は、刃物など鋭利なものが刺さった刺創(**図1**)や、竹の切り株、杭、金属棒など先端の比較的鈍なものが刺さった杙創(**図2**)、さらには弾丸による銃創などがある。いずれにしろ、異物が体内に侵入する過程で、組織や臓器の損傷を生じる外傷である。穿通性外傷に対する処置を行う際に重要なことは、1つには穿通した異物の素材は何か、どのような形状をしているか、体内に侵入した深さや方向はどうかといった異物の穿通状況の観察である。もう1つは異物が穿通した部位によってどの組織・臓器が損傷されるかを推測することである。肉眼的に観察できるのは体表面の創口のみであるため、重症度や緊急度の判断を外さないためには穿通

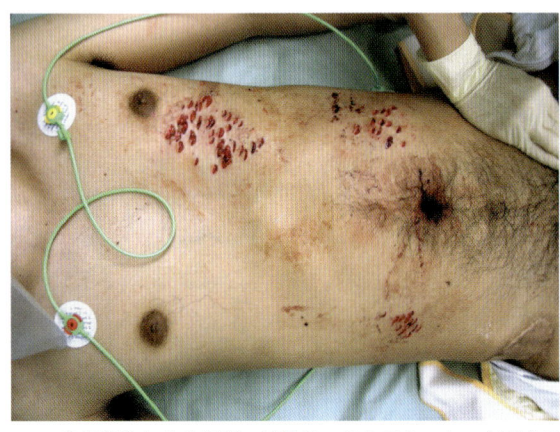

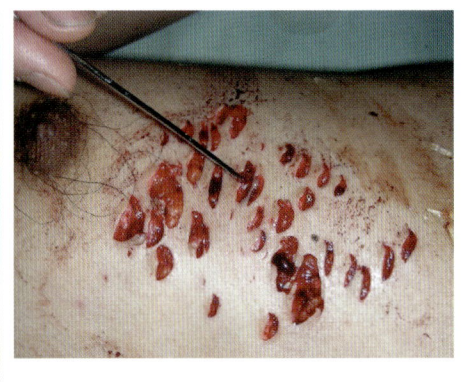

a：自傷行為による刺創。凶器はハサミであった。右利きのため左胸部に創口が集中している。外見上、創の深さは浅くみえるが、胸腔内まで達していた。

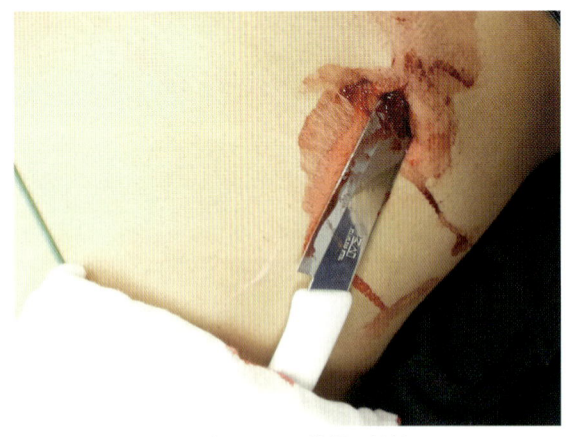

b：包丁による腹部の刺創　　　　　　　　　　　c：頸部の刺創

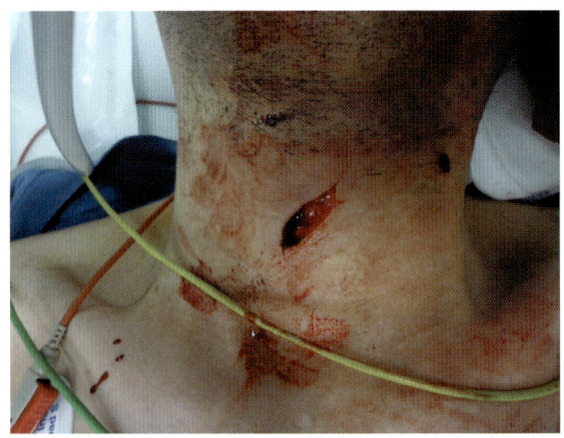

図 1. 刺創の外観

性外傷の特徴を知っておく必要がある(詳しくは321頁参照)。

I. 穿通異物の固定

▶安易にそれを抜去してはならない

　刺創や杙創を成した穿通異物が体内にとどまっている場合は、安易にそれを抜去してはならない。異物抜去に伴い大出血や組織・臓器の損傷拡大、体内での異物残存などの危険性が高いからである。したがって、出動現場では穿通異物をそのままの状態にして、それ以上の損傷や出血を生じないように搬送しなければならない。そのためには、移動や搬送に際して、異物が動かないように固定する必要がある。

▶異物が動かないように固定

1 ◆ 穿通異物の固定方法

1 穿通異物の観察

　まず、穿通した異物と身体部位を確認し、その深さと方向、および身体部位から

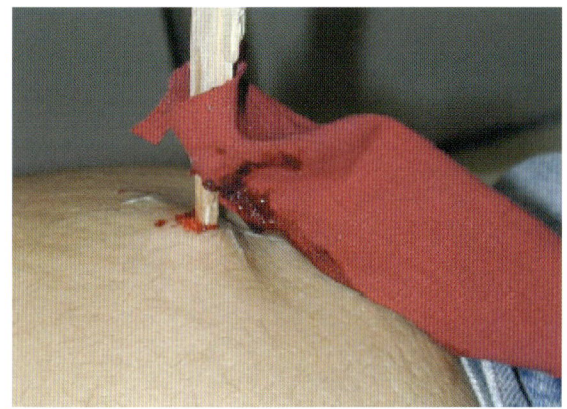

a：腹部に木片が刺さった杙創

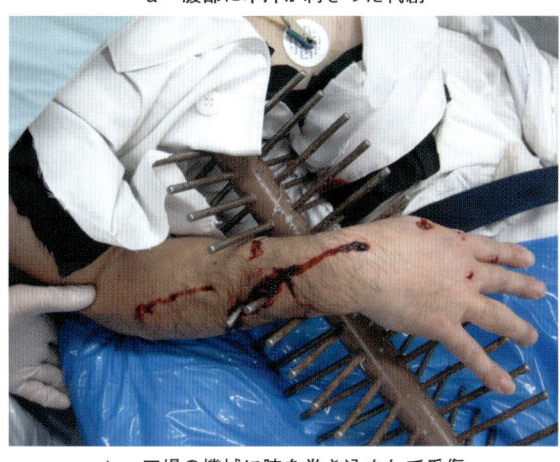

b：工場の機械に腕を巻き込まれて受傷

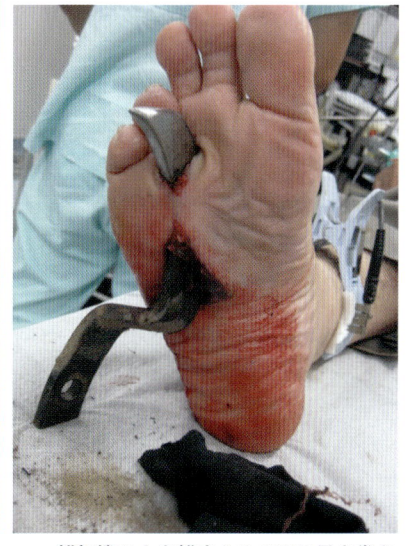

c：耕耘機の土を耕すための刃に足を巻き込まれたもの

図 2. 杙創の外観

表 1. 穿通外傷により損傷される臓器と受傷早期の病態

創の部位	損傷臓器	病態
頭　部	頭蓋骨、硬膜、くも膜、頭蓋内の血管、脳	髄液漏、頭蓋内血腫、脳損傷による神経学的機能障害 呼吸中枢など損傷部位によっては致命的
顔　面	眼球、外耳道・中耳腔、鼻腔、口腔、咽頭	視力障害、聴力障害 気道狭窄・閉塞、出血 頭蓋内への損傷の進展も考慮
頸　部	気管 頸動脈、頸静脈 頸部の神経	皮下気腫、気道狭窄・閉塞 大量出血、脳虚血➡致命傷となり得る 頸髄損傷、末梢神経損傷
胸　部	肺 気管・気管支 心臓、大血管	気胸、血胸、緊張性気胸によるショック 気道内への出血による換気不全 大量出血、心タンポナーデ、心損傷による心機能障害、縦郭血腫 ＊出血の多寡が早期予後を決める
腹　部	各腹腔内臓器：肝、胆嚢、脾、腸管 後腹膜臓器：膵臓、腎臓 腹部大動脈、下大静脈	腹部実質臓器や腸間膜動静脈は血流が豊富であること、腹腔内は組織圧上昇による止血が期待できないことより大量出血をきたしやすい。全層性の腸管損傷があれば腹膜炎を生じる 大血管損傷は致命的である
会陰・骨盤	骨盤内臓器：尿道、膀胱、子宮、直腸 腸骨動脈・静脈、仙骨神経叢	尿道狭窄・閉塞、膀胱損傷による腹腔内への尿の流出、腹膜炎など 大量出血もきたす
四　肢	四肢の血管、神経、筋、関節、骨	太い動脈からの出血はショックをきたすが、中枢側の圧迫などにてある程度コントロール可能。 機能予後が問題となりやすい。

▶損傷された組織や臓器を推測

　損傷された組織や臓器を推測する。胸腹部や頭頸部の穿通創は生命に対する危険性が極めて高いので取り扱いは慎重に行い、迅速な医療機関への搬送に努める。
　表1に穿通性外傷による臓器損傷と受傷早期の病態についてまとめる。
　胸部への穿通異物が心大血管を損傷すれば急激な大量出血によるショック、心停止を生じる可能性が高い(327頁**図7**参照)。また、胸腔内への出血による大量血胸、気管・気管支や肺損傷を伴えば、気道への出血による換気不全、気胸が進展した緊張性気胸も生じ得る。異物の侵入部が腹部であっても、頭側方向へ深く侵入している場合は横隔膜を通過し胸腔内臓器の損傷をきたすので、注意しなければならない。
　腹部への穿通創は、管腔臓器や実質臓器の損傷を生じる。太い動静脈からの出血を伴わなければ急激なショックや心停止の可能性は低いが、腹腔内に相当量の出血があっても外観では判別しにくいので、迅速な医療機関への搬送が必要となる。

3-6・穿通性外傷に対する処置

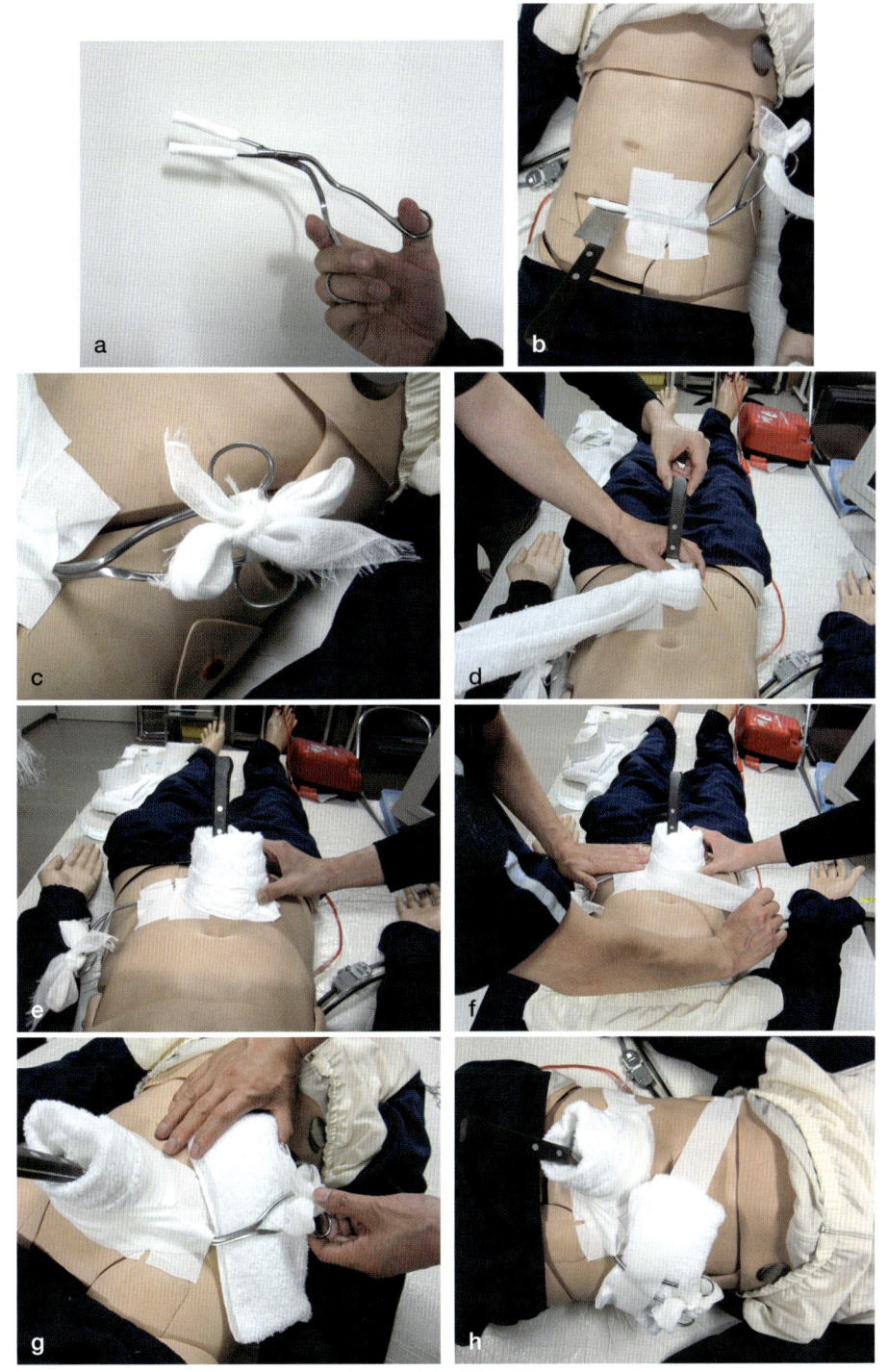

図 3. 穿通異物の固定
包丁による刺創の1例を示す。マギール鉗子を用いて包丁の刃身を刺入部で把持し、紐またはガーゼで鉗子が緩まないように縛る（a～c）。この際、マギール鉗子の把持部を布製テープで巻いておくと滑りにくい（a）。次に刃身部をタオルまたは三角巾で巻き付け（d、e）、幅広の粘着テープで固定する（f）。これにより、包丁の固定とともに体外部の刃による処置施行者の二次的損傷を防ぐことにもなる。もし、マギールが不安定であればタオルなどを用いて、粘着テープで固定する（g、h）。

＊穿通異物の固定は、異物の動揺とさらなる侵入または抜去を防ぐことにより体内の組織損傷や出血を抑えることが目的である。状況によりさまざまな工夫がなされるべきである。

頸部には頸動静脈や気管、神経が比較的狭い領域に密集して通っているので、この部位への穿通外傷は重大な損傷をきたしやすい。

　頭部は頭蓋骨で保護されているため、強い力が加わらなければ貫通しないが、眼窩や鼻腔、咽頭から頭蓋内への経路は骨が薄いので比較的弱い力でも貫通する。致命傷になり得るのは当然であるが、救命された場合でもなんらかの神経学的後遺症を残す場合が多い。

　四肢への穿通外傷は、一般に致命傷にはなりにくいが、神経や関節を損傷した場合は機能障害を残しやすい。しかし、持続する動脈性の出血を認めた場合は中枢側動脈の圧迫による止血を試みるとともに医療機関への搬送を急ぐ。

2 固定の実際

▶状況に適した固定法の工夫

　包丁などの片刃器の場合、刃側方向へ力が加わらないように注意する。使用可能であればマギール鉗子を用いて、まず刺入部直上で刀身を固定し、ガーゼやタオルなどで体外部の刀身を厚く巻き、それを土台としてテープで固定する。杙創の場合も同様に固定すべきであろう（図3）。しかし、部位や異物の形状によって、状況に適した固定法の工夫が必要である。

　いかに固定していても、体動によって穿通した異物に力が加わると損傷を拡大し出血を助長するため、状況に応じて身体を固定し激しい体動を防ぐ。また、体位は患者の苦痛が最も少なくなるように工夫する。

　固定された杭や鉄筋による杙創の場合は、杭や鉄筋を刺入側で構造物から切り離さなければならないが、切り離した後の異物の固定や搬送中の体位を考慮して行う。もし、異物が貫通して刺入側の反対側に長く露出しており、搬送や固定に支障をきたすようであれば露出した異物を切断してもよいが、穿通による損傷を拡げないよう慎重に行う。

II．脱出腸管の処置

　通常、腸管脱出は刃物などによって腹部に切創を負い、その深さが腹膜まで達し、創口がある程度の大きさになった場合に生じる（図4）。したがって、腹壁の血管や腸管・腸間膜損傷による出血も合併していると考えるべきであり、脱出腸管に対する治療に加え出血や腸管損傷に対する緊急手術が可能な医療機関へ迅速に搬送しなければならない。

1 ◆ 観察の要点

▶バイタルサインのチェックを怠らない

　創からの出血の程度や腸管の色調を観察する。たとえ創外への出血は少なくても腹腔内への出血が持続していることも十分考えられるので、バイタルサインのチェックを怠らない。腸管は腹圧がかかると比較的狭い創からも脱出するが、脱出

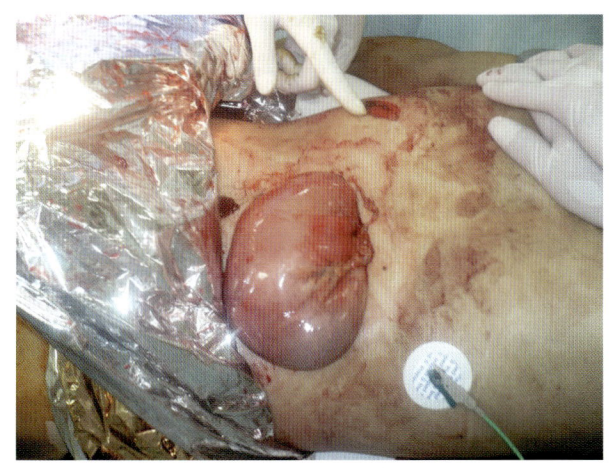

図 4. 刺創による腸管脱出
包丁による腹部の刺創により胃が脱出している。右季肋部から臍上部にかけての刺創も認める。

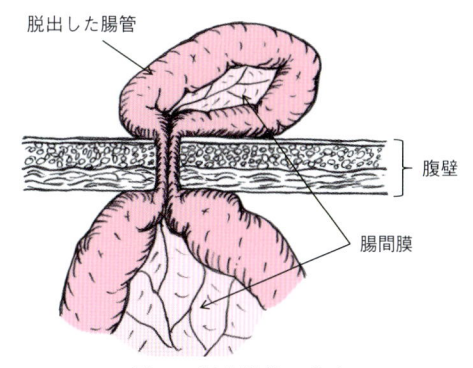

図 5. 脱出腸管の虚血
怒責など腹腔内圧の上昇によって狭い創口から多量の腸管が脱出した場合や、腹壁の緊張の高まりによって創口部で腸管と腸間膜が締め付けられると、脱出した腸管が虚血に陥る。長時間放置すると壊死を生じるため、腸管の色調の変化に注意が必要である。

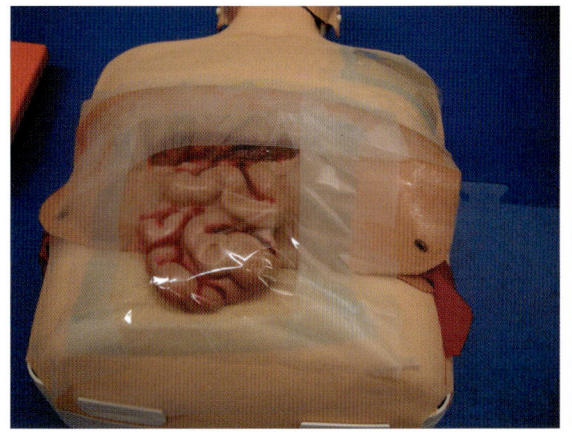

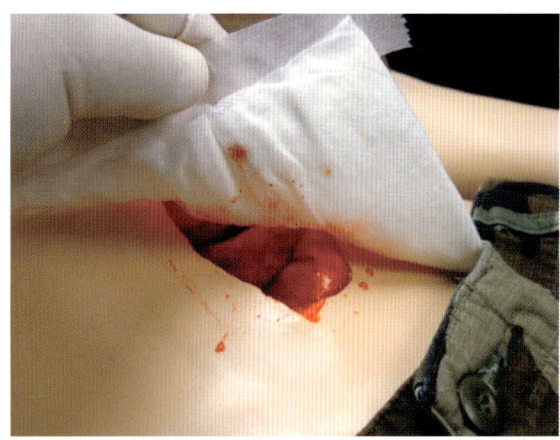

a：清潔で透明なビニールシートで覆う方法　　b：清潔なガーゼでカバーし生理食塩液をかけて保湿する方法

図 6. 脱出腸管の処置

した腸管が多量になると相対的に創口が狭くなり、脱出した腸管への血流が乏しくなって虚血を生じる（図5）。腸管の色調が暗赤色となった場合は虚血が生じている表れであるため、搬送を急ぐ。

▶腸管の色調が暗赤色となった場合は虚血が生じている

2 ◆ 処置の要点

腹圧がかからないように、体位を工夫する。

脱出腸管が乾燥しないように清潔なビニールシートもしくはアルミシートでカバーし、周囲をテープで固定する（図6-a）。また、清潔なガーゼでカバーし生理食塩液をかけて湿らせ、その上からシートで覆ってもよい（図6-b）とする書もあるが、湿ガーゼで直接腸管を被覆するとガーゼを除去する際に点状出血を生じること

があるため奨められないとする意見もある。したがって、湿ガーゼで直接腸管を被覆する方法は見解が分かれているため、確立された方法とは言えない。要するに腸管の乾燥を防ぐのが目的であれば、**図6-a**の方法で問題はない。

　もし、呼吸や咳によって進行性に脱出する腸管が増加するようであれば、適度に圧迫してもよいが、強く圧迫すると腸管虚血を助長するので注意を要する。

おわりに

　穿通性外傷は原因となる異物の種類や性状、穿通創が生じた身体部位やその深さなどによって、重症度や緊急度は千差万別である。しかし、こういった外傷の特徴と処置の原則を踏まえ、状況に応じた対応を心がけたい。

　　　　　　　　　　　　　　　　　　　　　　　　　　　　　　（山下典雄）

VOL. 7 骨折に対する処置

Ｉ．骨盤骨折の固定

▶高エネルギー外傷

　骨盤骨折は基本的には高エネルギー外傷によって発生し、直接死因にもなりうる外傷である。現場で早期に骨盤骨折を疑い、適切に処置を行うことは、骨盤骨折による出血死を減らすために非常に重要である。

　骨盤はリング状を呈する骨性構造物であり、それらは仙骨、それを挟んだ左右の寛骨（坐骨、腸骨、恥骨）で構成される。骨折によるこの構造物の破綻は、大量出血、骨盤動揺、臓器損傷を引き起こす。特に大量出血に対して考えられる出血源は、静脈叢、骨折部、骨盤周囲軟部組織、骨盤内動脈である。ただし、致死性の動脈性出血はむしろ稀である[1]。

▶致死性の動脈性出血はむしろ稀

▶死の三徴（低体温、アシドーシス、血液凝固障害）

　多発外傷患者への治療原則は、死の三徴（低体温、アシドーシス、血液凝固障害）への進行を防ぐことである。骨盤骨折において死の三徴への進行を予防する最も有効な治療は、可能な限り早期に出血をコントロールすることである。現場で救急隊員が行うことができる骨盤骨折に対する出血のコントロールは、骨盤の外固定によって骨盤内容量の減少を図ることである。理論的には、骨盤輪の圧迫固定は骨盤内容量を減少させることで骨盤内のタンポナーデ効果が期待でき、さらに骨折部の安定化は、さらなる出血を減少させる。

▶骨盤内容量の減少を図ること
▶タンポナーデ効果

▶骨盤輪の圧迫固定

　Advanced Trauma Life Support®（ATLS®）ガイドラインでは、骨盤骨折を疑うすべての傷病者に対し、即座に骨盤輪の圧迫固定をすべきとしている。現在までにさまざまな骨盤外固定具、外固定法が開発されてきた。ここでは、ショックパンツ、シーツラッピング法、Pelvic Circumferential Compression Device について詳細する。

1 ◆ ショックパンツ（Medical Anti-Shock Trouser；MAST または Pneumatic Anti-Shock Garment；PASG）

　ショックパンツは腹部、両脚部の3つのコンパートメントからなり、それぞれが独立して空気を充填することが可能で、それぞれの部分を加圧し血圧保持を行う。使用法は、まず両脚部分から空気を充填・加圧し、その後下腹部分を充填・加圧する。下肢部分と下腹部分は共に30〜40 mmHg から加圧し、加圧し過ぎないこと、加圧時間と合併症の出現に十分注意しなければならない。加圧は収縮期血圧が100 mmHg になるまで行う。

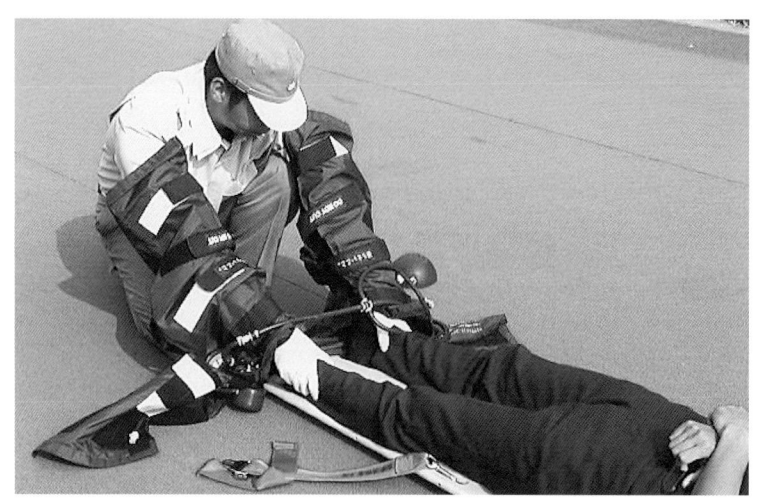

①既に傷病者がバックボードに載せられている場合は、ズボンをはかせるように
ショックパンツを傷病者の下に滑り込ませる。

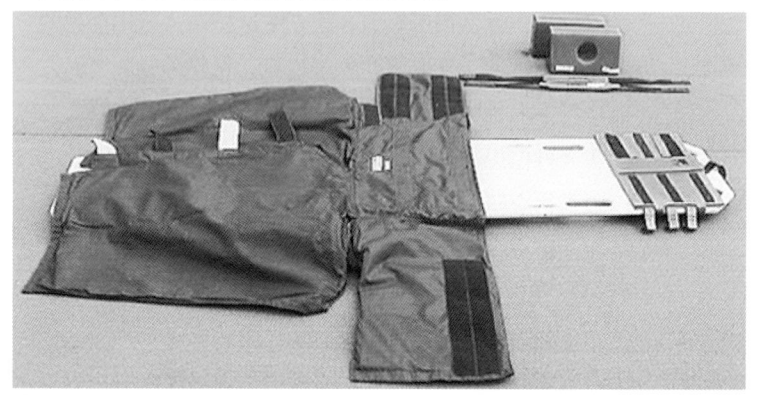

②予めショックパンツをバックボード上に広げておき、傷病者がその上に載るよ
うにログロールを行う。

図 1. ショックパンツの装着方法
（プレホスピタル外傷学．改訂第2版；p180-181，2004 による）

1903 年に George W. Crile によってその原理が pneumatic rubber suite として紹介された。その後 1960 年代のベトナム戦争で、大量出血を伴った重症兵士を医療機関に搬送するための救命蘇生器械としてその有用性を発揮した。さらに 1970 年代に米国の救急医療における必須の患者搬送器材として導入された。

ショックパンツの、血圧の保持に対する有効性は、以下の 3 つメカニズムで行われる[2]。

1. 体外圧迫による末梢血管抵抗の増大
2. 腹腔内または下肢の内出血に対するタンポナーデ効果
3. 下肢、下腹部圧迫によって下肢、腹腔内の血液が central circulation へ移動することによる、脳やその他の臓器への血流量維持。

しかしその後の研究によって、これらの使用は死亡率や入院日数の減少にはつな

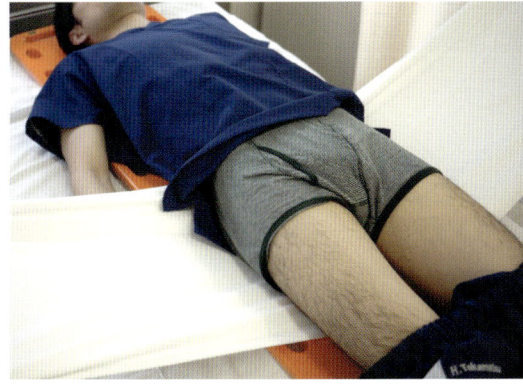

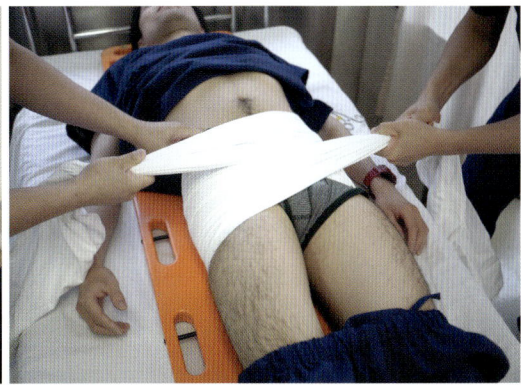

①大転子部を中心に敷く。　　　②術者2人で両側を強く引き、締め上げる。

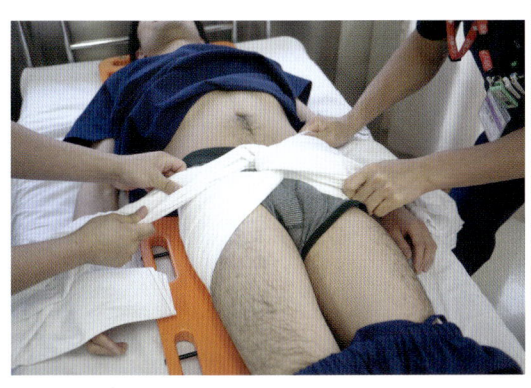

③シーツを強く引きながらねじる。　　④ペアン鉗子で固定する。

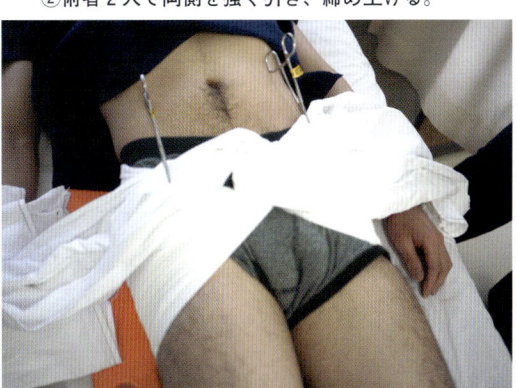

図 2. シーツラッピング法

がらず、さらに腹部コンパートメント症候群や皮膚の圧迫潰瘍などの合併症発生が報告されており、使用機会は制限されてきている。

多発外傷患者へのショックパンツの使用は、少なくとも出血性ショックを伴った不安定型骨盤骨折、下肢骨折（大腿骨骨折）に対しては有用であると思われる（図1）。

▶不安定型骨盤骨折
▶下肢骨折（大腿骨骨折）

2 ◆ シーツラッピング（Circumferential pelvic antishock sheeting；CPAPS）

ベッドシーツを使って骨盤周囲をラッピングするこの方法は、1995年 Routte らによって初めて報告された[3]。ベッドシーツはどこでも手に入れられ、安価かつ簡単に携帯でき、またラッピングの方法も特別なトレーニングも必要とせず短時間で行える点でも有用であると思われる。

この方法は現在、ATLS® の治療アルゴリズムの1つとして採用されているが、救急隊員による現場での使用において、どの程度の力でシーツを緊縛すべきなのか、または、緊縛したシーツの両端を結ぶ、またはクランプするだけで十分な固定が維持できるのか、さらに圧迫による皮膚の損傷や、骨盤骨折のタイプによっては過圧

▶過圧迫による骨盤内臓器損傷や仙骨神経根損傷

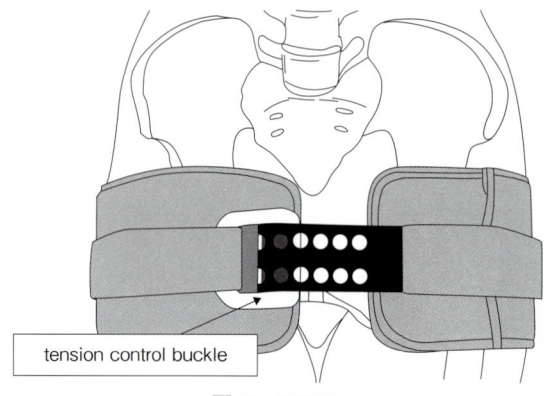

tension control buckle

図 3. PCCD
バックルで固定圧を調整する。

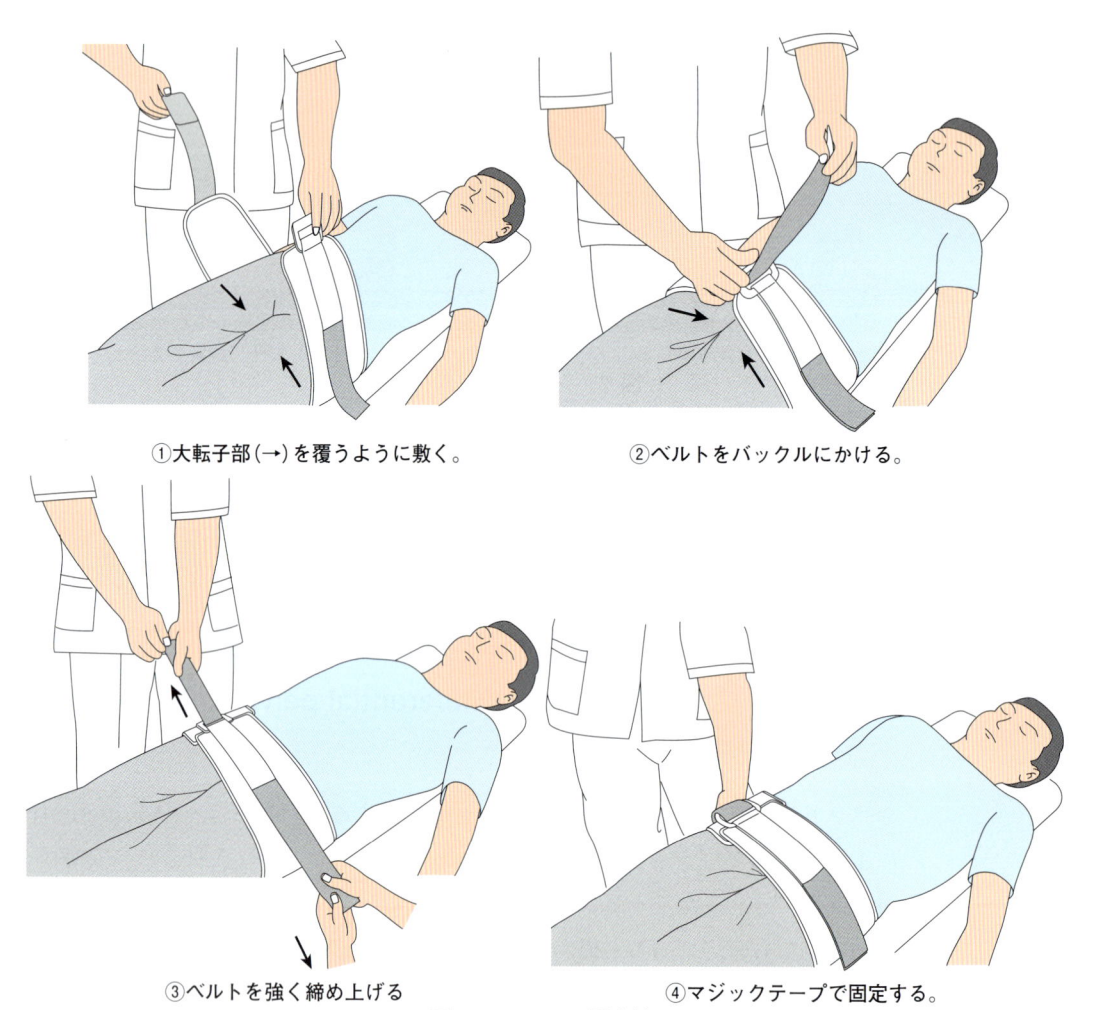

①大転子部(→)を覆うように敷く。　　②ベルトをバックルにかける。

③ベルトを強く締め上げる　　　　　　④マジックテープで固定する。

図 4. PCCD の固定法

迫による骨盤内臓器損傷や仙骨神経根損傷などの合併症を起こしてしまうのでは、といった疑問もあって、あくまでも一時的な固定にとどめ、長時間の固定は避けた方がよい[4]（図2）。

▶一時的な固定

3 ◆ Pelvic Circumferential Compression Device(PCCD)

骨盤骨折外固定器として特別にデザインされたもの。大腿骨転子部周囲をベルトで緊縛するこのデバイスの概念は、1999年にVermeulenらによって報告され、さらに2002年Bottlangらによって、PCCDのプロトタイプが開発された[5]（図3、4）。

Bottlangらは PCCD を骨盤骨折の解剖用献体に用い、結論として PCCD は骨盤外固定具として非侵襲的かつ効果的であると報告している。しかし、PCCD もあくまでも一時的な固定であり、長時間の固定は皮膚の損傷を起こす可能性があるので注意を要する。その後このデバイスは、Pelvic Binder、SAM-Sling[4]、T-POD などの商品名で市販されている。

▶大腿骨転子部周囲をベルトで緊縛

▶長時間の固定は皮膚の損傷を起こす

II. 四肢骨折の固定

四肢骨折の固定の基本は、骨折部およびその近位、遠位関節の動揺を抑えることであり、その結果、骨折端部動揺による二次的な軟部組織、筋肉、神経、血管などの損傷を防ぐことができる。また、固定により、骨折による疼痛も軽減できる。決して閉鎖骨折を開放骨折にしてはいけない。しかし、受傷現場で必ずしも両肢位で牽引固定する必要はなく、また患者の生命が危険な状態の適応の場合は骨折部の固定を省略し、バックボードでの全身固定で四肢骨折の固定としても差し支えない。

下肢骨折に対し牽引整復する場合、傷病者が著しい痛みを訴えたり、抵抗を感じた場合は無理に牽引することはせずそのままの状態で副子固定を行う。脱臼を疑う場合は脱臼の整復はせず、発見時の肢位をできるだけ保ち、傷病者の疼痛が最も少ない位置で副子による固定を行う。開放骨折で骨折部が体表に突出している場合は、牽引により汚染された骨折端が皮下に戻されてしまう恐れがあるため、牽引は行わずそのままの肢位で固定する。

▶骨折部およびその近位、遠位関節の動揺を抑えること
▶二次的な軟部組織、筋肉、神経、血管などの損傷を防ぐ
▶必ずしも両肢位で牽引固定する必要はなく
▶バックボードでの全身固定で四肢骨折の固定としても差し支えない
▶脱臼の整復はせず

1 ◆ 固定法

"骨折部の上下合わせて2関節を固定することが基本である"をより確実にするため、可能ならば傷病者を脱衣させることが望ましい。

骨折部より遠位部の末梢動脈の拍動、知覚、運動を確認する。もしそれらが確認できなかったり、著しい変形があれば牽引整復を行う。術者は骨折肢の遠位を把持し、長軸方向に牽引を行う。骨折肢が延長され、傷病者の疼痛が軽減されたことを確認したら、牽引した状態のまま副子固定を行う。

▶骨折部の上下合わせて2関節を固定すること

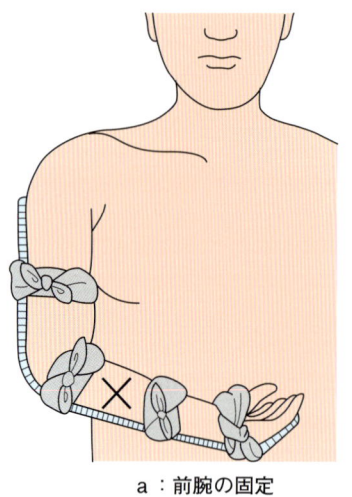

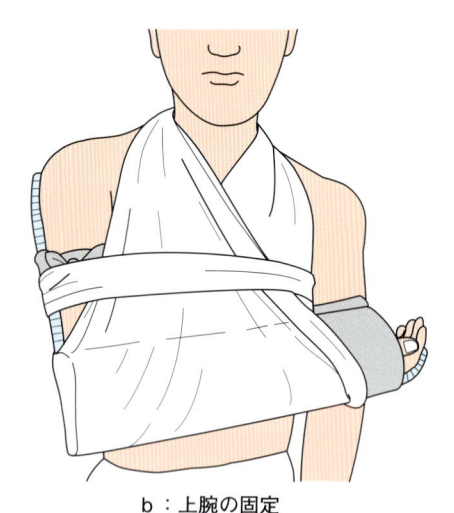

a：前腕の固定　　　　b：上腕の固定
図 5．上肢の固定
a：前腕骨骨折の場合、肘関節、手関節の2関節を固定する。
b：上腕骨骨折の場合、三角巾を追加し、さらに包帯を使って上肢と体幹を固定することにより、より強固な固定が得られる。

▶何度も牽引整復を行うべきではない

　牽引整復固定後、再度末梢動脈の拍動、知覚、運動を確認するが、状態が変わらなくてもそのままの状態で副子固定を行う。何度も牽引整復を行うべきではない。

2 ◆ 上肢（上腕骨、前腕骨）の骨折

　上腕骨骨折の場合、肩関節と肘関節の2関節を含めて固定する。前腕骨骨折の場合は肘関節と手関節の2関節を含めて固定する。副子固定の後、三角巾固定の追加も有効である。副子固定し運動・知覚の再評価を行ったら、手指の動きを制限するために丸めたガーゼを傷病者に握らせるのも有用である[6]（**図5**）。

3 ◆ 下肢（大腿骨、脛骨）の骨折

　大腿骨骨幹部骨折は大量出血を伴うことが多く（出血量1,000～2,000 ml）、両側大腿骨骨幹部骨折は出血性ショックに陥ることもあるので、両側大腿部の変形、腫脹、疼痛がある場合は注意を要する。
　大腿骨骨折は股関節と膝関節の2関節を含めて副子固定し、脛骨骨折は膝関節と足関節の2関節を含めて副子固定する[6]。下肢骨折の場合はバックボード固定、あるいは副子固定のどちらでも固定を行えるが、固定の際、伸展位で固定するのが基本である。

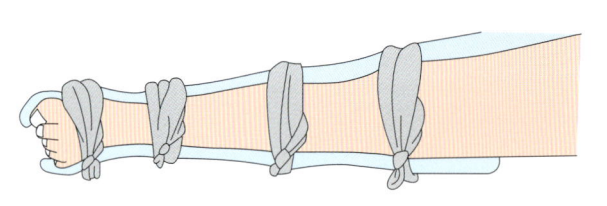

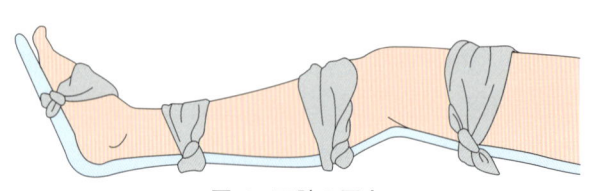

図 6．下肢の固定

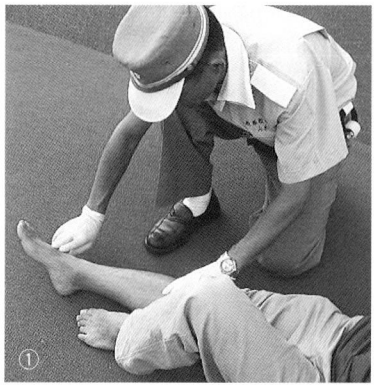

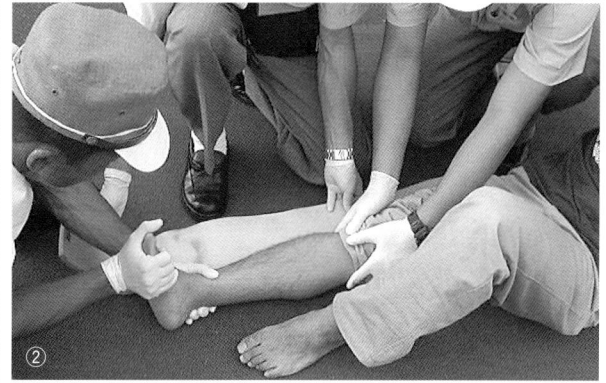

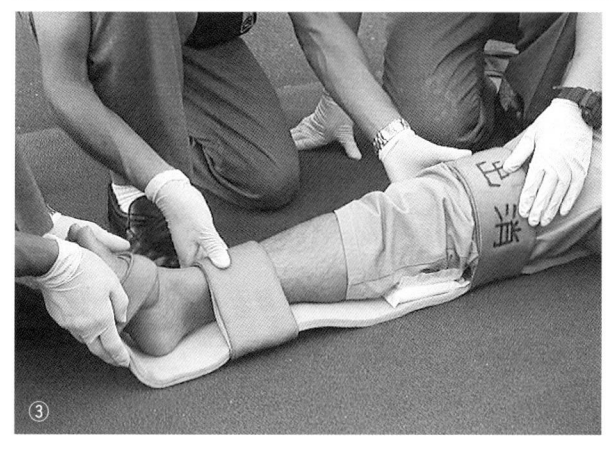

図 7. 副子固定の方法(下腿骨の骨折を例として)
①骨折部より末梢の動脈の拍動と知覚運動機能を確認する。
②隊員の1人に骨折部よりも近位の関節を保持させ、施行者は四肢の遠位側を把持し、徐々に牽引力をかける。視診上骨折部が延長し、痛みが和らいだら牽引をかけたまま副子を当てる。
③弾力包帯などで骨折部位の両側の関節まで固定する。必要ならば、副子と患肢の間隙にパッドなどを当て、肢位を保つようにする。
(プレホスピタル外傷学. 改訂第2版;pp180-181, 2004による)

　開放骨折の骨折端が体表より突出している場合や股関節、膝関節の脱臼が疑われる場合には、無理に伸展位にせず、そのままの状態で副子固定を行う。大腿骨骨幹部骨折に対してはショックパンツの使用が推奨されているが、大腿骨骨折はその他の合併損傷を伴うことが多く、頭部外傷や胸部外傷などの損傷を合併している傷病者への使用は注意を要する。また、両側大腿骨骨折により出血性ショック状態を呈している場合は、速やかにバックボードで全身固定を行い、搬送する(図6、7)。

(塚本剛志、川井　真、大泉　旭)

●参考文献

1) Lee C, Porter K：The prehospital management of pelvic fractures. Emerg Med J 2：130-133, 2007.
2) Lateef F, Kelvin T：Military anti-shock garment；Historical relic or a device with unrealized potential? J Emerg Trauma Shock 2：63-69, 2008.
3) Routt ML Jr., Falicov A, Woodhouse E, et al：Circumferential pelvic antishock sheeting；a temporary resuscitation aid. J Orthop Trauma 1：45-48, 2002.
4) 箕輪良行，児玉貴光(編)：ビジュアル救急必須手技ポケットマニュアル．羊土社，東京，2009.
5) Bottlang M, Kreig JC, Mohr M, et al：Emergent management of pelvic ring fractures with use of circumferential compression. J Bone Joint Surg Am 84-A(Suppl 2)：43-47, 2002.
6) Parkins TJ：Fracture management. Effective prehospital splinting techniques. Emerg Med Serv 4：35-37, 39, 2007.

VOL.8 開放創に対する処置

▶止 血

I. 止 血

　外傷により出血をきたし、体内の全血液量(体重の約8%)の20%を急速に失うと出血性ショックの状態となり、さらに30%以上の血液を失えば致命的なショック状態となる。JPTEC™が"活動性の外出血"に対する止血の重要性を示しているとおり、胸腔内出血や腹腔内出血と同様、開放創からの外出血に対して適切な止血を行い、病態の悪化を少しでも軽減することが必要である。

1 ◆ 出血の種類

1 動脈性出血

▶失血死

　拍動性に噴き出す鮮紅色の出血である。主幹動脈の破綻による出血では失血死する可能性が高く、緊急に適切な処置が必要となる。

2 静脈性出血

　動脈血に比べて赤黒い血液が持続的に湧き出るような出血である。動脈性出血ほどの勢いはないものの、太い静脈からの出血では短時間で出血性ショックとなるため、迅速な処置が必要となる。

3 毛細血管性出血

　指尖部を切ったり、転倒し擦りむいた傷などから、滲み出るような出血が毛細血管性の出血である。生命を脅かすことはまずない。

▶止血法

2 ◆ 止血法

　まず処置を行う者はビニール、またはゴム手袋を装着する。動脈性出血では、血液が飛散することが考えられるため、ゴーグル、マスク、ガウンなどの直接血液に触れない感染防御を行ったうえで処置にあたる。

1 用手法

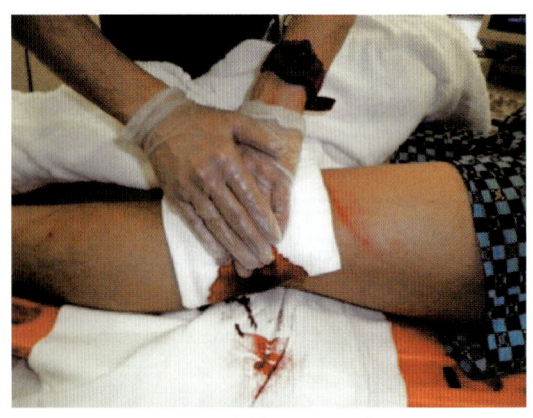

▶直接圧迫止血法

　a. 直接圧迫止血法(図1)
　止血の基本であり、止血の第

図1. 直接圧迫止血法

3-8・開放創に対する処置

一選択となる。出血している部位に創部より大きい清潔なガーゼなどを直接当て、その上から指や手で創部全体を圧迫する。それでも出血が止まらない場合、両手で体重をかけて止血する。出血によりガーゼが全面に濡れてしまった場合は、止血効果が低下するため、新しい乾いたガーゼに交換する。

▶間接圧迫止血法

b．間接圧迫止血法

動脈性の出血が激しく続いているときに、出血部位よりも中枢側の動脈を圧迫する方法である。止血点を正確に圧迫しないと十分な効果が得られず、直接圧迫止血法よりも技術的に難しい手技であるが、直接圧迫止血法で効果がない場合には、破綻血管の中枢側で拍動を触知できる部位を強く圧迫し止血するこの方法を選択する。

▶部位別止血

c．部位別止血（図2）

・上腕：腋窩の中央を肩関節に向かい圧迫する。

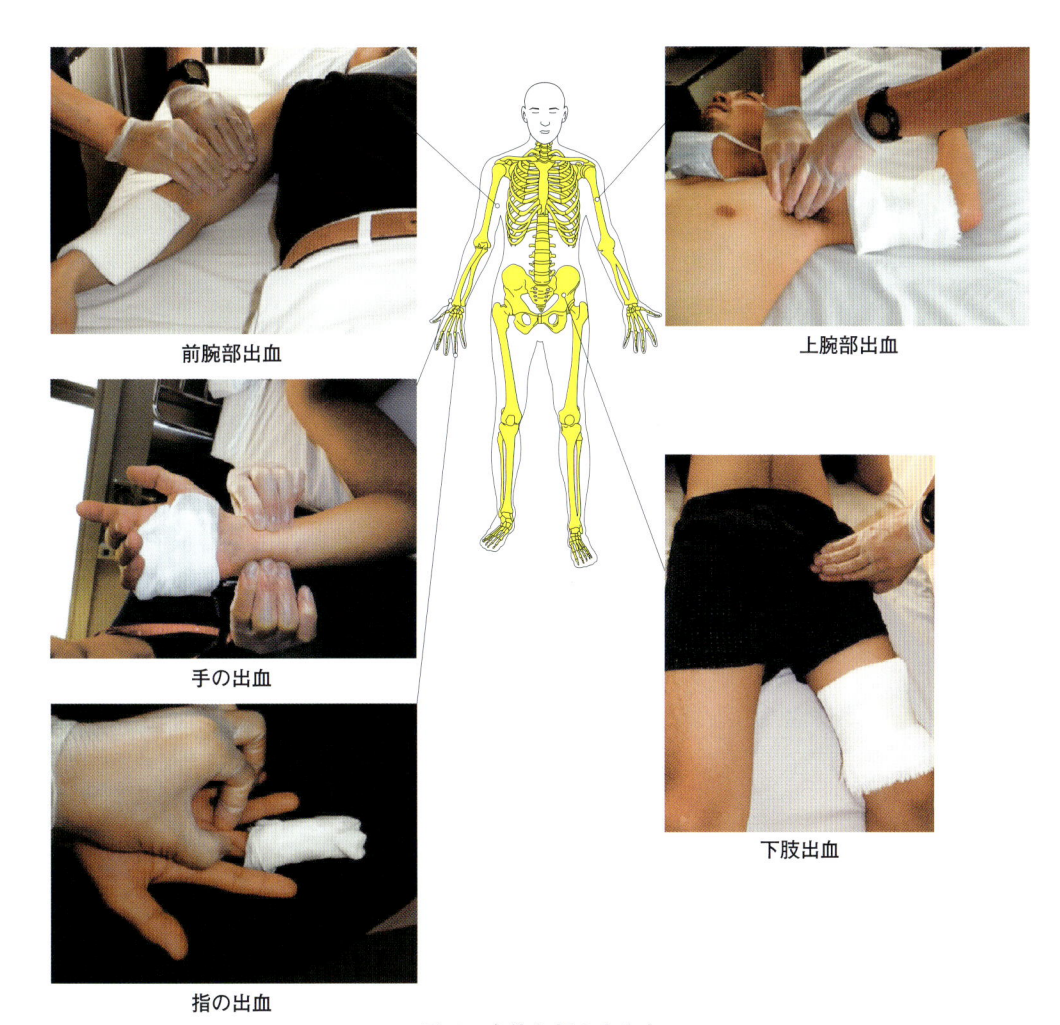

前腕部出血

上腕部出血

手の出血

下肢出血

指の出血

図2．身体各部の止血点

207

- 前腕：上腕の中央内側部を上腕骨に向かい圧迫する。
- 下肢：股関節の付け根［Scarpa 三角（309 頁図 7）内］に両手で体重をかけて圧迫する。
- 手：手関節部掌側（手のひら側）の橈側および尺側を両手指で圧迫する。
- 指：指の両側を拇指と示指で骨を挟み込むように圧迫する。

▶Scarpa 三角

2 止血帯法

▶止血帯法

止血帯法は四肢の動脈性出血に対して直接圧迫止血法、間接圧迫止血法で効果がない場合に例外的に実施する最終手段である（図 3）。止血帯として使用するものは、三角巾やターニケット、エスマルヒ駆血帯などの幅の広い（3 cm 以上）帯状のものを選択する。血管を含め組織全体を物理的に止めてしまうため、止血帯より末梢は虚血状態となるほか、締め付けられた部の組織も傷めてしまうが、確実な止血は得られる。細い紐状のものでは圧迫が不十分であり組織を損傷させるため使用しない。

▶三角巾
　ターニケット
　エスマルヒ駆血帯

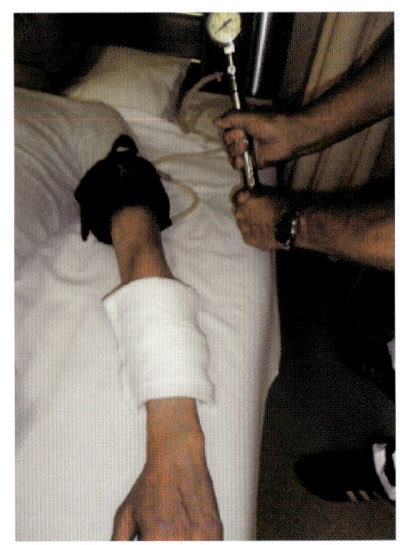

図 3．ターニケットによる止血帯法

a．実行可能部位

出血部位よりも中枢側で、肘関節から肩関節までの上腕部と膝関節から鼠径部までの大腿部で行う。

b．止血の一時解除

止血帯法を選択した場合、緊縛圧迫部位より末梢が虚血状態となるため、緊縛を続けなければならない場合、虚血許容時間の 1 時間を目途に一時緊縛を解除し、末梢組織に血流を再開させなければならない。再度緊縛しなければならない場合は 1〜2 分のインターバルをおいてから緊縛を行う。なお、インターバルの間は出血量を抑えるため直接圧迫止血法を実践する。

止血帯を使用する場合は必ず止血時刻を記録する。

▶ターニケット

c．駆血の実際（ターニケット）

患肢を挙上し、さらに患肢の血液を駆血帯より心臓の方へ戻すように両手で圧迫する。これが不十分であるとうっ血を起こし、逆に出血を助長することになりかねない。その後、収縮期血圧の約 2.5 倍を目安に駆血帯に空気を入れる。その際、上肢では 300 mmHg、下肢では 500 mmHg を超えないように注意する。通常、意識のある患者では我慢できないほどのターニケットペインが出現するため、症状に合わせて駆血の解除を行う必要がある（図 4）。

▶ターニケットペイン

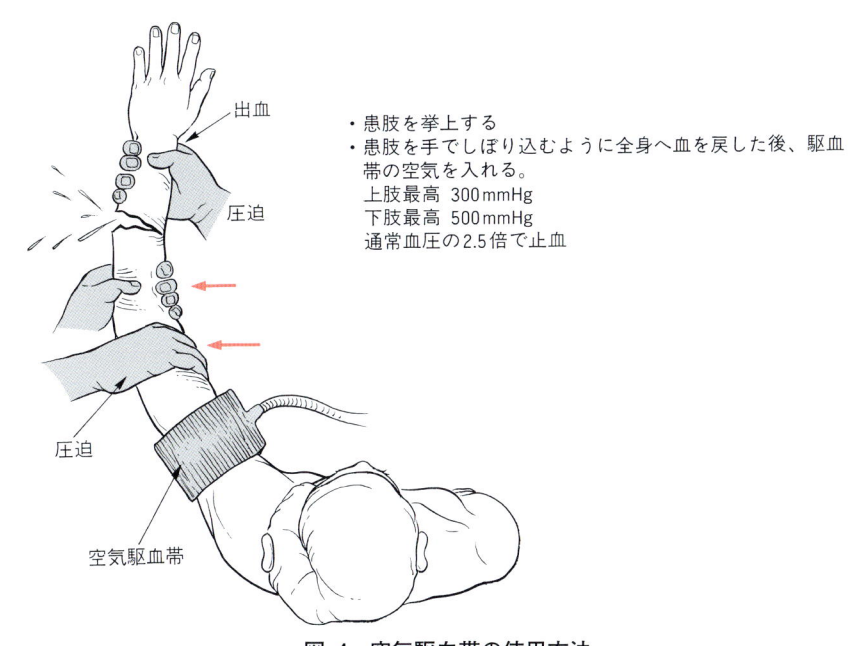

図 4. 空気駆血帯の使用方法
圧迫止血不可能な場合にのみ使用する。
（プレホスピタル外傷学，改訂第2版，p269，2004による）

・患肢を挙上する
・患肢を手でしぼり込むように全身へ血を戻した後、駆血帯の空気を入れる。
　上肢最高　300mmHg
　下肢最高　500mmHg
　通常血圧の2.5倍で止血

II. デグロービング損傷

第4部-7「四肢外傷」の314頁参照。

III. 切断指

近年、マイクロサージャリーによる微小血管吻合の技術が発展したことにより、切断肢・指再接着の成績も著しく向上している。しかし、再接着を可能とする施設は限られており、再接着が叶わず切断を余儀なくされる場合も少なくないのが現状である。適切な処置を行い、適切な病院に搬送することが求められる。

▶切断肢・指再接着の成績

・**切断**：指を含む四肢が外傷によって完全に切り離された状態である。切断された組織の血行は完全に断たれており、切断肢の再接着可能時間（ゴールデンタイム）とされる、常温で6時間以内に手術が開始できるよう搬送する必要がある。

▶切断肢の再接着可能時間

・**不全切断**：皮膚や一部の軟部組織によってかろうじて連続性が保たれてはいるが、血管損傷のため末梢の血行が極めて乏しいまたはない状態。血行再建を行わなければ末梢組織が高率に壊死するため、対応は切断肢・指と同様に扱う。

▶対応は切断肢・指と同様

1 ◆ 再接着の適応

1 損傷程度から判断する適応
○鋭利切断
△挫滅切断
✕引き抜き切断

2 切断部位から判断する適応
○母指切断
○多数指切断

3 阻血時間から判断する適応
・温阻血……6〜8 時間
・冷保存(0〜4℃)……12〜24 時間

4 再接着の適応のないもの
✕前腕近位切断で阻血時間が6 時間以上
✕生命を脅かす合併損傷の存在
✕高度汚染
✕全身合併症の存在
✕自傷行為、精神病患者、など

2 ◆ 切断肢・指における処置

1 近位断端部

　切断肢・指は外見上、最も目を奪われがちな外傷であるが、活動性の出血がある場合を除いて、まずはABC(気道、呼吸、循環)を優先し確実な初期評価とそれに続く全身観察を行うべきであり、合併する重症損傷を見逃してはならない。

▶ABC(気道、呼吸、循環)を優先

　切断端より活動性の出血を認める場合は、直接圧迫止血や止血帯などによる止血処置と断端部の被覆を行う。より鋭利なものによる切断ではかなりの量の出血が予想されるが、挫滅したり引きちぎられるような切断では、血管の攣縮や血栓化などにより比較的出血が抑えられていることが多い。そのため通常の圧迫止血で止血可能である。

　断端部は湿らせた滅菌ガーゼを当て、弾性包帯などで断端面全体に適当な圧が加わるようにする。ターニケットの使用により、再接着する際に断端部の組織障害をきたす可能性があり、不利な条件となるためできる限り避けるのが原則である。

2 遊離断端部

　切断により遊離した部分は、可能な限り受傷現場から探し出し持参するよう努力しなければならない。断端部が挫滅しており、再接着に耐えられない組織にみえる場合であったとしても、遊離部分の健常部の一部が再形成に利用されることもある

▶切断された指趾はビニール袋に入れ密閉

▶再接着可能時間

ためである(例えば、植皮などに利用される)。

切断された指趾はビニール袋に入れ密閉する。さらに氷水を入れた袋や容器にそれを浸し、患者とともに搬送する。遊離部を直接水や生理食塩液に浸したり、ドライアイスなどで直接冷やしてはならない。冷却することで化学反応の進行が抑制されるため、再接着可能時間が常温では6時間であるものが、2倍まで延長させることが可能となる(図5)。

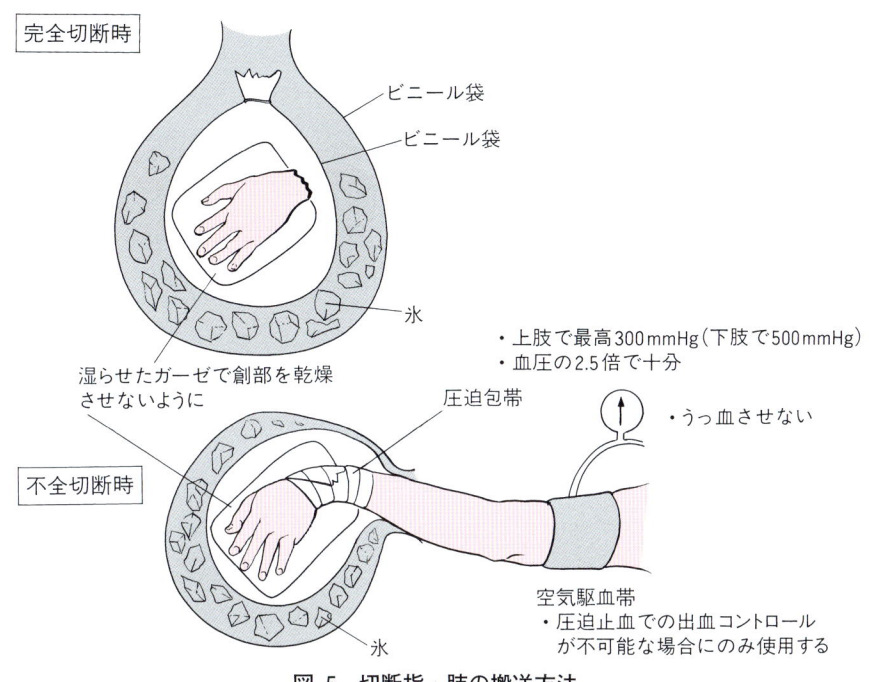

図 5. 切断指・肢の搬送方法
(プレホスピタル外傷学改訂第2版, p268, 2004による)

3 再接着の実際

①まずは骨折の固定をキルシナー鋼線などで行う。

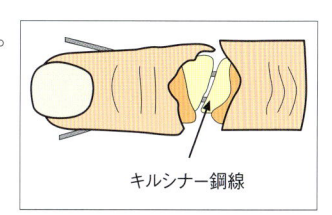

②次に伸筋腱の修復を行う。

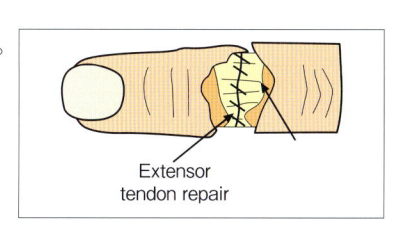

③動脈と神経縫合、屈筋腱の修復を行う。

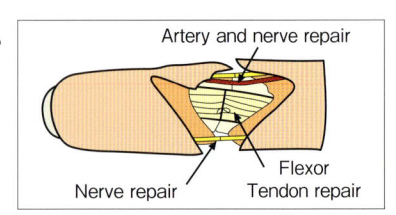

④最後に静脈の吻合を行う。

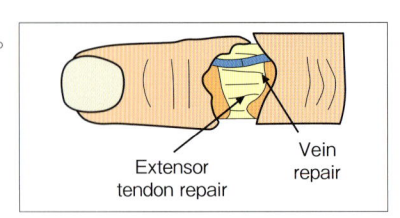

⑤皮膚を縫合し終了。

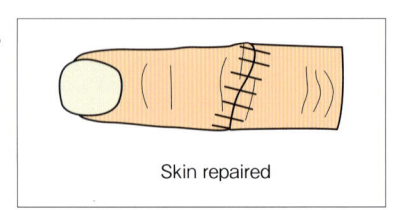

(飯田浩章)

VOL. 9 心停止前の輸液

Ⅰ．海外における議論

▶心停止前の輸液

　米国においては、パラメディックによる心停止前の輸液はごくごく当たりまえの処置であって、その是非に関しては議論にさえならないのが実情である。それは、静脈路確保を行って輸液を投与すべき状況、判断基準、輸液の種類、輸液の量などが包括的指示（Standing orders）として、詳細にプロトコールに示されているからである。

▶外傷プロトコール

　包括的指示の1例を紹介すると、マサチューセッツ州のプロトコール[1]には、腹部骨盤外傷、熱傷/気道熱傷、頭部外傷、筋骨格系損傷、多発外傷、軟部組織損傷、胸部外傷、脊椎脊髄損傷、外傷性心肺機能停止、外傷性四肢断裂損傷などの外傷プロトコールのすべてにおいて、パラメディックに静脈路確保および輸液投与が包括的指示として許可されている。その内容は、搬送途上に静脈路を確保し、傷病者の収縮期血圧が100 mmHgを下回る場合は、250 mlの生理食塩液を急速輸液もしくは急速滴下するようにプロトコール化されている。さらにこの処置で循環動態の改善が得られない場合、パラメディックにはメディカルコントロール下での追加輸液の指示が与えられ、さらに250〜500 mlの急速輸液もしくは急速滴下が行われる。特に熱傷患者の場合、熱傷面積20％以上の広範囲熱傷であれば年齢に準じた初期輸液量が規定されており（図1）、さらに搬送に1時間以上を要する場合には、パークランド法（バクスター法）に則った輸液投与を現場から開始することが包括的に指示されている。また、多発外傷の場合には、2本の静脈路確保を行うことも包括的に指示されている。

　ロサンゼルス市消防局の外傷プロトコール[2]にも、搬送途上に静脈路確保の包括的指示があり、傷病者の循環動態が不安定である場合は、成人の傷病者に10 ml/kg、小児であれば20 ml/kgの生理食塩液の急速輸液の指示がプロトコール化されている。

　ワシントン州におけるプロトコールでは、上肢で静脈路確保が困難な場合には外頸静脈も穿刺部位として考慮することが包括的指示として許可されている。

　これらのプロトコールに指示された病院前での心停止前に輸液を行うことの是非に関しては、EAST（the Eastern Association for Surgery of Trauma）診療ガイドライン[3]がエビデンスに準拠した一定の考え方を示している。

　このガイドラインが推奨する内容は、

①体幹部穿通性外傷の患者に対しては、病院前における輸液投与は控えるべきで

> ### 4.2　BURNS
>
> **PARAMEDIC PROCEDURES**
> 1. **ALS-P STANDING ORDERS**
>   a. Provide advanced airway management, if indicated.
>   b. Cardiac monitor, and if feasible, 12 lead ECG - Manage dysrhythmias per protocol.
>   c. Initiate large bore IV Normal Saline. Begin fluid resuscitation for treatment of the BURN INJURY if greater than 20% BSA
>
>   For transport times LESS THAN 1 HOUR use the following pre-hospital rates:
>   　　Over 15 yrs. of age – 500mL/hour
>   　　5 –15 yrs. of age – 250mL/hour
>   　　2 – 5 yrs. of age – 125mL/hour
>   　　Under 2 yrs. of age – 100mL/hour
>
>   For transport times GREATER THAN 1 HOUR consult medical control regarding the following fluid rates:
>   　　*Adults:　　　 2-4 mL x kg x % burn　[Adult = over 15 yrs. of age]
>   　　*Pediatric:　　3-4 mL x kg x % burn
>
>   *Infusion rate regulated so one-half of estimated volume is given in the first 8 hours post burn
>
>   If suspected hypovolemia (consider other injuries), administer 250mL - 500mL fluid bolus and titrate to patient's hemodynamic status.
>
>   d. After a complete patient assessment consider using the pain management protocol.

図 1. マサチューセッツ州の病院前診療プロトコール(熱傷プロトコールより一部改変)

ある
　②活動性出血が制御されるまでは急速輸液を控えるべきである
　③病院前における輸液投与は受傷機転や搬送時間にかかわらず、橈骨動脈の触知の可否を指標に輸液の少量(250 m*l*)投与にとどめ、規定量の投与や持続投与することは避けるべきである
　④頭部外傷のある場合には、収縮期血圧 90 mmHg 以上あるいは平均血圧 60 mmHg 以上に維持するよう輸液量を調節すべきである
と整理されている。

　これらは、「外傷傷病者において出血の制御がされていない出血性ショックに対して晶質液を大量投与することで、出血量の増加と死亡率の上昇をきたす」とする多くのエビデンスに基づいたもので、要するに外傷患者の病院前の急速輸液に関しては、病院到着までは輸液量を制限する方向にあることを推奨している。

　前述したプロトコールもこのガイドラインに矛盾しないものとなっており、米国内では病院前における心停止前の輸液はプロトコールに沿って粛々と行われているのである。

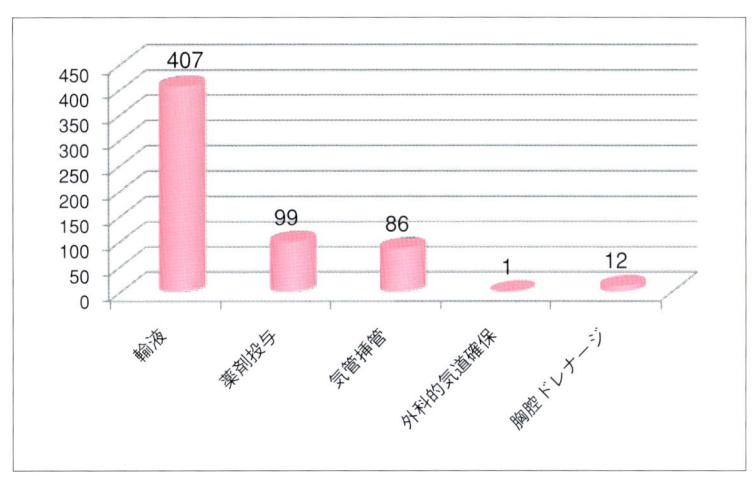

図 2. ドクターヘリが出動した外傷 474 症例における医療処置の内容
(益子邦洋:分担研究「ドクターヘリの実態と評価に関する研究」. 平成 17 年度厚生労働科学補助金, 平成 18 年 3 月より一部改変)

II. わが国の現状

　翻って本邦の現状に目を向けると、外傷に限らず輸液が必要なあらゆる循環虚脱状態に陥る疾患において、救急救命士が可能な処置は初期治療の細胞外液補充、いわゆる輸液ではなく、理学的処置、つまり体位管理と酸素投与である。救急救命士が輸液を施行できる条件は、唯一心肺機能停止の患者に限られている。

　米国のパラメディックに倣いプレホスピタルケアの質の向上を目指して誕生した救急救命士は、20 年を経た現在でも心臓が止まらない限り、傷病者に輸液を施すことはできない。欧米のパラメディックは重症外傷患者に対して心停止に陥らせないために輸液を施しているのであり、心臓が止まってから輸液処置が許可される本邦の現状は、「世界の常識は日本の非常識」とも言えよう。

　一方、ドクターカーやドクターヘリで救急救命士らとともに病院前救急診療を担う医師らは、病院前での処置として静脈路確保と輸液投与を当然の如く行っている。実際に平成 17 年度厚生労働科学研究費補助金「新たな救急医療施設のあり方と病院前救護体制の評価に関する研究」の分担研究「ドクターヘリの実態と評価に関する研究」(分担研究者:日本医科大学 益子邦洋)の報告書[4]では、外傷を対象としたドクターヘリ出動 474 症例で、407 例(85.9%)に静脈路確保と輸液が実施されており、現場で施行された医療処置の最も多いものであった(図 2)。ただし、エビデンスに本処置の妥当性を求めてみると、外傷患者に対する病院前での輸液についての本邦における良質な無作為比較試験は存在せず、一定の結論には至っていない。

　救急隊の活動においては、医療機関への搬送を遅らせるような処置は最小限にすべきであることが病院前救護の中心課題に据えられており、心停止前の輸液投与が

必要な外傷患者においてもそれは例外とならない。つまり、救急救命士が輸液路の確保に時間を費やすことによって医療機関での根本的治療開始が遅れるのではないかとの懸念が根強く、病院前から輸液を投与すること自体に明確なエビデンスがないことも相俟って、これまで救急救命士による心停止前の輸液が議論されることはなかったと推察される。

III. 実証研究と将来

　心停止前の輸液に関しては、平成20年11月にほかの2行為(血糖測定と低血糖発作例へのブドウ糖溶液の投与、重症喘息患者に対する吸入β刺激薬の使用)と合わせて、救急救命士の処置に追加すべきとの要望から、その動きが始まった。この3行為が公の場で検討されたのは、平成21年度厚生労働科学研究補助金「救急医療体制の推進に関する研究」の分担研究「救急救命士による救急救命処置に関する研究」(分担研究者：愛知医科大学救急医学　野口宏)においてであり、救急救命士が施行する処置としての必要性、安全性、有効性が論じられた。

　その報告書[5]によれば、『大量出血や重度脱水による循環血液量減少性ショック、および敗血症やアナフィラキシーショックなどの血液分布異常性ショックに対しては、時期を失しない適切な輸液・輸血開始は止血術と並んで転帰を決定する重要な対応であり、係る傷病者は受傷から医療機関到着までに輸液による循環血液量の減少を補うことにより、ショックの重症化を阻止し救命率向上が期待できる』とその必要性を述べ、ドクターカーやドクターヘリで出動した医師がほとんどの症例で静脈路確保と輸液を実施している実状を踏まえて、ごく一般的な処置であるとしている。

　この報告書の内容を踏まえて、平成21年3月から3回にわたり開催された「救急救命士業務のあり方に関する検討会」において議論が交わされ、平成22年4月には、3行為の処置を拡大する方向と、現状ではMC体制・教育体制・研修体制などが全国で均一ではないため、病院前で行う必要性や有効性などの検証の実施方針が示された。そこで、厚生労働科学研究班が中心となり、医療関係者と消防関係者が共同で実証研究を行うことが結論づけされた。

▶実証研究

　つまり、医療関係者、消防関係者が参画し、実証研究を行う(3行為をいくつかの地域で行い、そのデータを蓄積し、科学的に分析・評価する)という、これまでの救急救命士の処置拡大とはまったく違う手法を用いて救急救命士の処置拡大を企ろうとするものである(図3)。

　具体的な実証研究のイメージとしては、心停止前の輸液の場合、事前に定められた適応患者にのみ実施されるものであって、その適応とは『皮膚の蒼白、湿潤・冷汗、頻脈、微弱な脈拍などからショックが疑われるもの』という判断基準を満たすもの、あるいは長時間の挟圧された環境におかれた患者で『クラッシュ症候群が疑われる』

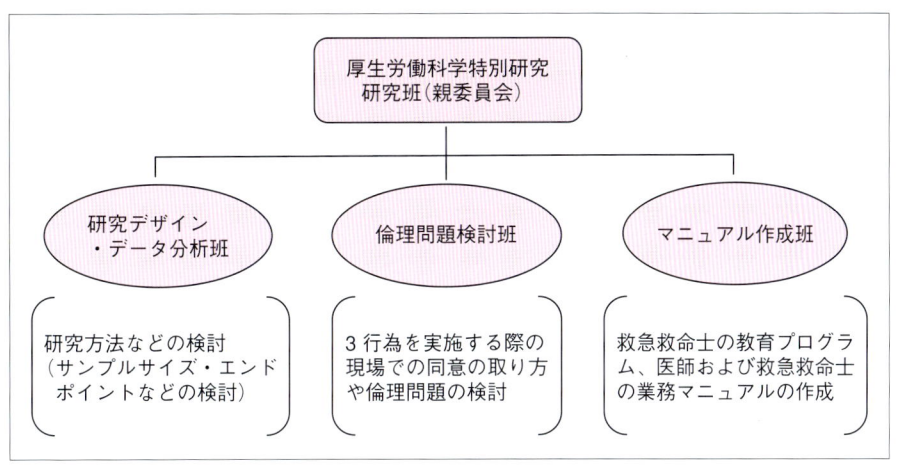

図 3. 実証研究における厚生労働科学研究班の構成

```
                    厚生労働科学特別研究
                    研究班（親委員会）
         ┌──────────────┼──────────────┐
    研究デザイン      倫理問題検討班      マニュアル作成班
    ・データ分析班
    
  研究方法などの検討   3行為を実施する際の   救急救命士の教育プログラ
  (サンプルサイズ・エンド  現場での同意の取り方   ム、医師および救急救命士
  ポイントなどの検討)   や倫理問題の検討     の業務マニュアルの作成
```

『クラッシュ症候群に至る可能性がある』ものを対象としている。

　処置は特定行為として位置づけられており、当然ながら「医師による具体的指示」を受けて行われなければならない。静脈路確保のための穿刺は2回までとし、心停止の際の静脈路確保と同様となる。静脈路確保後の輸液速度については、医師の指示に従うものであるが基本的に制限輸液（1秒1滴）、あるいは急速輸液（クレンメを全開にして得られる流量：約180 ml/時）のどちらかで、血液分布異常性ショックに含まれるアナフィラキシーショックや神経原性ショックが疑われる場合には急速輸液、閉塞性ショックや心原性ショックが疑われる場合には、医師が病態を判断して輸液速度を指示する。

　このようなイメージで実証研究が展開されるものと思われるが、あくまで執筆段階でのイメージであり、これらは今後変更される可能性がある。

　実証研究に関しては、ようやくその基盤整備に着手したばかりである。事前準備が完了すれば、実証地域が選定され該当する地域メディカルコントロール協議会と密に連携をとって、実証研究が実施される予定である。救急救命士の教育を含め、約2年の研究期間でデータを蓄積して、科学的に分析・検証を行う予定であり、この研究で心停止前の輸液の有効性と安全性が結論づけられることが期待されている。

　救急救命士による心停止前の輸液が現実となり、例えば、出血性ショックの重症外傷の傷病者が心停止に至ることなく医療機関に搬送されるようになることが目標である。そして、「世界の常識は日本の非常識」が少しでも解消されることを望んでいる。

（金丸勝弘）

●文献

1) Commonwealth of Massachusetts. EMERGENCY MEDICAL SERVICES PRE-HOSPITAL TREATMENT PROTOCOLS. Available at：www.ma.gov/dph/oems
2) Los Angeles County. Health Services. Standing Field Treatment Protocols. Available at：http://ems.dhs.lacounty.gov/ManualsProtocols/SFTP/SFTPs.htm
3) Cotton BA, Collier BR, Kheterpal S, et al：Practice management guidelines for prehospital fluid resuscitation in the injured patient；EAST trauma practice guidelines. Available at：www.east.org.
4) 益子邦洋：分担研究「ドクターヘリの実態と評価に関する研究」．平成17年度厚生労働科学補助金，平成18年3月．
5) 野口　宏：分担研究「救急救命士による救急救命処置に関する研究」．平成21年度厚生労働科学研究補助金，平成21年12月．

MEMO ❾ ＜救急救命士に胸腔穿刺や輪状甲状靱帯切開ができるか？＞

　この2行為は、緊張性気胸あるいは気道狭窄/閉塞といった緊急性の高い病態に実施される処置である。したがって、病院到着までに実施されなければ傷病者は心肺停止に高率に移行する。

　米国のパラメディックにはこの2行為が包括的に指示（表1）されている。また、プロトコールにも病態の判断方法から処置の実施方法までが記載されている。これらは、パラメディック養成課程において、1,000～2,000時間という養成期間の1/2以上にあたる豊富な病院実習時間をかけることで確立される手技であって、現状の座学中心での教育を行っている本邦の救急救命士養成課程（養成時間1,000～1,200時間のうち病院実習80時間）の中では、本行為の修得と質の担保はまったく不可能である。

　本邦において、緊張性気胸や気道狭窄/閉塞に救急救命士らが遭遇していないわけではない。ドクターヘリが要請された外傷事案では、医師が現場で診療した外傷741症例のうち、36例に対して現場で胸腔ドレーンが実施されていた。このほとんどが緊張性気胸の解除、あるいは緊張性気胸への移行を回避する目的に実施されたものであった。

　現状では救急救命士に施行が許可されていない手技であることから、外傷傷病者が緊張性気胸や気道狭窄/閉塞が原因で不幸にも救命されなかったとしても、防ぎ得た外傷死（Preventable Trauma Death）には含まれない。ここに大きな矛盾を感じるのは筆者だけではないであろう。

　心停止前の輸液がようやく実証研究の段階に入ったばかりであるが、米国のパラメディックに倣えば救急救命士が身に付けるべき高度の救命処置はまだまだ数多く存在する。今回の実証研究のように、必要に迫られて有効性と安全性を確認して救急救命士に順次処置拡大を行っていくのも1つの手法ではあるが、この場合、1行為を解禁するのに多大な労力と時間を要するうえに、制度的に複雑極まりないものとなる。ちょうど病院が患者のニーズに見合うように建て増しを続けた結果、病院内の導線が非常に複雑となるのによく似ている。

　救急救命士制度が発足して20年が経つ。そろそろ病院前救護のどこまでを救急救命士が担うのかという抜本的な見直しを行って、それに立脚した教育の時間やカリキュラム、病院実習の在り方に関しても再考する時期にきている。胸腔穿刺や輪状甲状靱帯切開の是非もその中で議論すべきである。

(金丸勝弘)

表1. 米国パラメディックにおける実施可能な救急救命処置と養成期間

	胸腔穿刺	輪状甲状靱帯間膜切開	除細動	気管挿管	薬剤投与	養成期間（うち病院実習）
ロサンゼルス市	○	○	○	○	30剤	1,053時間（640時間）
シアトル市	○	○	○	○	50剤	2,500時間（1700時間）
シカゴ市	○	○	○	○	45剤	1,050時間（430時間）
ハワイ市	○	○	○	○	30剤以上	1,250時間（780時間）
ボストン市	○	○	○	○	34剤	1,000時間（670時間）
救急救命士[本邦]	×	×	○	○	2剤	1,095時間（80時間）

第4部

各論

VOL.1 頭部外傷

▶重症度の評価

I. 重症度の評価

　頭部外傷の初期治療に際して最も重要であるのが重症度判定である。重症度の判定はバイタルサインの評価が最も優先されるが、神経学的な所見、特に意識レベルの推移が大きく関連する。例えば、受傷後数時間以内に意識が清明となる脳震盪では予後は良好であるのに対して、意識障害が遷延する症例や低血圧が持続する場合（ショックを伴う場合）、逆に高血圧を伴う場合には頭蓋内圧亢進状態（クッシング現象）が考えられ、予後は不良である。このような意味から、バイタルサインと意識障害の程度、推移を把握することは極めて重要となる。

▶意識障害の評価法

1 ◆ 意識障害の評価法

　意識障害の程度評価には種々の分類が存在するが、広く一般的に使用されている分類法について解説をする。

1 Japan Coma Scale（JCS）

　本邦においては、最も普及した意識障害の評価法として知られている。意識障害を刺激による開眼状況で大きく三段階に分類し、それぞれをさらに3つに細分して意識障害の程度を合計9種類に分類している（表1）。JCSは1974年「Ⅲ-3度方式」として発表され、1975年「3-3-9度方式」に改訂されたものが原型となっている[1)-3)]。JCSは覚えやすく重症度を反映するので、医療施設だけでなく、プレホスピタルケ

表 1. Japan Coma Scale（JCS）

Ⅰ. 覚醒している状態（1桁で表現）
　1：清明とはいえない（なんとなくおかしい）
　2：見当識障害あり
　3：名前、年齢がいえない

Ⅱ. 刺激すると覚醒する（2桁で表現）
　10：呼びかけで容易に開眼する
　20：痛み刺激にて開眼する
　30：かろうじて開眼する

Ⅲ. 刺激しても開眼しない
　100：痛み刺激にて払いのける動作をする
　200：上下肢を突っ張るか（除脳硬直）、肘を曲げ下肢は突っ張る（除皮質硬直）
　300：まったく動かない

アにおいても広く使用されるが、開眼状況のみに注目してその評価をしているために、例えば除脳硬直と除皮質硬直が同じⅢ-200として評価され、脳幹障害の重症度評価が後述のグラスゴー式意識判定法（Glasgow coma scale；GCS、88頁表2参照）と比較すると不十分である。また、GCSと異なり連続した整数列ではないので統計的な手法を必要とするときには不便である（**表1**）。

この方式は、意識障害の程度を刺激に対する開眼状況のみに注目してその評価をしているために、神経学的な重症度を十分反映しない。また、開眼しているが意思の疎通はまったくできない、いわゆる植物状態の傷病者をどのように評価するかなどの問題がある。そこで最近は、意識障害の程度を評価するのに後述のGCSを使用する機会が増加している。

2 グラスゴー式意識判定法（Glasgow coma scale；GCS）

3-3-9度方式と異なり、意識障害を評価する際に開眼状況、運動機能、言語機能を組み合わせて点数化した判定法である。

グラスゴー式意識障害評価法では最も重度の意識障害は3点となり、意識が清明な状態は15点となる。すなわち、開眼状況・運動機能・言語機能のそれぞれの点数を合計した点数がグラスゴー意識障害方式による評価であり、意識障害の程度を3〜15点まで13種類に細分するものである。

▶神経学的評価＝危ない徴候

2 ◆ 神経学的評価＝危ない徴候

1 痛み刺激に対する特異的反応

ａ．**除脳硬直**：外傷や脳血管障害で脳幹に損傷や出血が生じると四肢が伸展する姿位をとることが知られ、極めて予後が不良である徴候である（**図1**）。

ｂ．**除皮質硬直**：大脳半球の広範な障害にて生じるとされる特異的な姿位で、上肢を屈曲し下肢を進展する（**図2**）。除脳硬直と同様に予後不良の徴候である。

2 瞳　孔

瞳孔の大きさは瞳孔括約筋（瞳を小さくする）と瞳孔散大筋（瞳を大きくする）の緊

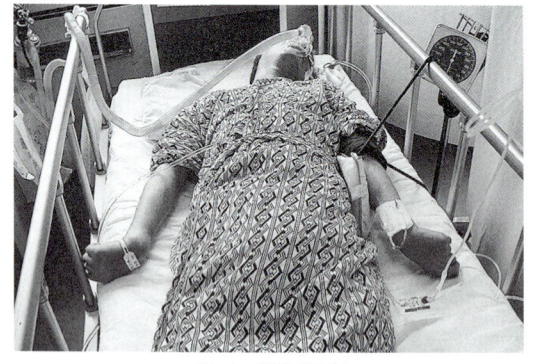

図1．除脳硬直

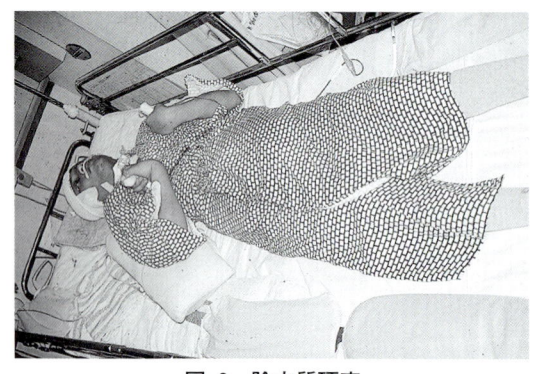

図2．除皮質硬直

張度バランスにより決定される。前者は動眼神経とともに走行する副交感神経にて支配され、後者は交感神経にて支配されている。正常な状態では瞳孔径は3〜4 mmであるが、新生児、幼児期は小さく、幼児期から思春期にかけて最大となる。以後は加齢とともに小さくなり、高齢者においては縮瞳傾向を示す。瞳孔径が2 mm以下の場合を縮瞳といい、5 mm以上の際には散瞳という。一側性の散瞳は多くの場合、同側の頭蓋内病変の存在を強く示唆し、早急な治療を必要とする重要な徴候である。

▶神経学的徴候

3 ◆ その他の重要な神経学的徴候

頭部外傷の際に頭蓋内出血や浮腫を疑う所見として、神経学的な左右差と巣症状がある。神経学的な左右差あるいは巣症状とは、一側半身麻痺(片麻痺)、失語症などである。片麻痺の際には麻痺と反対側の頭蓋内に出血などの病変が存在する可能性が高く、失語症は有意半球(多くは左半球)の前頭、側頭葉に存在する、あるいは影響する病変を示唆している。

▶バイタルサインの評価

4 ◆ バイタルサインの評価

1 呼吸パターン

健康成人では二通りの呼吸パターンが知られている。1つは胸郭型または肋骨型で肋間筋にて呼吸が行われるものである。ほかの1つは腹式あるいは横隔膜式と呼ばれる。一般に、男性は両者が混合した胸腹型であるが、女性は胸郭型が多いとされる。健康成人では1分間の呼吸数は14〜20回であるが、新生児では45回前後である。特に頸部を強打した後で、四肢麻痺と腹式のみの呼吸パターンを呈しているときには頸髄損傷を疑わなければならない。また、重症頭部外傷では呼吸パターンの変化や障害が認められる。すなわち、チェーンストークス(Cheyne-Stokes)呼吸、中枢神経性過呼吸、吸気時休止性呼吸、失調性呼吸などの障害が知られている(図3)。これらの呼吸パターンを示すときには頭蓋内の高度損傷を強く疑う必要がある。

呼吸パターン		損傷部位
A	Cheyne-Stokes呼吸	間脳〜橋上部
B	中枢神経性過呼吸	中脳下部〜橋上部
C	吸気時休止性呼吸	橋
D	失調性呼吸	延髄

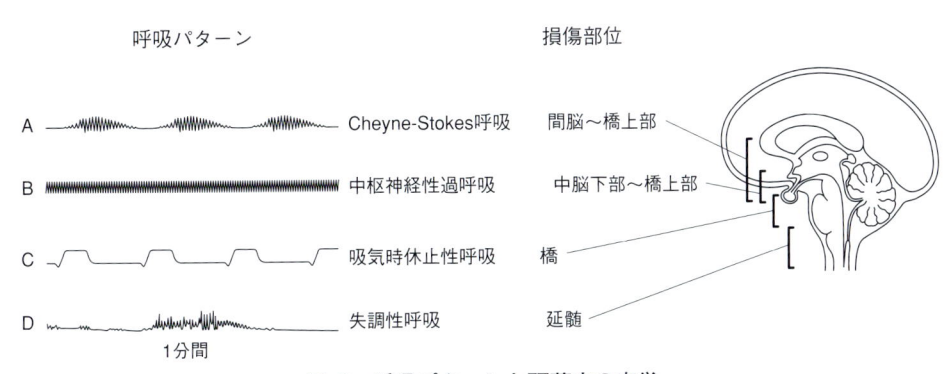

図 3. 呼吸パターンと頭蓋内の病巣

2 血圧、脈拍

　意識障害を有する傷病者における血圧、脈拍の測定は、その病態を知るうえで極めて有用な要素である。例えば、意識障害に著明な徐脈がみられれば頭蓋内圧の急激な亢進を、逆に脈拍が160以上であれば大量の出血(出血性ショック)を考慮に入れる必要がある。

II．頭部外傷の分類

▶頭部軟部組織の損傷

1 ◆ 頭部軟部組織の損傷

　頭皮の損傷を頭部軟部組織損傷といい、閉鎖性損傷と開放性損傷に分類する。

1 閉鎖性損傷

　外力により損傷された部位と外界が交通されていない頭皮の損傷をいう。皮下結合組織の血液が貯留する皮下血腫(いわゆる"こぶ")といわれる小さいものから帽状腱膜下血腫や骨膜下血腫のような大きなものまでさまざまである。

　頭皮の軟部組織は外側から順に、皮膚、皮下組織、帽状腱膜、骨膜からなり、その下は頭蓋骨となる。閉鎖性損傷の場合血腫が存在する部位によって皮下出血、帽状腱膜下血腫、骨膜下血腫に分類される(図4)。皮下血腫は小さい場合が多く、数日で消失する。一方、帽状腱膜下血腫や骨膜下血腫は大きく触診するとブヨブヨとしており、時に穿刺をして治療をする。骨膜は頭蓋骨の縫合線で強く結合しているので骨膜下血腫が頭蓋骨縫合線を越えることはなく、縫合線を越えて大きくなる帽

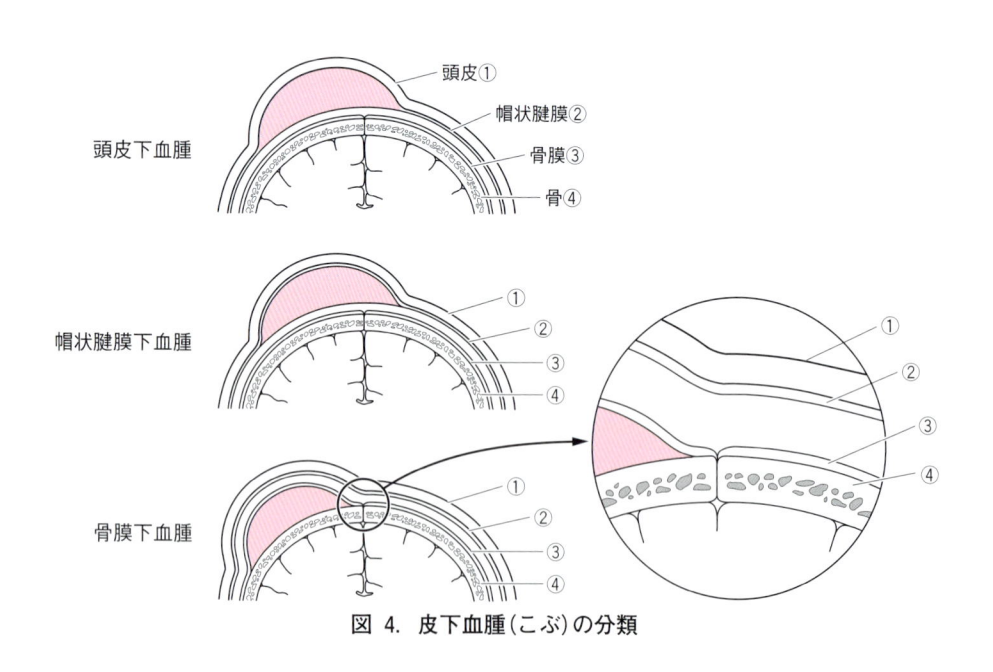

図 4. 皮下血腫(こぶ)の分類

状腱膜下血腫と鑑別することが可能である。骨膜下血腫は出産時母親の産道を通過する際に生じることがあり(その場合を産瘤という)、時に石灰化することも知られている。

2 開放性損傷

損傷部位が外界と交通している場合を開放性損傷という。さらに頭蓋骨骨折を伴って脳実質と交通している場合を穿通性損傷と呼んでいる。これらの損傷は医師による早急な治療が必須であり、直ちに処置可能な施設への搬送や転送が必要である。応急処置としては清潔なタオルやガーゼで創部を被い、出血が持続する場合にはタオルで創部をしっかりと押さえる。

2 ◆ 頭蓋骨骨折

頭部に強大な外力が加わると頭蓋骨骨折が生じる。頭蓋骨骨折は骨折の仕方やその部位によって、線状骨折、陥没骨折、頭蓋底骨折に分類されている。頭蓋骨線状骨折は最も多い骨折であり、頭部単純X線撮影にて容易に診断される。骨折自体は治療の対象とはならないが、骨折に伴い頭蓋骨の直下に存在する硬膜動静脈を損傷している場合は注意が必要である。急性硬膜外血腫を高率に合併する可能性があるからである。陥没骨折も同様に頭部単純撮影にて診断されるが、受傷部位に対し接線方向のX線撮影やCTによる診断が有用である。

▶頭蓋底骨折

頭蓋底骨折の場合は、頭部単純撮影や通常のCTでの診断が困難で、臨床症状から診断される場合が多い。すなわち、耳介後部の皮下出血(バトル徴候)(**図5**)や眼窩周囲の皮下出血(パンダの眼徴候)(**図6**)が出現する。

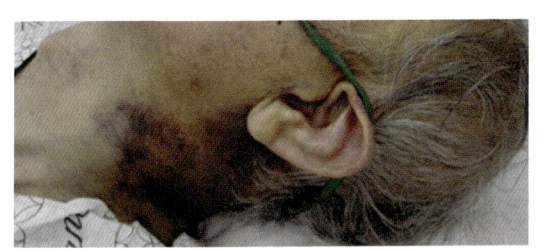

図 5. バトル徴候
耳介後部に皮下血腫が広がってる。

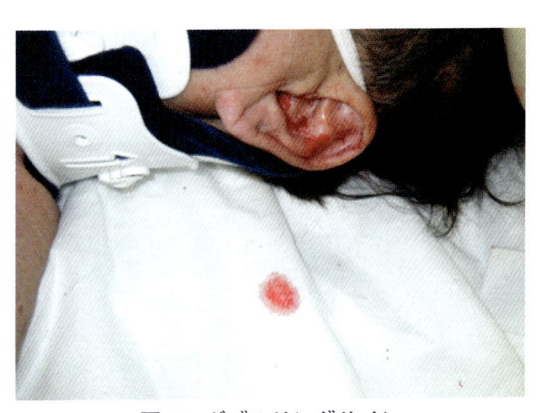

図 7. ダブルリングサイン
耳出血からのシースに滴下した跡が「二重の輪」になっている。

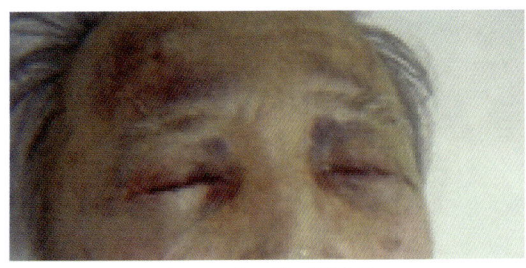

図 6. パンダの眼徴候
両側眼科周囲に皮下血腫を認める。

しかし、これらの徴候は受傷直後には出現しないので、耳孔や鼻孔からの髄液瘻（脳脊髄液の漏れ）で診断されることが多い。その際、有力な検査法はダブルリングサインの有無である。この試験は鼻や耳からの出血に髄液が混じっているか、そうでないかを見分ける方法である。耳や鼻からの出血に髄液が混じっている場合には図7の如くガーゼや濾紙に滴下した跡が「二重の輪」に見える。

▶局所性脳損傷
▶生じる頭部外傷

3 ◆ 局所性脳損傷（頭部の特定の場所に外力が加わったときに生じる頭部外傷）

1 急性硬膜外血腫

　頭蓋骨と硬膜の間に生じる硬膜外血腫は、骨折した頭蓋骨自体からの出血や頭蓋骨直下に存在する硬膜の動静脈の破綻により生じる。本症は特徴的な臨床経過、すなわち意識清明期（受傷後の意識障害はその後回復するが、再び高度の意識障害を呈する。この意識が一度回復した時期をいう）が存在することでも知られている。頭蓋骨と硬膜は元来強固に癒着しているために血腫は圧排性に増大するため、血腫の形状は両側凸レンズ型を呈する（図8）。硬膜外血腫の出血源は硬膜の動静脈あるいは頭蓋骨自体で、前述の如く頭蓋骨単純撮影にて硬膜の血管溝を横断する頭蓋骨骨折では常に留意が必要である。早急に専門施設に搬送し適切な治療を受けることが必要である。脳を圧迫する程度の大きさの際には手術が必要であるが、良好な予後が期待できる。死亡率は約10％といわれている。

2 急性硬膜下血腫

　硬膜と軟膜の間に生じる硬膜下血腫は三日月型に増大する。血腫の出血源は脳表面と硬膜を結ぶ血管（静脈架橋静脈）や脳表面の動静脈であるために脳自体の損傷、すなわち脳挫傷を伴うことが多く、受傷当初から高度の意識障害を呈することが多

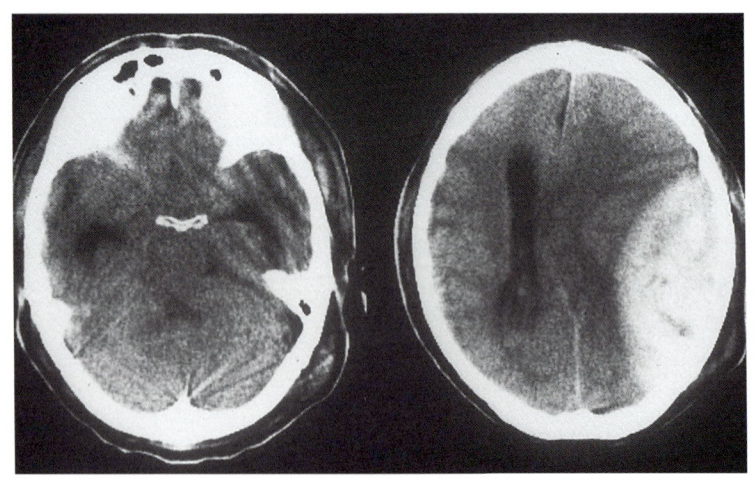

図8. 急性硬膜外血腫のCT
血腫は凸レンズ型を呈している。

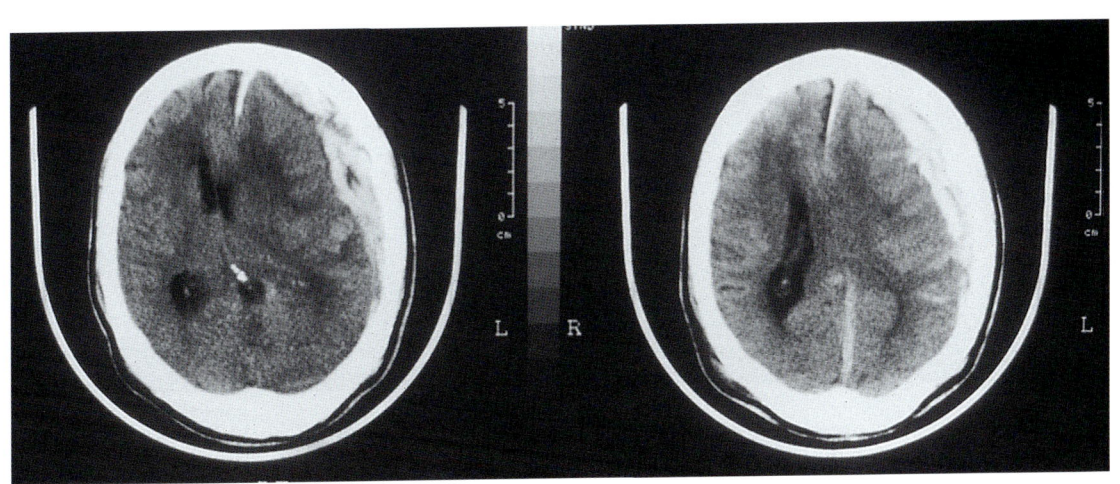

図 9. 急性硬膜下出血の CT
三日月型の白い部分が血腫。

い。したがって、予後は急性硬膜外血腫と比較すると不良で、死亡率は 40％とされている。CT では硬膜下腔に三日月型の高吸収域として描出される(図9)。

3 脳挫傷

　外傷により脳実質が直接あるいは間接的に損傷された状態を脳挫傷という。脳挫傷が脳のどの部位に生じたかによりその重症度は異なる。脳挫傷の主体が脳実質内の場合は脳内血腫となる。これらは脳自体が損傷されているので予後は不良であり、また救命し得た場合でも麻痺や高次脳機能障害、外傷性てんかんなどの後遺症が問題となる場合がある。

　a．外傷性くも膜下出血：脳表面を取り囲んでいる薄い透明なくも膜と脳表面の間の空間(くも膜下腔)に出血する。出血源は前述の如く脳表面の血管である。くも膜下腔には脳脊髄液が存在するため、くも膜下出血により脳脊髄液は血性となる。症状は頭痛程度の軽症から意識障害が高度な場合までさまざまである。診断はCTスキャンにて容易であるが、通常は内科的に治療する。後述のびまん性軸索損傷に合併することも多い。

　b．外傷性脳内血腫：外傷性脳内血腫は前頭葉や側頭葉に好発する。また、外傷後時間を経て徐々に大きくなる場合を遅発性外傷性脳内血腫といい重症である(図10)。入院時CTで左頭頂葉に硬膜下血腫を認めるが(左図)、術後CTでは入院時CTで描出されていない血腫が右前頭葉内や左頭頂葉内に認められる。血腫が小さいものは内科的に治療可能であるが、血腫が頭蓋内圧を上昇させるほど大きな場合には開頭術を施行し血腫を除去しなければならない。

　c．外傷性脳室内出血：最も多い原因は、脳室周囲の脳が外傷により損傷されて出血が脳室の中に及んだ場合である。強大な外力が作用した結果であり、傷病者は早期から高度の意識障害を伴う場合が多く、予後も不良である。外傷性脳室内出血

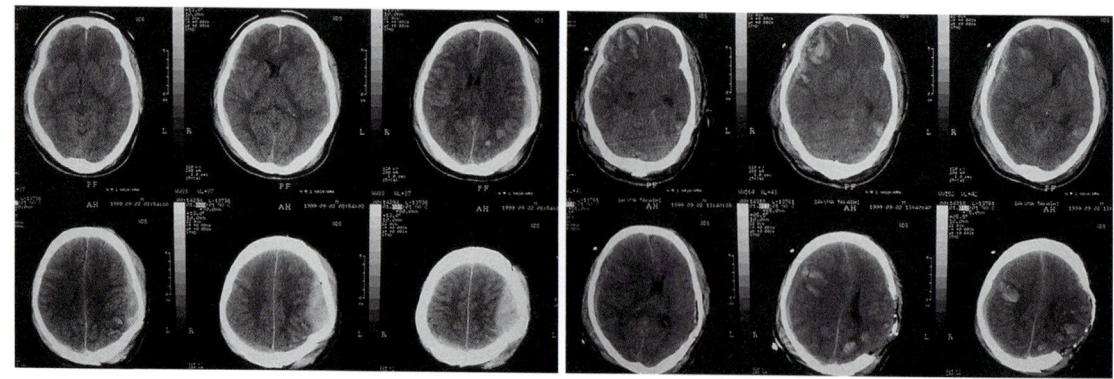

図 10. 遅発性外傷性脳内血腫
入院時 CT では左頭頂部に硬膜外血腫を認めるが（左図）、術後初回 CT では入院時に描出されていない血腫が右前頭葉内や左頭頂葉内に認められる（右図）。

自体は外科的な治療の対象になることは少ないが、脳脊髄液の循環が傷害され、水頭症など二次的な合併症を伴った際には外科的な治療の対象となる。後述のびまん性軸索損傷に合併することもある。

▶びまん性脳損傷

4 ◆ びまん性脳損傷（頭部全体大きな剪断外力や回転外力が加わったときに生じる頭部外傷）

　頭蓋内出血や脳表の脳挫傷を伴うことが少ないにもかかわらず、意識障害が高度な病態の存在が以前より知られていたが、最近これらをびまん性脳損傷として言及することが多い。外力の種類としては回転加速度による脳組織のずれの力（剪断力）による損傷で発生する。例えば、若年者でヘルメットを装着したオートバイ外傷に多いとされている。脳実質は一様の密度を有するものでないため、回転加速度にて脳には剪断力が生じ、本症の特徴とされる神経線維（軸索）に断裂が生じるとされる。

　びまん性脳損傷は極めて広い概念を有し、脳震盪群のような意識障害が一過性の場合から、脳幹部症状を呈し高度の意識障害を有するびまん性軸索損傷重症型までその程度はさまざまである。

1 脳震盪
　重症直後は意識障害を有するが、受症後6時間以内に意識は回復する症例をいう。多くは、肉眼的にも頭部 CT や MRI でも異常を認めないことが多い。

▶びまん性軸索損傷

2 びまん性軸索損傷
　本症は高度の意識障害とその特徴的な CT や MRI 所見にて診断される。すなわち、大脳白質、脳梁部、大脳基底核、脳室上衣下または脳幹背側に点状出血や損傷を認める（図11）。予後は極めて不良である。

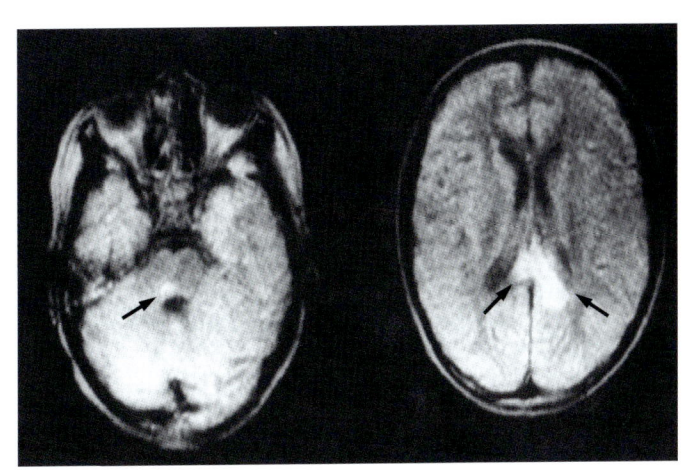

図 11. びまん性軸索損傷の MRI
脳幹背側(左)および脳梁部(右)に損傷を認める(矢印)。

III. 受傷時傷病者を医療機関に搬送するかどうかの判断

▶医療機関に搬送するかどうかの判断

　頭部外傷では受傷早期の判断が、その後の予後を大きく左右することが多い。したがって受傷現場での判断は極めて重要である。以下に、受傷現場での判断のポイントを列記する。

1. 傷病者が倒れているときには、顔面が向いている方向から近づく。後方から近づく場合は頸部を固定するまで声をかけない。
2. 声をかける前にまず頸部を両手で固定する。
3. 呼びかけに返事があれば、意識があると判断してよい。さらに顔面、四肢の色調を観察し、脈拍を感知して、呼吸パターンを観察する。体位は回復体位とする。仰臥位の場合は嘔吐物が気管内に入らないように注意する。体位変換の際は体軸を固定して行う(ログロール)。
4. 意識がなく、呼吸がなかったら心肺停止と判断する。直ちに心肺蘇生術を行う。
5. 呼吸があるが意識がないときには頸部固定をしつつ、直ちに高次医療機関へ搬送する(ロード&ゴー、L & G)。
6. 高エネルギー外傷が予想される場合は、意識レベルやバイタルサインにかかわらず高次医療機関に搬送する(L & G)。また、バイタルサインが安定している頭部単独外傷の場合、身長以上の高所からの落下、同じぐらいの体格の人同士の正面衝突程度以上の外力が頭部に直接作用したと考えられる場合は、意識レベルにかかわらず医療機関への搬送を考慮する。
7. 開放創は清潔なガーゼ、出血は圧迫にて止血する。駆血帯は原則として使用しない。

上記の項目を一度だけでなく、何回も確認する。意識レベルの悪化、バイタルサインの悪化は早急に医療機関へ搬送する必要がある。経時的にGCSが2以上低下した場合には進行する頭蓋内病変が疑われ、3以上の低下は重篤である。

IV. 頭部外傷の病院前救護と治療

1 ◆ 頭部外傷の病院前救護

1 気道確保と酸素化

頭部外傷診療の質の向上のために、病院前救護や救急初療室での判断、診断、および治療の標準化が進んでいる。その中で最も強調されているのが、二次的脳損傷を予防するためのA(気道)、B(呼吸)、C(循環)の安定化である。特に病院前救護で強調されているのが、確実な気道確保と十分な酸素化である[4]。

因みに、海外のinternational brain trauma foundation guidelineでは、GCS 8以下の頭部外傷症例において病院前の気管挿管が推奨されている。しかし、欧米においてもこのような頭部外傷症例に気管挿管することは、必ずしも遵守されていないようである。アムステルダムからの報告では、適応がある頭部外傷の救急現場で気管挿管がされてきた症例は56％にとどまっていると報告されている。一方で、米国でGCS 8以下の脳ヘルニア徴候がない重症頭部外傷を対象に比較したところ、上記ガイドラインに準じて搬送された場合(病院前 PCO$_2$ 29 mmHg以上)の死亡率は29％であったのに対して、ガイドラインから逸脱した場合の死亡率は46％と高値であったことを指摘し、確実な気道確保としての気管挿管の重要性が強調されている[5]。

2 ◆ 医療機関での治療

頭部外傷の治療目的は外傷の結果生じる頭蓋内圧亢進状態の改善や、二次的な神経損傷を最小限にすることである。その手段には保存的な方法と外科的な方法が存在するが、それぞれ優れた点や限界も存在し、両者を組み合わせて治療することもしばしばである。

1 高浸透圧利尿剤の投与

浸透圧の差から間質内あるいは細胞内の水分を血管内に移行させ、脳容積を減少させて頭蓋内圧を低下させる。マンニトール(20％)が代表的で経静脈的に投与する。頭蓋内圧が亢進している症例には1 g/kgが効果的であるが、頭蓋内圧が亢進していない症例ではその効果は不明である。フロセミド(ラシックス®)はマンニトールとともに使用することもある。

2 ステロイドの投与

頭部外傷ではその効果は明らかでない。

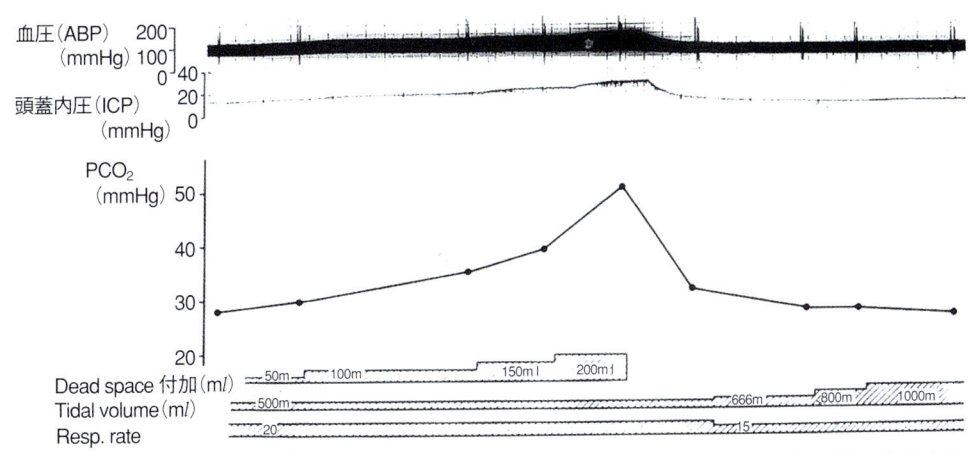

図 12. 換気状態が悪化すると(PCO₂が上昇すると)、頭蓋内圧は上昇する。換気状態が改善すると(PCO₂が低下すると)、頭蓋内圧は低下する

3 輸液の管理

過剰な脱水状態は電解質異常、尿量の減少など全身的な影響、あるいは頭蓋内循環動態や脳の代謝自体にも悪影響を及ぼすことが指摘されている。また、低張液は使用してはならないし、ブドウ糖液も血糖を上昇させ、神経損傷を増悪させるので使用しない。生理的食塩液や乳酸リンゲルを使用する。

▶呼吸管理

4 呼吸管理

低酸素血症は脳浮腫をさらに増悪するため、適切なPaO_2の維持(80〜120 mmHg)と、経皮的酸素飽和度測定が重要である。したがって、意識障害の高度な症例には気道の確保と酸素の投与が重要となる。医療施設では、躊躇なく気管挿管を行い呼吸管理を行う。換気が不良であると頭蓋内圧が上昇するが(図12)、過度の過換気状態は脳血流の低下を招き有害である。

5 バルビツレート療法

頭蓋内圧を低下させるが、低血圧の症例には使用すべきではなく、したがって初療時には使用してはならない。

6 低体温療法

脳代謝と脳血流を同時に低下させ、脳浮腫に対する治療法として再認識されているが、呼吸器感染症、電解質異常、凝固障害および循環器機能抑制に留意しなければならない(図13)。

7 外科的治療

a．頭蓋内髄液減少による方法：髄液は1日約500 ml 脳室内の脈絡叢より産生されるが、その髄液を頭蓋外に排除することで頭蓋内圧をコントロールする方法である。多くの場合は脳室ドレナージ法が選択される。

b．頭蓋内病変の除去：占拠性病変としての血腫や挫傷脳を原因とする脳浮腫を

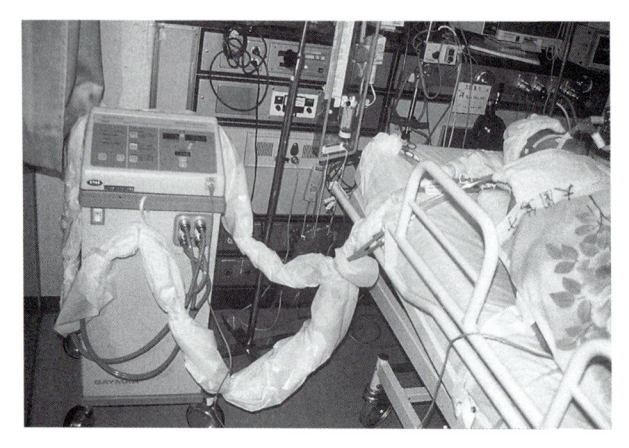

図 13. 脳低体温療法の実際
冷却用のブランケットを体幹に巻き付けるように装着し、鎮静薬と筋弛緩薬を使用し、人工呼吸器下体温を低下させる。

外科的手術により除去することで頭蓋内圧の低下を図る。その際、頭蓋内圧が高値であるほど、占拠性病変の除去による減圧効果は大である。

V. 頭部外傷後遺症

受傷後3週間を経過しても外傷が原因と考えられる症状が持続している場合を、頭部外傷後後遺症と呼んでいる。代表的な症状としては頭痛、めまい、うつ状態、てんかん発作のほか、精神障害、意識障害が知られている。意識障害が高度なまま回復しない場合を遷延性意識障害（いわゆる植物状態）と呼んでいる。

▶慢性硬膜下血腫

1 ◆ 慢性硬膜下血腫

軽微な外傷を受けて3週間以上経過してから頭痛、嘔吐などの頭蓋内圧亢進症状、性格変化、手足の麻痺などが認められる。通常は中年以降の男性に多いが、乳児期や幼児期にも生じる。急性硬膜下血腫と異なり血腫の周りに被膜が認められる。手術（穿頭血腫洗浄術）により治療するのが一般的である。

▶外傷性てんかん

2 ◆ 外傷性てんかん

特に前頭葉が損傷された場合に生じやすい。受傷直後に生じる場合は発症原因が異なるために直後てんかんといわれるが、一般的には外傷4週間以後に後遺症として生じる。意識障害を呈するほどの頭部外傷や手術を受けた頭部外傷では、外傷性てんかんになる場合があるため、定期的な脳波検査は必須である（図14）。また、治療としては抗痙攣薬の投与を行う。

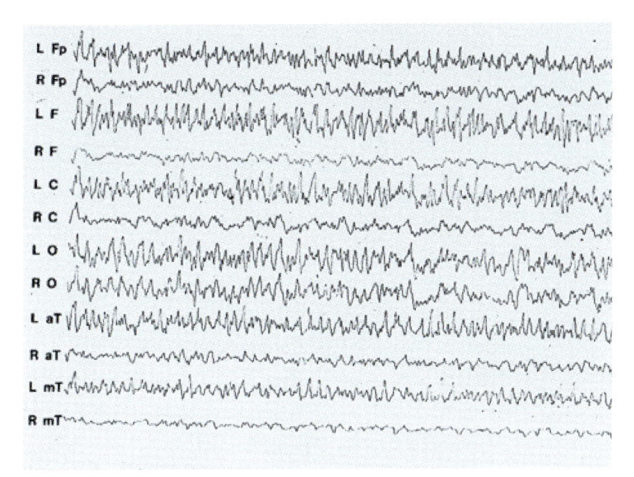

図 14. 外傷性てんかんの脳波

VI. 頭部外傷の治り方

　頭部外傷の予後を決定するのは、脳が損傷されているのかいないのか、損傷されている場合にはどの場所が損傷され、どの程度の範囲で損傷されているかが問題となる。すなわち、脳の神経細胞はほかの部位の細胞と異なり、損傷を受けて細胞が死滅してしまうとその部位の機能は脱落する。しかし若年者の場合、特に小児例では代償機能が発達しているので高齢者に比較すると後遺症の程度ははるかに軽度である。

　頭部外傷後意識障害や麻痺などの神経学的脱落症状は6ヵ月を経過するまでは徐々に改善するとされているが、それ以上経過しても存続する場合はその症状は遷延化(永続化)すると考えられる。受傷後6ヵ月という期間は、損傷を受け機能が低下しているものの死滅していない神経細胞が、徐々にその機能を回復するために必要な期間である。しかし、それ以上経過して残存する障害は、その機能を司る神経細胞が完全に死滅してしまったと判断され、永久に残る可能性が高い。

▶頭部外傷のリハビリテーション

　頭部外傷のリハビリテーションは、残された機能の向上を目的に行われるものである。すなわち、損傷を受けたものの死滅していない神経細胞に対してより早期の機能回復を促す、また残存した機能を高めることにより日常生活の向上を目指すものである。

おわりに

　外傷による死亡者の半数が頭部外傷を原因としているが、さらに後遺症を残すものは、死者の2〜10倍といわれている。頭部外傷の発生年齢層を考慮すると、受傷者の関係者の負担のみならず、社会的な損失も大きい。頭部外傷に治療に際しては

迅速な治療が重要であるが、そのためには現場での的確な判断が必須であると考える。

（横田裕行）

●文献

1) Gennarelli TA：Emergency department of head injuries. Emerg Med Clin North Am 2：749-760, 1984.
2) Langfitt TW, Tannabaum HM, Kassel NF, et al：acute intracranial hypertension, cerebral blood flow and EEG. EEG clin Neurophysiol 20：139-148, 1966.
3) Bulloch R, Chesnut RM, Clifton G, et al：Guidelines for the management of severe head injury. European J Emergency Medicine 2：109-127, 1996.
4) Zebrack M, Dandoy C, Hansen K, et al：Early resuscitation of children with moderate-to-severe traumatic brain injury. Pediatrics 124(1)：56-64, 2009.
5) Caulfield EV, Dutton RP, Floccare DJ, et al：Prehospital hypocapnia and poor outcome after severe traumatic brain injury. J Trauma 66(6)：1577-1582；discussion 1583, 2009.
6) 横田裕行：頭部外傷. プレホスピタル外傷学, プレホスピタル外傷研究会(編), pp192-198, 永井書店, 大阪, 2002.

MEMO ⑩ ＜脳低体温療法＞

【1．脳低体温療法の歴史と概要】

　低体温の治療への応用は、Currie(英国：1799)らがチフス患者に対して体温を34℃に低下させ治療したことが最初であるという[1]。また、Fay(米国：1938)は悪性腫瘍の疼痛軽減や腫瘍の増大抑制を目的に低体温療法を行った[2]。脳保護作用を期待しての臨床応用は、1950年代から心臓外科や脳神経外科で循環停止を必要とする困難な手術に対して、体温を20℃前後に低下させる低体温麻酔が最初である。しかし、当初は術中や術後に生じる不整脈、血液凝固障害にために必ずしも良好な成績は得られなかった。しかし、1987年Busto[3]、1988年Safer[4]らが動物実験における32～34℃の軽度低体温の脳保護作用を明らかにしたことで再び注目され、1990年代前半に頭部外傷患者の軽度低体温療法の有用性がいくつか報告された。これら基礎的な研究を背景に、臨床では重症頭部外傷を中心に脳虚血疾患や心肺停止蘇生後での脳保護作用を期待し、導入されている。

【2．頭部外傷に対する低体温療法】

　Marionら[5]がcontrol studyを行い、軽度低体温療法の有用性を強調した。本邦でもShiozakiら[6]が軽度低体温療法が頭蓋内圧を有意に低下させ、脳灌流圧を有意に増加させたと報告している。Jiangらは[7]は43例の重症頭部外傷を低体温治療群と常温群でランダム化し、その1年後の転帰を比較検討した。その結果、低体温群では頭蓋内圧が有意に低値で、良好な転帰が得られた割合が常温群に比較して有意に高値であったと(低体温群46.5%、常温群27.3%)報告している。

　一方、2001年の米国における多施設共同研究において、成人における重症頭部外傷における脳低体温療法の有用性が否定された[8]。また、カナダ、米国、英国で行われた、来院時GCS8以下の225名の小児を対象とした多施設共同研究(32.5℃、24時間の脳低体温療法)の結果でも、成人同様に脳低体温群と常温群では有意差が認められなかった[9]。それどころか、感染症などの合併症により予後がむしろ不良となることが明らかとなった。このように単施設研究や小規模多施設共同研究では重症頭部外傷に対する低体温療法の有用性が示されるが、大規模多施設共同研究では証明されていない。

　しかし、現在でも重症頭部外傷に対する脳低体温療法は脳保護作用、頭蓋内圧効果作用を期待して導入されている[10]。極端な頭蓋内圧高値、広範な脳挫傷、びまん性軸索損傷などの症例を除外し、循環器系、呼吸器系、および感染の制御を集中的に行うことで頭蓋内圧の制御、予後の改善をもたらすといわれている。

【参考】心肺停止蘇生後における低体温療法

　2002年にオーストラリア[11]とヨーロッパ[12]で相次いで心肺停止蘇生後における低体温療法の有用性を強調した論文が報告された。オーストラリア[11]では、救急患者の心肺停止症例に対して救急隊が搬送中に患者体表面を冷却し、体温を33℃として病院到着後も低体温を持続させた場合、低体温を導入しない場合と比較し蘇生後後遺症が有意に少なかったと報告している。

　一方、ヨーロッパでは[12]、hypothermia after cardiac arrest(HACA)が組織され、心肺停止症例に対しての低体温の効果をmultiple randomized trialで検討した結果、同様の結果を

報告し、AHA（アメリカ心臓協会）心肺蘇生と救急心血管治療のためのガイドライン2010でも、蘇生後の脳低体温療法に対して高いエビデンスレベルが与えられている。

（横田裕行）

【文献】

1) 児玉南海雄, 浅利 潤, 松本正人：低体温療法の歴史. 神経外傷 20：25-27, 1997.
2) 寺本 明：低体温療法の歴史的変遷. 低体温療法, 山本保博, 寺本 明（編）, p3, へるす出版, 東京, 1998.
3) Busto R, Dietrich WD, Globus MYT, et al：Small differences in intraischemic brain temperature critically determine the extent of ischemic neuronal injury. J Cereb Blood Flow Metab 7：729-738, 1987.
4) Safer P, Grenvik A, Abramson N：International resuscitation research symposium on the reversibility of clinical death, May 1987. Crit Care Med 16：919-1086, 1988.
5) Marion DW, Obrist WD, Cartier PM, et al：The use of moderate therapeutic hypothermia for patients with severe head injuries ; a preliminary report. J Neurosurg 79：354-362, 1993.
6) Shiozaki T, Sugimoto H, Taneda M, et al：Effect of mild hypothermia on uncontrollable intracranial hypertension after evere head injury. J Neurosurg 79：363-368, 1993.
7) Jiang J, Yu M, Zhu C：Effect of long-term mild hypothermia therapy in patietns with severe traumatic brain injury ; 1-year follow-up review of 87 patients. J Neurosurg 93：546-549, 2000.
8) Clifton GL, Miller ER, Choi SC, et al：lack of effect induction of hypothermia after acute brain injury. New Engl J Med 344：556-563, 2001.
9) Karakitsos D, Karabinis A：Hypothermia therapy after traumatic brain injury in children. N Engl J Med 359(11)：1179-1180, 2008.
10) 正岡博幸, 高里良男, 早川隆宣, ほか：重症頭部外傷に対する34～35℃ 3日間の脳低体温療法について. 神経外傷 31：43-48, 2008.
11) Bernard SA, Gray TW, Buist MD, et al：Treatment of comatose survivors of out-of-hospital cardiac arrest with induced hypothermia. N Engl J Med 346：557-563, 2002.
12) The hypothermia After Cardiac Arrest Study Group：Mild therapeutic hypothermia to improve the neurologic outocome after cardiac arrest. N Engl J Med 346：549-556, 2002.

VOL. 2 脊椎・脊髄損傷

はじめに

脊髄・脊椎損傷は、永続的な神経学的後遺症をもたらす恐れがあるだけでなく、生命の危険にもかかわる重大な損傷である。防ぎ得た外傷死（PTD）や機能障害を回避するため、病院前医療の段階からすべての外傷患者に脊椎・脊髄外傷を想定した対応が求められる。

I. 脊髄損傷の疫学

わが国の脊髄損傷の発生頻度は人口100万人あたり約40人で、毎年5,000人程度の患者が新たに発生していると推計されている。男女比は4：1、受傷時年齢は平均48歳で、20歳前後と60歳前後にピークがある二峰性分布を示す。受傷原因は交通事故が最多で40％以上を占め、転落、転倒がそれに続く。損傷高位は頸髄が75％、胸腰髄が25％で、頸髄損傷は高年齢、胸腰髄損傷は若年齢の受傷者が多い。麻痺の重症度は完全麻痺が25％、不全麻痺が75％である。また、最近の傾向として、①高齢者脊髄損傷の増加、②受傷機転における交通事故の減少と転倒・転落の増加、③非骨傷性頸髄損傷（骨折や脱臼を伴わない頸髄損傷）の増加、などが指摘されている。

▶最近の傾向
▶高齢者脊髄損傷
▶転倒・転落
▶非骨傷性頸髄損傷

II. 病因と症状

1 ◆ 脊椎・脊髄の基本解剖（図1）

▶脊椎

脊椎は7個の頸椎、12個の胸椎、5個の腰椎、癒合して一塊となった1個の仙骨および尾骨が、椎間板や靱帯でつながり構成されている。個々の椎骨は区分ごとに頭側から骨盤側に向かい番号が付けられており、最上位の第1頸椎（環椎）は頭蓋骨、第5腰椎は仙骨と連結する。また、各胸椎は左右計12対の肋骨と接合する。脊柱の中央には脊柱管があり、この中に中枢神経である脊髄が存在する。脊髄は第1頸椎の高さで延髄の下から始まり、脊柱管内を下行して、下端は（成人で）第1～2腰椎の高さで脊髄円錐となる。頭側から頸髄、胸髄、腰髄、仙髄、尾髄に分けられ、各々8、12、5、5、1の髄節を有する。各髄節の両側から神経根が分岐し、脊髄神経となって四肢や体幹部に分布する。脊髄円錐より下方は馬尾と呼ばれる神経根の束があり、第2腰髄節以下の神経根が含まれる。これらの神経根は末梢神経の源であり、身体各部からの感覚刺激を脳に伝えたり、脳からの刺激を筋肉に伝達して筋収縮（運動

▶脊髄

▶神経根
▶馬尾

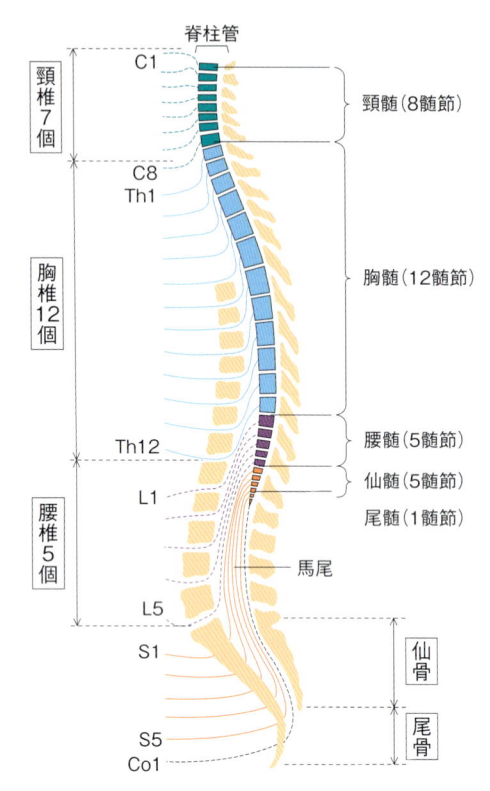

図 1. 脊髄と脊髄神経（神経根）
31の髄節から31対の神経根が分岐する。頸神経：8対（C1-C8）、胸神経：12対（Th1-Th12）、腰神経：5対（L1-L5）、仙骨神経：5対（S1-S5）、尾骨神経：1対（Co1）

を起こす働きがある。

2 ◆ 脊椎・脊髄損傷の病因

脊椎損傷は外傷患者の約6%に発生し、半数に脊髄もしくは神経根の損傷を伴う。損傷形態は構築学的安定性から安定型骨折と不安定型骨折（図2）に大別される。高位別にみると、頸椎は最も損傷を受けやすい部位で脊椎損傷の約半数を占める。過伸展、過屈曲、圧迫あるいは回旋が強制されて損傷されるが、多くは頭部からの介達外力で発生するため頭部外傷の合併が比較的多い。胸椎は胸郭に支持されており、大きな外力が加わらない限り損傷を受けにくい。そのため、胸椎損傷の大半は高エネルギー外力で発生し、胸部外傷の合併をはじめ多発外傷を呈しやすい。加えて、胸椎脊柱管は狭いため、脊髄損傷を伴うと重度な損傷となりやすい。胸腰椎移行部（第11胸椎〜第1腰椎）は脊椎の彎曲のため応力が集中しやすい。そのため、転落などで脊椎の長軸方向に屈曲力や軸圧が加わると、この部位に圧迫骨折（椎体前方が楔状に圧潰した安定型骨折）や破裂骨折（椎体全体が高度な圧潰粉砕した不安定型骨折、図2）を生じることが多い。腰椎骨折は腹部外傷を伴う頻度が比較的高く、シートベルト損傷による腰椎骨折と腸管損傷の合併がよく知られている。第2〜第5腰椎損傷では脊髄でなく馬尾損傷を起こす。また、脊椎損傷の15〜20%は遠隔する2

▶頸椎は最も損傷を受けやすい
▶胸椎
▶高エネルギー外力
▶多発外傷
▶胸腰椎移行部
▶転落
▶圧迫骨折
▶破裂骨折
▶腰椎骨折
▶腹部外傷
▶第2〜第5腰椎損傷
▶馬尾損傷

4-2・脊椎・脊髄損傷

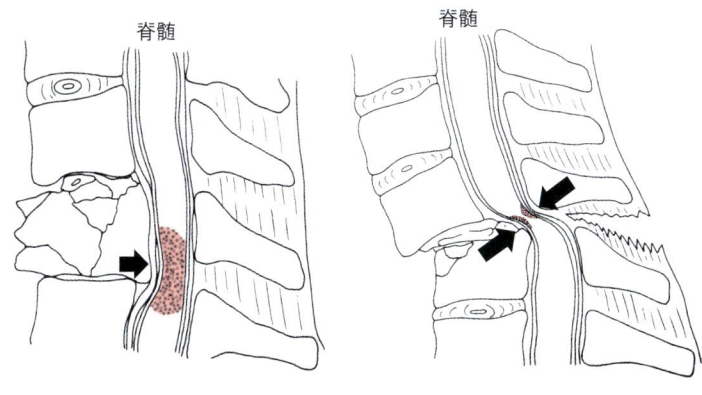

a：椎体の破裂骨折　　　　　　b：椎体の脱臼

図 2．代表的な不安定型脊椎損傷
骨折転位や脊椎配列の不整により脊柱管内の脊髄にも損傷が及ぶ危険がある。

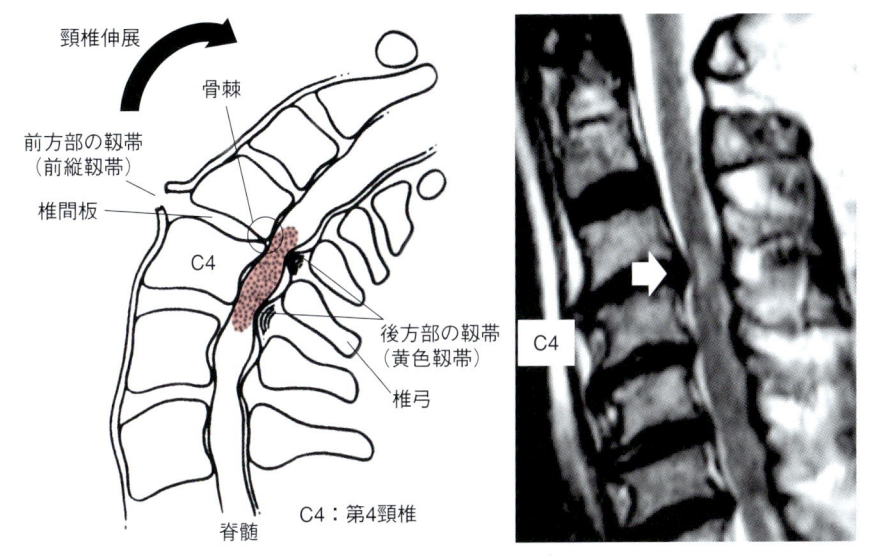

図 3．非骨傷性頸髄損傷
頸椎過伸展時に後方（脊柱管内に膨隆した黄色靱帯や椎弓）と前方（椎体後縁の骨棘など）から脊髄が挟撃される。前縦靱帯や椎間板の断裂を伴うこともある。
MRI で C3/4 椎体高位に脊髄損傷を示す髄内信号変化（白矢印）を認める（右側）。

▶2部位以上の高位
▶同時に発生
▶脊髄損傷
▶不安定型脊椎損傷
▶非骨傷性脊髄損傷

部位以上の高位に同時に発生する。

　脊髄損傷の多くは不安定型脊椎損傷（図2）に伴って発生する。骨折による圧迫など脊髄への直接的な外力に加え、二次的な脊髄局所の浮腫や虚血が病変の進行や症状悪化をもたらす。一方、非骨傷性脊髄損傷は、靱帯損傷を伴うことはあっても高度な脊椎不安定性を示すことは少ない。発生機序には既存の脊柱管狭窄や変性（骨棘形成など）が関与しており、特に頸椎が過伸展（頸部を後ろにのけぞる）されて脊柱管がより狭まることで脊髄が損傷されると推察されている（図3）。わが国で非骨傷性頸髄損傷が多くみられる理由も、日本人は欧米人と比べ脊柱管が狭いことや変

241

性疾患の罹患率が高いこと挙げられている。

[病院前診療に関連する知識]

▶脊髄二次損傷
▶頸椎保護

①頸椎は特に可動性に富むため、不用意に動かすと脊髄二次損傷につながる恐れが高い。この点で、傷病者に接触するときにまず頸椎保護を行うことは重要である。

②高齢者は骨粗鬆症があるため軽微な外力でも骨折を生じやすい。その好発部位は、脊椎、大腿骨近位部、手関節であり、転倒して尻餅をつき腰部痛のため動けないといったケースは胸腰椎移行部の圧迫骨折を想定する。

③非骨傷性頸髄損傷では、前のめりに転倒した、酩酊して手をつかず無防備に倒れた、前頭部や顔面に打撲痕があるなど、頸椎過伸展を示唆する受傷機転や身体所見も本損傷を疑うポイントとなる。ただし、骨折がないので頸部の痛みや圧痛はないか、あっても軽度なことが多いので注意する。

3 ◆ 脊椎損傷の症状

▶疼痛、圧痛、運動痛

局所の疼痛、圧痛、運動痛がある。これらの症状は打撲や捻挫でも多くみられるため特異的でないが、脊椎に損傷があればほぼ必発である。圧痛は圧迫骨折など椎体前方部のみの骨折では確認できないこともあるが、後部に骨折が及んでいれば頸部や腰背部の正中線上で容易に確認できる。

4 ◆ 脊髄損傷の症状

1 運動障害

▶対麻痺

▶四肢麻痺

▶第4頸髄節以上の損傷では横隔膜の動きが障害

▶腹式呼吸

損傷高位およびそれ以下の髄節に運動麻痺が出現する。腰髄や仙髄の障害では両下肢が麻痺し(対麻痺)、受傷直後は排尿反射も消失して尿閉となる。胸髄損傷では対麻痺に加えて肋間筋、腹筋などの体幹筋も麻痺し、頸髄損傷ではさらに上肢の麻痺が加わる(四肢麻痺)。また、呼吸運動を司る主な呼吸筋に横隔膜と肋間筋があり、横隔膜は第3〜5頸髄節の支配を受けているため、第4頸髄節以上の損傷では横隔膜の動きが障害されて自発呼吸が困難となる。第5頸髄節より下位の損傷では横隔膜機能が残存するが、下位頸髄や上位胸髄の損傷で肋間筋(胸髄支配)が麻痺すると、横隔膜のみによる腹式呼吸となり(図4)、肺

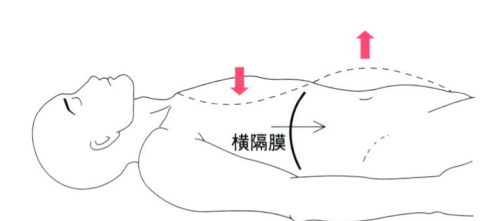

図4. 腹式呼吸
吸気時は、横隔膜が下方に動いて腹部が膨隆する。正常ではこれに同期して肋間筋(外肋間筋)が肋骨を持ち上げ胸腔容積と胸腔内陰圧が一層増加するが、肋間筋が麻痺していると胸部は挙上せず胸腔内陰圧により陥凹する(点線)。呼気時はこの逆の動きとなる。

活量が低下する。さらに、呼気筋の1つである腹筋も麻痺するため、努力性呼気が障害されて痰の喀出が十分行えなくなる。

2 知覚障害

▶完全脱失、鈍麻、過敏、異常感覚

損傷高位とそれ以下の髄節の知覚が障害され、完全脱失、鈍麻、過敏、異常感覚（ビリビリ感など）といった症状が現れる。完全脱失は機能が完全に損なわれた徴候で、表在知覚（温痛覚、触覚）、深部知覚（振動覚、位置覚）とも消失してまったく感覚がなくなる。鈍麻、過敏、異常感覚は知覚機能の一部が残っている徴候である。

3 自律障害

自律神経は心臓、血管、内臓、内分泌腺など意思とは無関係な不随意運動を調節する神経であり、交感神経系と副交感神経系に分けられる。交感神経は胸髄と上位腰髄、副交感神経系は仙髄と迷走神経（脳神経）から指令を受け、互いに拮抗して作用を現す（表1）。しかし、脊髄が損傷されると両者の不均衡が生じる場合がある。

▶交感神経系が遮断

頸髄あるいは上位胸髄の損傷では交感神経系が遮断されるが、延髄から出て別経路を走る迷走神経は損傷を免れるため相対的に副交感神経（迷走神経）が優位となる。そのため、徐脈、低血圧（末梢血管拡張）、うつ熱（発汗障害）などの症状が現れる。消化管は受傷直後は蠕動が亢進せず麻痺性イレウスとなることが多いが、通常短期間に改善する。

[病院前診療での留意点]

①意識清明な傷病者では、問診と四肢の運動・知覚の状態から脊髄損傷を推測することはさほど難しくない。運動障害は明らかでなくても、触れただけでも痛いなどなんらかの知覚障害があれば脊髄損傷の可能性を考える。

②知覚や運動の障害が一側の上肢または下肢に限局していれば末梢神経や主要血管の損傷の方が考えやすく、一側の上下肢にみられれば脳血管障害を発症している可能性もある。しかし、多少の左右差はあっても両側性に症状があれば脊髄損傷を第一に考える。

▶両側性に症状

▶神経原性ショック
▶出血性ショック

③血圧低下と徐脈が同時に観察される傷病者は、頸髄損傷や上位胸髄損傷（交感神経遮断）を考える。この状態は神経原性ショックとも呼ばれ、出血性ショック

表 1. 自律神経系の主な作用

	交感神経	副交感神経
心臓	心拍数増加 収縮力増強	心拍数減少 収縮力減弱（軽度）
末梢血管	収縮	拡張
皮膚（汗腺）	発汗亢進	（支配なし）
消化管	腸蠕動抑制	腸蠕動亢進

表 2. 出血性ショックと神経原性ショック

	出血性ショック	神経原性ショック（脊髄損傷）
原因	大量出血による循環血液量減少	交感神経遮断
血圧	低下	低下
脈拍	頻脈	徐脈
皮膚	冷感、湿潤	温かい

による循環変化とは異なる点を理解する(**表2**)。ただし、両者が合併していることもあり、この場合は出血に対する代償(心拍数増加、末梢血管収縮)が十分働かず重篤なショックに陥る危険がある。また、高齢者や心拍数を減らす薬物を服用中であると出血しても頻脈となりにくいケースがある。したがって、血圧が低い傷病者は、たとえ脈が速くなくても、より頻度が高く治療の緊急度も高い出血性ショックをまず考えるのが原則である。

III. 神経学的所見の取り方

▶高位診断
▶横位診断

　脊髄損傷の神経学的評価は高位診断と横位診断からなる。高位診断は損傷を直接受けた髄節の高さを特定すること、横位診断は損傷(麻痺)の重症度を調べることである。

1 ◆ 高位診断

▶損傷髄節

　脊髄は各髄節で支配する身体部位が定まっており、障害がある最高位の部位から損傷髄節を診断する。運動は神経支配高位に従い骨格筋の筋力を調べ(**図5**)、知覚

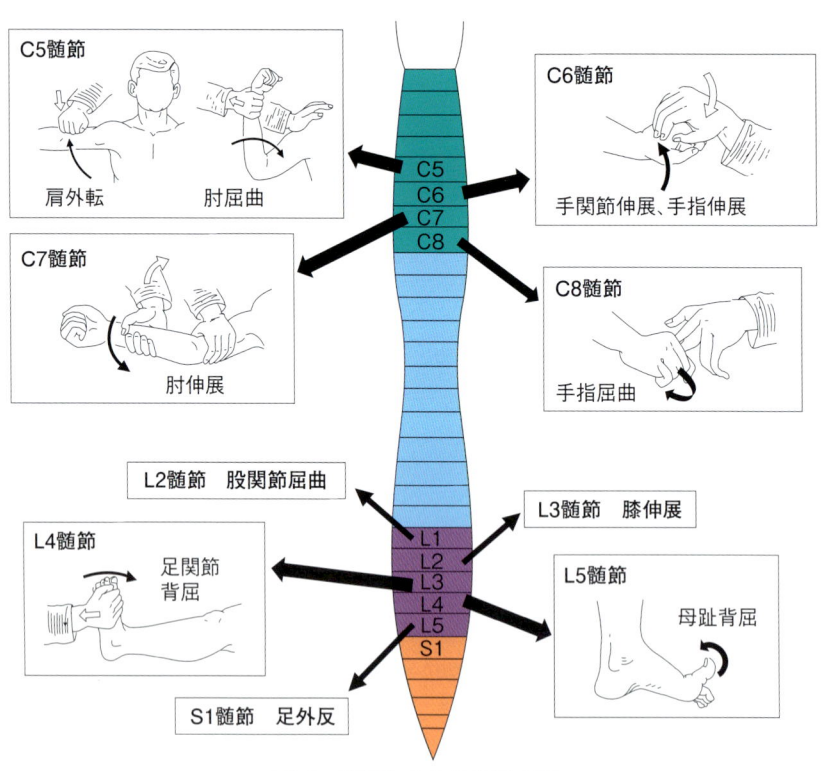

図 5. 髄節と主な骨格筋支配
(C；頸髄、L；腰髄、S；仙髄)

は各髄節に対応する皮膚感覚分布に従い触覚や温痛覚を調べる(図6)。また、反射もその反射中枢に障害があれば低下ないし消失するため高位診断に有用である(表3)。一般に頸髄と腰髄の損傷は四肢の運動評価から損傷高位を特定できるが、胸髄損傷では麻痺筋による診断は難しいため知覚や反射の検査から推定する。

2 ◆ 横位診断

麻痺の重症度は脊髄横断面における損傷の拡がりで決定され(図7、8)、その臨床評価にFrankel分類やASIA(American Spinal Injury Association)分類(表4)が

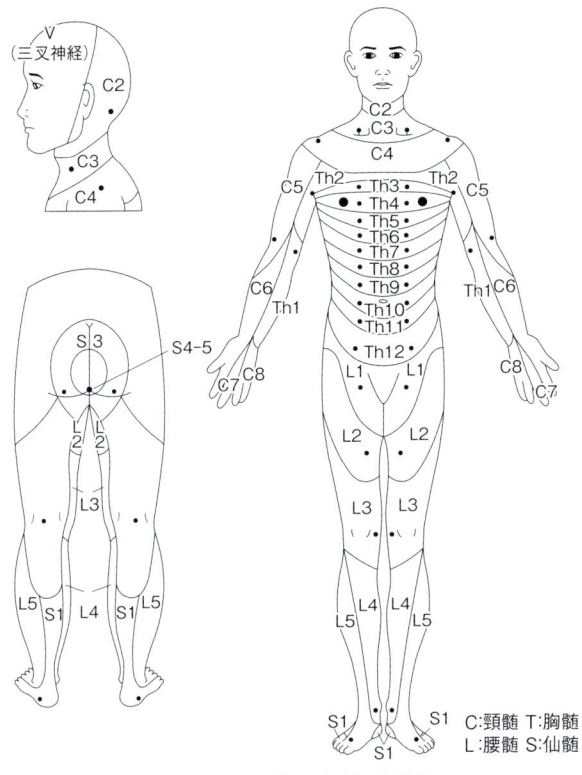

表 3. 主な反射中枢

反射	中枢
腱反射	
上腕二頭筋反射	C5
腕橈骨筋反射	C6
上腕三頭筋反射	C7
膝蓋腱反射	L2〜4
アキレス腱反射	S1
表在反射	
腹皮反射	Th5〜12
球海綿体反射	S2〜4
肛門反射	S3〜4

C:頸髄、T:胸髄、L:腰髄

図 6. 皮膚知覚分布(皮膚分節)

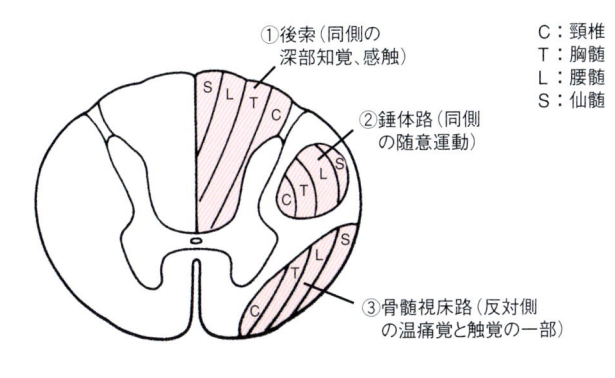

図 7. 頸髄横断面の神経伝導路
①後索には同側の神経根から入った深部知覚(位置覚、振動覚)と触覚の感覚線維が上行する。②錐体路には運動線維が下行して各髄節において同側の神経根へとつながる。③脊髄視床路には反対側の神経根から入り脊髄中心部を交差した表在知覚(温痛覚、触覚の一部)の感覚線維が上行する。各伝導路の中で仙髄(S)、腰髄(L)、胸髄(T)、頸髄(C)につながる神経線維が層状に規則正しく配列し、仙髄(S)の線維が脊髄表面に最も近い場所に位置する。

①後索(同側の深部知覚、感触)
②錐体路(同側の随意運動)
③脊髄視床路(反対側の温痛覚と触覚の一部)

C:頸椎 T:胸髄 L:腰髄 S:仙髄

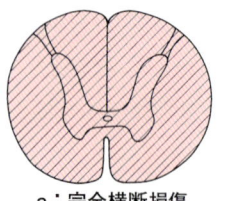

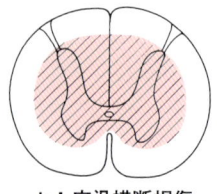

a：完全横断損傷　　　　b：広汎横断損傷　　　　c：中心性損傷
　（完全麻痺）　　　　　　（不全麻痺）　　　　　　（不全麻痺）

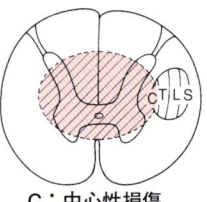

図 8. 脊髄横断面における主な脊髄損傷型
a：全運動・知覚が障害され完全麻痺になる。
b：完全でないが重度な麻痺を呈する。
c：腰髄（L）よりも頸髄（C）の運動線維が強く障害され上肢優位の運動麻痺が現れる。
知覚は交差線維が障害されるため温痛覚が深部知覚や触覚よりも強く障害される。
（プレホスピタル外傷学．改訂第2版，p196，2004 を一部改変）

表 4. 脊髄損傷の重症度評価：Frankel 分類と ASIA 分類
いずれの分類も 5 段階評価で A が完全麻痺、B〜D が不全麻痺であり、E に近づくほど運動障害が軽い。
AISA 分類では完全麻痺を"最下位仙髄節の知覚運動機能の完全喪失"と銘記し、C と D の違いもより具体的に分けている。

Grade	Frankel 分類	AISA 分類
A	完全麻痺 損傷部以下の運動・知覚の完全麻痺	完全麻痺 S4・5 髄節まで運動・知覚が完全に喪失
B	運動喪失・知覚残存 損傷部以下の運動は完全に失われているが、仙髄域などに知覚が残存	不完全麻痺 損傷部以下の運動完全麻痺 知覚は障害レベル以下（S4〜5 髄節まで）残存
C	運動残存（非実用的） 損傷部以下にわずかな随意運動機能が残存してしているが、実用的運動（歩行）は不能	不完全麻痺 損傷部以下の運動機能は残存しているが、筋力は MMT3/5 未満
D	運動残存（実用的） 損傷部以下に、かなりの随意運動機能が残存し、歩行も補助具の要否にかかわらず可能	不完全麻痺 損傷部以下の運動機能は残存しており、筋力も MMT3/5 以上あり
E	回復 神経脱落症状を認めない（反射異常は残ってもよい）	正常 運動・知覚共に正常

ASIA：American Spinal Injury Association　　MMT：Manual Muscle Test（徒手筋力試験）

▶完全損傷
▶不完全損傷

▶完全麻痺

▶不完全損傷（不全麻痺）

広く用いられる。ここで特に大切なのは完全損傷か不全損傷かを判断することであり、麻痺回復を予測するうえでも重要である。完全損傷（完全横断損傷、図8-a）では、損傷髄節以下のすべての知覚と運動機能が消失して完全麻痺となる。病理学的には脊髄が不可逆的ダメージを受けた状態で、回復の見込みはない。しかし、受傷時点での完全麻痺の症状は必ずしも完全損傷を意味しない点に注意する。特に重度な脊髄損傷で脊髄ショック（損傷髄節以下のすべての脊髄反射が一時的に消失する現象）を呈している時期は、本質的には不完全損傷でも見かけ上は完全麻痺を示す場合があるため、急性期の麻痺の評価には十分慎重を要する。これに対し、損傷髄節以下にわずかでも運動や知覚が残っていれば不完全損傷（不全麻痺）であり、麻痺回復が期待し得る。不完全損傷には、広汎横断損傷（図8-b）、中心性損傷（図8-

c)、前部損傷、後部損傷、半側型損傷などの損傷型があり、障害範囲により特有の麻痺像を呈する。広汎横断損傷では重度な麻痺を示すが、仙髄領域の神経繊維は脊髄横断面の最外側を走るため最後まで障害を受けにくい(図7)。そのため、会陰周囲の所見を見逃さないことが大切であり、たとえ四肢の運動・知覚が完全消失していても肛門周囲の知覚(第3〜5仙髄節)もしくは肛門括約筋の随意収縮(第2〜4仙髄節)が保たれていれば不全麻痺(FrankelおよびASIA分類B)と判定できる。中心性損傷は比較的頻度が高く、前述した非骨傷性頸髄損傷で多くみられる。下肢に比べ上肢に強い運動麻痺を生じ、また、機能予後は比較的良好で、下肢、上肢近位側、最後に手指の順に回復する特徴がある。

▶仙髄領域
▶会陰周囲の所見

▶中心性損傷

[病院前診療での留意点]

①病院前診療で行う高位診断は、損傷高位が頸髄かそれ以下かの見極めである。足関節や母趾の背屈(図5)は、四肢運動の中で最下位髄節の支配であるので、頸髄から腰髄のすべてのレベルの損傷評価に適する。同様に、手指の動き(手を握って離せるか)は下位頸髄節支配のため頸髄の損傷評価に適しており、下肢や上肢近位部に症状がない軽度な中心型損傷を見落とさない点でも有益である。横位診断は、仙髄領域の観察は通常行わないため、完全麻痺の判定はできない。四肢をまったく動かせない重度麻痺(FrankelおよびASIA分類A、Bに相当)か、筋力は弱いが動かせるか(C、Dに相当)を大まかに評価する。

▶損傷高位
▶頸髄かそれ以下かの見極め

▶重度麻痺

②脊髄中心性損傷では、受傷直後は四肢麻痺の状態でありながら、数分の単位で下肢が動き始める例も多い。そして、短時間に回復徴候を示す例ほど一般に機能予後が良好である。現場到着までの麻痺の部位や変化を聴取し、搬送中も経時的に観察することが診断や機能予後の予測に大きな手助けとなる。

IV. 現場での注意事項

1 ◆ 全脊柱固定の適応判断

頸椎・頸髄損傷の1/4は現場や搬送時の不適切な処置に起因したとの報告や、脊髄損傷の3〜25%は搬送中や病院収容後に増悪したとの報告もあり、現場から全脊柱固定を施して損傷脊椎の安定と脊髄二次損傷防止を図ることは極めて重要といえる。しかし、現場での脊椎・脊髄損傷の評価は必ずしも容易でない。特に意識障害や他部位の激痛があると神経症状の把握は困難となる。そのため、すべての傷病者は脊椎・脊髄損傷が潜んでいる可能性を考慮し、受傷機転も加味して全脊柱固定の適応を判断する。参考に、JPTEC™で定める全脊柱固定の適応と外傷初期診療ガイドラインJATEC™で示す頸椎保護の適応を示す(表5)。

▶全脊柱固定
▶損傷脊椎の安定
▶脊髄二次損傷防止

▶全脊柱固定の適応

表 5. 全脊柱固定の適応

全脊柱固定の適応（JPTEC™）	頸椎保護の適応（JATEC™）
1）ロード＆ゴーの傷病者 2）症状・受傷機転から脊椎・脊髄損傷を否定できない場合 　例）脊椎の疼痛、対麻痺・四肢麻痺などの神経学的異常、プールなどでの飛び込み 3）正確な所見が得られない場合 　例）意識障害、アルコール・薬物などの中毒、注意をそらすような他部位の激痛	1）頸部痛（自覚、他覚） 2）神経学的異常所見 3）意識障害 4）アルコール、中毒 5）注意をそらすような他部位の激痛（distracting painful injury） 6）鎖骨より頭側の外傷がある場合 7）受傷機転（急速な加減速による外傷、追突、墜落、ダイビング）
（文献2）による）	（文献3）による）

2 ◆ 呼吸状態の観察

▶呼吸が抑制

脊髄損傷の受傷直後は、脊髄の浮腫が生じて本来の損傷高位から麻痺が一時的に上行することがある。そのため頸髄損傷の傷病者では、はじめは自発呼吸ができていても次第に呼吸が抑制される場合がある。また、高齢者では呼吸筋疲労や喀痰排出障害のため急激に呼吸困難に陥ることも多い。したがって、腹式呼吸を呈するなど重度の頸髄損傷が疑われる例では、呼吸の状態を注意深く継続観察し、悪化時には気道確保や補助換気などの処置を速やかに行える準備が不可欠となる。

V. 治　療

1 ◆ 生理学的評価と緊急処置

▶生理学的評価
▶脊椎保護
▶頸椎固定

▶頸椎を中間位に保持

▶高位頸髄損傷
▶補助換気（人工呼吸）
▶呼吸モニタリング

▶神経原性ショック

病院内診療も生理学的評価（A：気道、B：呼吸、C：循環）に始まる。この間は脊椎保護を継続し、頸椎固定も症状や画像検査から損傷が否定されるまで継続する。緊急気道確保を要する場合、用手的確保では頭部を動かさず下顎挙上法を行い、気管挿管時も頸椎を中間位に保持して実施する。ただし一刻を争う際は、気道確保を優先した喉頭展開や外科的気道確保を行ってよい。頸椎・頸髄損傷の診断後で余裕がある状況では、頸椎への負荷をより軽減するため気管支ファイバースコープなどの補助下に気道を確保する。呼吸評価で、頸部呼吸補助筋のみを使った努力性呼吸であれば横隔膜麻痺を含む高位頸髄損傷の可能性があり、直ちに補助換気（人工呼吸）を行う。腹式呼吸では呼吸モニタリング（血液ガス分析、SpO$_2$モニターなど）を行い、緊急気道確保の準備も整える。循環評価でショックであれば、まずは閉塞性ショック（緊張性気胸、心タンポナーデ）や出血性ショックの原因検索と必要に応じた緊急処置を施す。脊髄損傷による神経原性ショックであれば通常輸液のみで対処

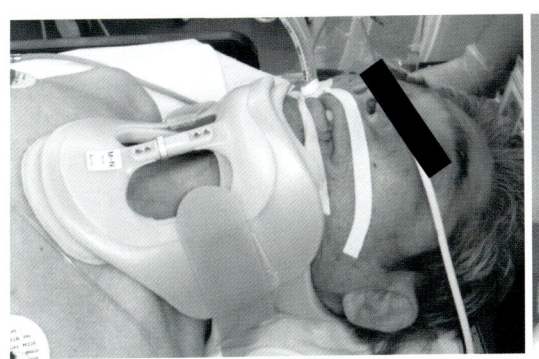

a：フィラデルフィア型頸椎装具

図 9. 頸椎損傷の代表的な外固定法
フィラデルフィア型装具(a)は下顎部と後頭部に支柱が付いており、安定型頸椎損傷や非骨傷性頸髄損傷の初期固定に頻用する。ハローベスト(b)は頭蓋骨に立てたピンにリングを取り付けてベストと連結する固定法であり、主に上位頸椎の外傷に装着する。

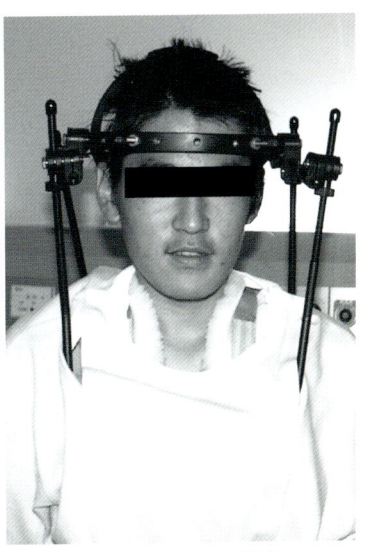

b：ハローベスト固定

できるが、低血圧が持続すれば血管収縮薬(ドパミン)を併用し、高度徐脈には心拍数を増加させる薬剤(硫酸アトロピン)を投与する。脊髄損傷急性期の主な死亡原因は呼吸障害や肺炎であり、低酸素や低血圧は麻痺回復にも不利となるため、感染予防を含む適切な呼吸・循環の維持は管理上極めて重要である。

▶感染予防を含む適切な呼吸・循環の維持

2 ◆ 脊椎・脊髄損傷に対する治療

脊椎損傷の部位や形態、麻痺の程度などから治療方針を決定する。脊椎安定型骨折あるいは不安定性が軽度で脊髄圧迫がない場合は、装具などを用いた外固定による保存治療を行う(図9)。一方、脊髄や馬尾が圧迫障害を受けている例や麻痺はなくても脊椎不安定性が高度な例は、早期に手術を行うのが一般である。頸椎の破裂骨折や脱臼では、直ちに頭蓋直達牽引による矯正・整復を行って手術に移行する。手術の目的の1つは、破綻した脊椎を修復・安定化させて脊髄の機能回復を促す環境をつくることである。2つめはリハビリテーションの促進であり、全身・局所合併症を防止して早期の離床・社会復帰を目指すことにある。

▶保存治療
▶早期に手術
▶リハビリテーションの促進

その他、脊髄損傷急性期の薬物治療としてステロイド大量療法がある。しかし、麻痺回復効果を否定する報告や副作用を危惧する報告も多く、検討の余地が多分に残されている。

(加藤　宏)

●参考文献

1) 植田尊善：脊椎脊髄損傷．プレホスピタル外傷学，改訂第2版，石原晋(編)，pp195-210，永井書店，大阪，2004.
2) 一般社団法人JPTEC協議会(編)：JPTECガイドブック．へるす出版，東京，2010.
3) 日本外傷学会外傷初期診療ガイドライン改訂第3版編集委員会(編)：外傷初期診療ガイドラインJATEC™．第3版，へるす出版，東京，2008.

MEMO ⑪ ＜脊髄損傷の予後と最新の研究＞

【1．脊髄損傷患者の生命予後】

　最近の病院前救護を含む救急医療体制の整備や脊髄損傷（以下；脊損）に対する治療と管理の向上により、脊損患者の生存率は高まっており、現在では、生存期間も若年者では健常人とほぼ変わりない状況となっている。しかし、高位頸髄損傷や高齢者は今なお死亡率が高く、生存期間も短いのが現状である。

　1990年代に日本で実施された3,000人を超える脊損患者の調査データでは、死因の第1位は肺炎、第2位は悪性新生物（癌）、第3位は敗血症となっている。肺炎死亡例は、頸髄損傷が87％、60歳以上が75％を占めており、肺炎が特に高齢頸損患者の管理上最も注意すべき疾患であることがわかる。悪性新生物が2番目に多かったのは患者の生存期間の長期化を反映しているものと思われ、その割合は今後さらに増加すると予想される。3番目の敗血症は、主に褥瘡と尿路感染症が発症の契機となっている。いずれも脊損患者では比較的多くみられる合併症であり、急性期からの皮膚のケアや尿路管理（無菌間欠導尿）の重要性を示す結果といえる。

【2．脊髄損傷患者の機能予後】

　脊損による麻痺の回復程度は、年齢、手術時期（受傷から脊髄圧迫解除までの時間）、理学療法などにも影響を受けるが、最も大きく関与する要素は受傷時の麻痺の重症度である。筋力の回復は受傷後6ヵ月～2年くらいで一定になるとされるが、実際に歩行できるレベルまで達する患者の大半は受傷時に運動がみられていた不全麻痺例であり、完全麻痺や知覚のみが残存した重度不全麻痺例は一般に良好な機能改善は望み難い。

　一方、脊損患者の機能的到達目標は、主に脊髄の損傷高位で決定される。頸髄損傷では、第4頸髄節が温存されていれば人工呼吸からの離脱が可能である。肘屈曲（第5頸髄節）ができれば車いすの自力駆動、手関節伸展（第6頸髄節）や肘伸展（第7頸髄節）もできれば車いすへの移乗が可能となる。胸髄以下の損傷では、下肢装具と2本杖を用いれば理論上は歩行が可能であり、特に第3腰髄節以下の損傷では実用性が高い歩行能力を獲得できる場合が多い。

　このように、脊損では、受傷時の麻痺の程度や損傷高位のわずかな違いが、患者の日常生活に大きな影響を及ぼすといえる。

【3．脊髄損傷治療に関する最新の研究】

　今までは「損傷を受けた中枢神経は二度と再生しない」と信じられてきた。そのため、脊損の治療は、脊髄二次損傷予防、損傷脊椎の固定、理学療法が主体となり、これらが生命・機能予後の改善に重要である点は今後も変わらぬものといえる。しかし、今日の再生医療の進歩に伴い、最近では、脊損に対しても幹細胞移植による新たな治療法が脚光を浴びている。

　幹細胞とは、自ら増殖を繰り返す自己複製能とさまざまな種類の細胞や組織に成長できる多分化能を有する細胞であり、胚性幹細胞（受精卵にある幹細胞；ES細胞）、胎児由来幹細胞、成人由来幹細胞（体性幹細胞）などの種類がある。すなわち、神経系の幹細胞を移植して脊髄再生を促すという治療的試みであり、これにより患者の麻痺を改善することが究極の目的である。

　基礎研究や動物実験では有効性が示唆されており、現在日本でも、実際に患者自身の鼻腔にある嗅粘膜や骨髄間質細胞などを用いた神経幹細胞移植が試験的に行われている。そして、2010年米国で受精卵から採取したヒトES細胞を用いた初の臨床試験が始まり、大きく注目されている。

　これらの幹細胞移植による神経再生治療は、倫理的問題や拒絶反応を含め解決しなければならない点も多く残っているが、脊損患者への有効性と安全性が立証され、近い将来に臨床応用できる日が来ることが期待されている。

（加藤　宏）

VOL.3 顔面・頸部外傷

はじめに

▶防ぎ得た外傷死

顔面・前頸部外傷は「気道閉塞」、「出血」という緊急度の高い状態に陥る可能性があり、その病態の十分な理解と、防ぎ得た外傷死（PTD）を回避する手技の習得が必要不可欠である。一方、顔面・前頸部にはさまざまな重要臓器が集まっている。呼吸ガスが通過する上気道と、総頸動脈や内頸静脈の大血管、頸髄などの神経、眼球や耳などの感覚器が存在し、外力に対して無防備で損傷しやすい。「気道閉塞」、「出血」を回避できた傷病者には、単に皮膚と軟部組織の損傷の派手さと痛みだけにとらわれてはいけない。器官損傷の見落としがないように観察することによって、専門医による適格な診療につなげ、「防ぎ得た外傷機能障害」を回避できる。

▶防ぎ得た外傷機能障害

I. 顔面外傷

1 ◆ 顔面外傷の病態

▶気道閉塞
▶制御困難な外出血

顔面は前方からの外力により外傷を受けやすい。緊急度が高いのは「気道閉塞」と「制御困難な外出血」である。

「気道閉塞」の原因はさまざまある。口腔周囲の軟部組織の腫脹と舌根沈下、口腔出血、開口障害がある。舌根沈下といえば、頭部外傷や脳卒中による意識障害を思い浮かべるが、顔面外傷では意識障害がなくても舌根沈下することがある。舌はオトガイに軟部組織を通じて付着している。オトガイが複雑に骨折して動揺を生じると、舌を口唇側に支持牽引する力がなくなり、傷病者が仰臥位であれば、舌が背側へ落ち込み気道閉塞の原因となる（図1）。顔面外傷による大量口腔内出血や凝血塊、入れ歯、脱臼歯牙なども気道閉塞の原因となる。頬骨弓骨折や顎関節骨折では、開口障害から気道閉塞となる。

▶鼻骨骨折
▶上顎骨骨折
▶頭蓋底骨折

もう一つの問題は「制御困難な外出血」である。出血性ショックとなり致命的となる。鼻骨骨折（図2）、上顎骨骨折（図3）、頭蓋底骨折では鼻出血を起こす。特に顔面中央が凹んでいる上顎骨骨折はルフォー型と呼ばれ、高度の動脈出血をきたす。頭蓋底骨折では内頸動脈や海綿静脈洞損傷から大量出血する。舌裂創に伴い、舌動脈が損傷した場合にも大量に出血する（図4）。

口腔内の大量出血では喀出障害や嚥下障害により血液が気管に入りやすく、このため血液誤嚥により細い気管が閉塞し、低酸素症をきたしやすい。脱落歯牙が気管の奥へ迷入することも低酸素症の原因となる。

251

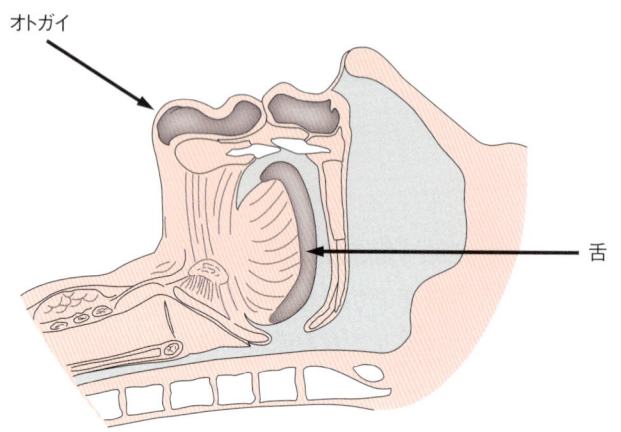

図 1. 舌とオトガイの解剖
舌はオトガイに軟部組織を通じて付着している。オトガイが複雑に折れて動揺を生じると、舌を口唇側に支持牽引する力がなくなり、気道閉塞の原因となる。

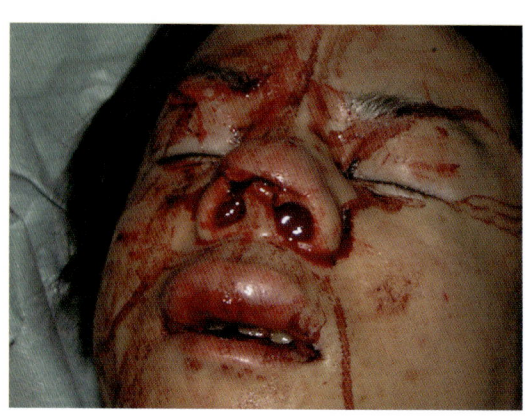

図 2. 鼻骨骨折
鼻出血を起こす。止血困難なときがある。

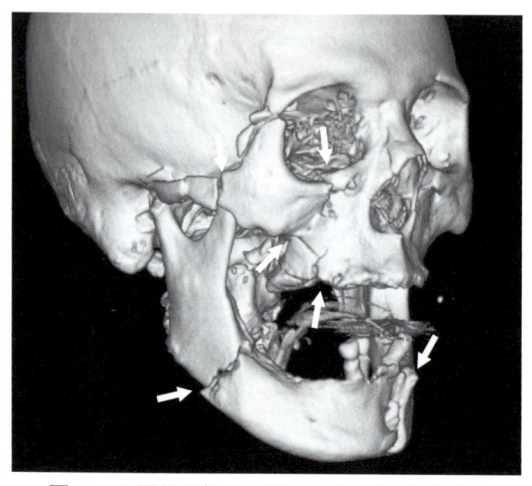

図 3. 上顎骨骨折、下顎骨骨折、頬骨弓骨折
特に顔面中央が凹んでいる上顎骨骨折はルフォー型と呼ばれ、高度の動脈出血をきたす。

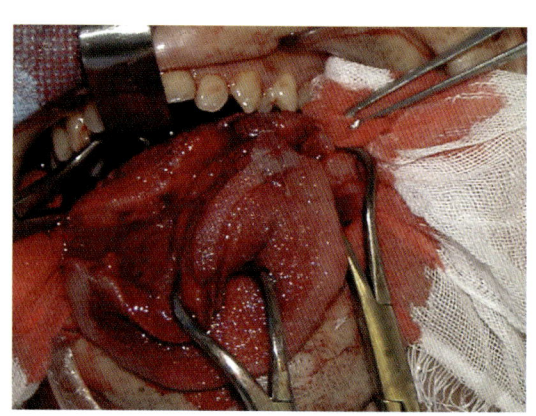

図 4. 舌裂創に伴い、舌動脈が損傷し、出血量が増える

▶咬合障害
▶髄液耳漏
▶髄液鼻漏
▶閉鎖環境

　機能障害について、顔面下2/3の外傷では骨折や歯牙損傷により、咬合障害をきたす危険性がある。顔面上2/3の外傷では、眼球、視神経損傷、外眼筋の機能障害などの眼外傷を伴いやすい。耳外傷として外耳道出血、髄液耳漏、鼓膜損傷などを伴う。髄液耳漏、髄液鼻漏は感染しやすく、髄膜炎に注意する。
　閉鎖環境で受傷した顔面熱傷では気道熱傷を考える。

2 ◆ 初期評価

　CABCD(Cervical spine, Airway, Breathing, Circulation, Dysfunction of CNS、頸椎保護、気道、呼吸、循環、神経)に沿って観察を行う。顔面外傷において最も問

4-3・顔面・頸部外傷

▶舌根沈下や開口障害によるときは吸引では解決できない

題になるのが、Aの異常、すなわち「気道閉塞」である。凝血塊や口腔内出血による気道閉塞なら吸引で対応できるが、オトガイ部骨折による舌根沈下や開口障害によるときは吸引では解決できない。この場合は、下顎挙上による気道確保を試みる。それが不可能な場合は、下顎とオトガイまたは舌を直接指で把持して持ち上げる方法を試みる（図5）。それがだめなら器具に

▶直接指で把持して持ち上げる方法

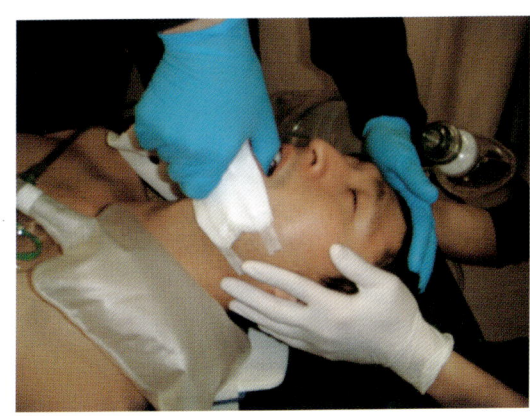

図 5. 下顎引き上げ気道確保法
下顎とオトガイ、舌を直接指で持ち上げる。咬まれないように注意する。

よる気道確保に頼るしかない。現行法では、心停止前の傷病者に対する救急救命士の器具を使った気道確保は許可されていないので、可能であれば医師の現場出動を早い時点で依頼する。気道閉塞は初期評価を中断して必ず解決すべき一大事である。
　現場での気道確保困難時は、初期評価と全身観察をすべて中断して車内収容する。医師による気管挿管や輪状甲状靱帯切開が必要となるので、病院へ向け素早く出発するか、ドクターヘリ、ドクターカーとのランデブーポイントへ向かう。
　Bの異常として、血液誤嚥による低酸素症を評価する。
　Cの異常は、口腔、鼻腔、外耳孔からの活動性外出血を評価する。

▶輪状甲状靱帯切開

3 ◆ 全身観察

　頭から大腿までを観察する全身観察の中で、顔面の観察は気道閉塞と出血の有無の確認に的を絞ってよい。大まかに視触診し、観察に時間をかけず、むしろ他部位の致死的外傷を見逃さないようにする。全身観察を続けながらABCの状態に注意を払う。
　Aの異常「気道閉塞」は時間単位で悪化する。救急隊の現場活動で、「防ぎ得た外傷死」の最大原因は気道管理にある。過小評価は命取りとなる。
　Bの異常として認識した血液誤嚥による低酸素症は、胸部の呼吸音にも異常が出る。口腔内を吸引することで解決できる。
　Cの異常をきたす口腔、鼻腔、外耳孔からの活動性外出血は、圧迫止血が基本である。止血困難な鼻出血に対しては医師による処置が必要となるため、気道圧迫閉鎖に気をつけて圧迫しながら現場を離脱する。顔面皮膚と軟部組織からの出血は圧迫のみで止血できる。しかし、口唇周辺や下顎角部（下顎挙上時に小指で持ち上げる部分）皮膚の下には動脈が通っているため、この部位の断裂に対する圧迫は手を緩めることができない（図6）。

▶過小評価は命取り

253

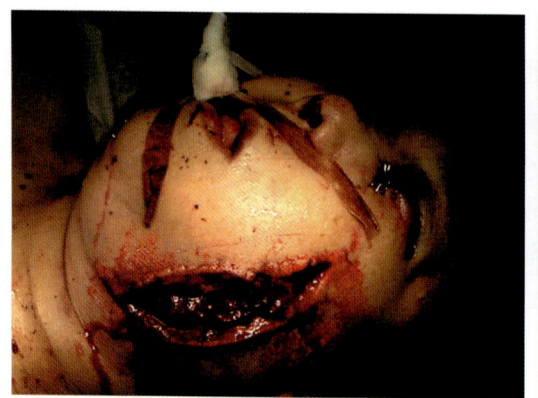

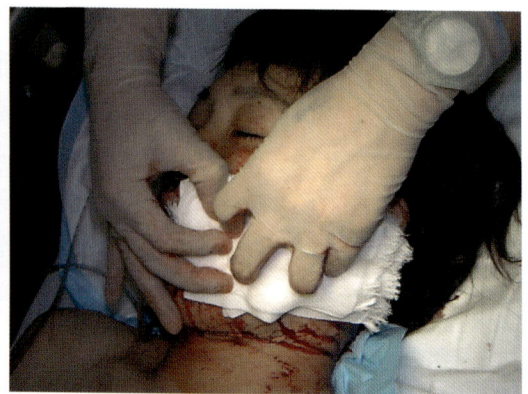

図 6. 口唇周辺や、下顎角部（下顎挙上時に小指で持ち上げる部分）皮膚の下には動脈が通っているため出血量が多い

▶顔面熱傷は気道熱傷の可能性

　顔面熱傷は気道熱傷の可能性を常に考える。嗄声、焦げた鼻毛、鼻腔・口腔のすす、すすの混じった痰は気道熱傷の可能性がある。現場では経皮酸素飽和度は下がらないこともある。

4 ◆ 車内活動

▶バックボードごと側臥位

　咽頭に持続的に血液が落ち込むと、傷病者は血液を吐き出すために起き上がろうとするが、バックボード固定されているときはバックボードごと側臥位にする。頭側を低く保つ体位にして、口から外側へ血液が排出しやすいような体位を工夫する。脊髄に問題ないと判断できれば患者を座位で搬送することも考えるが、そのときは自力で血液を喀出してもらう。

　ロード＆ゴー（L＆G）ではないとき、または搬送時間が長いときは詳細観察を行う。顔面の触診は顔面の骨隆起を左右同時に触れて、その対称性を確認する。指で皮膚の上から骨の縁をなぞり、凹凸、段差、腫脹を触れ、異常な可動性を感じたら、圧痛の有無を傷病者に尋ねる。顔面の骨折は圧痛はあるが、激痛は少ない。

▶眼外傷
▶複視

▶眼球上転できないことを確認できれば、眼窩吹き抜け骨折

　顔面上2/3の外傷では眼外傷を探す。眼窩下縁に疼痛がある場合は複視の有無を聴取する。複視とは物の輪郭が二重に見えることで、眼球を動かすと明らかになる。上方注視を命じて眼球上転できないことを確認できれば、眼窩吹き抜け骨折を疑う。同時に眼窩周囲の疼痛と皮下出血を認める。専門医の診察が必要である。

▶指数弁
▶手動弁
▶光覚弁

　眼外傷は単独で生命にかかわることはないが、多大な後遺症をもたらす可能性がある。観察ポイントは視力である（図7）。視力低下は、指数弁（指の本数がわかるか）、手動弁（手を動かしてみる）、光覚弁（光の明るさがわかる。片方を遮光して）で表現できれば十分である。視力障害と尖った形の瞳孔変形があれば眼球破裂を疑い、眼球に圧がかからないように保護する。眼球が動くと損傷が増大することがあるので、同時に健側も被覆する。時間経過で眼瞼腫脹が出現してくると視力評価は難しくな

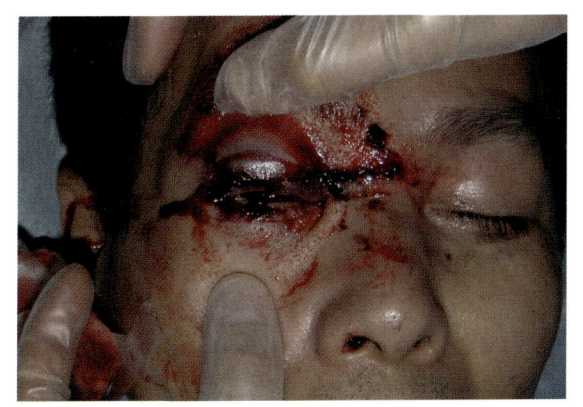

図 7. 視力障害と瞳孔変形は眼球破裂を疑う

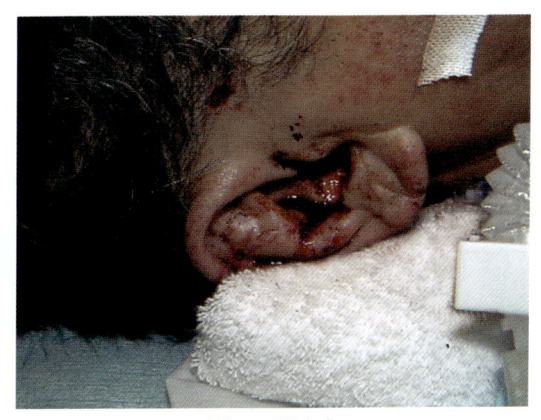

図 8. 耳出血
中頭蓋底骨折でよくみられる。ハローテストやハンカチテストを行う

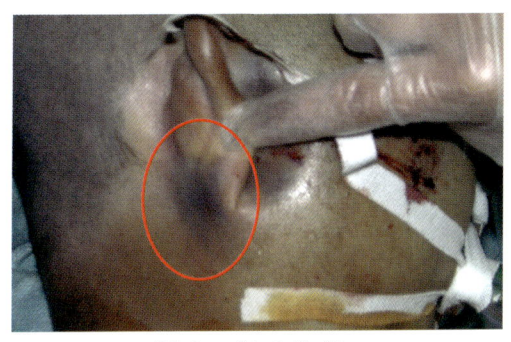

図 9. バトルサイン
耳介背側に皮下血腫がみられる。中頭蓋底骨折のサインである。

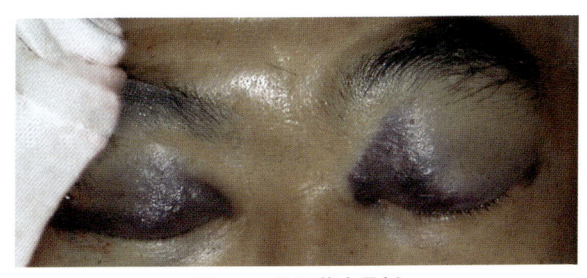

図 10. 前頭蓋底骨折
前頭蓋底骨折のブラックアイサイン、パンダの眼サインとも呼ぶ。

る。受傷直後の視力を左右別々に調べる。

▶アルカリは酸に比較してより毒性が高く

　眼の化学損傷は眼科的には最も急を要する。現場では水道水で洗浄する。アルカリは酸に比較してより毒性が高く、早期に眼球の深部組織へ移行し予後不良である。現場にとどまり最低5分間洗浄するか、走行しながら洗浄する。

　耳の外傷は生命にかかわることは少ない。外耳道外傷では迷走神経の枝が損傷することがあり、外耳道の感覚障害に加えて嘔吐や咳を生じることがある。外耳道か

▶側頭骨骨折

らの出血は鼓膜破裂を伴う中耳の損傷、および側頭骨骨折によってみられる。髄液が混じっているときは頭蓋底骨折を考える。髄液耳漏、髄液鼻漏は感染しやすく髄膜炎を起こすので、耳孔を塞がず耳介を緩く被覆するにとどめ（図8）、鼻孔にも止血綿は入れない。髄液混じりを見抜くには、耳出血の一滴をガーゼや濾紙に浸して、

▶ハローテスト
▶ハンカチテスト
▶バトルサイン

その赤い円が周辺に二重のリングをつくるハローテストやハンカチテストを行う。

　耳介の下縁にある乳様突起部の皮下出血斑のバトルサインといい（図9）、中頭蓋底骨折の合併のサインである。耳介や鼻尖は完全切断された場合でも再接着が可能

▶パンダの眼サイン

なこともあるので、組織片を生理食塩液ガーゼで包み、直接氷水に接触させないようにビニール袋に入れ、冷却保存で傷病者とともに搬送する。前頭蓋底骨折はパンダの眼サインが有名である(図10)。

顔面下2/3の外傷では歯牙損傷を探す。歯の観察時は指を挟まれないように注意する。成人歯牙は通常上下左右7本ずつ。外傷以前の歯牙の数や義歯について聴取して損傷歯牙を特定する。なお歯牙は脱臼脱落しても再生着する可能性がある。特に犬歯は構造上重要である。脱落歯は乾燥させないように本人の唾液に浸し、または冷やした牛乳に入れて歯科専門施設へ運ぶ。

▶脱臼脱落しても再生着
▶本人の唾液に浸し

5 ◆ 病院での治療

気道閉塞に対しては気管挿管、輪状甲状靱帯切開が行われる。血液誤嚥による低酸素症には気道確保に続いて人工呼吸が行われる。圧迫止血できない鼻出血には、鼻孔から咽頭に細めの尿道バルーンカテーテルを入れて、口腔内への血液が降りるのを防ぎ(図11)、さらに鼻孔からガーゼを詰めて止血を図る。下顎骨折からの出血は骨折を徒手整復し、開放創を縫合止血すれば一時止血できる(図12)。舌損傷による舌動脈出血は舌を牽引しながら舌動脈を糸で結紮止血し、顔面動脈損傷は創を開けて糸で結紮止血する(図13)。輸液を2l入れてもバイタルサインが安定しない出血性ショックには、輸血を開始し

▶バルーンカテーテル

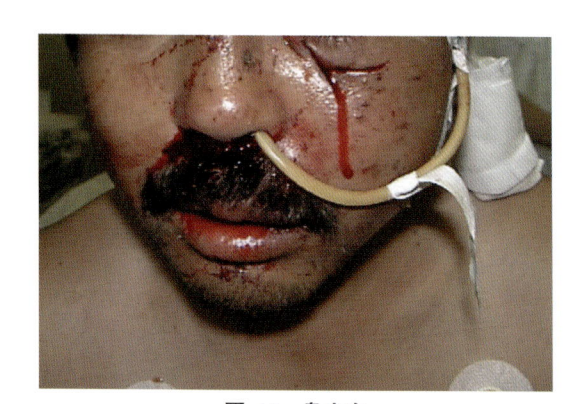

図 11. 鼻出血
圧迫止血できない鼻出血には、鼻孔から咽頭に細めの尿道バルーンカテーテルを入れて、口腔内への血液が降りるのを防ぐ。

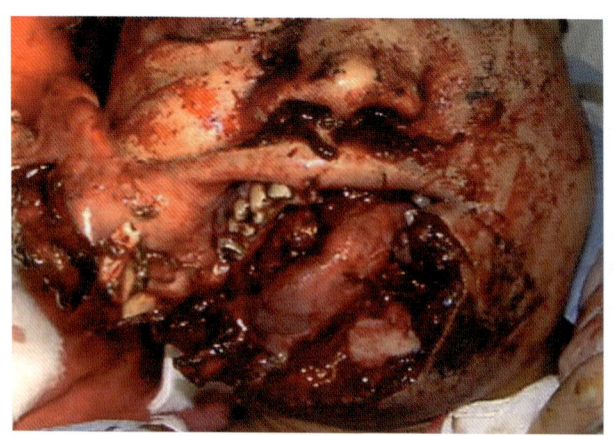

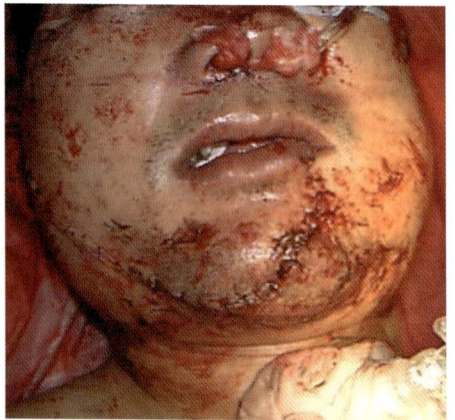

図 12. 下顎骨折からの出血は骨折を徒手整復し、開放創を縫合止血すれば一時止血できる

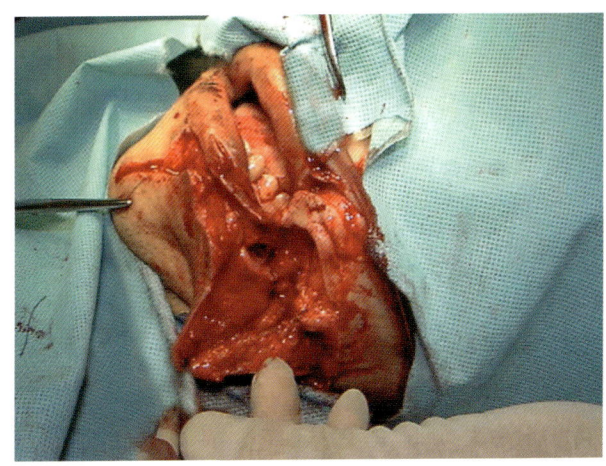

図 13. 顔面動脈損傷は、創を開けて糸で結紮・止血する

ながら血管造影室で動脈塞栓術を行う。

II. 頸部外傷

1 ◆ 頸部外傷の病態

　頸椎頸髄損傷を除く頸部外傷は最も緊急度が高く、生じやすいのは「気道閉塞」である。喉頭や気管損傷では気道狭窄や閉塞が起こり、頸部血管損傷による血腫が増大しても気道は圧迫される。もう一つ緊急度が高いのは頸動脈損傷による大量出血である。鋭的頸動脈損傷では出血量が多く短時間で死亡する危険が高く、頸椎脱臼による椎骨動脈損傷や、鈍的頸動脈損傷では内膜損傷と血栓形成により脳梗塞を合併する。大型バイク事故などによる上腕引き抜き外傷では、腕神経叢損傷による上肢の知覚運動障害を生じる。鋭的食道損傷では縦隔炎を発症する。雷撃傷は頭部や頸部に直撃することが多く、死亡のほとんどが即死である。生存者は一過性の症状で回復することが多いが、頭部通電により意識障害が起こる。雷撃による脊髄または末梢神経の一過性の虚血性変化により、感覚障害や自律神経障害が起こる。

▶頸動脈損傷

▶椎骨動脈損傷
▶脳梗塞

▶鋭的食道損傷
▶縦隔炎
▶雷撃傷

2 ◆ 初期評価

　CABCD に沿って観察を行う。頸部外傷において最も問題になるのが、A の異常、すなわち「気道閉塞」である。閉塞の原因が舌根沈下ではないので下顎挙上では対応できず、気道狭窄や閉塞には器具による気道確保に頼るしかない。医師による気管挿管が必要となるので、可能であれば医師の現場出動を早い時点で依頼し、初期評価を中断して車内収容する。
　心肺停止に移行したときは食道閉鎖式では気道開通できないことが多く、最初に

▶初期評価を中断
　して車内収容

気管挿管を選択する。気管断裂している尾側まで気管チューブを進めることが推奨されるが、現場ではその深さの加減を判断することは難しい。挿管後に頸部皮下気腫が急激に増えてきたら、それはチューブの先端近くに気管断裂があることを示すか、あるいは緊張性気胸である。気胸を否定できれば、気管チューブをわずかに愛護的に引き抜いたり進めたりして、換気の一番いいところを探す。喉頭損傷では喉頭展開が難しく気管挿管が困難な場合があり、そのときは挿管を断念し、下顎挙上とバッグ・バルブで搬送する。

▶喉頭損傷

　Bの異常として、呼吸補助筋(胸鎖乳突筋)を使った異常呼吸を見抜く。これは気道不完全閉塞のときにみられ、頸椎カラーを巻いてからだと見抜けないため注意する。ほかに血液誤嚥による低酸素症を評価する。

▶呼吸補助筋

　Cの異常は動脈性出血による。頸動脈損傷による活動性外出血は圧迫止血が基本である。圧迫包帯やテープ固定では止血できないので、気道圧迫閉鎖に気をつけながら隊員の指で押さえ続ける。頸部刺創の圧迫点は刺創部直上が最適とは限らず、ナイフなどの方向を推測することで動脈損傷の位置を考える。

　Dの異常が頸部外傷で起こるときは、低酸素症かショックである。また脳梗塞でも起こりうる。自殺企図の場合は薬物中毒が隠れているときがあるので、状況の確認が重要である。

3 ◆ 全身観察

　L＆Gではないとき、または搬送時間が長いときは詳細観察を行う。頸部の詳細観察は、顔面と同様に気道閉塞と出血に的を絞ってよい。大まかに視触診し、観察に時間をかけないようにするが、胸部の致死的外傷を見逃してはいけない。全身観察を続けながらABCの状態に注意を払う。

　頸部刺創の観察は鈍的外傷と異なり、時間をかけて正確に観察する。①気道の異常、②呼吸様式の異常、③緊張性気胸の頸部皮下気腫と気管偏位や心タンポナーデにも出現する頸静脈怒脹、④皮膚穿通創、拍動性出血、喉頭の変形を観察する。頸部刺創では1つの傷で複数の臓器が損傷する可能性があり、創が頸部にあっても、損傷が胸部や頭部に達している可能性がある。刺創から空気が創内に入り、さらに損傷した内頸静脈に呼吸性変動で吸い込まれ空気塞栓を起こすことがある。頸部刺創は必ずガーゼで圧迫する。孔は1ヵ所とは限らず、必ず背部も観察する。

▶空気塞栓

　意識障害や麻痺などの脳血管の症状は、椎骨動脈や頸動脈の内膜損傷による閉塞で脳梗塞を起こしていることを示す。通常の頸椎固定でよい。

4 ◆ 車内活動

▶気道が保たれないときは、頸椎カラーの前面を緩めて

　気道が保たれないときは、頸椎カラーの前面を緩めて頸部圧迫を解除してみる。それでも気道閉塞が続くなら致死的であり、心肺停止する前に医師に引き継ぎたい。

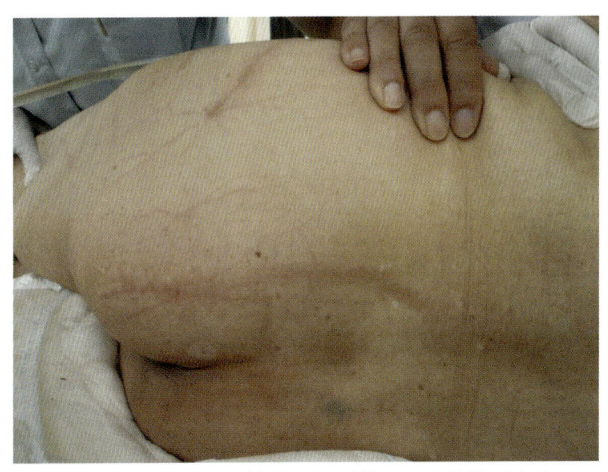

図 14. 雷撃傷では体表にシダ状のⅠ度熱傷が出る

　頸部開放創から換気されているときは、創の周りの吸引を行う。酸素マスクは 2 ルート取り、口と頸部創に当てがう。
　内頸静脈空気塞栓は、内頸静脈圧を上げるように頭部を低くする体位をとると空気の吸い込みを防ぐことができる。
　意識が清明なら、呼吸困難、嚥下痛、血痰、嗄声、頸部の疼痛、上肢の知覚・運動障害を調べる。視診、触診では、創傷、外出血、血腫、硬結、皮下気腫、喉頭・気管の偏位をチェックする。聴診器で頸部の血管性雑音（頸動脈損傷を意味する）を調べる。

▶頸部の血管性雑音

　鋭的食道損傷では縦隔炎を発症するが、病院前でその予防処置をとることはない。
　腕神経叢損傷による上肢の知覚運動障害は、肩にのみ存在することもある。カラー固定や頭部固定具で見逃すことがあるが、むしろ固定がきちんとしていれば悪化させることはない。

▶鼓膜穿孔

　雷撃傷では体表にシダ状のⅠ度熱傷の電紋が生じ（図14）、鼓膜穿孔も合併することが多い。雷撃傷では鈍的外傷の合併も考慮して観察する。

5 ◆ 病院での治療

　頸部刺創による気管断裂には、経口気管挿管を行う。喉頭血腫による変形で挿管困難が予想されるので、最初からガムエラスチックブジーを使用する（図15）。断裂部を超えてチューブを進めることができないときは、気管支ファイバーを使用して気管損傷部の評価とこれをガイドにして損傷部より遠位へチューブを誘導する。これらができないときは、損傷部から直接気管チューブを気管内に入れる。

▶ガムエラスチックブジー

　身体所見と胸部X線、超音波による心タンポナーデ検査で胸部外傷のないことを確認してから、気管損傷は手術室で縫合修復する。損傷が気管周の1/3を超えない小裂創では、手術なしで保存療法の可能性がある。

▶気管周の1/3

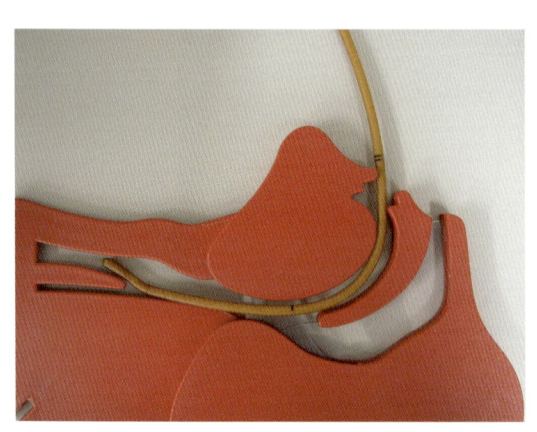

図 15. 気管挿管困難時に使用するガムエラスチックブジー

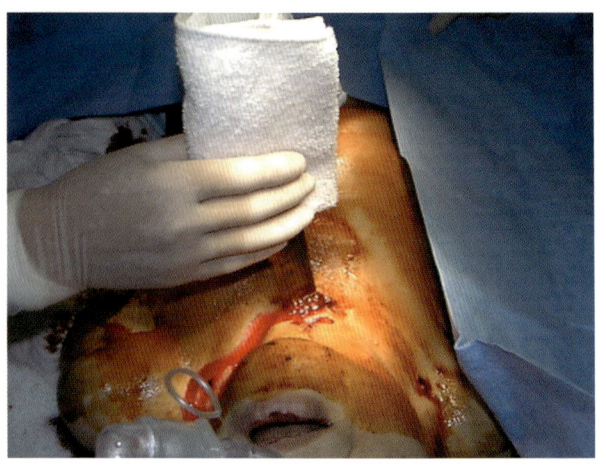

図 16. ナイフは手術室で刃物の上下の血管を遊離してから抜く

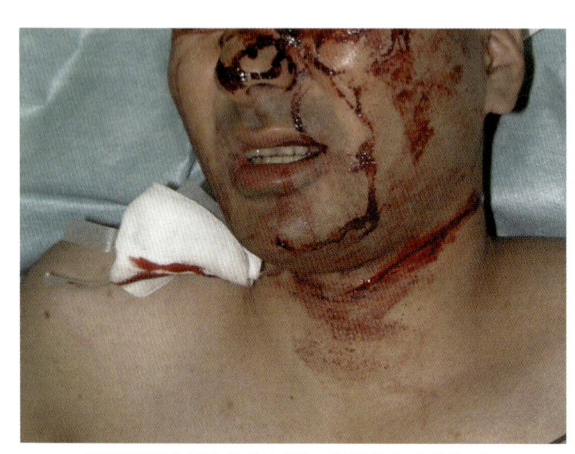

a：広頸筋膜を貫かなければ、皮膚のみの縫合でいい。

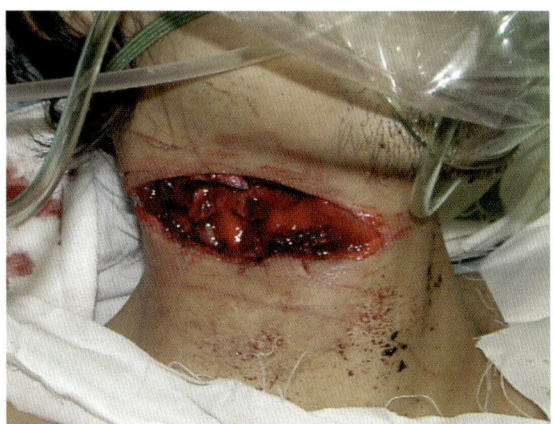

b：広頸筋膜より深い創は、CT により血管損傷の有無を確認する。

図 17. 頸部刺創

　　頸動脈損傷による致死的外出血は、圧迫しながら手術室へ移動しすぐに手術を行う。ナイフは手術室で刃物の上下の血管を遊離してから抜く(図 16)。不用意に抜くと大出血し、視野が確保できなくなる。

　　頸部刺創では広頸筋膜を貫かなければ、皮膚縫合でいい(図 17)。それより深い頸部刺創で活動性出血がないときは、CT により血管損傷の有無を確認する。特に輪状軟骨から尾側と、下顎角から頭側では大血管が複雑な走行をしているので、手術前の CT 情報が必要である。ショックで活動性出血が激しいときは、CT を省略して手術室へ移動する。

（今　明秀）

VOL.4 胸部外傷

はじめに

　胸部には呼吸・循環、いわゆるABC(A：気道閉塞、B：呼吸障害、C：ショック)に直接関与する臓器が集中しており、迅速かつ的確な判断と処置が要求される。現場では判断が不可能な損傷(例えば大血管損傷)もあるが、可能な損傷(気胸、肋骨骨折など)も多く、それらの病態と程度を迅速に認識し、必要な処置を正しく行わなければ傷病者の生命に直接影響する。

I. 受傷機転と病態

　交通事故や墜落のような大きな外力は内臓器損傷を生じやすい。その際、臓器損傷の発生機序として重要なことは、人体が対象物に衝突して急激に止まった瞬間、内臓は慣性の法則でさらに進行方向に動こうとして、前側では体壁に衝突し、後ろ側では牽引されることである。これは減速損傷(deceleration injury)と呼ばれ、鈍的外傷を理解するのに非常に重要である。

▶減速損傷

1 ◆ 損傷と受傷機転、発生機序

1 肋骨骨折、多発肋骨骨折、フレイルチェスト

　肋骨骨折は胸部の直接打撲によって生じることがほとんどであるが、稀に打撲がなくても、急激な強い過屈曲や軸捻転の外力で生じることもある。臓器損傷のほとんどは肋骨骨折を伴うので、逆に肋骨骨折は臓器損傷を疑わせる最大のヒントである。ただし、後述するように骨折自体がすべての損傷を生むわけではない。一方で、小児は骨が非常に軟らかいため、骨折を伴わない臓器損傷が生じやすい。下位肋骨骨折は腹部臓器損傷(右は肝・右腎、左は脾・左腎)を合併しやすいことも常に念頭におく。

▶肋骨骨折は臓器損傷を疑わせる最大のヒント
▶小児には肋骨骨折がない臓器損傷がある
▶下位肋骨骨折は腹部臓器損傷を伴いやすい

　交通事故や墜落で複数の肋骨骨折が起きた場合、1回の外力で一度に骨折が生じるため、通常は同じライン上に生じる(図1)。したがって、何度も衝突したのでなければある範囲(例えば右背側や、左前側など)に骨折が集中する。一方、鈍器(木刀やバットなど)による叩打では当たる面積が狭いため、一度には1〜2本ずつしか骨折しないが、多くの部位を殴られればその分だけ多くの箇所に骨折を生じる。

　肺表面の損傷は肋骨骨折自体により生じることが多いが、気管・気管支損傷や大血管損傷、あるいは心損傷は異なる機序で発生する(後述)。したがって、受傷機転の把握が非常に重要であり、例えば肋骨が多数骨折していても、それが交通事故で

生じたのか、あるいは叩打で生じたのかによって、疑うべき合併損傷がまったく異なる。叩打の場合、大血管損傷や気管損傷などが起きることはほとんどない。

　肋骨骨折自体では、フレイルチェストがなければ呼吸障害は生じない。呼吸障害が起きている場合、その原因は疼痛による胸郭運動制限か、あるいは肺挫傷や気胸などの合併による。

▶「多発肋骨骨折」とは、一側における4本以上の肋骨骨折

　「多発肋骨骨折」とは、一側における4本以上の肋骨骨折をいう。肋骨骨折が両側に2本ずつあるとか、2ヵ所骨折している肋骨が2本あるとか、あるいは単に複数骨折しているからといって多発肋骨骨折とは表現しない。

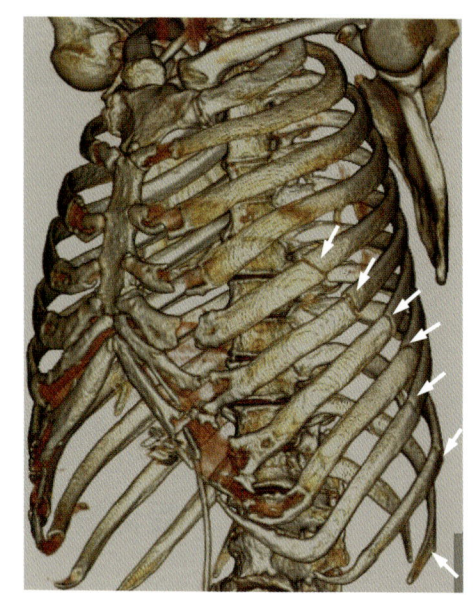

図1. 左多発肋骨骨折の肋骨3DCT
左第5～11肋骨側方骨折があり、斜め方向ではあるが1つのライン上に生じている。前方で隙間があるようにみえるのは、肋硬骨と肋軟骨の移行部で正常像である。

▶フレイルチェスト

　「フレイルチェスト(flail chest、胸郭動揺)」とは、肋骨1本につき2ヵ所以上の骨折があり、それが連続して3本以上の肋骨に生じるとその部位は他と連続性がなく浮いた状態(フレイルセグメント)になり、呼吸による胸郭運動とは逆の運動をするようになる(すなわち吸気時に陥没して呼気時に膨隆する)ことをいう(図2)。また、フレイルチェストによって生じる呼吸様式を「奇異性呼吸」と表現する。血気胸を伴うことが多く、また呼吸・換気障害に陥りやすいので見落としてはならない。

▶奇異性呼吸

2 肺損傷

　肺損傷には、肺の表面に損傷を伴うものと肺挫傷とがある。

NOTE ＜簡易損傷スケール(Abbreviated Injury Scale；AIS)＞

　外傷の重症度を解剖学的部位と損傷程度により判断するもので、米国で作成されている。1971年に最初のものが発表され、数年ごとに改訂が加えられている。

　身体を6部位(頭頸部、顔面、胸部、腹部および骨盤内臓器、四肢および骨盤、体表)に分類し、それぞれの部位のさまざまな外傷を1～6点の6段階に分類する。1点は軽症、2点は中等症、3点は重症、4点は重篤、5点は瀕死、6点は救命不能、と表現される。

　胸部では、肋骨骨折だけだと片側1本の肋骨骨折が1点、2～3本が2点、4本以上が3点、フレイルチェストが4点に分類されている。血胸や気胸、縦隔血腫などが伴う場合は1点加算される。横隔膜損傷は3点、緊張性気胸や心筋挫傷は4点である。大動脈破裂や心破裂、気管損傷は5点で、大動脈完全断裂と胸部広範囲挫滅が6点である。

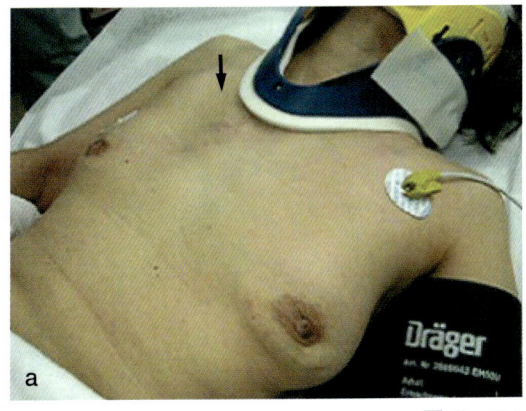

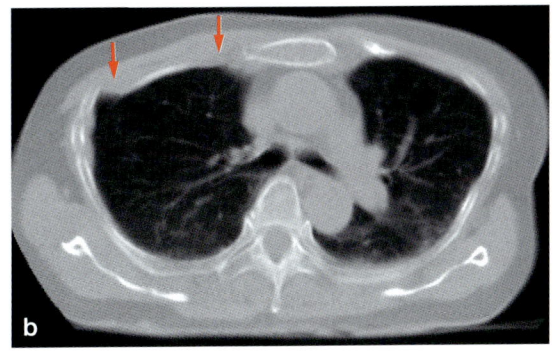

図 2. フレイルチェスト
a：右前胸部の打撲痕周囲に奇異性呼吸がみられる。写真は吸気時で、左側と比較して矢印の部分が陥凹している。
b：CTでも同様に、赤矢印の部分(フレイルセグメント)が吸気時に陥没している。

▶肺表面損傷の重症度は大きさと深さによって決まる

前者は気胸を生じ、時に血胸を生じる。裂創の大きさと深さによって重症度が異なり、無処置で済むものから短時間で心停止に至るものまである。発生機序には次の4つがある。

①肋骨骨折が壁側胸膜を破り、内部に接していた肺に直接刺さることによって生じる。この場合、損傷は小さなことが多く、骨折部の直下に生じる。

②胸部に瞬時に強い外力が働いたことにより、急激に気道内圧が上昇して肺が破裂する。衝突の際に息こらえをした場合に特に多い。損傷部は肋骨骨折部と関係なく、肺の外側表面に多く、破裂孔は大きくはない。

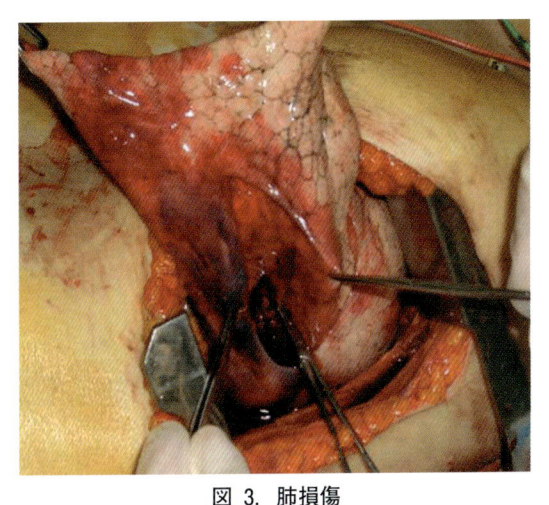

図 3. 肺損傷
大きな裂創。深部からは動脈性出血があり、大量の血胸を生じていた。

③減速損傷により肺の一部が裂けて生じる。肺門部(気管支や肺動静脈が肺に出入りする部分)など、肺の固定性が高い部分に生じやすい。裂け目のように細長く大きな損傷が生じやすい(図3)。

④外傷患者に肺の脆弱性が偶然あり、それが破裂する。

▶肺挫傷の重症度は範囲で決まる

肺挫傷は、肺損傷の中で鈍的外傷に特有のものである。肺の表面には外と交通する損傷はなく、肺実質に多数の大小出血斑を伴う(図4)。肺挫傷の重症度はその範囲で決まり、ほとんど症状のない小範囲のものから、致命的になりうる両側広範囲肺挫傷まである。肺胞損傷が大きいと肺内に空洞をつくることがあり(外傷性肺嚢

263

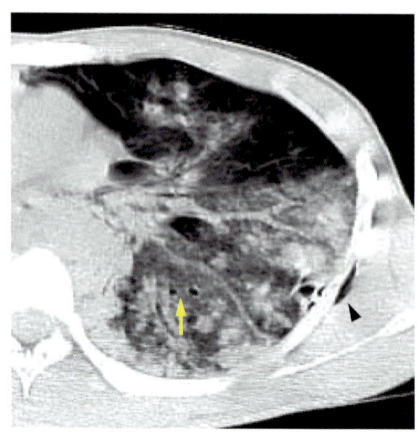

図 4. 種々の程度の肺挫傷
広範囲に肺挫傷がみられる。一部小囊胞を伴う（矢印）。微量の気胸と皮下気腫もある（▶）。

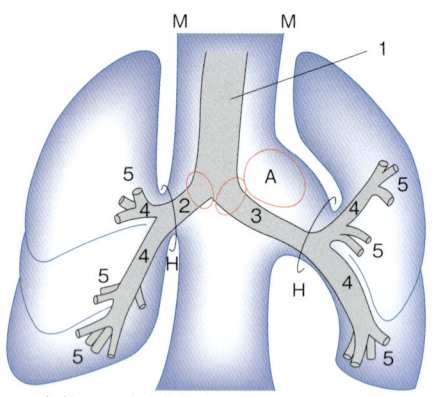

1：気管、2：右主気管支、3：左主気管支、4：葉気管支、5：区域気管支、A：大動脈弓部、H：肺門、M：縦隔

図 5. 気管・気管支・縦隔・肺門・肺の関係の解剖図（○が好発部位）

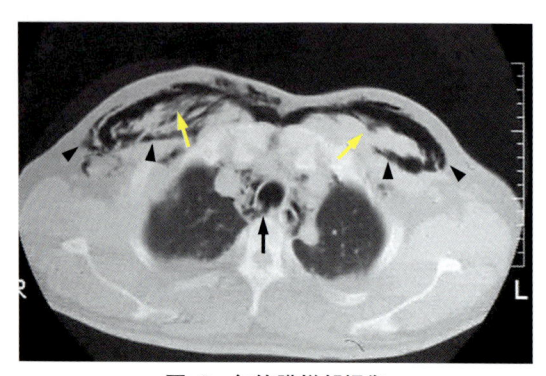

図 6. 気管膜様部損傷
気管輪の背面に損傷部位が描出されている（黒矢印）。気胸は生じないが、縦隔気腫と大量の前胸部皮下気腫を生じている（矢頭）。皮下気腫は大胸筋内にあり、筋線維が分けられたような状態になっている（黄矢印）。

胞）、その中に出血を伴うこともある（肺内血腫）。

3 気管・気管支損傷

▶気管分岐部から 2.5 cm 以内

　気管・気管支損傷の好発部位は、気管分岐部から 2.5 cm 以内である（図5）。この理由として次の3つが考えられている。

　①衝突や墜落で前胸部を強打すると、胸郭は前後径が短くなり、その結果、両肺が外側に引っ張られて裂ける。

　②胸部に瞬時に強い外力が働いたことにより、急激に気道内圧が上昇して破裂する（図6）。

　③減速損傷により、比較的固定性が高い分岐部に無理な力が働いて裂ける。

　気管・気管支損傷は分岐部近傍のほかに、気管膜様部（気管は馬蹄形の軟骨ででき

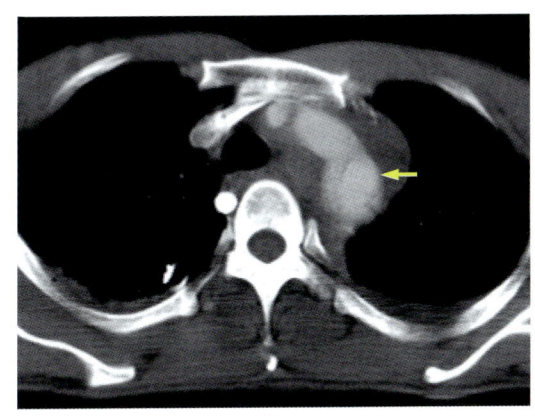

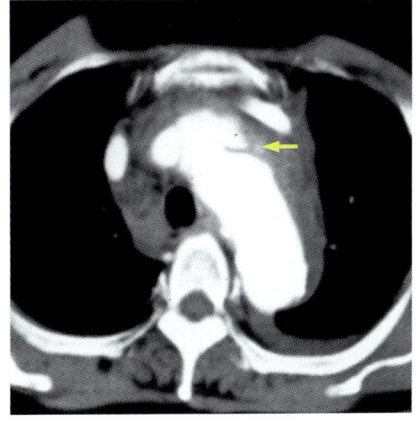

a：下行大動脈損傷 b：弓部大動脈損傷

図 7. 大動脈損傷の CT
どちらも血胸はない（左背側にみえるのは縦隔から胸膜の外に回った血腫である）。

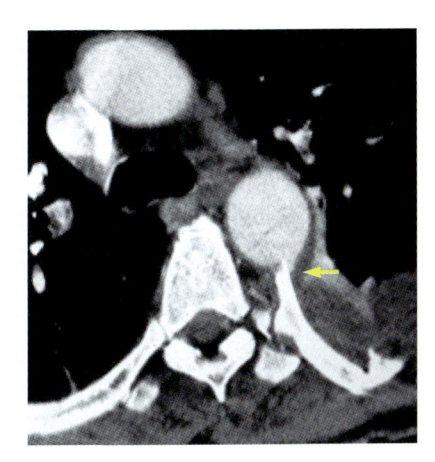

図 8. 特殊な左背側肋骨骨折
脊椎からの起始部で骨折し中に偏位すると、大動脈へ直接刺入しやすい。

ており、背側は骨成分がなく軟らかく、膜様部と呼ばれる）（図6）と、肺門部における葉気管支損傷がある。前者の発生機序は上記②が考えられ、後者は肺損傷の③が考えられている。

4 大動脈損傷

▶鈍的外傷の死因の1割
▶破裂、瘤形成、解離
▶下行大動脈のうち頭側よりに好発

　出血によりごく短時間で心停止に至ることが多く、鈍的外傷の死因の1割を占める重篤な損傷である。通常は破裂または動脈瘤形成を指すが、内因性と同様に内膜解離性損傷もあり、これは日本人、特に高齢者に多い。
　大動脈損傷は下行大動脈のうち、下行大動脈が直になる部分より頭側に好発する（約80％）（図7-a）。次に弓部に多く（10〜15％）（図7-b）、上行と、下行の直の部分に起きる頻度は少ない。発生機序としては次の3つが考えられており、特に①が強調される。
　①下行大動脈は固定性が高いのに対して、上行〜弓部大動脈は固定性が少なく、

265

その先に重い心臓が付いているため、衝突時の減速力により牽引されて上部の下行大動脈に損傷が生じる。

②外力により胸郭が変形した際に血管が圧迫されて損傷する。

③外力により縦隔が圧迫され血管内圧が上昇して破裂する。

大動脈損傷が胸郭の骨折の刺入により生じることは稀である。しかしその場合は左背側の胸椎近傍の骨折により生じやすく、肋骨骨折の確認においてはその部位の骨折の有無に注意を払う必要がある（図8）。また逆に、上記①の発生機序により、胸郭に骨折がなくても骨盤からの墜落などでも大動脈損傷は起こる。

▶左背側の胸椎近傍の骨折
▶肋骨骨折の確認では特に左背側に注意
▶骨盤からの墜落でも大動脈損傷は起こる

5 肺動脈損傷

鈍的外傷では頻度は少ないが、ほとんどは短時間で死亡する。発生機序は①減速により心臓が前方・下方に動き、肺動脈が引きちぎられる、②前胸部を強打し、胸郭の前後径が短くなり両肺が外側に引っ張られて裂ける、の2つである。前者では肺動脈本幹に起きやすく、そのため心タンポナーデに陥る。後者は左右肺動脈枝に起きやすく、縦隔血腫または血胸を呈する。

6 心損傷

心筋損傷と心筋挫傷、および特殊なものとして心臓震盪がある。ほかに冠状動脈損傷や弁損傷もあるが、頻度は非常に低い。

▶心筋損傷
▶心嚢内出血
▶心タンポナーデ

心筋損傷は心臓壁の損傷で、非全層性裂創と全層性破裂に分けられる。非全層性の場合、裂創部から出血があれば心嚢内出血をきたす。全層性破裂の場合、ほとんどが心タンポナーデをきたす。心室破裂（図9-a）であれば短時間で心停止することがほとんどであるが、心房破裂（図9-b）の場合は、心タンポナーデによるショック

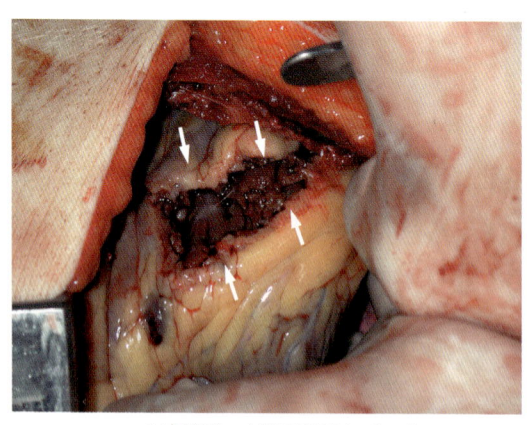

a：心室破裂。内腔が露出している

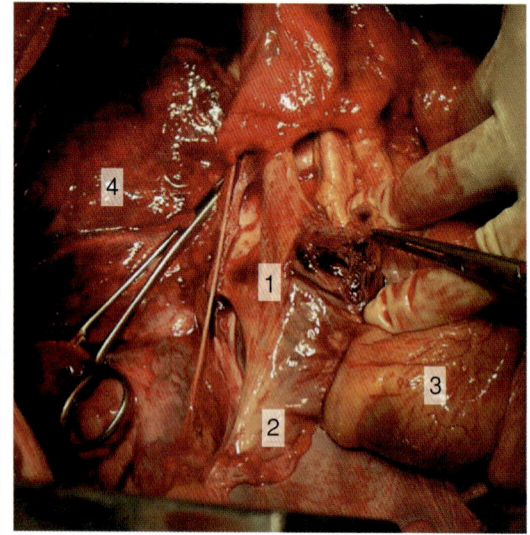

b：右房破裂
1：右房、2：下大静脈、3：右心室、4：右肺

図 9. 心破裂

のままかろうじて生命が維持されることも少なくない。損傷部位の頻度は右心系が概ね7割を占め、その7～8割が右房である。医療では早急な診断と治療が必要であり、外傷患者の初療では最初にチェックしなければならない項目の1つである。

▶心筋挫傷

心筋挫傷は、例えていえば心臓壁（特に心室壁）の打ち身である。心臓壁が体壁に強く打ち付けられたことによって生じる。肉眼的には心臓壁になんら変化を認めないものから、内出血や多数の小出血斑を生じるもの（図10）までさまざまな状態を呈する。不整脈を生じることが多いので、外傷患者に不整脈をみたらこれを念頭におかなければいけない。

▶不整脈

心筋損傷と心筋挫傷は、いわゆる高エネルギー事故によって生じ、発生機序として前述のような打撲自体による外力、あるいは減速損傷、内圧上昇などが推察されているが、そのうちどれの可能性が高いかということは不明である。

▶心臓震盪
▶軽微な外力
▶心室細動

これに対し心臓震盪は特殊である。これは、骨折を生じないような軽微な外力が前胸部に働いた場合に、突然心室細動を生じて心停止するもので、原因として野球とソフトボールが最も多い。打撲が偶然、心電図上のT波頂上の少し手前で起きると、一般的な不整脈でいうR on Tと同じ極めて危険な状態となり、心室細動が生じやすくなることによる。頻度は少ないが熟知しておくべきものである。

▶R on T

7 上・下大静脈損傷

頻度は少ないが死亡率は高い。上・下大静脈損傷の多くは右房への流入部近傍で起き、下大静脈の方が頻度が高い（図10）。発生機序は右房損傷と同じで、急激な減速により心臓が前方に移動して牽引される減速損傷である。多くは心タンポナーデ

図10. 下大静脈損傷、心筋挫傷
心臓を頭側に圧排して観察している。右房に流入するところで下大静脈が裂けている（実線矢印）。心尖部の下壁には心筋挫傷がみられる（点線矢印）。
（1：右心室下壁、2：左肺）

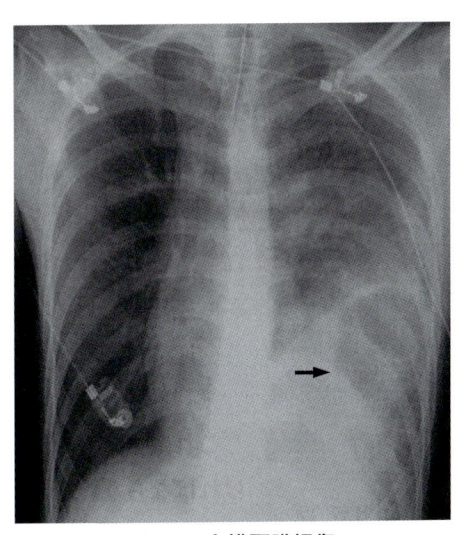

図11. 左横隔膜損傷
左横隔膜線が挙上し、縦隔は右方へ圧排されて偏位している。矢印のガスは肺ではなく胃泡で、腹部臓器の胸腔内脱出を認める。

を生じる。

8 横隔膜損傷

▶胸部に強い外力

▶腹腔内臓器が胸腔に嵌入

　頻度は少ないが、胸部に強い外力が働いたことにより横隔膜が破裂する。稀に腹部に強い圧力が作用して生じることもある。横隔膜が破裂すると、腹腔内は陽圧、胸腔内は陰圧なので、腹腔内臓器が胸腔に嵌入する。その結果、肺や心臓が圧迫されて呼吸障害やショックなどの重篤な症状を生じる。

　左側に多く、嵌入臓器としては胃が最も多い。ほかに大網や脾臓、時に肝臓や横行結腸、小腸、左腎臓が嵌入することもある。破裂孔が小さくても嵌入は生じやすい（図11）。右側だと肝臓が嵌入するが、破裂孔が小さいと嵌入は起きにくい。

2 ◆ 病態・症状と、観察・診断

1 肋骨骨折、フレイルチェスト

▶強い胸部痛

▶患者の衣服は必ずはずして診察

　患者に意識があれば、強い胸部痛を訴える。胸部痛の訴えがあれば肋骨骨折を強く疑う。フレイルチェストは視診で認識できるので、患者の衣服は必ずはずして診察する。背側では胸郭動揺をきたす骨折があっても、周囲の軟部組織が強固であるため奇異性呼吸は呈さず、奇異性呼吸は側方および前方でみられる。

▶圧痛・軋音・皮下気腫

　次に触診で圧痛・軋音・皮下気腫の有無を観察する。次に述べる理由により、皮下気腫がある場合はその部位に肋骨骨折があることを示唆する。

2 気胸、緊張性気胸、皮下気腫、縦隔気腫

▶気胸

　気胸とは、「胸腔内」の「肺外」に空気が溜まることである。肺損傷あるいは気管支（葉気管支）損傷で胸腔内に空気が漏出することにより発生し、肺自体は圧迫されて縮む。多くは肺内と胸腔内で圧が釣り合ったところ（つまり1気圧）で均衡を保ち、そこで肺の縮小は止まる。この状態では、多少の呼吸障害は生じるが循環に影響する状態には至らない。しかし肺損傷が大きく一方通行弁のようになり、肺内から肺外への漏出だけが起きたり、あるいは肺門部気管支損傷で空気の漏出量が多いと、胸腔内圧が過剰になり肺のほか縦隔臓器が圧迫されて呼吸・循環器系に悪影響を及ぼす。この際、右側だと大静脈系が圧迫されて静脈環流量が減少し、左側だと心臓

▶緊張性気胸

が直接圧迫されることによりショック状態に陥る（図12）。これを緊張性気胸という。逆に言えば、循環に影響を及ぼしていないものは緊張性気胸と称さない。

　気胸は、通常は聴診で呼吸音の減弱あるいは消失で確認できるといわれる。しかしこれは気胸の程度と、聴診する部位との兼ね合いで決まることを理解しておかなければならない。肺は一種の湿ったスポンジで、胸腔内では空気（気胸）は上に、液体（血胸）は下に溜まることを常に念頭において観察する。気胸が比較的大きくても、

▶気胸が比較的大きくても、側胸部聴診では正常なことがある

仰臥位で聴診すると前胸部では呼吸音が減弱するが、側胸部では正常のことがある。これは、側胸部ではまだ肺が胸壁から離れていないためである（図13）。また、患者を立位や坐位で観察する場合、肺尖部領域で呼吸音が低下し、通常の前胸部や側胸

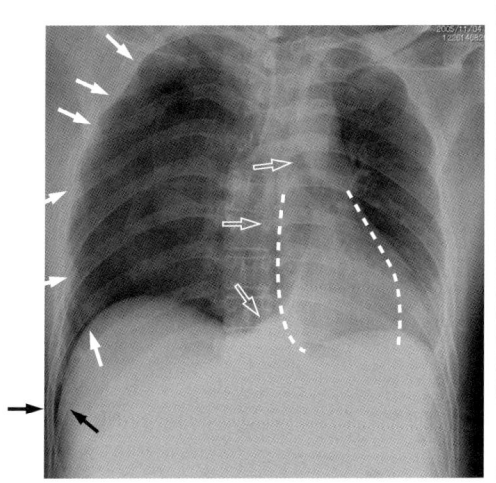

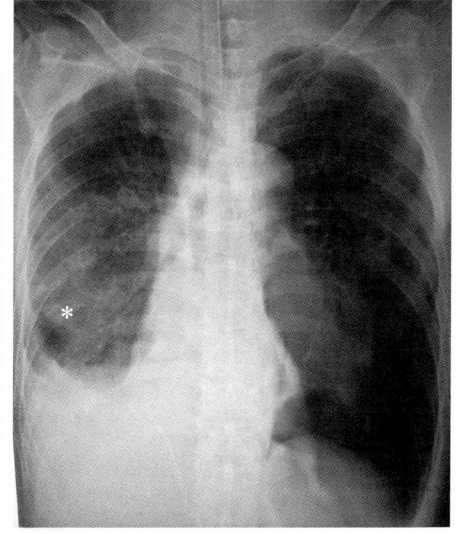

a：右緊張性気胸　　　　　　　　　　　　b：左緊張性気胸

図 12．緊張性気胸
a：右胸腔内に気胸が認められ（白矢印）、縦隔前面に肺が入り込んで心臓や気管などは左に圧排される（⇨）、脊椎がよく見える。右横隔膜の外縁は深く切れ込んでいる（◂）。
b：aと左右逆のパターン。右肺には肺挫傷がある（＊）。

部では呼吸音は正常である。したがって鎖骨上窩で聴診すると呼吸音の低下を最も観察しやすい。緊張性気胸の場合は肺の表面がすべて胸壁から離れるので、損傷側胸部のどこで聴いても呼吸音は低下する。視診上、片側の胸郭が膨隆して呼吸性に変動しなければ、緊張性気胸の診断は付けやすい。

▶片側胸郭膨隆

　皮下気腫は、気胸が壁側胸膜を通して皮下に出てきたものがほとんどである。触診で確認でき、雪を握ったときのような「ギュッ、ギュッ」という感触があるので、握雪感と表現される。皮下という言葉を用いるので混乱しやすいが、皮下気腫は破れた壁側胸膜を通じて胸腔内から出てきた空気であり、それが溜まる場所は筋層内である（図6）。

▶皮下気腫

▶握雪感

図 13．気胸と聴診
側胸部では肺はまだ胸壁から離れてはいない。側胸部で聴診すると左右差がないくらいよく聴こえるが、前胸部で聴診すると呼吸音はかすかにしか聴こえない。

▶溜まる場所は筋層内

筋肉と皮下脂肪との間には厚い筋膜があるので、そこで空気の移動は遮断される。したがって皮下気腫の確認では、皮下脂肪や筋肉の厚さを患者ごとに考慮して行わないと、見落としの原因になる。

▶先入観をもたない

　これらを現場で鑑別するには丁寧な触診と聴診が重要である。また先入観をもたないことが肝心で、客観的に得た結果から、何が起きているのかよく考える技量が必要である。例えば、皮下気腫を触れたらその直下に肋骨骨折があることが多いが、

269

そこで気胸という先入観をもたずに注意深く聴診する。この場合、皮下気腫の上に聴診器を当てたら聴診器と肺の間に気腫を挟むことになり、呼吸音は減弱する。したがって気腫のない部分で聴診しなければいけない。それで呼吸音が正常だったら、肺が癒着して剥がれていないのではないか、と考える。また逆に呼吸音が減弱していたら、今度は気胸か血胸かの鑑別が重要となる。

▶胸部聴診は皮下気腫のない部分で

3 血胸、縦隔血腫

血胸は胸腔内に血が溜まる病態である。多くは骨折自体からの出血や、肋骨骨折に伴う肋間動静脈損傷によって生じ、肺損傷や大血管損傷、あるいは内胸動脈など、ほかの血管損傷によって生じることはむしろ少ない。後者の場合は出血量が非常に多く、病院まで生命を維持できないこともある。

▶血胸の多くは骨折自体や肋間動静脈からの出血
▶時に肺損傷、大血管損傷、内胸動脈損傷から

肋間動静脈は肋骨1本につき1本ずつあり、肋骨骨折と同時に損傷しやすい。静脈損傷の方が多いが、この場合は急激にショックに陥ることは少なく、数時間かけて徐々に血胸を生じることが多い。一方、肋間動脈損傷が数本に起きると、急激な血胸が起きてショックに陥ることが少なくない。しかし、肋間動脈損傷だけで短時間に心停止に至ることはない。

聴診では、血胸のある部分に聴診器を当てると呼吸音は聴こえない。しかし血胸があっても肺が胸壁に接している部分で聴診すれば呼吸音は正常である。血胸や気胸を観察するうえで重要なことは、前述のように空気・肺・液体の位置をよく考えながら観察を行うことであり、そうすれば多くの血胸・気胸を見抜くことができる。例えば、血胸と気胸が共にある患者に聴診を行うと、仰臥位なら前胸部で呼吸音減弱、側胸部で呼吸音正常、背部で呼吸音消失、となりやすい。しかし大量に血胸があると肺が著しく小さくなるため含気も少なくなり、患側胸部のすべての部位で呼吸音は消失する（図14）。したがって、呼吸音減弱あるいは消失だけで安易に気胸と判断するのは危険である。鑑別は打診によって可能であり、気胸なら鼓音、血胸なら濁音を呈することを知っておく。

▶空気・肺・液体の位置をよく考えながら観察

▶血胸・気胸の鑑別は打診による

4 心タンポナーデ

上行大動脈損傷や肺動脈損傷、または心破裂などが起きると心嚢内に血液が貯留し、心が圧迫されて運動が阻害され、循環に障害が生じる（図15）。これを心タンポナーデといい、もし循環に障害がなければ心嚢内血腫と表現する。

心タンポナーデの症状には頸静脈怒張・血圧低下・心音減弱があり、ベックの三徴（Beck's triad）と呼ばれる。また、正常でも胸腔内圧は吸気時に上昇するが、心タンポナーデの際は吸気時に頸静脈怒張が観察されやすく、これをクスマウル徴候（Kussmaul's sign）という。さらに、呼気時と吸気時で収縮期血圧を比べると正常でも吸気時の方が低い（肺にとられる血液が増加するうえに、縦隔が多少圧迫されるため）が、心タンポナーデの状態ではこれが異常に低下する。その差が10 mmHgを超えると奇脈（paradoxical pulse）と呼ばれる。心電図では低電圧（low voltage；

▶心タンポナーデ
▶心嚢内血腫
▶ベックの三徴

▶クスマウル徴候

▶奇脈

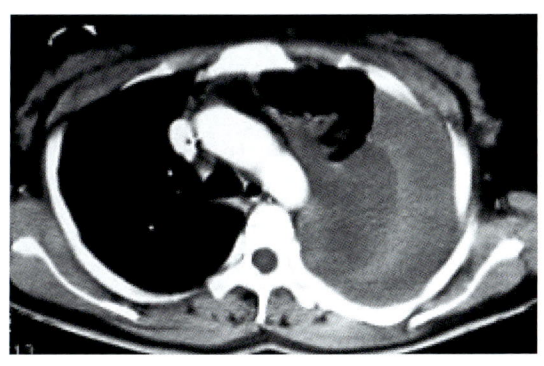

図 14. 左大量血胸
左側の大量の血胸。聴診で呼吸音が微弱であり緊張性気胸の連絡で搬送されたが、打診で濁音であったため血胸と判断した。

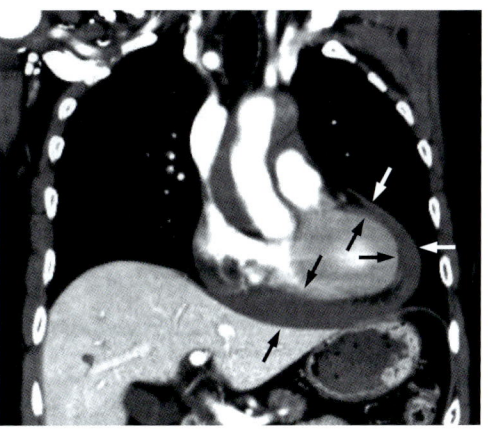

図 15. 心タンポナーデ
心臓周囲に液体貯留があり、心は圧迫されている。

QRS高が小さい)や徐脈を呈することがある。しかしこれらは顕著には認められないことがあり、したがってこれらがないから心タンポナーデがないとは言えない。

II. 緊急性と致命的胸部損傷

　冒頭に述べたように、胸部外傷は即ABCに影響するものが多く、緊急性を要するものが多い。また当初は普通の気胸でも、いつ緊張性気胸に移行するかわからない。さらに、心嚢内出血や大動脈損傷のように現場所見では把握できず、当初は患者の主訴が違和感程度であっても突然急変する可能性のある損傷もある。したがって胸部外傷が疑われ、特に多発肋骨骨折が認められたら、すべて緊急性があると認識する方がよい。
　胸部の身体所見とともに症状の把握が重要である。バイタルサインはもちろん、胸部痛の有無は非常に重要であり、気道内出血(喀血)の有無も注意深く観察する。呼吸数と呼吸様式、チアノーゼの有無の観察は必須である。
　胸部の致命的損傷は12あり、"死に至る1ダースの損傷(deadly dozen)"と呼ばれる(表1)。それらは、現場身体所見で判断しなければならない6つと、病院到着後に画像などで診断される6つに分けられる。欧米では胸腔穿刺などがパラメディックにも許可されているため、前者は、診断と同時に処置も要求されるものとして特に強調されている。しかしながら、処置の可否とは関係なく、本邦の救急隊員にも見抜く力量は絶対に必要である。

▶胸部痛
▶気道内出血(喀血)
▶呼吸数と呼吸様式、チアノーゼ
▶死に至る1ダースの損傷

表 1. 死に至る1ダースの損傷

> 1．現場身体所見で判断しなければならない6つの損傷
>   ①気道閉塞(Airway obstruction)
>   ②緊張性気胸(Tension pneumothorax)
>   ③開放性気胸(Open pneumothorax)
>   ④フレイルチェスト(Flail chest)
>   ⑤大量血胸(Massive hemothorax)
>   ⑥心タンポナーデ(Cardiac tamponade)
>
> 上記は欧米におけるATLSおよびBTLSで、診断しなければいけないとされている順に並べたが、本邦ではあまりその順は意識していない。覚え方として、「タフ(TAF)な3X」(75頁参照)という言葉がある。
>
> 2．現場でも疑うことはできるが、多くは病院で確定する6つの損傷
>   ①胸部大動脈損傷(Thoracic aortic injury)
>   ②気管・気管支損傷(Tracheobronchial injury)
>   ③横隔膜損傷(Diaphragmatic disruption)
>   ④心筋挫傷(Myocardial contusion)
>   ⑤肺挫傷(Pulmonary contusion)
>   ⑥食道損傷(Esophageal injury)

▶タフ(TAF)な3X

III. 現場での注意事項

　胸部外傷をどこまで判断・処置できるかは観察者の技量により大きく差が出るので、救急隊にとっても腕の見せどころである。また、胸腔内出血に対する管理はできなくても気道・呼吸に対する管理は可能であるので、その技量が患者の生命に直結することを認識する必要がある。

　観察ではまず、受傷機転から胸部外傷の可能性を判断することが重要である。次に、意識がある患者では胸部痛の有無を確認する。次に身体所見を診るが、胸部だけでなく背部もきちんと観察して、打撲痕や奇異性運動、片側胸郭膨隆がないかどうかを把握する。次に、圧痛・轢音・皮下気腫から肋骨骨折の有無を判断する。繰り返しになるが、小児でなければ肋骨骨折を伴わない内臓器損傷の頻度は低いので、肋骨骨折の有無を判断することが非常に重要である。最後に聴診と打診を行う。肺野の聴診では血胸・気胸の有無を判断するが、呼吸音の低下だけではなく、肺雑音などの異常がないかの確認、心音の異常(減弱、雑音など、心タンポナーデや基礎疾患の把握に重要)の確認も怠ってはならない。もちろん、頸部において気管偏位や頸静脈怒脹の有無を確認することや、バイタルサインの測定も重要である。気胸と血胸では、鑑別に関して打診の重要性が非常に高い。これらで診断できることは、肋骨骨折、フレイルチェスト、気胸、血胸であり、習熟すれば心タンポナーデも強く疑うことができる。

▶背部もきちんと観察

▶呼吸音
▶心音

▶打診の重要性

▶補助呼吸

▶胸郭挙上

▶呼吸が努力性

　心肺停止症例以外で現在救急隊に認められている治療的処置は補助呼吸であり、どの患者にどのように行うかが最も重要である。補助呼吸を行うには、自発呼吸により十分な胸郭挙上があるかないかの観察が必要であるが、これだけでは不十分である。その呼吸が努力性であれば急変する可能性が高く、また急変してからでは遅いので、先手を打って補助呼吸を行う必要がある。努力性かどうかは、呼吸補助筋に頼っているか否かで判断できる。補助筋で行われている場合、吸気時の肩の挙上や胸鎖乳突筋の収縮が起こり、このような場合には補助呼吸が必要である。平素からCOPD（chronic obstructive pulmonary disease；慢性閉塞性肺疾患）や喘息重積の患者で観察して覚えておくとよい。

▶経皮酸素飽和度（SpO_2）
▶呼吸数
▶意識障害

▶積極的に補助呼吸

　酸素化や二酸化炭素排出が十分に行われているかどうかの判断も、補助呼吸の判断に必要である。前者は経皮酸素飽和度（SpO_2）で推測でき、後者は呼吸数の多寡や意識障害の有無などで判断する。低酸素血症は心停止の大きな原因になる。経験を要することではあるが、酸素投与のみの自発呼吸では生命が維持できない可能性があると考えたら、積極的に補助呼吸を行う。心停止してからでは"時既に遅し"である。ショックでは末梢血管が収縮しているためSpO_2はあてにならないことも理解しておく。

▶補助呼吸は自発呼吸の吸気後半で

　胸部外傷患者に補助呼吸を行う際、気胸のある患者に陽圧呼吸を行うと緊張性気胸に陥る可能性がある。だからといって、心停止に陥りそうな患者に補助呼吸を行わないということがあってはならない。気道内圧が高くならないように注意しながら補助呼吸を行う。自発呼吸の吸気の後半で優しく陽圧をかければ、最も気道内圧が上がりにくい。呼気に抵抗するように補助呼吸をするのは最も危険である。

IV. 治　療

1 ◆ 初療とER手術

　病院前と同様、初療でもまずABCを把握する。同時に、視触診により皮下気腫・肋骨骨折とフレイルチェストの有無をチェックし、次に聴診と打診により気胸（特に緊張性）と大量血胸の有無を診察する。また、超音波を用いて心囊液貯留と血胸の有無をチェックする。

▶気管挿管と胸腔ドレナージ、および疼痛コントロール

▶ショックの原因が気胸か血胸か

　胸部外傷でなんらかの医療的治療を要するものの8～9割は、気管挿管と胸腔ドレナージ、および疼痛コントロールで管理できる。胸腔ドレナージは初療で行うことが多い。特に、ショック状態ではX線を撮影せずに行わなければならないことも多いが、その際に最も注意することは、ショックの原因が気胸か血胸かということである。前者ならドレナージをした瞬間にショックが改善するが、後者だとまったく逆で、一気に心停止する可能性が高い。

▶Aの問題

気道閉塞(Aの問題)を起こすのは気管・気管支損傷と気道内出血、あるいは呼吸困難による喀痰排出障害である。片側気管支損傷で換気不可能な場合と、制御不能な気道内出血の場合、単なる気管挿管では気道が確保されないので意図的片側挿管や分離肺換気を行う。

▶意図的片側挿管
▶分離肺換気
▶Bの問題

呼吸障害(Bの問題)を起こすのは、高度のフレイルチェストを除外すれば肋骨骨折自体ではなく、骨折に伴う疼痛と、ほとんどの場合に合併する気胸や肺挫傷である。A・Bに問題があれば気管挿管を行うが、この場合、閉塞性ショックに注意する。すなわち、緊張性気胸があれば先立って脱気あるいはドレナージを行う。さもないと気管挿管で陽圧換気を行った直後に心停止する。また緊張性ではなくても大きな気胸があれば、挿管と同時にドレナージを行わないと非常に危険である。さらに、心タンポナーデがある場合も陽圧換気にすると圧上昇により心停止をきたす危険性がある。挿管と同時か、先立って心嚢ドレナージを行わなければならない。フレイルチェスト自体は、気管挿管を行って十分な鎮静化で陽圧換気による人工呼吸を行えば、良好に管理できる(内固定という)。

▶緊張性気胸では気管挿管より前にドレナージ

▶心タンポナーデでは気管挿管より前にドレナージ

▶Cの問題

ショック(Cの問題)の多くは出血によるもので、その多くは血胸である。血胸の治療は胸腔ドレナージであるが、これは治療であると同時に開胸術の判断材料にもなる。すなわち、①挿入時に1,000 cc以上の出血を認めるもの、②挿入後1時間で1,500 cc以上の血性排液を認めるもの、③および挿入後に時間あたり200 cc以上の出血が4〜6時間持続するもの、は開胸止血術の適応である。①か②の理由で蘇生的開胸を行った場合、出血源が肋間動脈であれば救命のチャンスも大きいが、大血管や肺門部損傷であった場合の救命率は低い。近年は、CTで大血管損傷が否定でき肋間動脈損傷による可能性が最も高ければ、経カテーテル的動脈塞栓術(transcatheter arterial embolization；TAE)を行うこともある。なお、心筋挫傷による不整脈や拍動障害でショックを呈するものもあるが、心筋挫傷自体に対する治療法はない。

▶開胸止血術の適応

▶経カテーテル的動脈塞栓術(TAE)

2 ◆ 緊急手術

外来でABCが確保でき、その後必要な検査を行えた場合、大動脈損傷を中心とする大血管損傷、気管・気管支損傷、心破裂、横隔膜破裂には緊急手術が必要になる。また、胸腔ドレナージからの持続する胸腔内出血(前記③の理由)にも緊急手術の適応がある。

気管挿管と胸腔ドレナージを行っても状態が改善しないものがある。そのような症例にはERでの開胸が余儀なくされるが、救命率は非常に低い。このER開胸は蘇生的開胸術と呼ばれ、①心停止かそれに準ずる状態の場合、②気管挿管・胸腔ドレナージと輸液・輸血だけではバイタルが保てない場合、③気道内出血により気道が確保されない場合、④気管・気管支損傷で換気ができない場合、⑤胸腔ドレーン

▶蘇生的開胸術

を複数挿入しても緊張性気胸が解除されない場合、⑥胸腔や心囊ドレーンからの出血量が多く手術室へ移動できない場合、などに行われる。

3 ◆ 待機的手術

▶人工呼吸器関連肺炎
▶VAP
▶肋骨観血的整復固定術

自発呼吸では換気がまったくできないフレイルチェストでは、内固定だけで治療しようとすると人工呼吸が長期に及び、人工呼吸器関連肺炎(ventilator-associated pneumonia；VAP)などの合併症の問題が生じるため、1週間以内に肋骨観血的整復固定術を行う。固定術を行えば翌日には抜管できることが多い。なおVAPを合併すると死亡率は20％を超える。

▶肺縫縮術や肺部分切除

胸腔ドレーンからの空気漏出が長期間止まらない場合には、肺損傷が比較的大きいか、あるいは外傷性肺囊胞を生じた患者ではそれが破裂した可能性もある。その場合には、開胸手術で肺縫縮術や肺部分切除が必要になることもある。近年は、胸腔鏡で診断し、損傷が認められた場合はそのまま胸腔鏡下手術が行われることもある。癒着が生じると手術が困難になるため、2週間以内に行う。

▶開胸下切開ドレナージや肺部分切除、肺葉切除

肺内出血や外傷性肺囊胞の液体貯留は、外界から入る空気と接しているために感染をきたすことがある。抗生剤治療に反応せず、膿瘍形成などを認めれば、開胸下切開ドレナージや肺部分切除、肺葉切除が必要になることもある。

(金子直之)

●参考文献

1) Feliciano DV, Mattox KL, Moore EE(eds)：Trauma. 6th ed, McGraw-Hill Medical, New York, 2008.
2) American College of Surgeons Committee on Trauma(ed)：Advanced Trauma Life Support(ATLS)for doctors. 6th ed, Manual printed in the U. S. A, Chicago, 1997.
3) Campbell JE, Alabama Chapter American College of Emergency Physicians(eds)：Basic Trauma Life Support(BTLS)for paramedics and the other advanced providers. 4th ed, Prentice-Hall Health, New Jersey, 2000.
4) 日本外傷学会，財団法人日本自動車研究所(監訳)：AIS 90 日本語対訳版 Update 98. へるす出版，東京，2003.
5) 日本外傷学会外傷研修コース開発委員会(編)：外傷初期診療ガイドラインJATEC. 改訂第3版，へるす出版，東京，2008.

MEMO ⓬ ＜現場開胸の可能性＞

　鈍的外傷の CPA に対する蘇生的救急室開胸については、パラメディックが現場に到着した時点で生命徴候がない例の生存は 1.2％と報告されていることから[1,2]、アメリカではその適応が限定されている。ロンドン HEMS（helicopter emergency medical service）のデータでは 4.0％であり、この差はロンドン HEMS で医師が積極的に行っている現場開胸によって生じたものと推察される[3,4]。アメリカでの結論はパラメディックによる処置と搬送を主体とした救急医療体制を背景としたものであり、医師が現場に出動する体制を基盤とした場合とは一線を画して考えなければならない。

　HEMS 基地病院である筆者の施設では、重症外傷症例に対して蘇生的緊急現場開胸、Resuscitative emergency field thoracotomy（REFT）を積極的に行う方針としている（図1）。その適応は、破滅的損傷でない場合で、①心停止、もしくは心停止が切迫している、②その原因が体幹部損傷に起因すると判断される場合、としている。また、出血のコントロールのための胸部大動脈の遮断を同時に行う。

　2003 年 1 月から 5 年 7 ヵ月間の病院到着前に心停止となった 81 例について、医師による現場開胸が行われた REFT 群と初療室入室後に開胸が行われた非 REFT 群の ICU 入室率を比較すると、救急隊が現場到着する前に心停止となった 52 例では ICU 入室率は両群間で差がなかったが（8％ vs. 4％、NS）、救急隊の現場到着後に心停止となった 29 例では、REFT 群で ICU 入室率が有意に高率であった（70％ vs. 16％、p＝0.011）[5]。

　穿通性胸部外傷を対象とした報告では、生命徴候消失が医師接触前の例で生存率が 9％、医師接触後の例で 29％であった[6]。REFT による救命例はいまだ得られていないが、われわれのデータは鈍的外傷に対しても速やかに医師が救急現場で患者に接触し、心停止直前の REFT と大動脈遮断によって心停止が回避できれば、救命のチャンスが高くなる可能性を示している。

　重症外傷に対しては、心停止の切迫している時間帯を含めて、いかに迅速に医師が患者に接触できるかが重要である。心停止直前、もしくは直後の状態に遭遇する機会を増やすためには、医師の現場出動による超早期の患者アクセスを可能にする方策が必要である。医師現場出動（early access）と現場緊急開胸（REFT）という 2 つの戦術による重症外傷症例への救命戦略を、「攻めの外傷診療」として確立させたいと考えている。

（松本　尚）

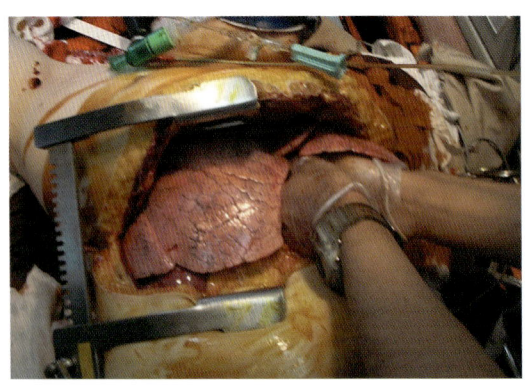

図 1．救急車内での蘇生的緊急現場開胸

【文献】
1) American College of Surgeons-Committee on Trauma：Practice management guidelines for emergency department thoracotomy；Working Group, Ad Hoc Subcommittee on Outcomes. J Am Coll Surg 193：303-309, 2001.
2) Rhee PM, Acosta J, Bridgmano, et al：Survival after emergency department thoracotomy；review of published data from the past 25 years. J Am Coll Surg 190：288-298, 2000.
3) Athanasiou T, Krasopoulos G, Nambiar P, et al：Emergency thoracotomy in the pre-hospital setting；a procedure requiring clarification. Eur J Cardio-thoracic Surg 26：377-386, 2004.
4) Lockey DJ, Davis G：Pre-hospital thoracotomy；a radical resuscitation intervention come of age? Resuscitation 75：394-395, 2007.
5) Matsumoto H, Mashiko K, Hara Y, et al：Role of emergency field thoracotomy in the Japanese helicopter emergency medical service system. Resuscitation 80：1270-1274, 2009.
6) Coats TJ, Keogh S, Clark H, et al：Prehospital resuscitative thoracotomy for cardiac arrest after penetrating trauma；Rationale and case series. J Trauma 50：670-673, 2001.

VOL. 5 腹部外傷

はじめに

　頭部外傷や胸部外傷は、意識レベルの低下や呼吸困難、異常な胸郭運動といった比較的気づきやすい身体所見、症状からその存在を疑うことができる。一方、腹部外傷では、重篤な臓器損傷を伴っていても痛みや腹部膨満などの異常所見を呈することが少ない。このため、医療機関においてさえ見落とされることが多く、"防ぎ得た外傷死"が生じる一因となっている。特別な診断ツールをもたない病院前救護では、腹部にどのような臓器損傷があるかを特定することは不可能であり、また目標とすべきでもない。病院前救護は医療機関での診療と連携したものでなければならないが、決してその縮小版ではない。腹部外傷に伴って生じる出血と炎症という2つの病態の可能性を、受傷機転や傷病者の評価から見つけ出し、迅速に適切な医療機関に搬送することを最優先しなければならない。

　本章では、病院前救護において重篤な腹部外傷を見分け、対応するために必要となる腹部の解剖、受傷機転、現場での評価と処置について概説する。

I. 受傷機転と病態

1 ◆ 腹部の解剖

　腹部外傷では臓器特有の症状や異常所見を呈することが少ないため、受傷機転から損傷を受けた臓器を推定し、起こりうる病態を予測しなければならない。以下、損傷臓器の推定に必要となる腹部の解剖について述べる。

▶腹部の解剖

1 胸郭内腹部・真性腹部・骨盤腹部

　腹部は、前壁と側壁を筋群に、背側を脊柱と筋群に囲まれた空間である。その上部は横隔膜が覆い、骨盤が底面を形成する（**図1**）。

▶胸郭内腹部

　横隔膜はドーム状を呈しているため、胸郭下縁の付着部から円蓋部までの範囲は、胸部と腹部の臓器が混在する胸郭内腹部となる。胸郭内腹部右側には肝臓が位置し、その背側下に右副腎と右腎臓がある。また、左側には脾臓、左副腎、左腎臓、胃が位置する。体表からみた胸郭内腹部の上縁は、最大呼気では前面で乳頭、側面で第6肋間、背面で肩甲骨下縁に達する。このため、このレベル以下への鈍的外力、刺創や銃創では腹部臓器損傷が生じる。

▶骨盤腹部

　腹部の下方は骨盤腹部といわれ、小腸、結腸、直腸、膀胱、子宮が位置する。強固な骨盤に囲まれているため前方以外からは外力が作用しにくいが、骨盤骨折に

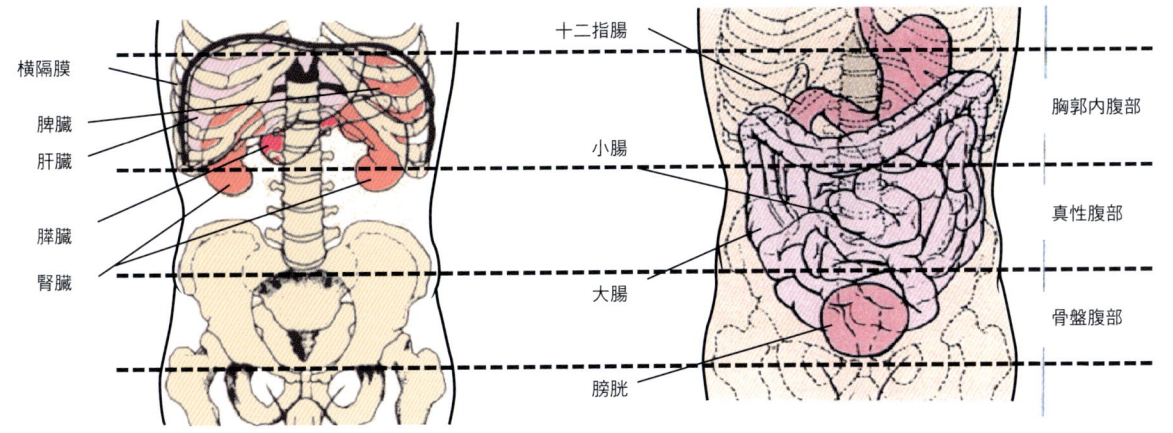

図 1. 腹部の解剖 1

腹部の上部は横隔膜が覆い、骨盤が底面を形成する。胸郭内腹部右側には肝臓、右副腎、右腎臓が位置する。また、左側には脾臓、左副腎、左腎臓、胃がある。腹部下方は、骨盤腹部といわれ、小腸、結腸、直腸、膀胱、子宮が位置する。胸郭内腹部と骨盤腹部の間の真性腹部は、小腸、結腸が大部分を占め、頭側には十二指腸と膵臓が脊柱を横断するように位置する。

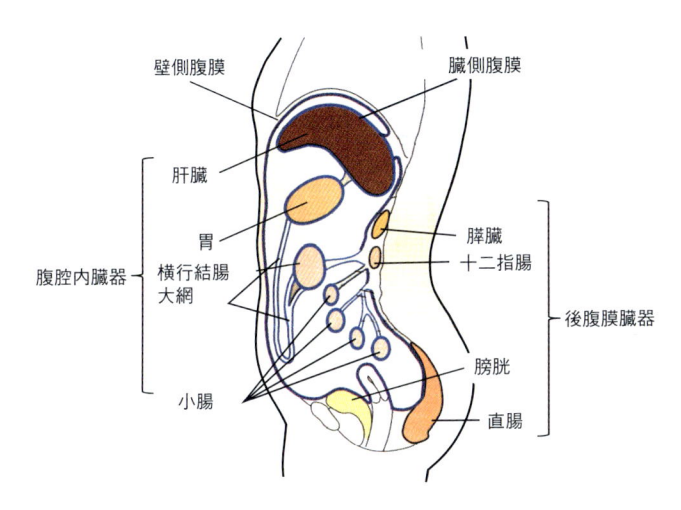

図 2. 腹部の解剖 2

腹部の外枠を構成する横隔膜、腹筋群、脊柱、骨盤は腹膜(壁側腹膜)により覆われ、その内側が腹腔である。肝臓、脾臓、胃、小腸、横行結腸、S状結腸は、間膜を形成することにより腹腔内臓器となる。後腹膜腔とは、腹膜の背側の組織であり、膵臓、十二指腸、腎臓、副腎、上行結腸、下行結腸、直腸、膀胱が位置する。

伴って臓器損傷が生じることもある。

▶真性腹部

　　胸郭内腹部と骨盤腹部の間を真性腹部という。前壁正中部を腹直筋で、外側を内・外腹斜筋、腹横筋により覆われる。また、側壁と後壁は腹筋と脊柱起立筋群という前壁よりも厚い筋群で囲われる。真性腹部は小腸、結腸が大部分を占め、頭側には十二指腸と膵臓が脊柱を横断するように位置する。

2 腹腔と後腹膜腔(図2)

▶腹膜(壁側腹膜)
▶腹腔
▶腹腔内臓器
▶後腹膜腔

　　腹部の外枠を構成する横隔膜、腹筋群、脊柱、骨盤は腹膜(壁側腹膜)により覆われ、その内側が腹腔となる。本来、腹部の臓器はすべて腹膜の外にあるが、間膜を形成することにより一部の臓器はあたかも腹腔内に位置する可動性をもった臓器となる。これらは腹腔内臓器といわれ、肝臓、脾臓、胃、小腸、横行結腸、S状結腸が含まれる。後腹膜腔とは、腹膜より外側で腹部背側の筋肉との間の疎な組織であり、

膵臓、十二指腸、腎臓、副腎、上行結腸、下行結腸、直腸、膀胱が位置する。これらの臓器は間膜を形成しないで背側に固定されるように腹膜(後腹膜)で覆われる。腹部大動脈と下大静脈も後腹膜臓器である。

▶腹膜(後腹膜)
▶後腹膜臓器

　腹腔内臓器と後腹膜臓器では損傷時に出現する身体所見や症状に違いがみられる。一般的に、後腹膜臓器は体表から深い位置にあるため症状が出現しにくく、重篤な損傷が存在していても初期には見逃されやすい。

2 ◆ 受傷機転

1 鋭的外傷

　穿通性外傷の詳細は別章(321頁)のとおりであるが、腹部の鋭的外傷には、刺創、杙創、銃創がある。

▶刺創
▶穿通性外傷

　刺創はわが国で最も多い腹部の穿通性外傷である。前腹部の刺創は、腹壁を形成する腹筋が薄いため腹腔内に達する可能性が高く、直下の肝臓、脾臓、胃、小腸が損傷される。側腹部から背部にかけての刺創は、腹壁を形成する筋群が比較的厚いため腹壁を貫いても腹部臓器まで達する危険性は低い。また、最初に後腹膜臓器に到達することが多く、左右の腎臓、上行結腸、下行結腸などが損傷されやすい。胸郭内腹部への刺創では腹部臓器の損傷とともに、横隔膜、肺、心臓などの胸部臓器損傷が同時に生じる可能性がある。

▶胸郭内腹部への刺創

▶杙創

　杙創は先端が鈍な長尺物により生じる穿通性外傷である。受傷機転には、墜落や転倒した際に地面やコンクリートに固定された杭や鉄筋が刺さる場合と、割り箸や鉄パイプなどが刺さる場合がある。墜落では会陰部から腹腔内に至る穿通性損傷が生じる。成傷器が刺さった外見は派手にみえるが、先端が鈍であるために主要臓器を避けて貫通していることが多い。また、ナイフなどに比較して断面積が大きく圧迫による止血が得られていることもある。このため、成傷器が地面に固定されている場合でも抜去せずに切断して救出し、医療機関に搬送することが必要となる。

▶銃創

　銃創は日本では稀である。損傷臓器や重症度は、銃器の種類、弾丸の種類、発射距離、角度、射入部位などの条件により変化する。弾道に沿って紡錘形をした立体的な損傷ができるため、高エネルギーであるほど内部損傷が広範囲になる。弾丸が破裂して数片に分かれることで、周辺を巻き込んだ損傷が生じる。また体内で弾丸が方向を変えるため、射入口と射出口を結んだ線上にのみ損傷があるとは限らない。

　腹部への鋭的外傷では創部が1ヵ所でないことも多い。銃創や加害による刺創の場合、前腹部と同時に側腹部や背部にも創を伴っていることがある。また、杙創は墜落などに伴い発生するため、傷病者自身が気づいていないことも多い。創部の出血からショックに至ることもあるため、病院前救護ではすべての創部を確認し、外出血をできるだけ止血することが重要となる。

図 3. 鈍的外傷の外力

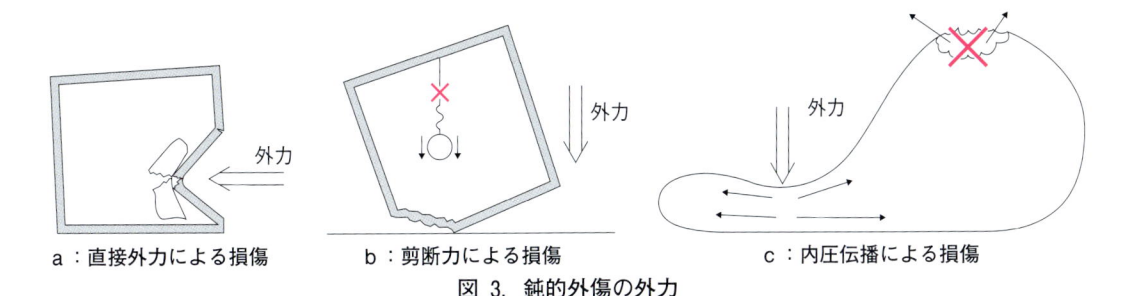

a：直接外力による損傷　　b：剪断力による損傷　　c：内圧伝播による損傷

2 鈍的外傷

日本では腹部外傷の大半を占める。自動車の運転中や同乗中、バイク乗車中、歩行中の事故、高所からの墜落、暴力行為など、高いエネルギーを有する受傷機転が原因となる。損傷機序としては、臓器に加わる直接外力と、急激な減速による剪断力、さらに内圧伝播によるものがある（図3）。直接外力による損傷は、ハンドルや車体、墜落時の地面など、腹部に物がぶつかった際に直下の臓器が損傷を受けるものである。剪断力とは、高所からの墜落や自動車の衝突事故など、高速で移動していた人体に急激な減速力が作用した場合に、体内で固定されている部分と固定されていない部分の間に生じるずれ応力である。内圧伝播による損傷は、消化管、膀胱など空気や液体を貯留した臓器に外力が作用した際に、内容物を介して圧が上昇することで圧迫部以外のところが破裂するものである。

▶高いエネルギーを有する受傷機転
▶直接外力
▶剪断力
▶内圧伝播
▶直接外力
▶剪断力
▶内圧伝播

a．肝損傷

▶肝損傷

肝臓が位置する右側胸郭内腹部への直接外力により生じる。自動車運転中に右側から衝突された、右側を下にして墜落したといった状況で発生しやすい。右側腹部や右季肋部、心窩部に打撲痕を認める場合には肝損傷を疑う。また、肝臓を覆う胸郭に骨折を疑わせる礫音や痛みを認める場合にも外力が作用したと判断し、肝損傷を疑う。

また、肝臓は肝鎌状靱帯、三角靱帯、冠状靱帯により腹壁に固定される。墜落などにより人体に強大な減速力が作用すると、これら靱帯が付着する部分に剪断力が作用し肝損傷が生じる。

b．脾損傷

▶脾損傷

脾臓は胸郭内腹部の左側に位置するため、左側からの外力により脾臓に直接外力が作用する。自動車の助手席乗車中に左側より衝突された場合や、左側腹部を蹴られたといった状況で発生しやすい。左側腹部の打撲痕や左下位肋骨骨折を疑わせるような痛み、礫音を確認した場合には脾損傷を疑う。

▶脾腎間膜

脾臓は脆弱な被膜で覆われ、この被膜に脾臓を固定する脾腎間膜などが付着している。このため、墜落などで減速力が作用すると脾の被膜損傷が生じ、腹腔内出血の原因となる。

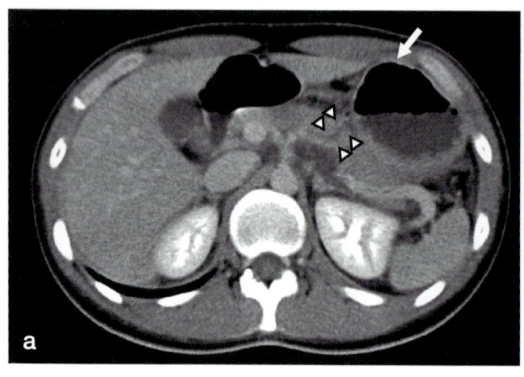

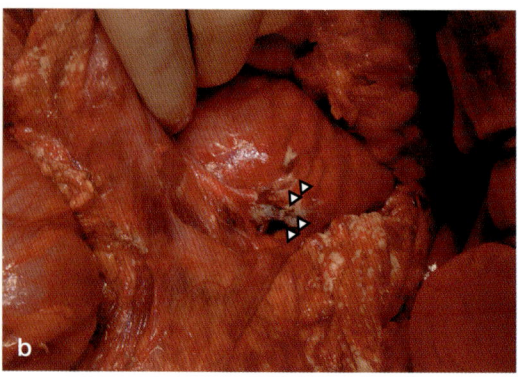

図 4. 膵損傷における外力
サッカー競技中に上腹部を蹴られた。
a：外力は前面から脊柱方向に加わったため（矢印）、脊柱との間に膵臓が挟まって損傷された（矢頭）。
b：手術中に確認された膵損傷。CTでの所見と同様に、膵臓を横断するように損傷が認められた（矢頭）。

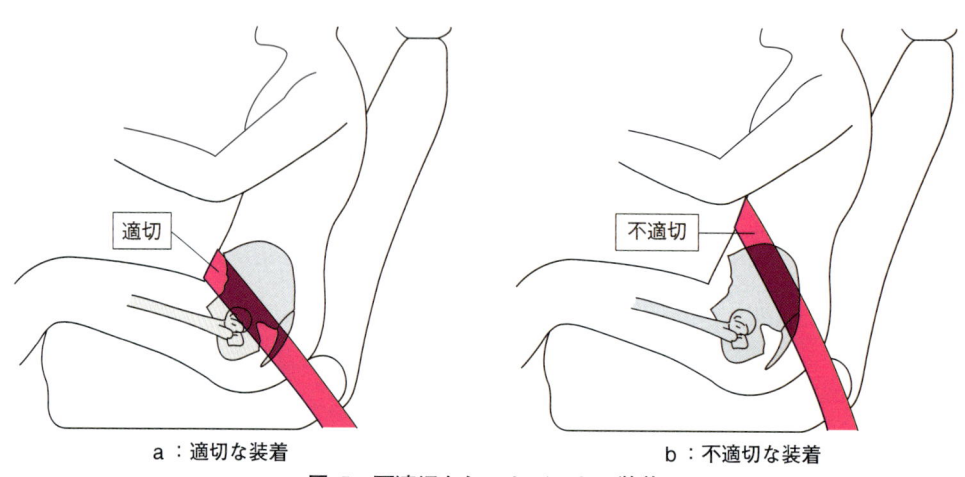

a：適切な装着　　　　　　　　　　　　　　b：不適切な装着

図 5. 不適切なシートベルトの装着
a：シートベルトが上前腸骨棘に当てられている。
b：シートベルトが上前腸骨棘をはずれ腹壁に当たっている。

▶膵損傷

c．膵損傷

　膵臓は真性腹部の上部背側に位置するため、心窩部に強い外力が作用した場合に直接外力により損傷を受ける。具体的には、自転車やバイクのハンドルが心窩部を強打した場合や、握りこぶしで殴打されたような場合に、脊椎との間に挟まれて損傷する（図4）。

▶腎損傷

d．腎損傷

　腎臓は後腹膜臓器であるが、呼吸に伴い上下に移動する。このため、側腹部や背部への直接外力以外に、高所からの墜落などでは剪断力による損傷が生じる。この場合、固定された腹部大動脈、下大静脈と移動する腎臓との間にずれが生じ、腎血管が損傷される。

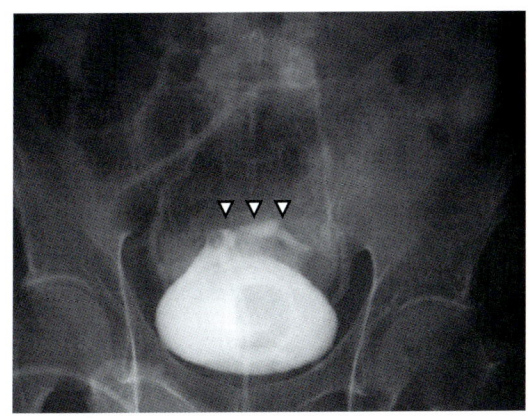

図 6. 膀胱損傷
大量の飲酒後、転倒した際に下腹部を打撲した。

a：膀胱造影にて造影剤の流出を認めた（矢頭）
b：開腹術により確認された膀胱破裂 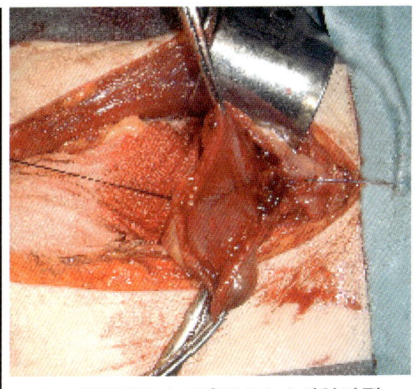
c：縫合閉鎖した損傷部 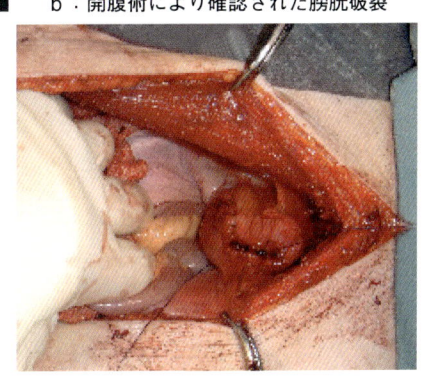

▶胃損傷

e．胃損傷

　食後で胃が充満している場合に、心窩部に外力が加わると内圧伝播により破裂する。また、左側下位肋骨が骨折した際に、骨折端が胃に刺さり鋭的に損傷されることもある。

▶十二指腸損傷

f．十二指腸損傷

　十二指腸は後腹膜臓器の１つであり、背側には脊柱が位置する。腹側からの外力により十二指腸が脊柱との間で挟まれて損傷される。また、脊柱との間で十二指腸の入り口と出口が閉塞されると内部の圧が上昇し、内圧伝播による損傷が生じる。

▶小腸・結腸損傷

g．小腸・結腸損傷

　シートベルトの不適切な装着（図5）や腹部殴打により下腹部に外力が加わると、直接外力により小腸や結腸が損傷される。また、小腸や横行結腸、S状結腸には血管系を覆う腸間膜が存在し、その根部は血管の大動脈起始部に固定されている。このため、墜落などでは腸間膜根部に剪断力が作用し、腸間膜血管が損傷される。

▶腸間膜血管が損傷

h．膀胱損傷

　膀胱が尿で充満している状況で、下腹部に外力が加わると内圧の上昇により破裂する。下腹部を蹴られた、転んで打撲したなどの軽微な受傷機転でも損傷される（図6）。また、骨盤骨折、特に恥坐骨骨折に伴い膀胱損傷が生じやすい。

▶恥坐骨骨折に伴い膀胱損傷

3 ◆ 病 態

▶出血
▶炎症

腹部外傷の病態は出血と炎症である。出血の方がより緊急度の高い病態であることは言うまでもない。同じ病態であっても損傷を受けた臓器が腹腔内臓器か後腹膜臓器であるかにより、外部から確認できる症状や所見には相違がみられる。

▶出 血

1 出 血

腹腔内には正常な状態ではわずかに液体が存在するのみである。肝硬変時に腹水が貯留するように、腹腔内に血液や腸内容液が流れ出せば容易に空間が拡がり、大量の液体を貯留できるようになる。一方、後腹膜は腹膜と周囲組織が癒着しているため、液体が流れ出てもある程度の圧がなければ貯留空間を広げることができない。

▶後腹膜のタンポナーデ効果

これは、後腹膜のタンポナーデ効果として知られる。このような解剖学的特徴から、腹部外傷での出血は後腹膜腔よりも腹腔への出血の方が急速に進行し、緊急度が高い。

また、損傷臓器の血流量も出血という病態の緊急度・重症度に影響する。例えば肝臓には心拍出量の約1/3が流れているため、肝損傷では大量の腹腔内出血が生じる。一方、膵臓の損傷では出血は少量のことが多い。また、後腹膜臓器であっても腹部大血管など血流の多い臓器から出血した場合には短時間で大量の出血が生じる。

▶炎 症
▶腹膜炎

2 炎 症

小腸や結腸の損傷により腸管内容が腹腔内に漏出すると腹膜炎が生じる。また、十二指腸や上行、下行結腸が後腹膜腔へ穿孔した場合や、膵損傷に伴い膵液が後腹膜腔へ漏出した場合には後腹膜腔の炎症が生じる。腹膜には体性知覚神経が分布するため、腹膜炎では腹痛、反跳痛や筋性防御が出現するが、それらの所見が明らかになるのは受傷後しばらく時間が経過してからである。後腹膜に炎症を生じた場合には腹膜刺激に伴う症状は出現しにくく、医療機関においてさえも損傷に気づかないことがある。

▶後腹膜腔の炎症
▶腹痛
▶反跳痛
▶筋性防御

II．緊急度と腹部外傷の評価

腹部外傷の中で最も緊急度の高い病態は出血である。特に受傷後早期にショックに陥った場合には分単位での治療開始が求められる。一方、腹膜炎や後腹膜炎といった病態は出血に比較し緊急度は低く、治療は時間単位でよい。病院前救護における評価ではこのような病態の緊急度を理解し、まずは出血の可能性を判断する。

以下、病院前救護で実施する状況評価、初期評価、全身観察の中で、緊急度の高い腹部外傷を疑う所見を解説する。

▶高エネルギー事故

表 1. 高エネルギー事故

自動車乗車中の事故
車外への放出(身体の一部でも出ている場合)
同乗者の死亡
50 cm 以上の車両変形
30 cm 以上の乗員スペースの変形
バイク乗車中の事故
30 km/hr 以上での衝突
歩行中の事故
30 km/hr 以上で走行している車両もしくはバイクとの衝突
飛ばされた
車両に轢かれた
墜落
6 m 以上からの墜落(成人)
3 m 以上からの墜落、もしくは身長の3倍の高さからの墜落(小児)

(Committe on Trauma American Association of Surgeons (eds)：Prehospital Trauma Care. Resources for optimal care of the injured patient, pp21-25, 2006 より一部改変)

1 ◆ 状況評価(受傷機転の把握)

　交通事故の負傷者の場合、乗車していた車の速度、車体の変形、乗員スペースの変形、車内での傷病者の着座位置、同乗者の負傷や死亡、車両からの放出、車両の横転などを確認する。バイク走行中の事故では、バイクからの放出、走行速度を、歩行者の場合には衝突現場から飛ばされたか、衝突車両の速度などが重要となる。また、墜落外傷ではどれくらいの高さからの墜落かを確認する。表1に高エネルギーと判断できる受傷機転の例を示す。後述する初期評価や全身観察に異常を認めなくても、高エネルギー事故と考えられる場合には体幹に強い外力が作用したと判断し、腹部外傷の存在を疑う。

▶高エネルギー事故

　また、鋭的外傷では凶器の種類、創の数、現場での外出血量を確認する。特に、刺創の成傷器の種類や刃渡りは、医療機関において、どの程度の腹腔内臓器損傷があるかを推測するのに役立つ情報である。

2 ◆ 初期評価

▶初期評価

　初期評価は、負傷者の緊急度を生理学的指標から判断するものであり、確実かつ迅速に実施する必要がある。初期評価の詳細は別項に譲るが、気道、呼吸、循環、中枢神経のいずれかに異常を認めた場合には、ロード＆ゴー(L＆G)の適応と判断し、迅速な搬送を行う。現在までに、救急救命士には心肺停止に陥る以前での気管挿管や静脈路確保が認められていないため、原因の特定に努めるよりも、医療機関への迅速な搬送を目指す。

▶ロード＆ゴー(L＆G)

▶ショックの所見

　腹部外傷により生じる病態のうち、初期評価で確認できるのは出血に伴うショックの所見である。冷たく湿った皮膚、皮膚色調の蒼白、頻脈、微弱な拍動、橈骨動脈や頸動脈の触知の状況からショックの有無を判断する。

▶活動性の出血

　また、刺創や杙創、銃創では活動性の出血がないかを確認し、出血している場合には直ちに圧迫止血を行う。

　ショックの一指標である血圧については、収縮期血圧 90 mmHg 以下を L & G の適応としているが、近年、その基準ではアンダートリアージとなるリスクが高く、病院前救護においては 110 mmHg を基準とすべきともいわれている。

3 ◆ 全身観察

▶全身観察

　状況評価と初期評価に続き実施する全身観察の目的は、急速に生命を脅かす病態を見つけ出し、緊急処置の必要性と L & G の適応を判断することである。また、今後急速に生命が脅かされる状態に陥る可能性についても判断する。

1 腹部の観察

▶腹腔内出血
▶腹膜刺激症状

　主に視診と触診により腹腔内出血を疑わせる所見と腹膜刺激症状を評価する。

　視診では、腹部の打撲痕、皮下出血、圧挫痕から、どの部位に外力が加わったのか、その外力からどの臓器に損傷が生じる可能性があるかを判断する（図7）。損傷臓器を推定することにより、その後起こり得る病態の予測が可能となる。腹部膨満は重要な所見であるが、大量の腹腔内出血があっても必ずしも腹部膨満が認められるわけではない。成人男性の場合、1,500 ml までの腹腔内出血では腹部膨満を認めないことが多い。

▶腹部膨満

▶反跳痛
▶筋性防御
▶腹膜刺激症状

　触診は、医療機関では多くの情報を与えてくれる極めて重要な腹部の診察手段である。腸管損傷などに伴う腹膜炎では反跳痛や筋性防御といった腹膜刺激症状が認められる。腹腔内出血においても血液が刺激物となり腹膜刺激症状を呈することがある。ただし腹部の触診は、腹筋を緊張させない状態にしないと正確に実施できない。傷病者が興奮しているような状況や四肢骨折など、ほかの痛みのために腹壁の緊張を和らげることができない状況では正確な腹膜刺激所見は確認できない。現場での全身観察では、直ちに生命を脅かす病態を見い出すことが重要なため、腹膜刺激所見を確認し難い場合には、あまり時間を割くべきではない。

　鋭的外傷で、成傷器が既に抜去されている場合には創部の圧迫止血に努める。また複数の創部がないか、特に側腹部や背部の創を確認することを忘れてはならない。腸管が脱出している場合や成傷器が刺さったままになっている場合の対応は後述する。

2 腹部以外の観察

a．胸部

　乳頭より下の胸部への外力は胸郭内腹部の臓器損傷を引き起こすため、同部の打撲痕、皮下出血に注意する。また、下位肋骨の圧痛、轢音は胸郭内腹部臓器に強い外力が作用したことを疑わせる重要な所見である。

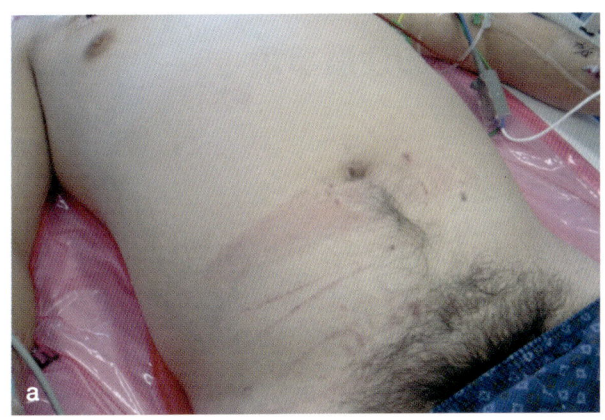

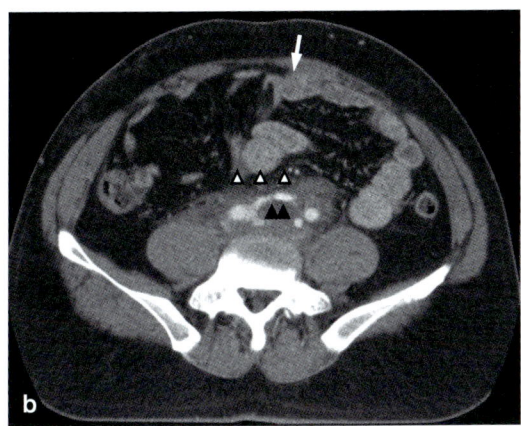

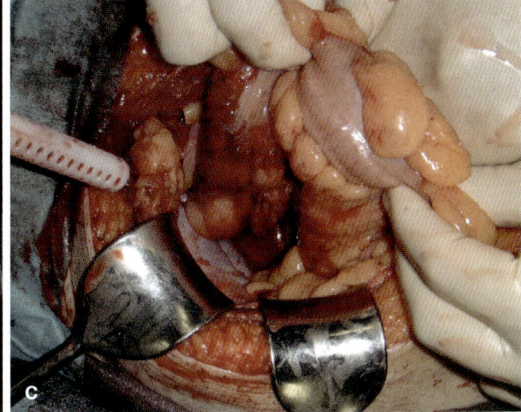

図 7. 外力から想定された腸管損傷
腹部を重機で挟まれ、外力が前方から脊椎方向（b：矢印）に作用した。
a：腹部に重機の打撲痕を認めた。
b：来院直後のCTで骨盤周辺の血管からの出血が確認できる（黒矢頭）。外力と出血部位の間には腸管（白矢頭）が位置しており、腸管損傷の存在が疑われた。
c：受傷2日目に腹痛、腹膜刺激症状を認め、開腹手術にてS状結腸損傷が確認された。

b．骨盤

　骨盤内には小腸、結腸、膀胱が位置するため、骨盤への外力により腸管損傷や膀胱破裂が生じる。骨盤の明らかな変形、動揺や、外表の打撲痕は骨盤外傷のみならず腹部外傷を疑わせる所見である。また恥坐骨に骨折を疑わせる痛みがある場合には膀胱損傷の合併を疑う。

c．背面

　ログロールにより背部への外力を疑わせる打撲痕や皮下出血を確認する。鋭的外傷では、側腹部や背部に創がないかを必ず確認する。

III. 現場での注意事項

1 ◆ ショックへの対応

腹部外傷が疑われる場合の現場対応で最も重要なのは、ショックに陥る可能性のある負傷者を迅速に選別し医療機関に搬送することである。初期評価においてショックの所見を認める場合はもちろん、全身観察の中で腹部臓器損傷を疑う異常所見を認めた場合には、ショックに陥る危険性が極めて高いと考えて対応する。具体的には、高濃度での酸素投与を開始し、保温に留意しながら迅速に医療機関に搬送する。腹部外傷による腹腔内出血や後腹膜出血に対しては、緊急開腹止血術や経カテーテル動脈塞栓術を用いた止血術が必要となるため、「Right patient, Right place, Right time」(的確に選別した傷病者を適切な医療機関に迅速に搬送する)の概念のもと、適切な治療を迅速に開始できる医療機関に直接搬送することが重要である。

▶緊急開腹止血術
▶経カテーテル動脈塞栓術

搬送中は保温に留意する。外傷患者は屋外で受傷することに加え、現場活動での脱衣、ショックに伴う代謝の低下などのため低体温に陥る危険性が高い。低体温は"外傷死の三徴"(低体温、アシドーシス、血液凝固障害)の1つであり、これらの徴候の出現は救命を困難にする。病院前救護の段階から毛布で覆うなど保温に努めなければならない。

▶保温

▶外傷死の三徴
▶低体温
▶アシドーシス
▶凝固障害

鋭的外傷の創部から活動性出血を認める場合には、創部を圧迫することで可及的に止血する。搬送中に圧迫が弱まらないよう、ガーゼは必ず手でしっかりと押さえる。また、ガーゼが血液で濡れてきた場合には止血効果が低下するため、乾いたガーゼに交換する。

2 ◆ 脱出腸管への対応

▶脱出腸管への対応

穿通性外傷の創部から腸管や大網が脱出している場合、脱出した臓器は腹腔内に戻してはならない。脱出腸管や大網から出血している場合には、指先で圧迫しながら搬送する。出血していない場合には、脱出した腸管をプラスチックシートで覆い、その上からタオルやガーゼで保護する。腸管に直接触れる被覆材はできるだけ清潔なものを用いることが望ましいが、現場や救急車内では完全な清潔を期すことは困難であり、これにこだわる必要はない。また、腸管の乾燥を防ぐために脱出した腸管に生理食塩液をかけて湿らせることは推奨できない。止血効果が低下し出血が多くなる危険性があるため、腸管からの水分蒸発を防ぐようプラスチックシートで覆えば十分である。咳や痛みによって腹圧が上昇すると、さらなる腸管脱出を引き起こす。過度の腸管脱出は、血行障害を引き起こし脱出腸管の虚血をまねくので、

▶脱出腸管

可能な限り腹圧を上昇させないように配慮する。

3 ◆ 穿通性外傷の成傷器への対応

▶成傷器が刺さった状態

　ナイフや金属棒など成傷器が刺さった状態の場合には、現場で抜去してはならない。成傷器が腹部の臓器や血管、筋組織を圧迫し、一次止血が得られていることも多く、抜去とともに圧迫が解除され大量出血をきたすことがある。成傷器を動かさないように手で支えテープなどで固定する。固定が困難な場合には、刺入部のすぐ近くで成傷器を持ち、動かないように支えながら医療機関まで搬送する。

　腹腔内に刺入された刃物は、除去する際に周囲の臓器を損傷して大出血に至る可能性があること、刺入経路を直接確認することで損傷の見逃しを避けることから、医療機関においては開腹のもと直視下に除去される。

IV. 治　療

　腹部外傷の病態のうち、医療機関において迅速に評価され治療が開始されなければならないのは出血である。ショックの有無とその原因の評価では、患者の身体所見を重視し、画像診断は短時間で確実に判断できる検査のみが実施される。受傷から止血術開始までの時間が1時間を超えると救命できる可能性が著しく低下するため、病院前救護には医療機関での治療と一貫性をもった迅速かつ適切な活動が求められる。

1 ◆ 出血の評価と治療

1 循環の評価

　循環の評価では、四肢の冷感、湿潤、速くて弱い脈などの所見からショックを早期に認知することに重点がおかれる。ショックと認知した場合に輸液路確保とともに最初に実施されるのが外出血の止血である。このことから、病院前救護において外出血が止血されていることの重要性を再認識する必要がある。また、確実な止血ができなくてもどこに外出血があるかを医師に伝えることができれば、速やかな止血操作に移ることが可能となる。

▶外出血が止血

2 腹腔内出血の評価

▶腹腔内出血の検索
▶focused assessment with sonography for trauma；FAST

　ショックと判断した場合には、原因検索が実施される。腹腔内出血の検索には、患者を移動することなく迅速に評価できる超音波検査（focused assessment with sonography for trauma；FAST）が行われる。FASTでは腹腔内に出血を疑わせる液体貯留があるか否かのみが評価され、どの臓器に損傷があるのかは医療機関においてさえ初期には重要視されない。病院前救護の段階で、腹部のどの臓器に損傷があるのかを特定することは必要ないことが理解できるであろう。

輸液でもショックが改善せず、かつ FAST にて腹腔内出血を疑わせる所見が得られた場合には直ちに開腹止血術が実施される。時には手術室に搬入する余裕もなく、救急処置室で手術が開始される。このように、ショックの患者は1分でも早く開腹下での止血を開始することが必要である。このため、病院前救護では、単に搬送時間を短縮するだけでなく、搬入後迅速に開腹手術が実施できる医療機関に搬送することが必要で、trauma bypass の実行が求められる。

▶開腹止血術

▶trauma bypass
▶低体温

低体温は"外傷死の三徴"の1つであるため、患者を低体温に陥らせないように輸液は体温レベルまで加温したものが使用される。また、電気毛布などを用いた体表からの加温も実施され、手術室では医療者の快適性よりも患者の低体温回避を優先した室温設定がなされる。病院前救護の従事者はこのような医療機関における低体温防止の努力を理解し、病院前救護の段階から低体温の回避に最大限の努力を払うことを心がける。

2 ◆ 腹膜炎の評価と治療

腹部外傷でショックを認めない場合や、搬入時ショック状態であっても輸液により循環の安定が得られた場合には、炎症の評価が行われる。腹部の触診により圧痛、筋性防御、反跳痛などの腹膜刺激症状が確認される。この場合、1人の医師が対応し患者を落ち着かせるとともに、腹部の筋緊張を取り除くことに注意が払われる。腹部所見を確認する際に、患者の協力を得ることが重要で、病院前救護の段階で腹膜刺激症状の確認を行うことの難しさを理解する必要がある。

▶圧痛
▶筋性防御
▶反跳痛
▶腹膜刺激症状

▶腹部 CT 検査

腹膜刺激症状が明らかでない場合でも、腹部に外力が加わったことが受傷機転や体表所見から疑われる場合には、腹部 CT 検査などにより手術の必要性が判断される。腹膜炎に対する手術は早期に開始する方がよいことは言うまでもないが、ショックに対する緊急開腹止血術のように1分を争って実施するというものではない。病院前救護に携わるものは、腹部外傷において、出血に対して実施する緊急開腹術と、腹膜炎に対して実施する開腹術の緊急度の違いを理解しておく必要がある。

おわりに

腹部外傷においては、出血性ショックに対して迅速かつ的確な止血術を実施することが救命のためには不可欠である。このため、病院前救護では、出血をきたしうる腹部外傷を示唆する所見を状況評価、初期評価および全身観察から判断し、迅速に適切な医療機関に搬送することが求められる。また、現場から医療機関まで一貫した適切な対応が実施できるよう、普段からの医療機関での対応の適否を評価しておくことも重要である。

（溝端康光）

MEMO ⓘ ＜ダメージコントロールとは＞

　「ダメージコントロール」とは、大量出血を伴う外傷に対する治療戦略として1993年にピッツバーグ大学のRotondoらが提唱したものである。もともとは米国海軍で用いられていた軍事用語であり、攻撃を受けた軍艦に対し、必要最小限の修復を行って任務を遂行することを最優先させるという考え方で、これにより無敵の米国海軍ができたともいわれている。外傷診療においては、重篤な損傷を被った患者に対し止血を優先した必要最小限の治療を実施し、救命を図ることを目指す治療戦略として「ダメージコントロール」が用いられている。

　肝損傷や腹部大血管損傷といった重症腹部外傷では、腹腔内出血により重篤な出血性ショックに陥る。出血性ショックによる末梢組織の循環障害は、嫌気的解糖を引き起こし著しい代謝性アシドーシスが生じる。また、外傷診療に伴う脱衣に加え、出血性ショックに対する大量の輸液投与、末梢循環障害による熱産生の低下、治療のために実施する手術や全身麻酔が患者をより一層の低体温に陥らせる。また、代謝性アシドーシスと低体温が血液の凝固能を低下させるとともに、大量輸液に伴う希釈により血液凝固障害が引き起こされる。これら代謝性アシドーシス、低体温、血液凝固障害は、それぞれがお互いに影響し、さらに状態を悪化させるという悪循環を形成する。いったんこのような悪循環に陥ると、損傷部の切除や縫合といった外科的手技を完了できたとしても、患者を救命することは困難となる。このため、これら低体温、アシドーシス、血液凝固障害は外傷における"死の三徴"といわれる。

　ダメージコントロールとは、患者の救命を最優先して、初回手術では止血のみに焦点を当てた術式を選択し、その後の集中治療の中で"死の三徴"である生理学的異常を改善しようとする治療戦略である。その内容は、①止血と汚染回避に焦点を当てた初回手術、②代謝性アシドーシス、低体温、血液凝固障害の集中治療下での改善、③根治を目指した二期手術、の3つのステップから構成される。

　最初のステップである止血と汚染回避に焦点を当てた初回手術では、迅速に外科的止血を実施し、短時間で手術を終了することが目標とされる。脾損傷や腎損傷に対しては、損傷部を修復して止血するのではなく短時間で確実な止血が得られる摘出術が実施される。また肝損傷に対しては肝周囲にガーゼを充填する（peri-hepatic packing）ことで迅速な止血を図る。腸管損傷を合併している場合には、腸管内容の流出に伴う腹腔内汚染を回避するために損傷腸管の切除のみを実施し、腸管の再建縫合は行わない。

　その後、集中治療室に帰室し、低体温、アシドーシス、血液凝固障害という生理学的異常の回復に努める。具体的には、輸液と輸血の投与による末梢循環と代謝性アシドーシスの改善、ブランケットなどを用いた体表加温による低体温の補正、新鮮凍結血漿の投与による凝固因子の補充が実施される。

　集中治療室での管理により"死の三徴"が改善され次第、可及的早期に二期手術が実施される。初回手術の24～48時間後に実施されることが多い。この手術では、見落とし損傷がないかを検索し、止血のために留置していたガーゼの除去、腸管の吻合などが行われる。

　ダメージコントロール戦略は、もともとは"外傷死の三徴"が認められた腹部外傷を対象としていたが、適応はその後次第に拡大した。腹部外傷のみでなく胸部外傷、心・血管損傷に対しても実施され、適応時期も"外傷死の三徴"がすべて揃う前に開始すべきであるとされている。

（溝端康光）

VOL.6 骨盤外傷

はじめに

　骨盤骨折は、重症度に大きな幅があるものの強い外力で発生することが多く、出血性ショックの三大出血源の1つに挙げられている。過小評価のため「防ぎ得た外傷死」(PTD)となってしまう傷病者の85％を占めるといわれており、そのためには、ショックを見抜くことと、骨盤骨折を悪化させないことが肝要である。また、多発外傷の形態を取ることも多く、的確な処置と適切な医療機関への迅速な搬送が求められる。

　本章では、骨盤骨折を有する傷病者に対して救急現場で的確かつ適切な観察・処置ができるよう、必要な知識をまとめ、各項目について説明を加える。

Ⅰ．骨盤部の解剖

1 ◆ 骨・靱帯の構成

▶骨盤輪を形成

　骨盤は左右の腸骨、恥骨、坐骨と仙骨から構成され、前方の恥骨間は恥骨結合、後方の仙骨・腸骨間は仙腸関節と呼ばれており骨盤輪を形成している。骨盤輪は後方部(仙腸関節近傍)で靱帯と呼ばれる強靱な支持組織によって安定を得ている(図1)。また股関節部は腸骨・恥骨・坐骨による寛骨臼が形成されている。

2 ◆ 骨盤輪の内腔

　内腔には骨盤内臓器として、消化管、泌尿器、生殖器を有する。膀胱、尿道は恥骨結合のすぐ後方に近接している。直腸は仙骨・尾骨のすぐ前面に位置している(図2)。

3 ◆ 骨盤周囲の血管神経

▶動脈と静脈叢
▶仙骨神経叢

　後腹膜腔には動脈と静脈叢、腰椎・仙椎より下肢に向け分布する神経が走行している。仙腸関節前面には仙骨神経叢があり、坐骨神経や陰部神経に分岐している。骨盤腔に存在する臓器は総腸骨動脈から分岐した内腸骨動脈の分枝を受け、側副血行路も豊富である。血管は骨盤に接していることも多い。仙骨・直腸には静脈叢が存在する(図3)。

▶大量出血をきたしやすい

　これらの特徴から、骨盤骨折では強靱な靱帯の損傷による骨盤輪不安定性や開放性損傷、血管損傷により大量出血をきたしやすく、下部尿路・直腸損傷の合併によ

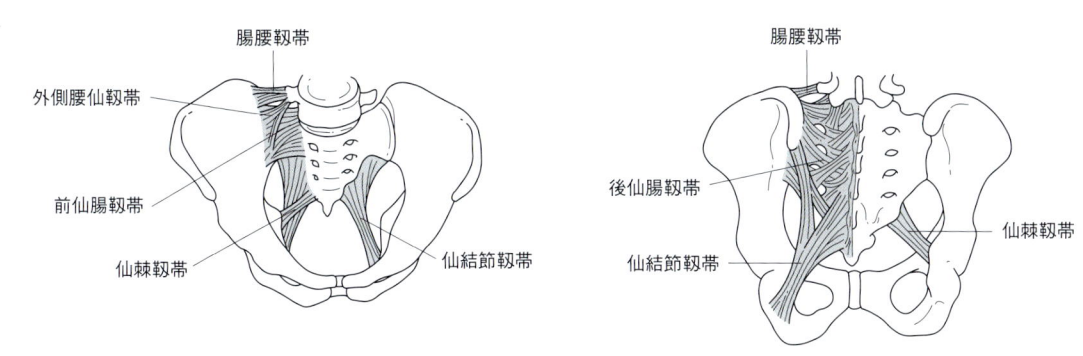

図 1. 骨盤の靭帯群
（プレホスピタル外傷学．改訂第2版，p256，2004による）

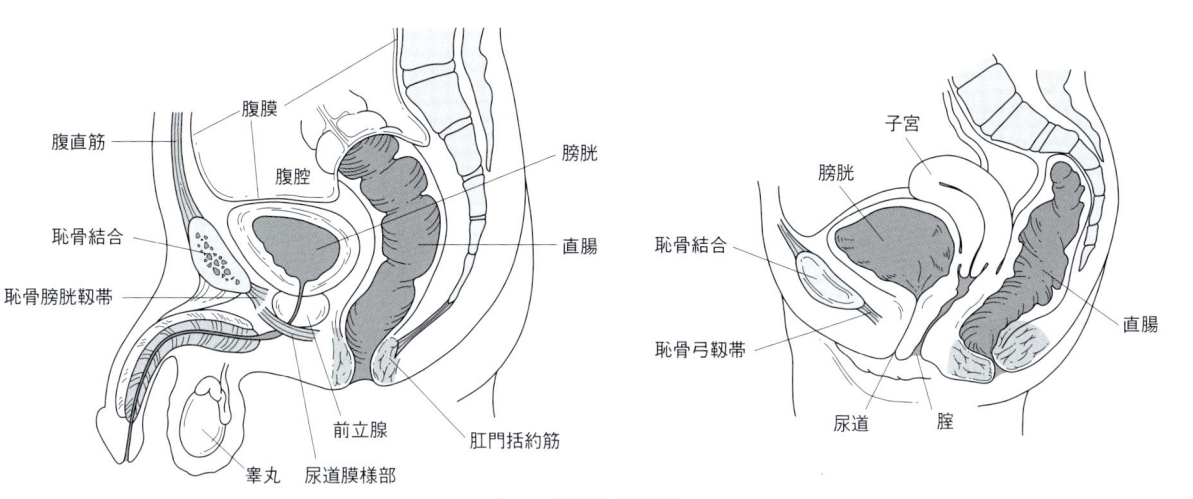

図 2. 骨盤内の臓器
（プレホスピタル外傷学．改訂第2版，p256，2004による）

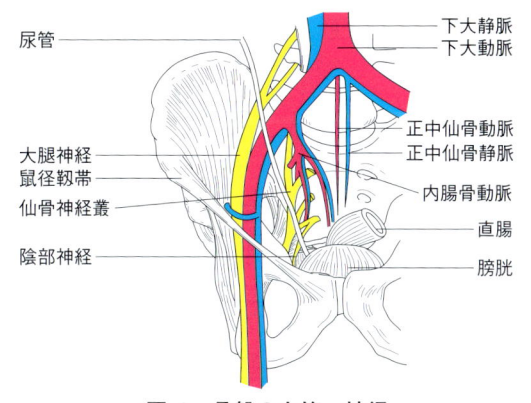

図 3. 骨盤の血管・神経

り難治性の感染をきたし、生命の危険に至ることが少なくない。また、神経損傷や脚長差の出現、寛骨臼骨折により、重篤な機能障害をきたすこともある。

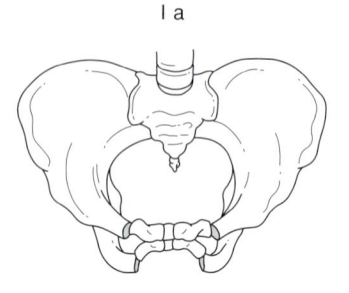

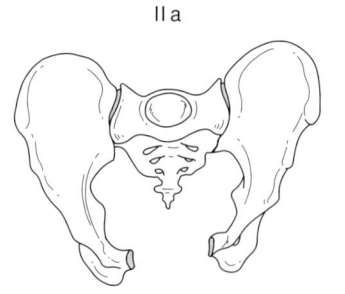

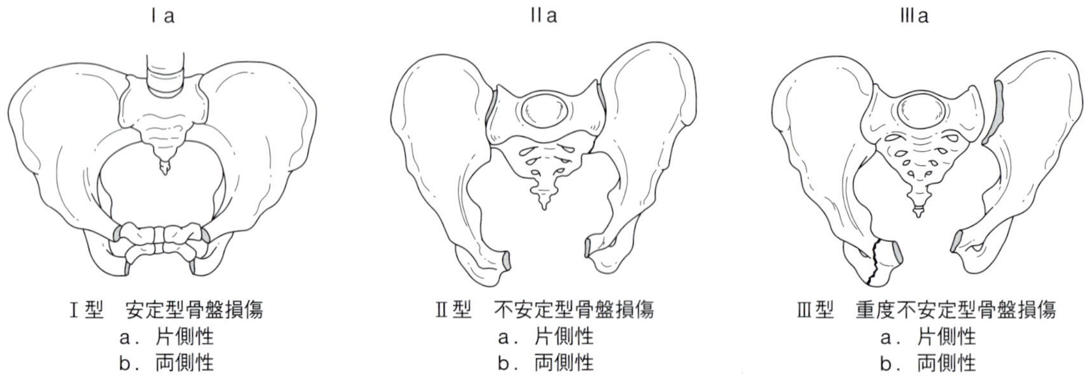

Ⅰa　　　　　　　　　　　　　Ⅱa　　　　　　　　　　　　　Ⅲa

Ⅰ型　安定型骨盤損傷　　　　　Ⅱ型　不安定型骨盤損傷　　　　Ⅲ型　重度不安定型骨盤損傷
　a．片側性　　　　　　　　　　a．片側性　　　　　　　　　　a．片側性
　b．両側性　　　　　　　　　　b．両側性　　　　　　　　　　b．両側性

図 4．骨盤輪骨折の分類
(プレホスピタル外傷学．改訂第2版，p257, 2004 による)

①前後圧迫型　　　　　　　　　②側方圧迫型　　　　　　　　　③垂直剪断型

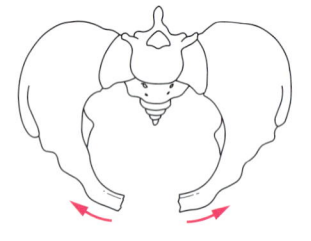

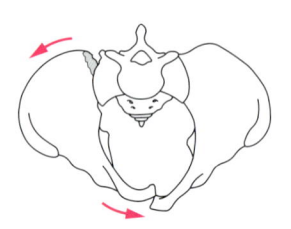

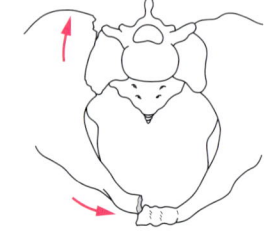

図 5．Pennal 分類
(プレホスピタル外傷学．改訂第2版，p257, 2004 による)

Ⅱ．骨盤骨折の分類

1 ◆ 安定性による分類

▶安定型骨折
▶不安定型骨折
▶寛骨臼骨折

　骨盤輪の安定性は後方要素の安定性に左右され、それにより、①安定型骨折、②不安定型骨折、に分類される。股関節内に骨折が及ぶ場合には、③寛骨臼骨折、と呼ぶ。

2 ◆ 受傷機転や外力の方向による分類

▶損傷形態をある
　程度推測可能

　受傷機転による外力の方向や強さは、損傷形態をある程度推測可能にする。外力の方向から、①前後圧迫型、②側方圧迫型、③垂直剪断型、と分類され(図4)、骨盤輪不安定性の方向により、①回旋不安定型(部分不安定型)、②回旋垂直不安定型(完全不安定型)、に分類される(図5)。

3 ◆ 分類による特徴

▶不安定型に大量
　出血や合併損傷
　を伴う

　不安定型に分類される骨折は大量出血や合併損傷を伴うことが多く、非常に危険

図 6. 大量出血の原因

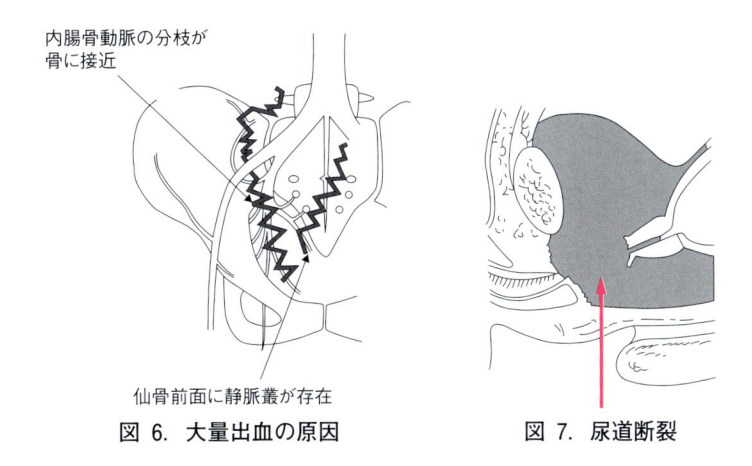

図 7. 尿道断裂

性が高い(図6)。恥骨結合離開が25 mm以上になると不安定性が大きくなり、また後方骨盤輪が10 mm以上離開すると著明に出血量が増加するといわれている。

安定型は荷重のほとんどかからない骨盤前方部の骨折であることが多いが、尿路・直腸損傷を合併する場合もあり注意を要する(図7)。

寛骨臼骨折は股関節機能にかかわり、機能的な障害を残しやすい。

III. 疫　学

▶鈍的外傷がほとんどを占める

骨盤外傷の受傷機転は、交通外傷や高所からの墜落外傷などの鈍的外傷がほとんどを占める。交通外傷における死亡原因の第3位であり、骨盤骨折の死亡率は約6%と報告されている。

▶不安定型骨折の55%で搬入時のショック状態

その原因のほとんどが出血性ショックであり、不安定型骨折の55%で搬入時の収縮期血圧が90 mmHg以下のショック状態であることが認められている。また、下部尿路・直腸損傷などの合併から感染で死亡する例もある。さらに、骨盤骨折の多くが多発外傷であることより、重症損傷の合併率は85%、特に約30%は頭部外傷で死亡すると報告されている。また開放骨盤骨折に至っては報告により差があるが、死亡率がおよそ40%と重篤な外傷である。

IV. 観察のポイント

1 ◆ 骨盤骨折の病態を把握する

▶出血性ショックの頻度が高い
▶高齢者では安定型骨折であってもショック

前述の骨盤骨折の分類では後者ほど出血性ショックの頻度が高い傾向にあるが、骨折型と出血量は必ずしも相関しないことがある。高齢者では安定型骨折であってもショックとなる頻度が高く、また、出血性ショックにおける収縮期血圧の低下は、

出血量が30％を超えて初めて現れるため、受傷直後の傷病者の血圧は低下していないこともある。

これらの点を踏まえたうえで、評価、観察を進めていく必要がある。

2 ◆ 状況評価

▶高エネルギー外傷であるかどうかがポイント

受傷機転は損傷部位や程度などの傷病者の様態を把握するうえで、大変重要な情報である。特に、交通外傷や高所からの墜落外傷の場合は、骨盤骨折の存在を念頭におくべきである。生命に重大な危険を引き起こす可能性のある受傷機転であるかを短時間に判断することが重要であり、高エネルギー外傷であるかどうかがポイントとなる。

交通外傷では、①外力の加わった部位、方向、強さ、②飛ばされた、車外に放出されたなどの事実、③着地した部位、着地面の状態、④バイクや車の破損箇所、程度、形態、などを参考に判断し、転落・墜落外傷の場合は、①高さ、着地面の状態、②落下中の介在物の有無、などの情報を収集し参考にする。

3 ◆ 初期評価

▶出血性ショック
▶ショックであればロード＆ゴー

骨盤骨折の病態で重要なものは出血性ショックであり、初期評価ではショックの有無を見逃さないことが第一である。ショックであればロード＆ゴー（L＆G）を適応する。ただし、前述のように現場での最初のバイタルサインが安定していても観察中・搬送中に様態が悪化することがあり、経時的な観察も重要になる。

4 ◆ 全身観察

▶視診の所見

▶触診

骨盤骨折の存在を疑うきっかけとなる視診の所見は、外出血、腫脹、変形、外表面の損傷、下肢長差、大腿の異常肢位などである。また、意識のある患者の場合、疼痛部位は重要な所見となる。その後、触診により骨盤動揺性や、下肢の詳細観察における血行や知覚障害の評価を行う。

▶省略可能

ただし、ショック状態や多発外傷である場合、L＆Gの適応と判断した症例は必ずしもこれら全項目を観察する必要はなく、省略可能である。

5 ◆ 疼　痛

傷病者が骨盤部痛・臀部痛を訴える場合は骨盤骨折を疑う。ただし、損傷部位によっては腰痛として訴えることがあるが、注意深い聴取をすることで同定可能な場合が多い。また、股関節周辺の疼痛を訴えた場合は寛骨臼周辺の骨折の可能性がある。

6 ◆ 外出血

外出血を認めた場合は直視下に観察し、活動性の出血に対しては圧迫止血する。深層に達する開放創がみられる場合、骨盤骨折の可能性が高く、タンポナーデ効果の損失により大量出血をきたす可能性があり注意を要する。

外尿道口の出血がみられる場合は尿道損傷の可能性があり、会陰部・肛門からの出血は、腟損傷・直腸損傷、開放骨折の可能性がある。同部はこれらの損傷は見逃されやすく、発見した場合は分厚くガーゼを当てがい、圧迫することが大事である。

▶活動性の出血に対しては圧迫止血
▶タンポナーデ効果の損失により大量出血

7 ◆ 腫　脹

急速に下腹部・鼠径部・臀部の腫脹が増強する場合には、骨盤骨折に伴う大量出血が疑われるためバイタルサインの変化に注意する。陰嚢部の腫脹がみられる場合は尿道損傷の可能性がある。

▶バイタルサインの変化に注意

8 ◆ 変形、外表面の損傷

骨盤骨折の傷病者は、骨盤部に擦過傷、打撲痕、骨稜や結節上の皮下血腫を認める場合がある。

9 ◆ 下肢長差

下肢長差の存在は、大腿骨骨折、股関節脱臼または骨折などを疑うが、垂直剪断型骨盤骨折でも損傷された片側骨盤が頭側に転位して健側に比べ下肢が短縮してみえるため、短縮側の腸骨稜が高位にあれば垂直剪断型骨盤骨折の可能性が高い。この場合、骨盤の触診は出血を助長させる危険があるので、動揺性のチェックは省略する方がよい。

▶短縮側の腸骨稜が高位にあれば垂直剪断型骨盤骨折の可能性
▶動揺性のチェックは省略

10 ◆ 骨盤骨折の動揺性用手検査について

骨盤輪の不安定性を検査する方法であるが、診断手技としては満足できるものではなく、感度60%、特異度70%程度であるため、この方法を行う場合は十分な注意が必要である。力が強過ぎたり、腸骨稜を押し開く方向に力を加えたり、揺すったりすると著しく骨盤輪構築の破綻をきたし、タンポナーデ効果が失われる。また、形成された血餅の剥離を誘発し、新らな出血を助長することで、急激な血圧低下をきたす場合がある。

視診や自覚症状から骨盤骨折が明らかな場合は、この手技を省略すべきである。施行する場合は、1人が1回だけ、愛護的に両腸骨稜に手を当て、内側に向けてしぼり込むように行う。動揺が認められず、傷病者が疼痛を訴えない場合は、恥骨結合部をこれも1回だけ愛護的に後方へ圧迫し、骨盤輪前方骨折の有無を確認するの

▶タンポナーデ効果が失われる

▶骨盤骨折が明らかな場合は、この手技を省略
▶1人が1回だけ

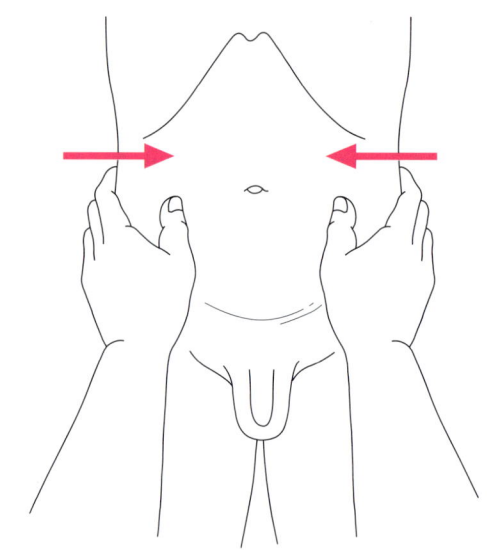

図 8. 骨盤動揺性チェック
(プレホスピタル外傷学. 改訂第2版, p259, 2004 による)

がよい(図8)。

11 ◆ 下肢全体の知覚、運動、血行の評価

仙骨や寛骨臼周辺の損傷では下肢の血行や神経が障害されることがあり、四肢の詳細観察において、受傷側の足背動脈の拍動や、足底部・下肢後面・会陰部の近くの知覚異常に留意する。

V. 処　置

骨盤骨折が疑われる場合には全脊柱固定を行う。その際、ログロールによる収容は骨盤動揺性を増悪させる可能性があり禁忌である。ログリフト法やファイヤーマンリフト法を行う(170頁参照)。

1 ◆ ログリフト法

▶体軸を一直線に保ちながら水平に慎重に抱えて

4名以上で傷病者の体軸を一直線に保ちながら水平に慎重に抱えてバックボードを差し込む方法である。人手が足りない場合はスクープストレッチャーも有効である。

2 ◆ 固定法

▶タンポナーデ効果の損失防止目的

バックボードは頸椎を含めた脊椎・骨盤といった体幹部や簡単な下肢の固定ができ有用であるが、不安定型骨折での骨盤輪の構築破綻によるタンポナーデ効果の損

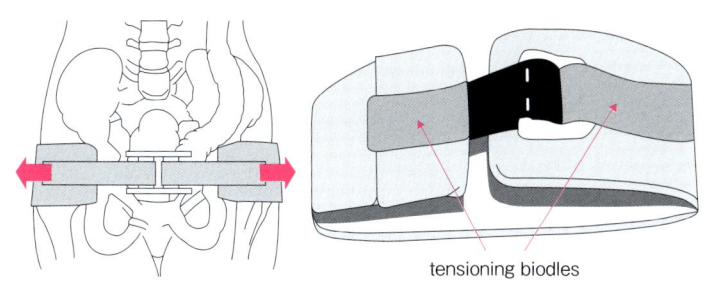

図 9. SAM-Sling

失防止目的では骨盤固定具の使用が望ましい。骨盤固定具には、ショックパンツ(MASTまたはPASG)、マジックベルド(吸引式固定具)、骨盤整復固定器(SAM-Sling、**図9**)、骨盤シーツラッピング、同様目的のバストバンドでの骨盤固定がある(第3部-7「骨折に対する処置」199頁参照)。

左右の下肢長に明らかな差があり、かつ大腿骨折がみられない場合や、股関節の異常肢位を呈する場合は、寛骨臼骨折(中心性脱臼)や大腿骨頭の後方脱臼の可能性があり、股関節を動かさずそのままの肢位で毛布などを当てがい安定化させて固定する(**図10**)。

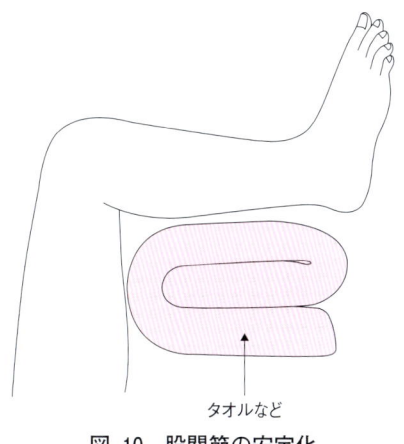

図 10. 股関節の安定化

3 ◆ ショックパンツ

骨折部を安定させ、骨盤部の加圧によるタンポナーデ効果により出血を制御し、下半身の血液を上半身に移動させることで血圧が上昇することから、骨盤骨折はよい適応とされている。ただし、ショックパンツの装着に時間を要し搬送開始が遅れることのないようにすべきで、あらかじめショックパンツをバックボード上に広げておき、バックボードに固定・車内収容後、走行中に加圧を行うと、タイムロスが少ない。

▶搬送開始が遅れることのないように

4 ◆ ショックパンツの適応について

骨盤骨折症例は多発外傷であることが多く、頭部外傷や胸部外傷を合併している傷病者ではショックパンツの使用は危険である。また、側方圧迫型では過剰な加圧により骨折部の転位が大きくなる可能性があるため適応とはならない。このようなことから、骨盤骨折を認識した場合でも無条件にショックパンツの適応というわけにはいかない。

▶無条件にショックパンツの適応というわけにはいかない

米国のショックパンツ使用のガイドラインでは下肢骨折からの出血、明らかな重

症骨盤骨折によるショック、血圧 50 mmHg 以下のショックのときに各現場の判断で使用することになっている。わが国においては、心肺機能停止以外の傷病者に対して救急隊による輸液が禁止されており、欧米におけるショックパンツの研究結果をそのまま当てはめることはできない。また、15 分以上の長時間搬送ではショックパンツ装着のメリットが危険を上回るとも考えられ、判断に迷う場合はオンラインのメディカルコントロール(MC)に助言を求めるべきである。

▶判断に迷う場合はオンラインのMCに助言を求める

5 ◆ シーツラッピングやバストバンドを使用する固定

▶極めて簡便に装着できる

両下肢を内転・内旋させる。バックボードにあらかじめ敷いておけば、極めて簡便に装着できる。現状以上に骨折を離開させない程度の締め具合で、強く締め過ぎないことが重要である。強く締めると側方圧迫型や垂直剪断型の骨折があった場合、悪化させる可能性があるが、それ以外に大きなデメリットやリスクはない。頭部外傷や胸部外傷も禁忌ではないこともあり、ショックパンツよりは適応しやすい(201頁図2参照)。

VI. 病院選定

▶L&G適応
▶三次救急医療機関あるいはそれに準ずる医療機関を選定

骨盤骨折が疑われる症例はL&G適応である。速やかに観察・処置を行い、原則として三次救急医療機関あるいはそれに準ずる医療機関を選定する。特に重症骨盤骨折の場合は、直ちに緊急止血術が実施できる施設であることが求められる。ただし、これらの施設が圏内にない場合は、ドクターヘリや消防・防災ヘリの要請を考慮し、そのようなシステムが未整備の地域では、その地域の実情に照らしたうえで、次善の医療機関を選択することもやむを得ない。

▶バイタルサインが不安定になるようであれば三次救急医療機関への搬送の変更

観察時の所見などで二次救急病院への搬送が決定している場合でも、搬送中にバイタルサインが不安定になるようであれば三次救急医療機関への搬送の変更を考慮すべきである。

VII. 病院搬入後の治療

▶出血性ショックの治療と出血の制御が中心

まず外傷初療の原則である気道(A)・呼吸(B)・循環(C)の評価と対処を行う。骨盤骨折の初期治療は出血性ショックの治療と出血の制御が中心である。輸液や輸血で循環血液量を補正が行われる。

1 ◆ 出血の制御

経皮的内腸骨動脈塞栓術(図11)・外科的止血術(観血的内腸骨動脈結紮術・ガーゼパッキング法)・創外固定(図12)などの処置を行うまでの間、前述のように簡易

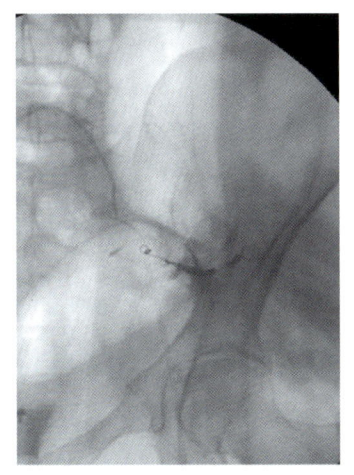

図 11. 経皮的内腸骨動脈塞栓術

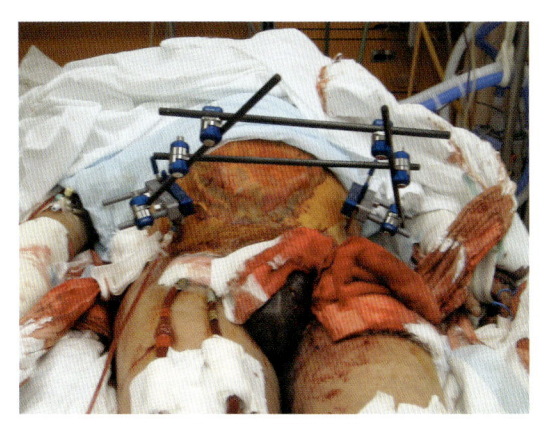

図 12. 創外固定

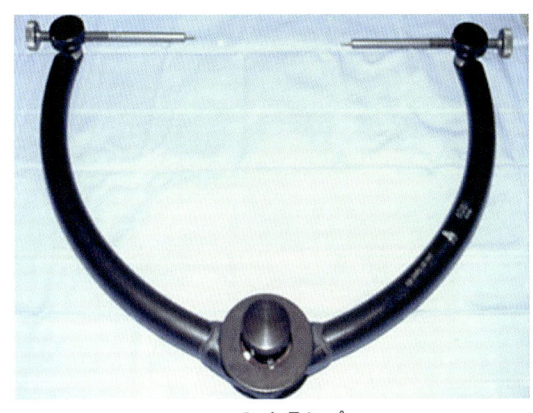

a：C-クランプ

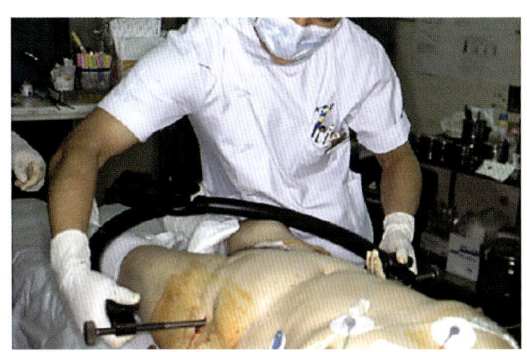

b：装着

図 13. C-クランプ

　的なバストバンドやシーツによる腰部緊縛、C-クランプ（骨盤後方部にピンを刺入し簡易に創外固定する方法、**図13**）などで骨盤の安定化を図りつつ出血のコントロールが行われる。開放創からの出血に対してはガーゼパッキング（**図14**）が行われる。

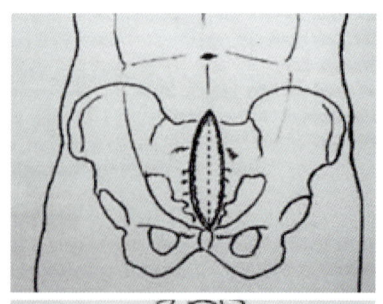

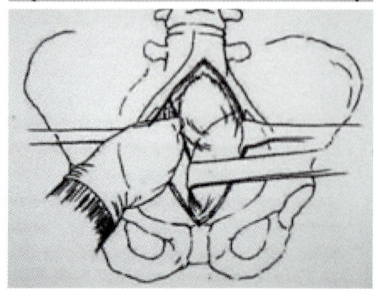

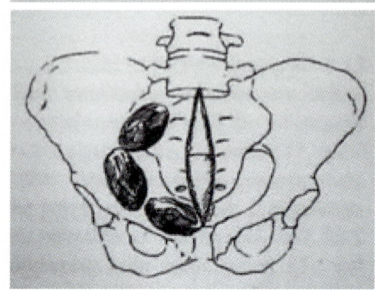

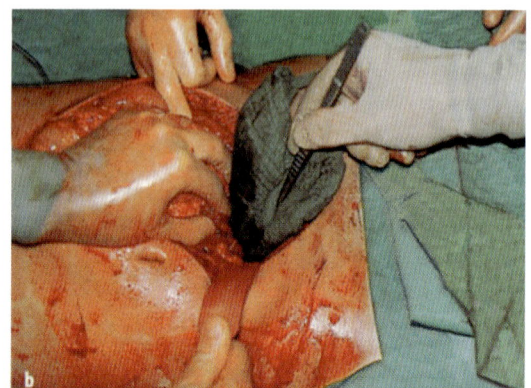

a：ガーゼパッキング　　　　　　　　　　　　b：手術中
図 14. ガーゼパッキング

2 ◆ 骨折の治療

　垂直剪断型骨折や寛骨臼骨折に対して、下肢直達牽引（**図 15**）による骨折部の整復が行われる。不安定型骨盤輪骨折に対しては早期に創外固定が行われる。前後圧迫型骨折で仙腸関節部の脱臼や骨折を伴わないケースでは、キャンパス牽引が行わ

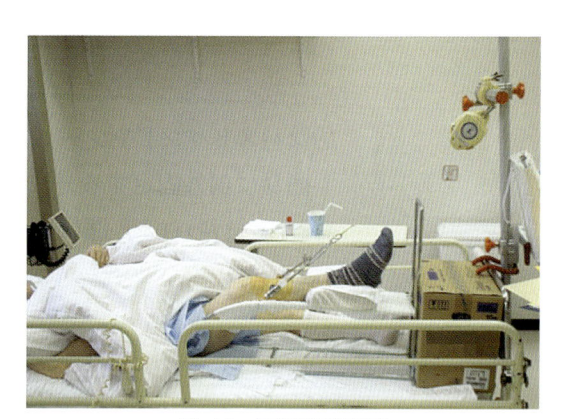

図 15. 下肢直達牽引

れることもある。牽引などの保存的治療で骨折部の改善が得られない場合は、受傷後2週間以内に内固定術が考慮される。
　骨盤内臓器損傷がある場合は、人工肛門造設術、膀胱瘻、腎瘻造設術などが行われる。開放骨折に対しては、深部感染症の予防・治療が重要で、徹底した創部の洗

浄や壊死創の除去(デブリドメント)が必要に応じ繰り返し行われる。

3 ◆ 理学療法

転位の少ない安定型骨盤骨折では基本的に保存的治療が可能で、骨盤輪の前方構築、つまり恥骨・坐骨だけの骨折の場合、自発痛の程度に合わせ坐位、歩行が可能である。荷重のかかる寛骨臼、仙腸関節、仙骨の損傷では立位・歩行までに約2～3ヵ月を要する。

4 ◆ 合併症と機能障害

深部静脈血栓症の合併頻度が高く、症例に応じた予防が行われる。

神経損傷による麻痺やしびれ感の残存、変形癒合や偽関節が原因による疼痛が頻度の高い後遺症である。

(田中俊尚、川井　真、大泉　旭)

MEMO ⑭ ＜骨盤骨折治療の難しさ＞

　骨盤骨折の治療は一般的な四肢の骨折とやや趣が違い、機能再建を目的とした骨折そのものに対する治療だけでなく、救命を目的とした急性期治療が必要になる。その急性期治療の本幹が骨盤骨折に伴う出血性ショックのコントロールであるが、これが非常に難しい。

　まず、出血性ショックの原因が骨盤骨折によるものであることを診断しなければならない。ショックを起こす体内の三大出血部位は胸腔・腹腔・後腹膜腔であるが、初期治療を進めながら大量血胸（胸腔）は胸部単純X線写真1枚で、腹腔内出血も腹部エコー検査（Focused assessment with sonography for trauma；FAST）で迅速に診断し、直ちに治療を開始することが可能である。しかし、初療室で骨盤骨折に伴う後腹膜出血を画像で直接診断することはほぼ不可能であり、骨盤骨折の骨折型や重症度から間接的に診断、あるいは他部位からの明らかな出血源がない場合は除外診断という形で診断することが多い。もちろんCT検査で後腹膜血腫の大きさや造影剤の漏出像で容易に診断できるが、CT室まで搬送できない重症例では的確に診断するためには豊富な知識と経験が要求される。また、高齢者では軽症の骨盤骨折でも少し時間をおいてからショックに陥る例も少なくなく、それを予測する「勘」も必要になる。

　次に止血術を施行するが、本邦で多く行われているのが塞栓術である。一般に骨盤骨折に伴う出血源は静脈性と骨髄性が約80％、動脈性が約20％といわれているが、出血性ショックに陥っているものの半数以上は動脈性によるとの報告もある。どこから出血しているか特定するよりも早く止血することが重要である。動脈性出血に対して塞栓術は侵襲が少なく非常に有効な手段であるが、塞栓術施行中は他の治療が行えなくなり、急変に対して"無防備"な状態になるのが問題である。さらに血圧が維持できない重症例では血管造影室まで搬送することができず、その他の治療オプションを考慮しなければならない。最近注目されている初療室で後腹膜にガーゼで直接圧迫止血を行う後腹膜パッキングは、そのような重症患者に対する1つの治療オプションであるが、侵襲が大きいことと動脈性出血に対しては確実性にやや欠けることが問題である。このように止血術が必要な患者の全身状態に応じて塞栓術かパッキングを選択する判断を行うが、どちらを選択するか判断に迷うことがしばしばある。

　急性期を無事乗り越えた後は、機能再建を目的とした骨盤骨折そのものに対する治療を行う。脚長差を残す転位が著しい骨折、股関節まで骨折が及ぶ寛骨臼骨折や骨盤輪が完全に破綻した完全不安定型の骨盤骨折では手術治療を行う。しかし骨盤は四肢と違って体幹に位置している骨であり、骨の周囲には大腿動静脈を含む大きな血管やネットワークのように走行している静脈叢まで非常に多くの血管が存在しており、また神経や腹腔臓器にも隣接しているため、手術では術野を大きく展開することは困難である。さらに、骨盤周囲の軟部組織は受傷後早期から癒着して固くなるため、手術は受傷から3週間以内に行わないと骨折の整復はほとんど不可能になるといわれている。その骨折の整復には大きな整復鉗子を使用するが、限られた術野ではそのような鉗子を扱うのは難しく、骨盤骨折の手術で成功の可否はこの整復操作にかかっているといっても過言ではない。整復後はプレートなどで固定を行うが、骨盤は四肢の長管骨と違ってとても立体的であり、それに合うようにプレートを成型し、狭い術野から固定のためのスクリューを刺入することはまさに至難の業である。

　このように、骨盤骨折の治療は段階ごとに特有の難しさがあり、それらを迅速かつ的確な判断と巧みな手技を駆使して初めて生命予後と機能予後を改善することが可能となる。

（大泉　旭）

VOL. 7 四肢外傷

はじめに

　外傷現場における救急隊員による"ロード&ゴー"(L&G)の判断や処置は、その後の患者の生命を大きく左右すると言っても過言ではない。それだけプレホスピタルによる外傷の現場活動は重要な位置を占めている。本章では、プレホスピタルにおける四肢外傷(主に骨折・脱臼・軟部組織損傷)に関して必要とされる評価法・処置・治療について述べる。

I．骨　折

1◆症　状

　骨折の症状としては、著明な疼痛・変形(短縮)・腫脹が挙げられる。さらに疼痛に関しては患肢を動かすことで増強し、例えば下肢では外旋するなど特徴的な肢位もみられる。

2◆種類とその特徴【開放骨折、非開放骨折(閉鎖骨折、皮下骨折)】

1 開放骨折

▶骨折部が開放創と交通

　開放骨折とは骨折部が開放創と交通しているものをいう(図1)。皮膚の挫創があり、骨折部の断端や骨片の露出があれば開放骨折と診断できるが、常に開放創より骨が露出しているとは限らず、一度骨折が皮膚を突き破った後もとに戻っていたり

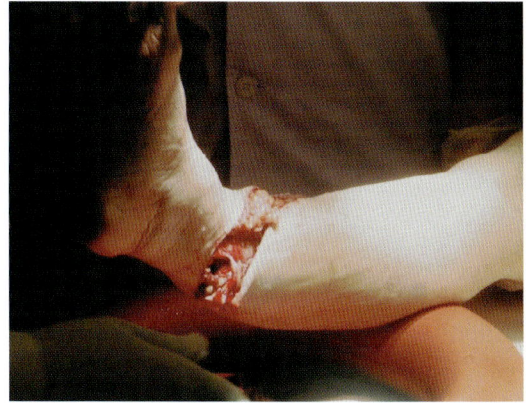

図 1. 下腿開放骨折

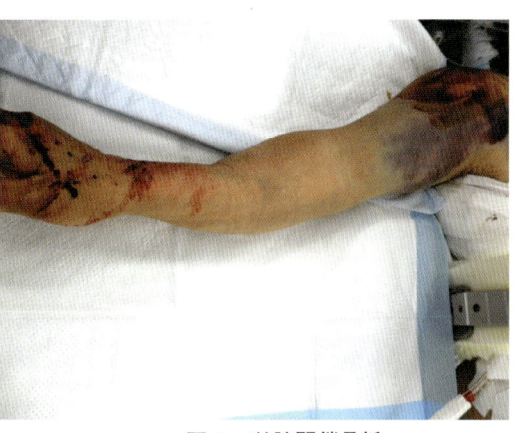

図 2. 前腕閉鎖骨折

する場合などは診断が困難である。変形部の近くに開放創があり、その部より脂肪滴を含む持続性の出血が認められれば開放骨折である可能性が高い。

2 非開放骨折

骨折部が皮膚や軟部組織で覆われており、直接外と交通していない骨折(**図2**)。閉鎖骨折、皮下骨折とも呼ばれている。開放骨折に比べて受ける外力は小さいことが多い。

a．開放骨折と非開放骨折の相違点

▶軟部組織損傷
▶感染の危険性

開放骨折は、直接骨折部への汚染が波及しているものとして取り扱わなければならない。さらに軟部組織損傷を伴っており、骨への血液供給の破綻により骨折治癒の遅延と感染の危険性が増大する。創内の細菌は時間の経過とともに増殖し、受傷後6時間以上経過すると創汚染に由来する感染のリスクが高まるとされているため、治療のゴールデンアワーは6時間とし、できるだけ早期に洗浄・デブリドマンを行わなければならない。感染が発生すれば骨髄炎に及ぶ危険もあり、さらに敗血症から死に至ることもある。

▶ゴールデンアワーは6時間

もう一つの特徴は非開放骨折に比較して出血量が多いということである。例えば、大腿骨骨折では非開放性で約1,000 mlの出血をきたすとされるが、開放性では2,000 mlにも及ぶことがあり、容易に出血性ショックになり得る。

3 ◆ 現場での評価

四肢外傷の見た目の派手さに気を取られてはいけない。生命を脅かす重症外傷を見落とす危険性があることに注意しなければならない。バイタルサインを中心とした初期評価を正確に行い、次に行う全身観察において四肢外傷の状態を迅速に把握、評価し適切な処置につなげる。迅速かつ正確な評価を行ううえで、受傷機転や受傷時の状況(シートベルトの有無など)の情報を得ることは重要である。その情報は外傷の部位や程度を予測するのに大いに役に立つものである。

1 視　診

まず、変形・短縮や腫脹、体表に創傷があれば出血の有無や軟部組織損傷の程度を確認する。創部から骨折が露出していれば開放骨折と断定できる。また受傷部より末梢の皮膚の色調にも注意する。骨折による血管損傷の存在も念頭におかなければならない。意識のある患者では骨折部の疼痛を訴えるため、同定するのは容易である。

2 触　診

▶DIP
▶TIC

JPTEC™ではDIP(D：動揺、I：痛み、P：ポキポキ音)やTIC(Tenderness；圧痛、Instability；不安定性、Crepitation；軋音)と触診所見の覚え方を表現しているが、これらを認めた場合は骨折を疑ってよい。ただし、視診で明らかに骨折が疑われる場合は、触診を行って患者に余計な苦痛を与えてはいけない。また、触診で感

覚障害の有無や手足の動きをチェックし、神経学的に異常がないかを確認することは非常に大切である。

骨折遠位部での脈の触知も評価しておく。

▶神経学的に異常がないかを確認

3 損傷部位による出血量予測

出血量予測の**表1**のとおりであるが、両側大腿骨骨折では大量出血により出血性ショックの状態となるため、速やかにL＆Gを適応する。

表1. 出血量予測

肋骨骨折（1本）	125 ml
上腕骨骨折	350 ml
脛骨骨折	500 ml
大腿骨骨折	500〜1,000 ml
大腿骨開放骨折	1,000〜2,000 ml
両側大腿骨骨折	2,000〜3,000 ml
両側大腿骨開放骨折	3,000〜4,500 ml
骨盤骨折	1,000〜4,000 ml

4 ◆ 処　置

骨折に対する処置の基本は固定である。しかし、生命に差し迫った外傷がありL＆Gを適応した場合には、搬送時間短縮を優先させ固定に時間を割くべきではない。このような場合の四肢骨折に対する処置として、下肢は伸展位としてバックボードへ固定し、上肢は側胸部または前胸部で簡略化した固定を行うことが推奨される。それ以外で患者の状態が安定している場合は、骨折部の固定を行わなければならない。

1 固定の目的

骨折の動きを固定することで患者の痛みを最小限にし、骨折端による神経・筋肉・血管のさらなる損傷を防ぐことができる。また、非開放骨折の骨折端が動くことで、皮膚を貫通し開放骨折となるのを防ぐことにもつながる。

2 整復・固定方法

着衣は裁断し、骨折部より遠位の感覚・血流・運動の有無を自分の目で確認する。骨折部の上下を優しくつかみ、ゆっくり長軸方向へ牽引し整復を試みる。変形が激しく動脈の拍動を触知できない場合などは、その後拍動の再開を確認する。整復の際、骨折端により神経や血管を損傷する恐れもあるため、少しでも抵抗を感じたり苦痛の増大があれば、隙間にクッションなどを挟み変形したまま固定する。

開放創は固定前に滅菌ガーゼで覆い、開放骨折の場合で骨突出があれば皮下に押し込まないように注意する。固定前に骨折端を滅菌ガーゼで覆い、搬送時間が長時間に及ぶ場合には骨折端を湿潤環境におくことが望ましい。

▶骨折部の上下2関節を含めて固定

副子の固定範囲は骨折部の上下2関節を含めて固定する（例；脛骨骨折の場合、膝関節と足関節）。ただし、大腿では中枢側は股関節（可能な限り大腿近位まで）、末梢側は膝・足関節まで、上腕では中枢側は肩関節、末梢側は肘・手関節を含めて固定する。

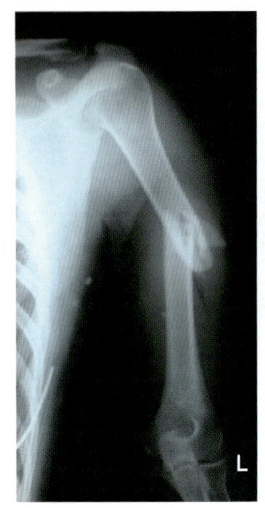

図 3. 上腕骨折 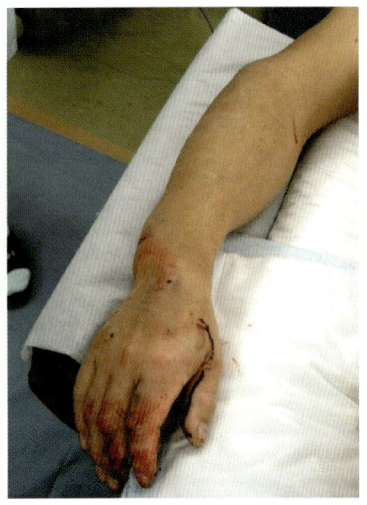　　図 4. 橈骨遠位端骨折 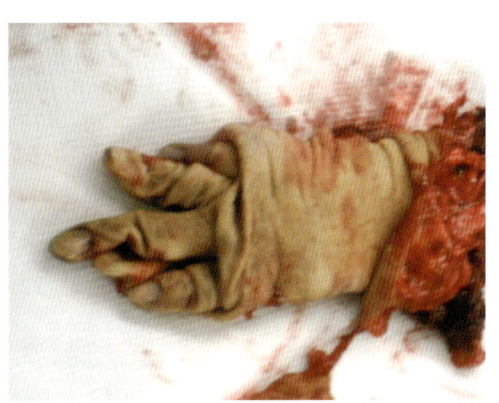　　図 5. 手・前腕デグロービング損傷

5 ◆ 部位別特徴

1 鎖　骨

日常よくみられ、中等度の落下事故やコンタクトスポーツ中の打撲などで起きる。鎖骨部に凹凸があり、鋭い圧痛を認める。治療は三角巾やクラビクルバンドなどでの保存的治療がほとんどだが、遠位部の骨折などは偽関節となる傾向が強く手術を選択される場合もある。合併損傷で肋骨や胸郭・肺の損傷に注意が必要である。

▶鎖骨部に凹凸

2 肩・上腕骨（図 3）

鎖骨骨折同様、胸郭や頸部の外傷を伴うことがあるので注意が必要である。肩の脱臼もよくみられる。また高齢者では低エネルギーによる頸部（外科頸）での骨折が多い。遠位部での骨折では橈骨神経損傷の合併があり、その場合手関節背屈ができない（下垂手）。

▶橈骨神経損傷

3 肘関節

腫脹・疼痛が強い場合、骨折や脱臼があるものとして対処すべきである。肘関節前面を走行する神経・血管の損傷も疑われるため、牽引や整復は行わず最も苦痛の少ない肢位で固定する。また末梢の神経所見を確認しておく。

4 前腕・手関節

肘関節を伸展した状態で手をついて転倒した際に発生することが多い。骨折を疑えば肘関節の上まで副子で固定する。高齢者での転倒にて負傷する頻度の高い橈骨遠位端骨折は有名（図 4）。

▶橈骨遠位端骨折

5 手・足部

手は巻き込み外傷などでデグロービング損傷（図 5）を伴い複数指骨折しているこ

▶デグロービング損傷

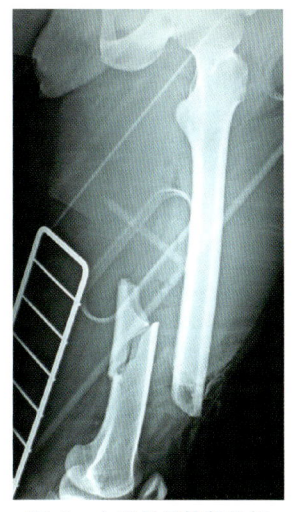

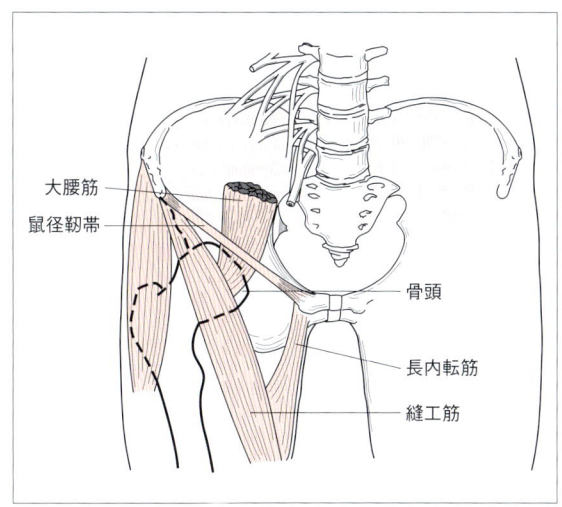

図 6. 大腿骨骨幹部骨折　　図 7. 縫工筋、長内転筋、鼠径靱帯で囲まれた三角（Scarpa 三角）に大腿骨頭が存在　　図 8. 脛骨・腓骨骨折

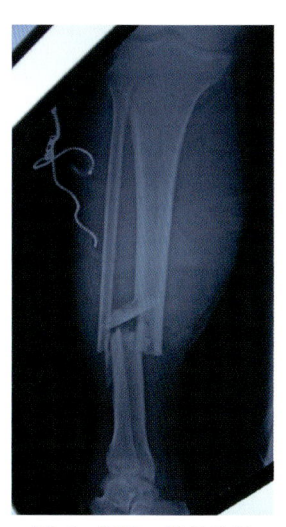

とも多い。命にかかわる外傷ではないが血流が豊富なため予想以上に出血する。ガーゼで圧迫止血し、心臓より高くして搬送するよう心がける。

6 股関節

▶ダッシュボード外傷

ダッシュボード外傷による股関節脱臼（骨折）が有名。整形外科的緊急疾患であり、早期の整復が必要である（詳述は脱臼の項参照）。

7 大腿骨

▶大腿骨頸部骨折

高齢者の転倒で生じる骨折で有名な大腿骨頸部骨折が代表である。高齢者の転倒で股関節痛を認めた場合、強く疑うべきである。Scarpa 三角に圧痛点を認める。高エネルギーでの大腿骨骨幹部骨折では開放骨折となることも多い。出血量が多いため容易にショックとなる（図 6、7）。

8 膝関節

▶膝窩動脈の損傷

膝関節の脱臼や骨折により変形が著しい場合は、膝窩動脈の損傷（断裂・閉塞）を疑わなければならない。足背動脈や後脛骨動脈の触知を確認する。触知できない場合は、血流再開されなければ切断が必要となってくる場合もあり、緊急性が高い。

脛骨の長軸方向に牽引を行い整復を試みる。前述したが整復時抵抗がある場合は中止し、最も痛みの少ない肢位で固定し、速やかに搬送を開始する。

9 脛骨・腓骨（図 8）

▶コンパートメント症候群

脛骨骨折は前面の皮膚が薄いため、高エネルギーではなくとも開放骨折となる可能性が高い。閉鎖骨折においては出血による腫脹が筋区画内圧を高め、コンパートメント症候群が生じる。足への血流が途絶えるため筋膜切開を行う必要があり、緊急疾患である。

6 ◆ 合併症(図9)

▶血管損傷・神経損傷

　四肢骨折の重大な合併症として最も重要なものが血管損傷・神経損傷である。骨折端により直接損傷を受ける場合や、直接外力により圧迫や牽引されて生じる場合がある。鋭的損傷と異なり、完全断裂は少なく不全損傷が多い。神経に至っては連続性を保ったまま障害されることが多い。神経と血管は互いに伴走していることが多く、関節部では屈曲側を走行するため同時に損傷を受けることが多い。副子固定や牽引など骨折部に対する操作を行った場合、必ずその前後で神経所見(Pulse, Motor, Sensory；PMS)のチェックを行う。

▶神経所見(Pulse, Motor, Sensory；PMS)

1 脂肪塞栓症

　骨折時に起きやすく、通常12～48時間後に発症する。長管骨の骨折や軟部組織の広範な挫滅を伴う外傷などによって、外傷部分の血管から骨髄などの脂肪が入り込むために生じるとされている。

　塞栓が軽度であれば無症状のことも多いが、肺血管内の塞栓子(脂肪)が血流を妨げ、換気・血流比不均衡となり、数時間から数日後に呼吸困難、チアノーゼを呈し肺水腫に陥る。身体所見としては結膜の点状出血などが特徴的である。治療は集中

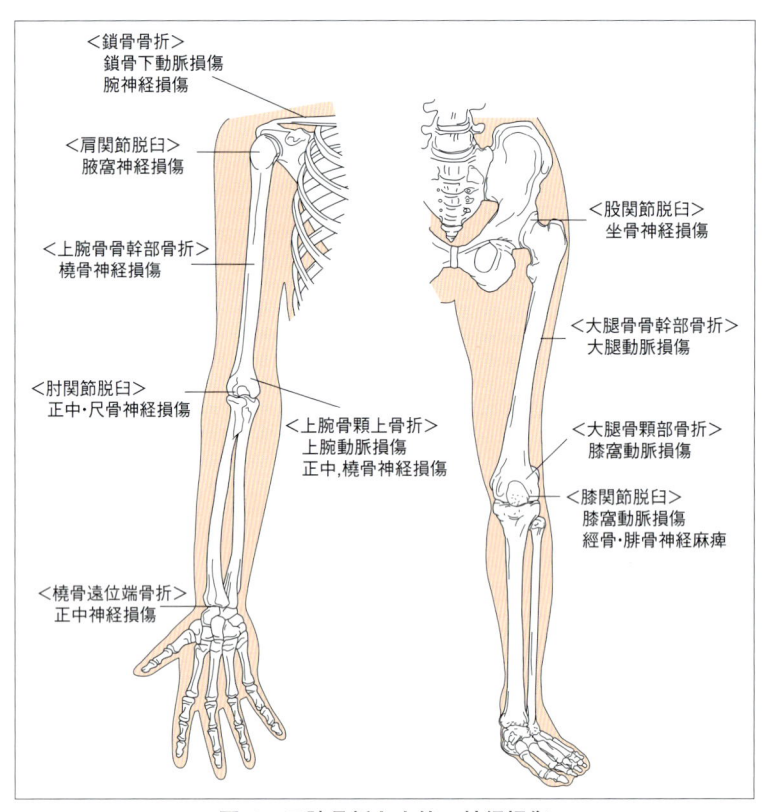

図 9. 四肢骨折と血管・神経損傷

治療室にて人工呼吸を含めた呼吸管理を行う。

2 肺塞栓症(エコノミークラス症候群)

プレホスピタルよりは入院中に生じる重篤な合併症である。外傷に起因するものとしては、ほとんどは骨盤・下肢の骨折によって床上安静となった不動状態が深部静脈血栓を形成し、その血栓が肺動脈を閉塞することにより発生する。

▶深部静脈血栓

症状は咳、胸膜性胸痛、呼吸困難などで、重症例は意識障害、心肺停止に至る。そのためリスクが高い患者に対しては、抗凝固薬や弾性ストッキング、間欠的空気圧迫などで血栓を形成しないよう予防することが重要になる。既に下肢・骨盤内静脈に血栓を認める場合は下大静脈フィルターの留置も検討する。

7 ◆ 治 療

大きく外科的治療と保存的治療に分けられる。

1 多発外傷

▶ABCを優先

まずはABC(気道、呼吸、循環)を優先する。合併損傷(例えば、頭部・胸腹部外傷)によりバイタル不安定の場合や、即時外科的加療の侵襲が全身状態を悪化させる状態の場合、一次的仮固定(創外固定など)を行って(図10)、早期離床により肺合併症などを予防できる態勢を整えた後、バイタルサインなどの全身状態が改善したのを待って最終的な内固定術を行う戦略(Damage Control Orthopedic;DCO)を選択する。

▶一次的仮固定

2 創外固定

上記に述べたようにDCOを選択する際には非常に有効なツールである。また骨折部の軟部組織の状態が悪い場合、軟部組織の改善を待つ間に行うのにも有用である(図11)。内固定ほどの固定力はないが、関節を動かすリハビリは早期から行える。内固定ほど手術侵襲は少なく、短時間に行うことが可能で簡便である。ただし、後日内固定を行う必要がある。

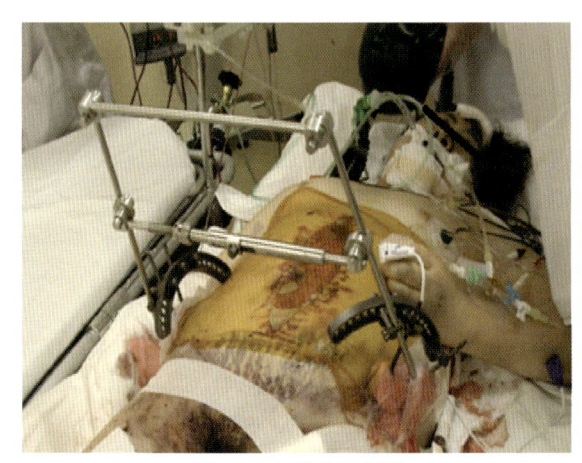

図 10. 多発外傷症例

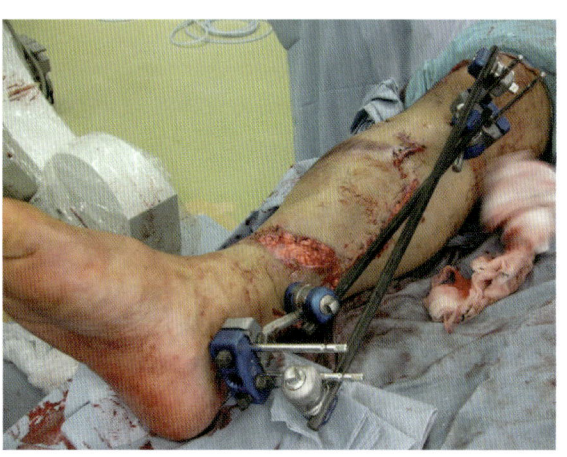

図 11. 軟部組織の挫滅を伴う脛骨開放骨折

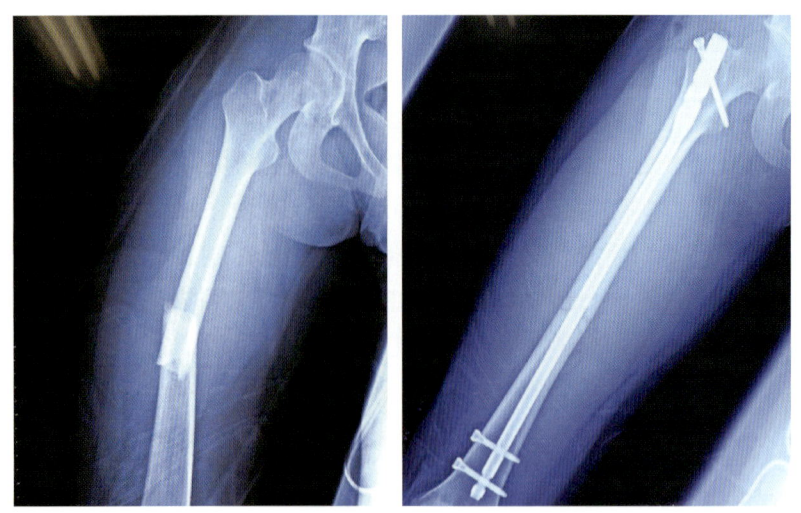

図 12. 大腿骨骨折に対する髄内釘固定

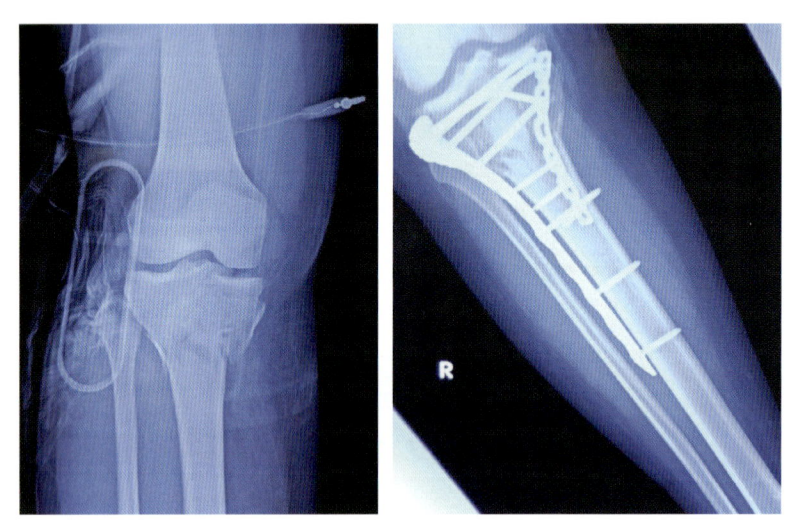

図 13. 脛骨顆部骨折に対するプレート固定

3 内固定（髄内釘・プレート）

　長幹骨の骨幹部の固定に髄内釘はよい適応である（図12）。関節近傍や関節内に及ぶ骨折にはプレート固定がよく使用される（図13）。いずれも固定性は強固であり最終的な治療となる。しかし、手術侵襲は大きく、手術時間も創外固定に比べ長くなる。

4 保存治療

　骨折でもずれのないタイプや不全骨折、小児の骨折のほとんどに対してはギプス固定やシーネ固定などの保存的治療を選択することが多い（図14）。最も簡便で、侵襲もないが固定性は最も低く、関節を固定することにより早期からのリハビリは行えない。

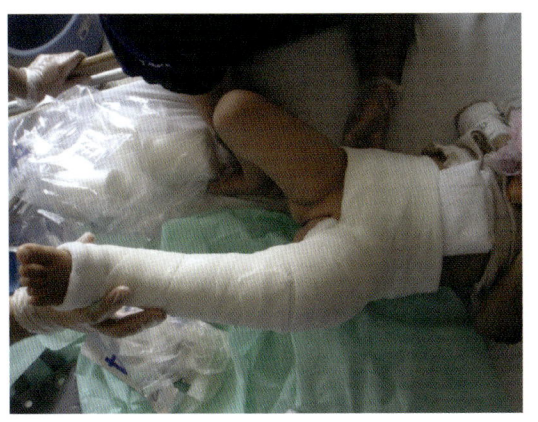

図 14. 小児大腿骨骨折に対する hip-spica cast

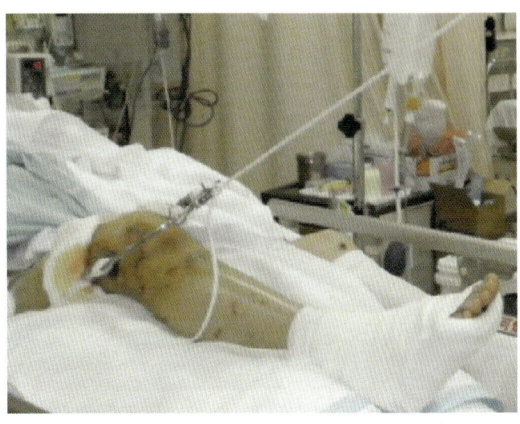

図 15. 大腿骨転子部骨折に対する直達牽引

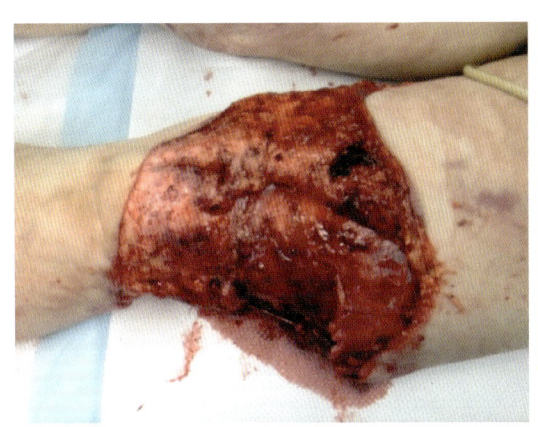

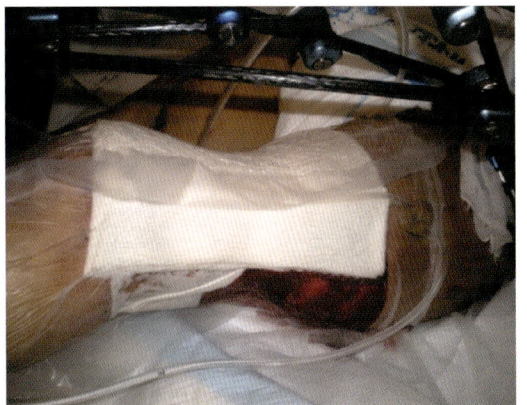

図 16. 左大腿骨開放骨折(皮膚欠損あり)に対する NPWT

5 直達牽引、介達牽引

創外固定のピン刺入が困難な場合など、手術を待機するときに行う処置である(図15)。骨折の短縮を防ぎ患者の苦痛を除く効果と、手術を行いやすくする効果があるが、長期臥床の原因となり肺合併症などを引き起こしやすくなる。早期に内固定を行うことが望まれる。

6 陰圧閉鎖療法(Negative Pressure Wound therapy；NPWT)

皮膚や軟部組織欠損のある創に対する治療として、創部をスポンジなどで覆いチューブにより陰圧環境に置く陰圧閉鎖療法という治療法である(図16)。余分な滲出液を吸い感染を抑える効果や、創そのものを縮小させる効果、肉芽組織を増生させる効果により劇的に軟部組織損傷を改善させる比較的新しい画期的な治療法である。

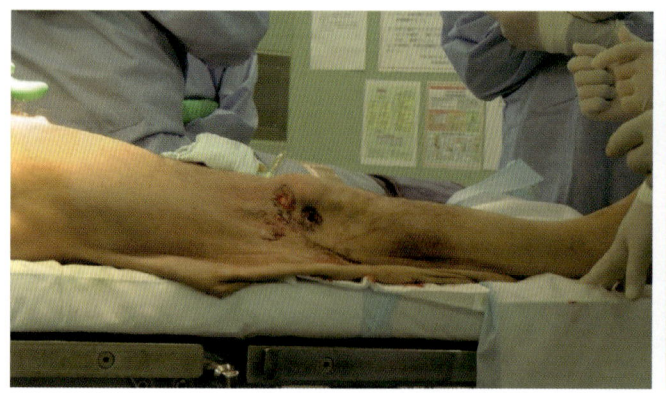

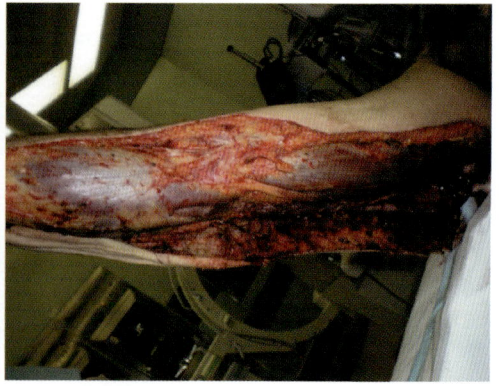

図 17. 広範囲デグロービング損傷を伴う大腿骨開放骨折

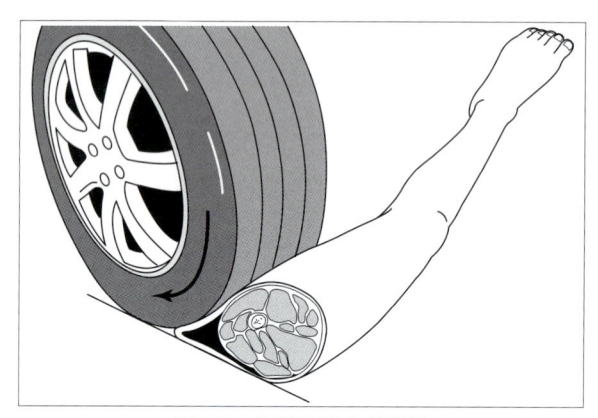

図 18. 非開放性皮膚剥離

II. デグロービング損傷

　デグロービング損傷とは、主にローラーやベルトなど回転している機械などに四肢が巻き込まれて、皮膚の接線方向に剪断力が作用することで、皮膚や皮下組織が筋膜との間に剥離を生じ、手袋を脱ぐように全周性に剥脱される損傷である（図17）。創面の挫滅や腱・神経・血管損傷を伴うことが多い。

▶腱・神経・血管損傷

1 ◆ 診　断

▶非開放性皮膚剥離（デコルマン）

　開放創に関しては一目瞭然であるが、車などに轢過されて生じる非開放性皮膚剥離（デコルマン）の場合、診断は困難となる（図18）。轢過され、剥離した腔に血腫が貯留することが多く、そのため受傷機転や轢過痕の有無、轢過部での波動や皮膚の可動性、知覚脱失などにより本損傷を疑う。
　圧挫された皮膚や筋を含めた軟部組織は、高率に壊死を起こし、デブリドマンが

必要とされることが多い。

▶上肢の巻き込み損傷

上肢の巻き込み損傷が上腕にまで及ぶ場合は、肋骨骨折や血気胸、肺挫傷、さらには頸部の神経血管損傷を合併していることが多く、このことを認識し注意が必要である。災害などで多数傷病者のトリアージを行う際、PAT法においてはデグロービング損傷の存在は赤に属する。いずれにせよ緊急手術の適応であり、専門的な治療が必要となる。

▶トリアージ

III. コンパートメント症候群

▶筋膜で区画される組織内の圧が上昇

コンパートメント症候群とは、筋膜で区画される組織内の圧が上昇して阻血状態を引き起こし、虚血が進行すると筋肉が壊死をきたし不可逆的な障害を引き起こすものである。

1 ◆ 原　因

1 骨　折
閉鎖骨折からの血腫によりコンパート内圧が上昇する。最も多い原因である。

2 軟部組織の重度な挫傷・打撲傷
骨折がなくても軟部組織(主に筋肉)の激しい損傷により出血、腫脹をきたし内圧が上昇する。

3 熱　傷
III度熱傷などで全周性に痂皮が生じると、皮膚の伸展性が欠如するうえ、さらに熱傷による軟部組織の浮腫によりコンパートメント内圧が高まる。

4 蛇咬傷
マムシ咬傷などの組織障害性の高いものは強い腫脹を生じることがある。

5 ギプス固定
特に骨折後など、組織がさらに腫脹する可能性があるときに、ギプスなどの固定をきつく締め過ぎた場合、腫脹が制限され内圧が上昇する。

6 四肢の圧迫

▶筋挫滅

▶横紋筋融解
▶圧挫症候群

四肢骨格筋に持続的に圧迫が加わると、直接的な筋挫滅と圧迫部より末梢の血流低下が起こり、組織の代謝不全の結果浮腫を生じ、コンパートメント症候群を引き起こす。全身への影響としては横紋筋融解により、高カリウム(K)血症や腎不全などをきたす(圧挫症候群)。災害時以外でも、薬物中毒患者などで意識障害をきたし、長時間臥床している患者にも起こりうる。

2 ◆ 好発部位

- 下腿コンパートメント：脛骨骨幹部や脛骨高原骨折などで起こる。
- 前腕コンパートメント：橈骨・尺骨骨幹部骨折などで起こる。

そのほかにも大腿・手・足など、分節型骨折のような骨折にはどこにでも発生する可能性がある。

3 ◆ 症　状

▶安静時でも悪化する痛み

最も初期の症状は安静時でも悪化する痛みである。患者のおかれている状況に不釣り合いな強い痛みは、コンパートメント症候群を疑う徴候である。さらに、区画内の筋肉を受動的に伸展すると悪化する傾向がある。また、区画を触診すると健側に比べて著しく緊満しており、わずかな圧迫にも強い痛みを認める。伝統的な教科書には、四肢の急性阻血症状として有名な"5つのP"が挙げられている。

▶5つのP

Pain	痛み
Paresthesia	感覚異常
Pallor	蒼白
Paralysis	麻痺
Pulselessness	脈拍消失

しかし、蒼白や麻痺、脈拍消失の症状は末期の症状であり、その段階では既に不可逆的な筋組織の壊死が起きている可能性がある。初期症状である"悪化する痛み"の段階でコンパートメント症候群を疑い、症状が増悪する前に適切な処置を行わなければならない。

4 ◆ 診　断

医療機関では、コンパートメント症候群が疑われた場合、コンパートメント内圧を計測する。市販のキットも存在するが、点滴の延長チューブと三方活栓、血圧計とシリンジ、注射針を組み合わせ簡易キットを作成し、計測は容易に行える(図19)。

▶筋膜切開

区画内圧は正常では20 mmHg以下であるが、内圧が40 mmHgを超える場合、緊急で筋膜切開を行わなければならない。内圧が筋膜切開をするほどではない場合は厳重に観察を続け、進行がないことがはっきりするまで、定期的に内圧の測定をするべきである。

5 ◆ 治　療

▶区画内圧を開放

内圧が40 mmHgを超える場合は筋膜切開を行い、区画内圧を開放する(図20)。プレホスピタルにおいては、受傷機転や部位、症状などからコンパートメント症

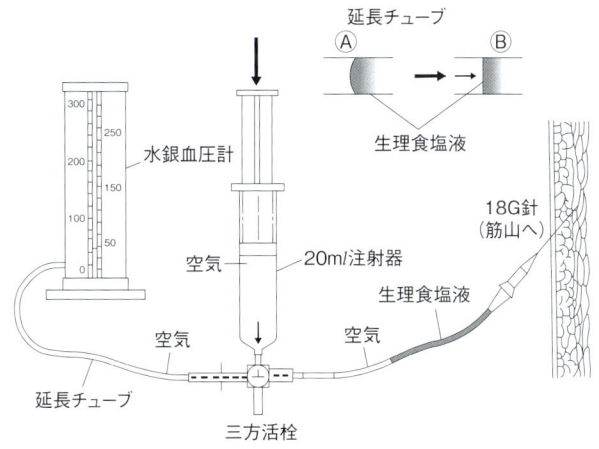

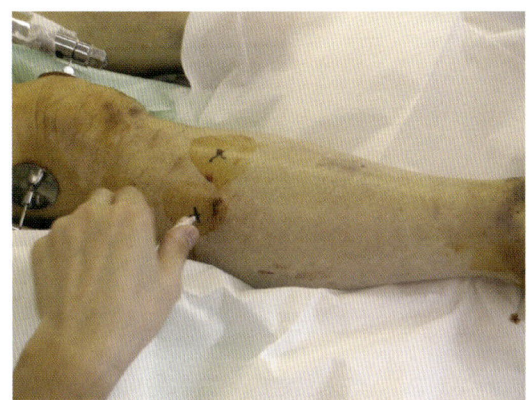

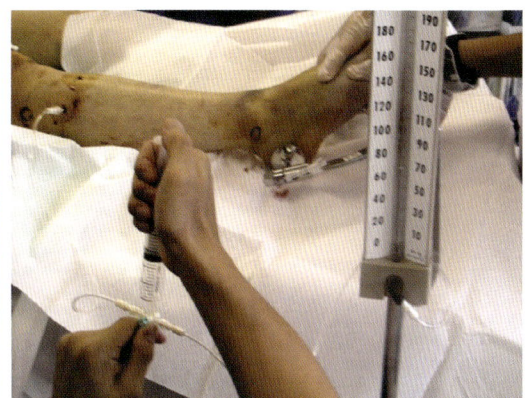

図 19. 下腿外側コンパートメントの内圧測定

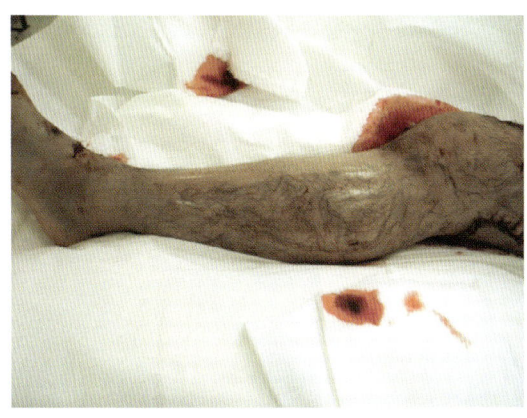

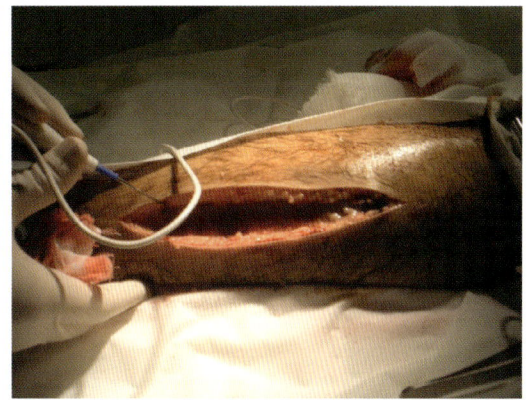

図 20. 減張切開

候群を念頭におき、速やかな搬送を行う。患肢は、心臓より低いと静脈のうっ滞を生じ圧の上昇を助長し、高過ぎると動脈の流入量が減少し壊死の進行を早めることにつながるため、心臓と同じ高さに保持することが望まれる。

IV. 脱　臼

　関節の脱臼とは、外力によって関節を形成している関節窩(受け皿)と骨頭が正常な位置関係を完全に保てなくなった状態、すなわち"外れた"状態である。関節面の一部が互いに接触している場合を亜脱臼という(図21)。

　脱臼自体がL＆Gの適応となることはない。しかし、脱臼によって周囲の血管や神経を損傷している可能性もあるため、常にできるだけ早く整復しなければならず緊急性は高い。

1 ◆ 症　状

▶関節の形態変化
▶特徴的な四肢の変形

・関節の正常でない部に骨の突出や、皮膚の陥没などの関節の形態変化がみられる。部位によって特徴的な四肢の変形(図22)を認める。
・激しい痛みを伴う。
・自動運動ができない。

2 ◆ 評価と処置

　変形部位と特徴的な肢位などから脱臼を疑う。脱臼に骨折が合併していることはよくあるが、現場での評価は困難である。前述したように神経や血管損傷を伴っている場合は早期に整復することが必要であり、脱臼部位よりも末梢の脈拍と神経症状(Pulse、Motor & Sensory)を必ず確認する。

▶苦痛が最も少ない肢位

　脱臼を疑った場合、傷病者の苦痛が最も少ない肢位で(ほとんどは発見時の肢位

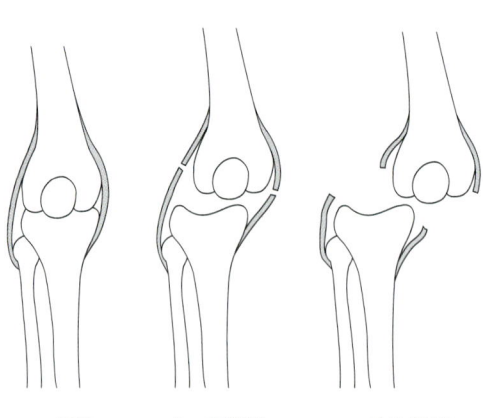

a：正常　　b：亜脱臼　　c：完全脱臼
図 21．関節の脱臼

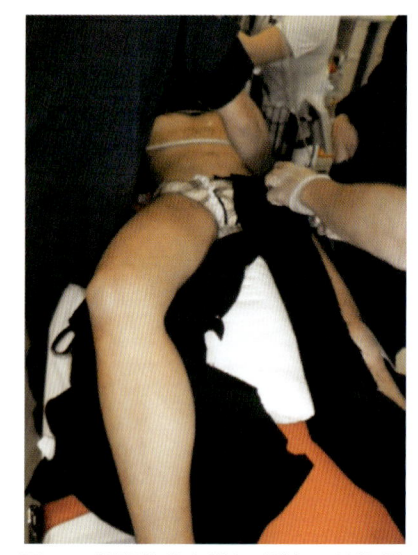

図 22．股関節前方脱臼 (外転、外旋位)

を痛みで動かせない)固定し、速やかに搬送する。股関節脱臼などで伸展位がとれずに屈曲位で固定しなければならないときなどは、膝の下に毛布やタオルを丸めて肢位の維持に工夫する。

3 ◆ 部位別の特徴

1 肩関節

肩関節は可動範囲が大きく、それだけに最もよく脱臼を起こす関節である。ほとんどは前方脱臼であり、通常上腕を外旋、外転を強制される外傷によって起こる。初回の脱臼には大きな外力が必要であり、関節唇の裂離や筋腱の断裂、腋窩神経損傷、関節窩辺縁の骨折など重大な軟部組織損傷を伴うことが多い。上腕骨頭が前下方に転位するため通常の肩関節の位置に触知できない。関節唇の損傷などで不安定

▶反復性に脱臼

となった関節は、軽微な外力で反復性に脱臼することも少なくない。後方脱臼は肩関節脱臼の5%程度に起こり、腕神経損傷をきたすこともある。

整復は仰臥位で、患側の腋窩にタオルや布を通し、助手がそれを患肢と反対方向に(胸部を引っ張るイメージ)引っ張り、もう1人は脱臼した肢を下外側45°に引っ張り整復する(図23)。そのほかにも台の上に腹臥位となり患肢を下に力を抜いて下ろし整復する方法もある。

整復後は三角巾とバンドで固定する。

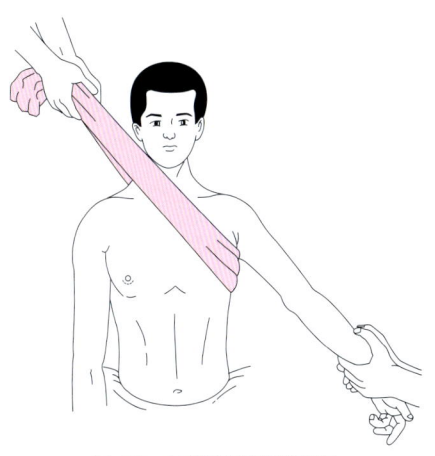

図 23. 肩関節脱臼整復法

2 肘関節

通常、過伸展したときに転倒などで起こる外傷で、尺骨が上腕骨顆部の後ろに外

▶尺骨神経損傷

れる後方脱臼である。受傷時内反や外反の外力が加わると、橈骨頭の骨折や尺骨神経損傷などの合併損傷を起こす可能性がある。

関節は約45°曲がった状態で、肘関節後方に肘頭の突出が特徴的にみられる。整復は、鎮静、鎮痛を図った後で肘頭を親指で前に押さえながら肘頭窩にはめ込むようにすると、比較的容易に整復できる。整復後は90°屈曲で副子固定を行う。

3 股関節脱臼(図24)

ほとんどが後方脱臼であり、脱臼を認めた場合、かなりの高エネルギーが加わったと考えるべきである。そのため、ほかの生命を脅かす外傷がないかを調べるべきである。

有名なのはダッシュボード損傷であり、股関節と膝関節が屈曲した状態で、膝に前方からダッシュボードがぶつかることにより臼蓋の後方に脱臼を生じる(図25)。

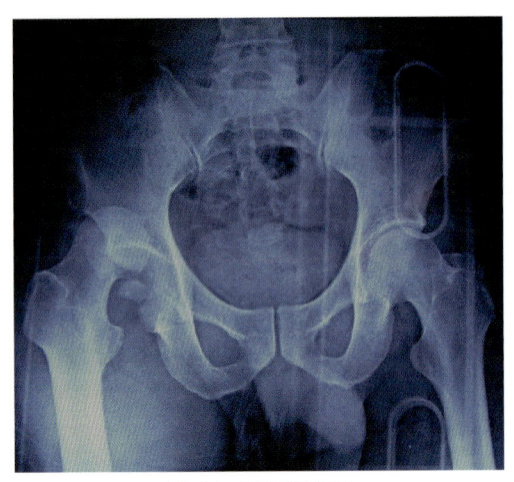

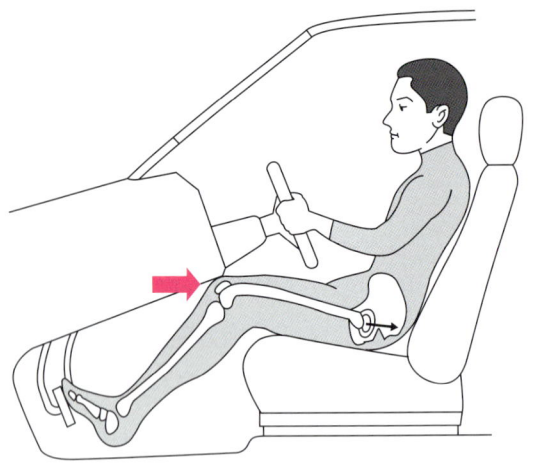

図 24. 股関節脱臼　　　　　　　　　　　　図 25. ダッシュボード損傷

　　後方脱臼では下肢が内旋・内転・屈曲していることが多く、下肢の短縮がみられる。また前方脱臼では外旋・外転しやすい。共に著明な疼痛を伴っているため、患者に苦痛を与えないよう、膝の後ろにタオルなどを丸めそのままの肢位で固定し搬送を心がける。

▶坐骨神経損傷
　　また、後方脱臼では坐骨神経損傷を合併していることがあり、前方脱臼では動脈損傷の合併が危惧される。そのため患肢末梢において、神経・血管の状態に異常がないかをチェックする。

▶治療は可能な限り迅速な整復
　　治療は可能な限り迅速な整復と、その後ベッドで患肢を牽引し、関節を安静に保つ必要がある。脱臼整復後も大腿骨頭壊死などの後遺症を生じることがある。

4 膝関節脱臼

　　膝関節脱臼は非常に稀であるが、高エネルギー外傷により生ずるため膝関節の損傷は激しい。後方脱臼(脛骨が大腿骨顆部に対して後方へ脱臼)の方が前方脱臼に比べて頻度は高い。
　　膝関節は前後、内外側とも強力な靱帯で固定されているが、脱臼が生じるほどの外力が加わった場合、複数の靱帯断裂をきたしている場合が多く、関節は著しく不安定である。また、膝窩動脈は膝関節のすぐ後方を走り、軟部組織により固定され

▶膝窩動脈
可動性が少ない。このため脱臼が起こると膝窩動脈が引き伸ばされたり、断裂したり、内膜を損傷することがある。したがって、足部での血流の確認を忘れてはならない。
　　可及的速やかに脱臼を整復する必要があり、また、動脈造影を行うことも重要である。動脈損傷がある場合には緊急で外科的修復が必要になるため、適切な医療機関の選定が求められる。

(飯田浩章)

VOL. 8 穿通性外傷

はじめに

わが国では欧米諸国と異なり、交通事故や墜落による鈍的外傷の割合が高いが、近年は、多発する傷害事件や自殺企図を背景として刺創や銃創といった穿通性外傷が増加しつつある。

▶穿通性外傷(penetrating trauma)
▶鋭的外傷

穿通性外傷(penetrating trauma)とは、刃物や銃弾などにより生じた外傷である鋭的外傷のうち、創が深く胸膜や腹膜などが損傷されて外界と体腔内(胸腔や腹腔)との間に交通が生じたものをいう。加えて、頭部では頭蓋骨や頭蓋底を貫き硬膜が損傷されて頭蓋内と交通が生じた場合、頸部では広頸筋より深部の組織損傷が生じた場合も穿通性外傷の範疇に入る。さらに、骨格筋や腱損傷、深部の神経・血管損傷、骨損傷が生じた四肢外傷も穿通性外傷に含まれる。

▶刺創
▶銃創
▶杙創
▶爆傷

成傷器の種類よりみると、刺創や銃創による穿通性外傷が多いが、その他に杙創や爆傷も穿通性外傷と成り得る。これらのうち、わが国で最も多くみられるのは、刺創である(2005〜2009年までの間に日本外傷データバンクに登録された外傷症例37,796例中、刺・切創は1,389例3.67%、銃創は35例0.09%、杙創は43例0.11%であった)。

本章では、穿通性外傷の種類や特徴、病院前医療での特殊性を述べるとともに、損傷部位別の病態評価については、わが国で最も多い刺創による穿通性外傷を中心に解説する。

I. 穿通性外傷の種類と特徴

1 ◆ 刺創(stab wound)・切創(incised wound)

1 損傷形態

▶刺創

刺創とは、包丁やナイフ、アイスピックなど先端が鋭利な成傷器が刺入されて生じた創で、創口の大きさに比し創腔が深く、深部の組織損傷を伴うことが多い。一方、切創とは、包丁や刀剣、ナイフなど鋭利な刃物が皮膚面に接した状態で一定方向に動くときに生じる創で、創面は創底まで平滑で組織の挫滅は少なく穿通性外傷となることは少ないが、創面よりの出血は多い。

▶切創

▶hand-driven weapon

これらは、hand-driven weapon(手に持つ成傷器)により生じるため高エネルギー外傷となることは少なく、損傷は創路に添った限局した範囲内に生じ、隣接部位にまたがる場合(頸部/胸部、胸部/腹部など)を除き多発外傷となることも少ない。

しかし、創路の走行が複雑で損傷部位の検索が容易でないこともあり、損傷の見逃しや感染の危険性が高い。

2 ◆ 銃創(gun shot wound)

1 分類と損傷形態(図1、2)

▶低速度損傷
▶高速度損傷

弾丸速度により、拳銃などによる低速度損傷(弾丸速度＝150〜300 m/sec)と、ライフル銃などによる高速度損傷(弾丸速度＞800 m/sec)に分類される。

低速度損傷における損傷形態は刺創と類似しており、被弾組織は弾道に一致した

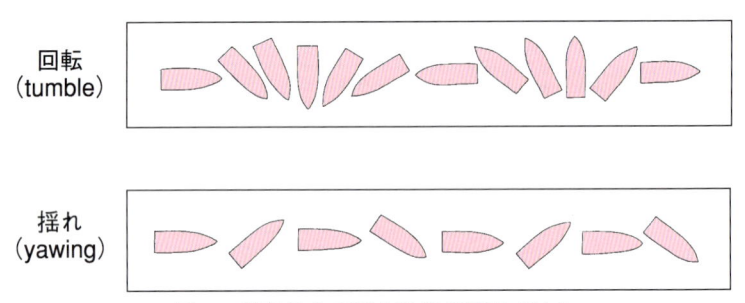

図 1. 被射体内の弾丸動態(回転と揺れ)

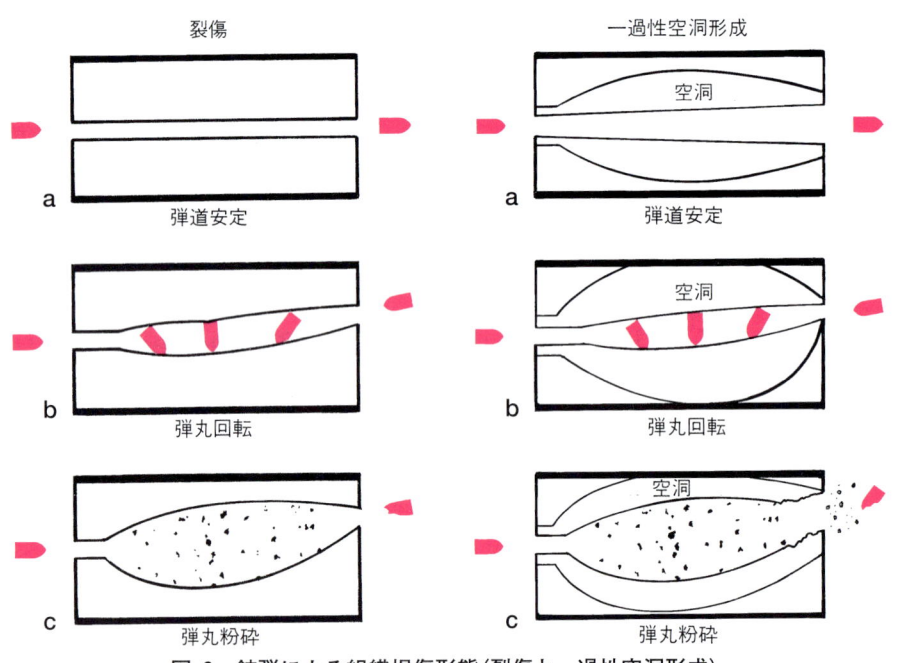

図 2. 銃弾による組織損傷形態(裂傷と一過性空洞形成)
①一過性空洞形成は、裂傷に比べ弾道周囲の組織にも大きな損傷を及ぼす。
②各病態ともに、弾道が安定している場合(a)よりも、弾道回転を生じた場合(b)、弾丸粉砕を生じた場合(c)の方が重症度は大きくなる(組織への運動エネルギー移行量が大きい)…損傷度はa＜b＜cとなる。

部位に裂傷(crushing injury)を生じるが、弾道から外れた部位には損傷は及ばない。一方、高速度損傷では、一過性空洞形成(temporary cavitation)により高度な組織破壊が生じる。高速度の銃弾が体内に射入されることにより弾丸の後方に陰圧が生じ、そこに空気が流入して組織中に気泡が発生し、弾丸直径の10〜15倍にも及ぶ空洞が形成され弾道周囲の組織損傷が生じる。

▶挫滅(crushing injury)
▶一過性空洞形成(temporary cavitation)

2 組織破壊の規定因子(図3)

銃創による組織破壊は、弾丸から被射体へ移行される運動エネルギーの大きさに依存する。その規定因子には、銃弾の運動エネルギー($KE=1/2\,mv^2$)に加え、銃弾の形状・構造・射距離、被射体内での弾丸動態、被弾組織の性状などがある。

3 銃創の臨床的特徴

同じ穿通性外傷であっても、銃創と刺創には種々の相違点がある。

a．重症度

銃創は、刺創と比べて体腔貫通創(胸腔や腹腔を貫通し対側の皮下に銃弾が停留する)となることが多いため、損傷臓器数も多く重症度も高くなる。

▶体腔貫通創

b．損傷部位

刺創では骨損傷を認めることはほとんどないが、銃創では約半数に骨損傷が認められる。長管骨では粉砕骨折に、骨盤や脊椎骨では神経症状を呈する貫通創となることが多い。そして銃弾により粉砕された骨が二次弾丸(secondary missile)となって、さらなる組織損傷を引き起こす。また、横隔膜損傷の頻度が高く、射入口が胸腹部移行帯にある場合は横隔膜を介して肝・脾などの腹腔内損傷を伴う確率が高い。

▶二次弾丸(secondary missile)
▶横隔膜損傷

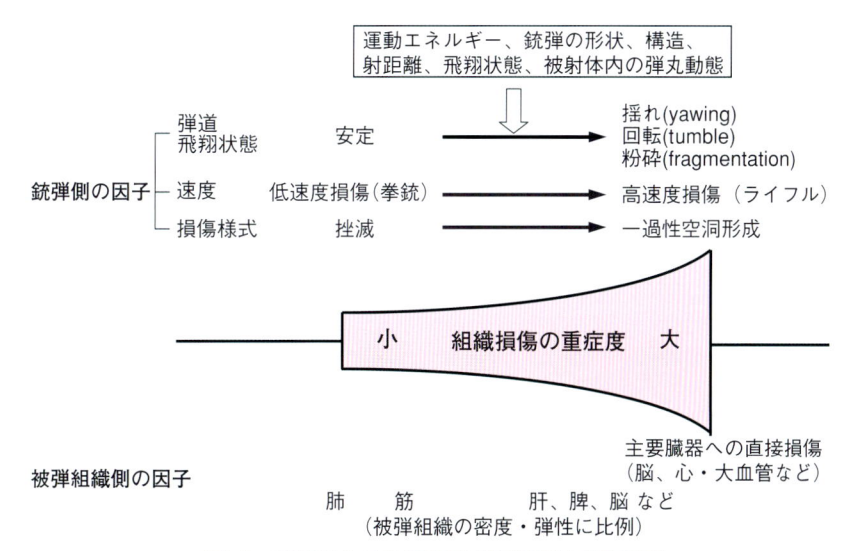

図 3. 銃創における重症度(組織破壊)規定因子

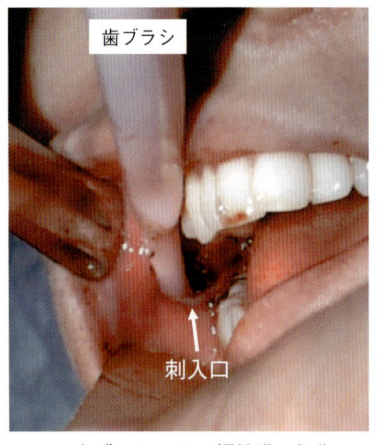

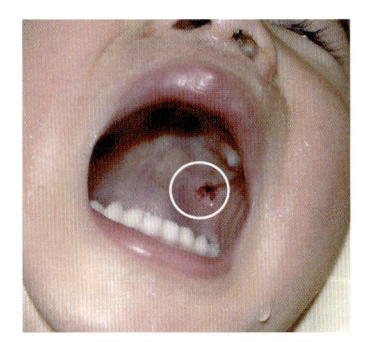

a：歯ブラシによる頬粘膜下損傷　　　b：割り箸による口蓋弓損傷
図 4．口腔内杙創（穿通性外傷）の病態の進展
a：唾液腺損傷、外耳道損傷、神経血管損傷の合併に注意する。
b：内頸動脈損傷（出血、閉塞）、頭蓋内損傷の合併に注意する。

3 ◆ 杙創（impalement injury）

1 損傷形態

▶杙創

　杙創とは、「鈍的な先端をもつ異物が偶発的機転により身体を貫通することにより生じた穿通創」と定義され、通常の外力では刺入されないような先端の鈍な異物が、高所墜落や交通外傷などの際に加わった強大な外力により生体に突き刺さった状態となる。古典的には、杭などが会陰部や肛門より体内に刺入された損傷を指すが、実際に遭遇する杙創では、鉄筋や鉄棒が会陰部に限らず胸腹部、背部、頭部顔面を貫通することが多い。特殊な例として、よちよち歩きの乳幼児が転倒した際に、口にくわえていた箸や歯ブラシ、鉛筆などが口腔内に刺入されて生じる口腔内杙創がある（図4）。

▶口腔内杙創

2 病　態

　杙創は、刺入された異物の先端が鈍であるため、穿通された組織を損傷するのみでなく、体内に刺入される際に加わる衝撃により他部位へも損傷が波及することがある。また、墜落や交通外傷といった受傷機転の場合は、穿通性外傷による組織損傷に加え、鈍的外傷による損傷も捉えることが必要となる。さらに、異物貫入に際して土砂、木片、金属片、衣服などが創内に入り高度の汚染創となるため、感染対策が重要となる（図5）。

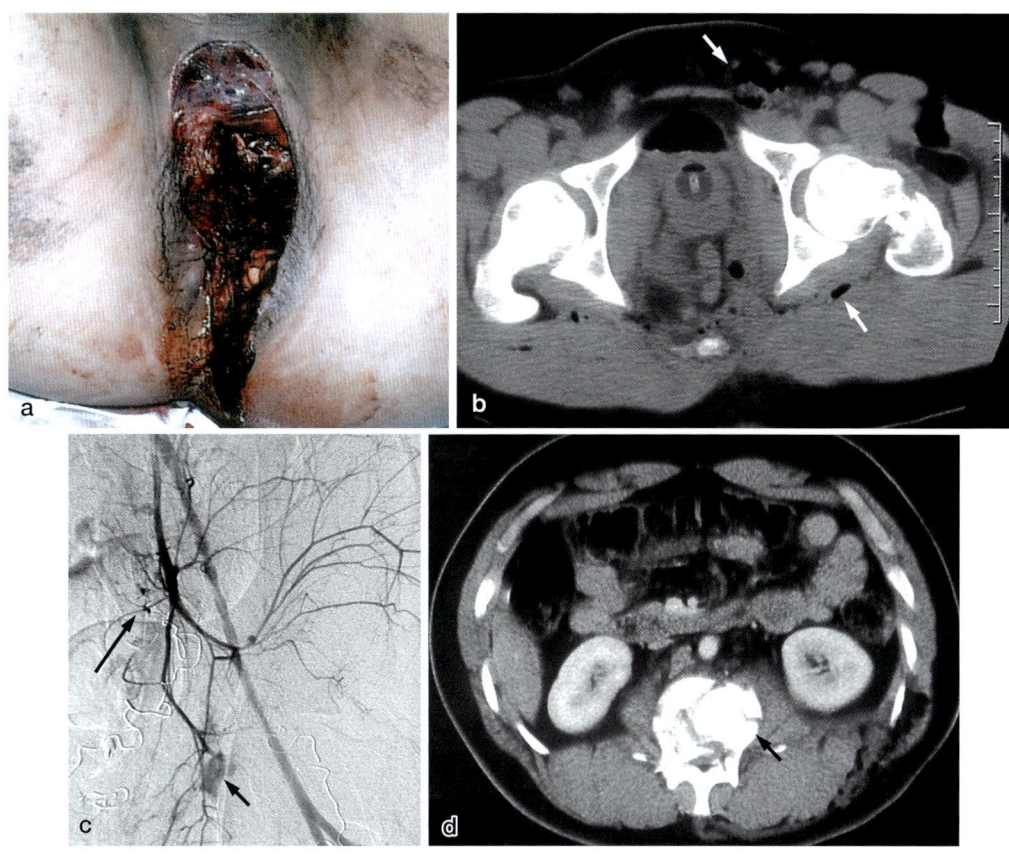

図 5. 会陰部杙創

自動二輪車運転中自己転倒し、ガードレールの支柱が会陰部に貫入して受傷した。
a：搬入時、会陰杙創部より大量の外出血を認め、出血性ショックを呈していた。
b：初期治療（気管挿管、fluid resuscitation、会陰創部のガーゼ圧迫止血、血管造影）にてショックより離脱後 CT を施行した。骨盤 CT にて、広範な軟部組織内気腫像が認められた（白矢印）。
c：血管造影では、内陰部動脈と外側仙骨動脈に造影剤の血管外漏出を認め（黒矢印）、経カテーテル動脈塞栓術を施行した。
d：腹部 CT で腰椎破裂骨折を認め、鈍的外傷による受傷機転も加わっている。

II．病院前医療における穿通性外傷の特殊性

1 ◆ 状況評価

傷害事件やテロリズムにより生じた場合、加害者が未拘束であったり、事故の全貌が明らかとなっていない状況下で救急活動が行われることがある。その際は二次災害の発生や傷病者の見落としに十分な注意が必要となる。

2 ◆ 初期評価・全身観察

1 緊急度・重症度の評価

初期評価において、気道（A：airway）、呼吸（B：breathing）、循環（C：circula-

a：腹部穿通性刺創　　　　　　　　　　　　　　b：腹部穿通性刺創

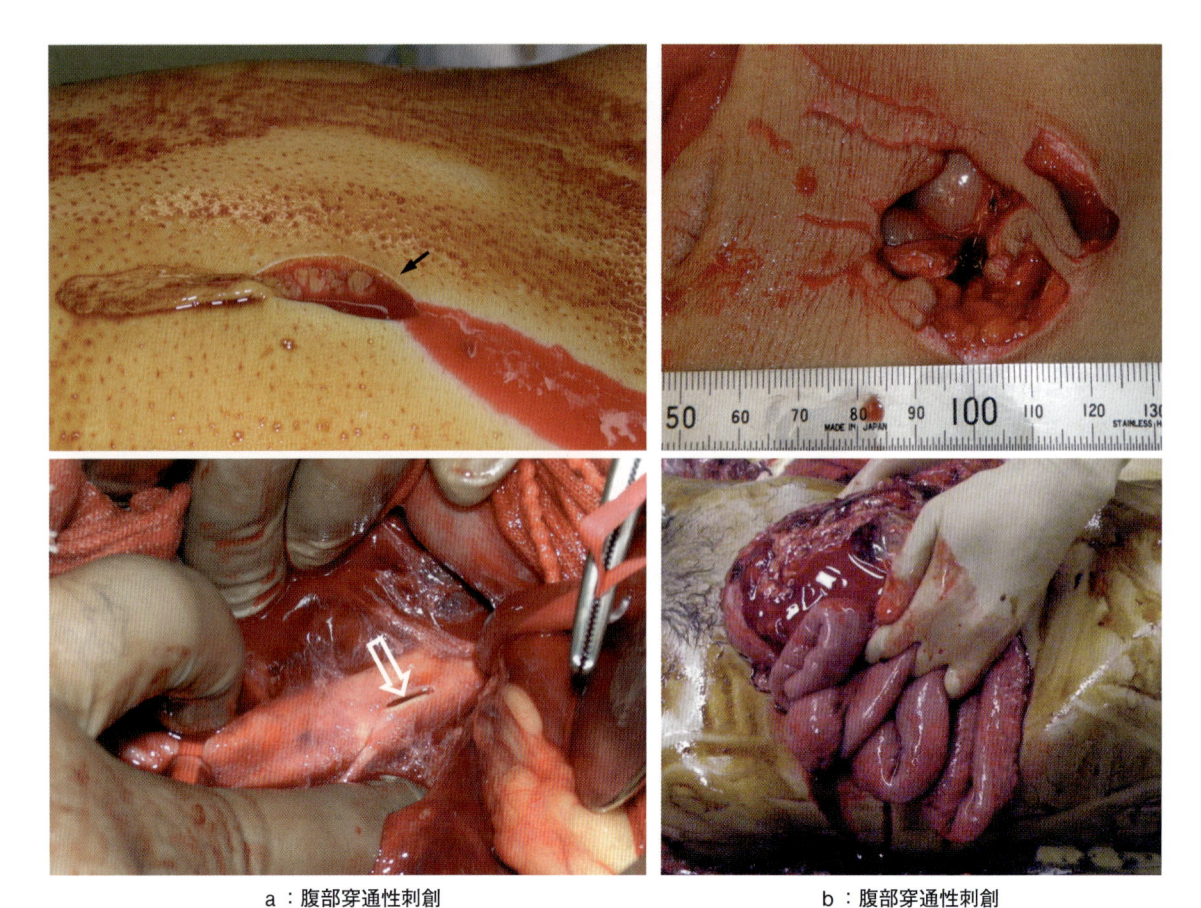

図 6. 刺入口の形状と大きさ

a：刺入口は臍左下方に位置し、約3 cm 長で辺縁は整で直線的である（黒矢印）。傷害行為は1回で完結。腹部大動脈損傷（前後壁貫通創）による出血性ショック（白抜き矢印）。成傷器は柳刃包丁。
b：刺入口は臍左側に位置し、長径は約4 cm で辺縁は鉤裂き状となっており、複数回の刺傷行為があったことが示唆された。刺入口より大量の腸管脱出を認めた。腸間膜血管ならびに胃大網動静脈損傷による出血性ショックと複数ヵ所の腸管損傷を認めた。成傷器は出刃包丁。

tion）、中枢神経系（D：dysfunction of CNS）に異常がみられる場合はもちろんのこと、これらに異常を認めずとも、全身観察で把握した刺（射）入口の位置より重要な臓器に損傷をきたす可能性が高い場合は、ロード＆ゴー（L ＆ G）の適応となる。

2 創傷の評価（創傷の位置、形状）

創傷評価に際しては患者の着衣をすべて取り除き観察する。後頭部、後頸部、背部、腋窩、側胸部、側腹部、臀部、会陰部などの創は見逃されやすく、特に銃創では、その射入口と射出口のほとんどが1 cm 以下と小さく外出血も少ないことより見逃されやすい。また、創傷の位置は、損傷臓器の予測に役立つ。

創縁（刺入口）の形態が直線的である場合は、傷害行為が1回で完結したことを示唆し、鉤裂き状となっている場合は複数回の傷害行為が行われたことを示し、損傷部位も複数個にわたることが多い。しかしながら、刺入口の大きさは、重症度とは

▶刺入口の大きさは、重症度とは関係ない

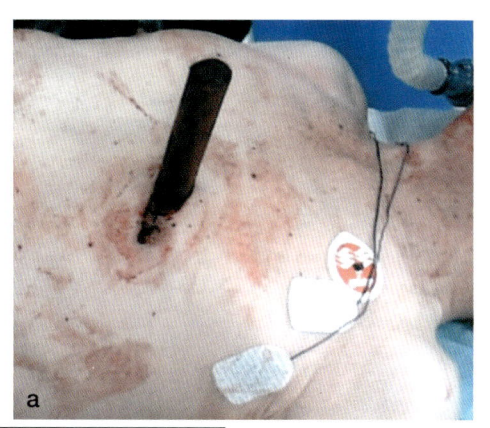

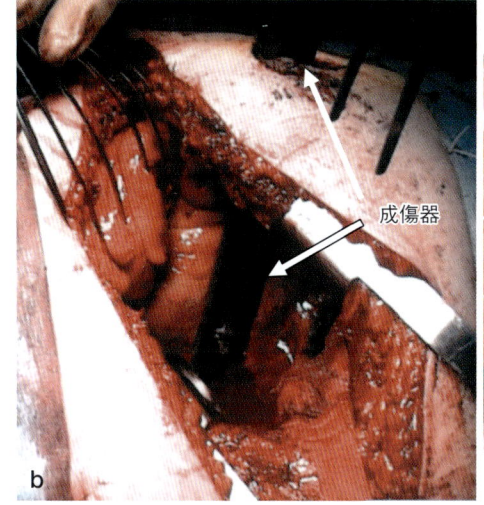

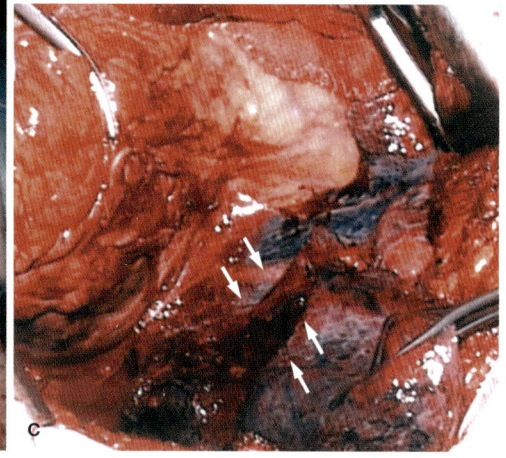

図 7. 前胸部穿通性刺創
a：左前胸部刺創で成傷器(出刃包丁)が刺入されたまま搬入された。
b：成傷器(矢印)が刺入されたまま開胸し、損傷部を確認後抜去した。
c：左肺下葉刺創を認め(白矢印)、凶器の抜去とともに損傷部より大量の出血がみられた。

関係ない(図6)。

3 ◆ 現場での処置──成傷器の取り扱い

▶成傷器によるタンポナーデ効果

　成傷器が体内に刺入されたままのときは、成傷器によるタンポナーデ効果が抜去を契機に除かれて再出血することがあるので抜去してはならない(図7)。杙創の場合も、異物が地面に固定されている場合や、巨大で救急車内への搬入が不可能なときは、異物を抜去するのではなく体外で切断し、異物が刺入されたままの状態で救急車内へ収容する。

4 ◆ 現場での情報収集

　穿通性外傷では、鈍的外傷の場合よりも受傷機転や現場状況に関する情報が病態評価に有用である。鈍的外傷の際に聴取すべき事項のほかに、以下の事項につき、

時間的余裕の許す限り患者自身のみならず警察や目撃者あるいは加害者より詳細に聴取し把握する。

1 成傷器の種類・形状

成傷器の種類（包丁、ナイフ、拳銃、ライフル、ショットガンなど）に関する情報は、損傷形態を推察するうえで極めて重要である。成傷器が現場に遺留している場合は必ず患者とともに搬送する。警察が押収する場合は、デジタルカメラなどで撮影して医師に情報提供する。

2 現場での外出血量・血液の性状

現場でのおおよその出血量ならびにその性状を把握する。約 30 cm^2 に拡がる外出血はおおよそ 100 ml となる。

3 その他

目撃者や患者自身より、受傷時の体位や刺入（射入）方向・角度（刺創路や弾道の推定に役立つ）、自傷/他傷の区別、何回刺されたかあるいは何発の銃声が聞こえたか、被射体との距離（銃創の場合）などの情報を得るように努める。

III. 損傷部位別の病態評価と処置

1 ◆ 頭部・顔面の穿通性外傷

1 病 態

臨床上問題となる病態には、①眼窩・鼻腔・口腔を経由して頭蓋底に達する、あるいは、薄い側頭骨鱗状部を貫通して生じる穿通性頭部刺創や杙創、②血行豊富な頭皮、帽状腱膜、側頭筋などが損傷された頭蓋穹窿部の切創（非穿通性損傷）、③感覚器官の損傷、④耳下腺、耳下腺管など唾液腺損傷により生じる唾液瘻、⑤顔面神経や三叉神経などの神経損傷、などがある。

▶脳内主要血管の損傷

穿通性頭部刺創や杙創では、約80％の症例で受傷直後は無症状か軽微な脳神経症状を呈するに過ぎないといわれている。しかしながら、脳内主要血管の損傷（血管離断、血管閉塞、仮性動脈瘤、動静脈瘻など）により受傷後数時間ないしは数日経過してから頭蓋内出血や脳梗塞を生じたり、頭蓋内感染や痙攣などを合併することがある。特に、小児口腔内杙創では、訴えが不正確で所見もはっきりしないことが多く、さらに、刺入口や刺創路の同定が困難で見逃されやすいため注意を要する（図8）。

▶小児口腔内杙創

2 救急現場での処置

頭部、顔面軟部組織は血流が豊富なため、大量の外出血をきたす。一見すると重篤感が漂うので、外出血部を圧迫して損傷部位の正確な評価を行うとともに、上気道への血液の流入による気道閉塞に注意する。

▶気道閉塞

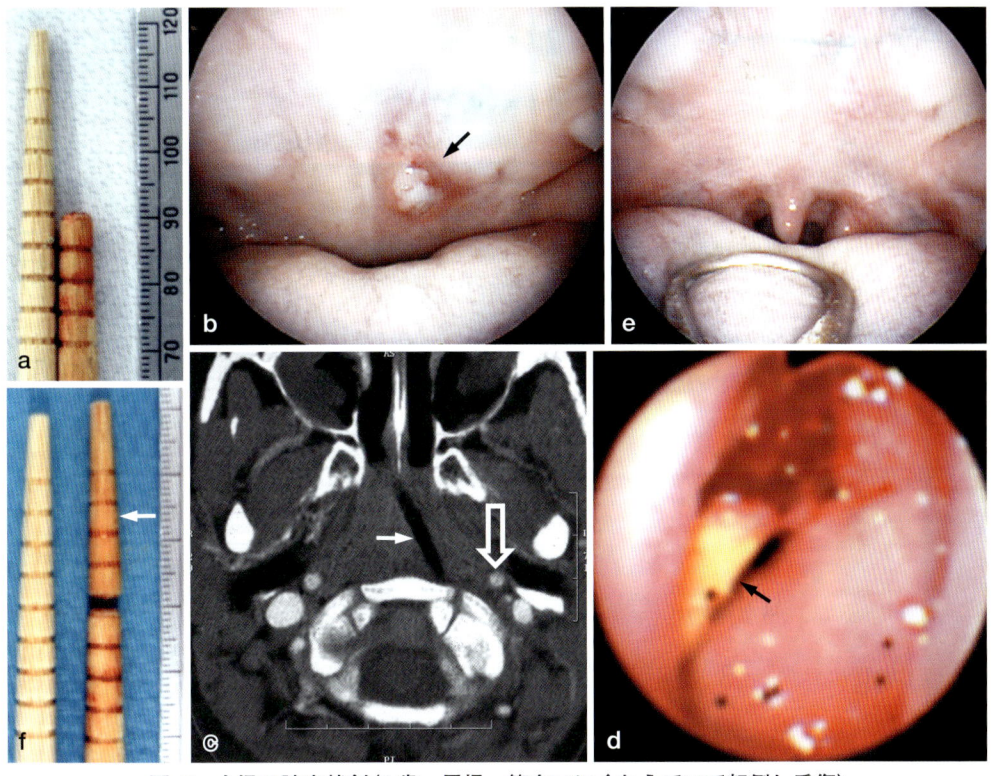

図 8. 小児口腔内杙創（2歳、男児。箸を口にくわえていて転倒し受傷）
a：木箸の先端が約 3 cm 欠損していることより、異物遺残が疑われた。
b：軟口蓋に刺入口を確認する。
c：造影 CT で箸の遺残と思われる線状の低吸収域を認めた（白矢印）。先端は環椎前面に至り、左内頸動脈（白ヌキ矢印）よりの距離は約 1 cm であった。
d：全身麻酔下に施行した鼻腔よりの fiberscope にて、後咽頭間隙に刺入された箸を認め、これを摘出した（黒矢印）。
e：摘出後、第 9 病日には軟口蓋の刺入口も治癒した。
f：摘出した箸の先端部（白矢印）。異物遺残の可能性は否定された。

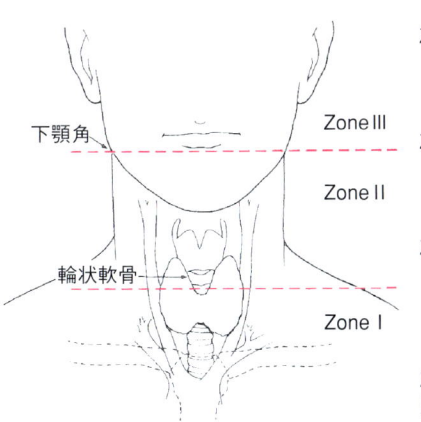

Zone Ⅲ　下顎角より頭蓋底までの範囲。
　　　　顎下腺、耳下腺、食道、頸部気管、口腔、内/外頸動脈、内頸静脈、第Ⅸ～Ⅻ脳神経などを含む。

Zone Ⅱ　輪状軟骨より下顎角までの範囲。
　　　　頸動脈、椎骨動脈、内頸静脈、頸部気管、食道、咽喉頭、頸髄などを含む。

Zone Ⅰ　鎖骨より輪状軟骨までの範囲。
　　　　胸郭出口、上縦隔を含み、鎖骨下動静脈、腕頭動静脈、総頸動脈、内頸静脈、大動脈弓、気管、食道、肺尖、胸管、腕神経叢などが含まれる。

Zone Ⅰの損傷では常に大血管損傷の可能性を考え診療にあたるとともに、胸部の合併損傷の有無もチェックする。

図 9. 頸部の臨床解剖学的分類

2 ◆ 頸部の穿通性外傷

1 病　態

　頸部は、その狭い範囲に重要臓器・組織が複雑に位置しているという解剖学的特性がある。よって、単一の創でも重大な損傷を引き起こす。臨床上、頸部は3つに区分けされ（Zone Ⅰ〜Ⅲ）、各Zoneで損傷される臓器・組織が異なる（**図9**）。緊急度が高く生命を脅かす病態は、気道閉塞と大量出血である。気道閉塞は、咽頭喉頭損傷や頸部気管損傷による直接損傷と、軟部組織に生じた急激に増大する血腫による気管の圧迫により生じる。一方、頸部動脈損傷では、約1/3の症例で受傷初期に明らかな症状を欠くとの報告もあり、神経症状、血管雑音、末梢での脈拍欠損の有無などを経時的に捉える必要がある。

▶Zone Ⅰ〜Ⅲ
▶気道閉塞
▶大量出血

2 救急現場での処置

　いずれの場合も十分な酸素投与とともに、必要に応じて血腫形成部への圧迫止血、気道確保、補助換気を行って速やかに搬送する。

3 ◆ 胸部の穿通性外傷

1 病　態

　胸部には、胸郭に包まれるように気管、肺、心大血管、食道、横隔膜などがあり、いずれの臓器損傷も生命を脅かし得る。

　a．胸壁損傷

　胸壁に限局した非穿通性外傷では、直接生命を脅かすことは少ないが、時に肋間動静脈や内胸動脈損傷による出血が壁側胸膜損傷部より胸腔に貯留し血胸となることがある。

　b．胸膜、肺実質損傷

　①開放性気胸（open pneumothorax）：穿通性外傷では、胸壁を貫通して壁側胸膜が損傷されて外気と交通が生じ、開放性気胸となる。小さな穿通創では、創路は胸壁軟部組織に被覆され悪化しないが、穿通創が大きいと気胸が悪化して呼吸障害が生じる。

▶開放性気胸
　（open pneumothorax）

　②サッキングチェスト（sucking chest wound）：サッキングチェストとは、開放創が一方弁（チェックバルブ）となり、胸腔内が陰圧となる吸気時に空気が胸腔内へ流入し、呼気時には胸腔内よりの流出障害が生じて緊張性気胸へと進展する病態をいう。

▶サッキングチェスト（sucking chest wound）

　③緊張性気胸（tension pneumothorax）：サッキングチェストや肺損傷部よりの持続的空気漏出により生じる。障害肺の虚脱による酸素化障害と胸腔内圧上昇による縦隔の偏位・静脈環流の減少により閉塞性ショックに陥り、放置すれば死亡するため緊急の脱気が必要となる（**図10**）。

▶緊張性気胸
　（tension pneumothorax）
▶閉塞性ショック

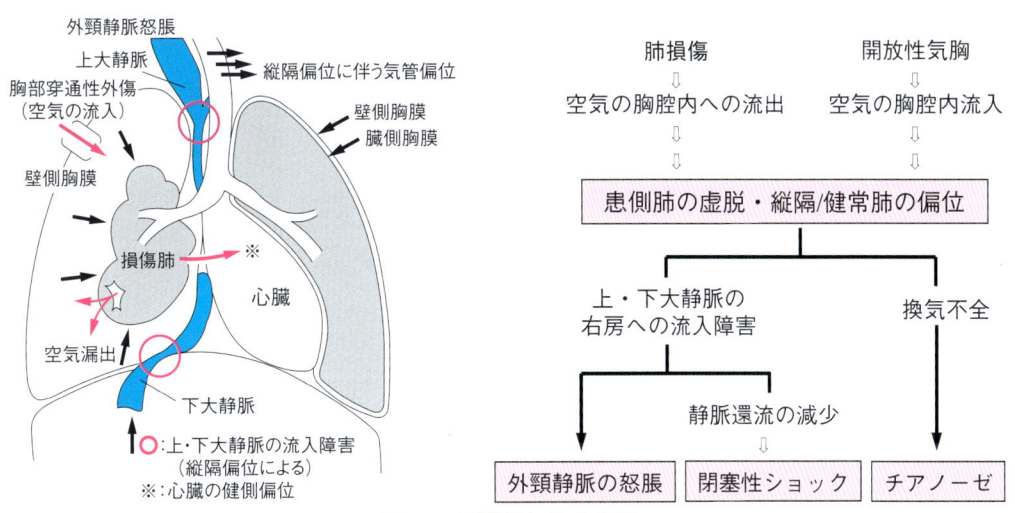

図 10. 緊張性気胸の病態

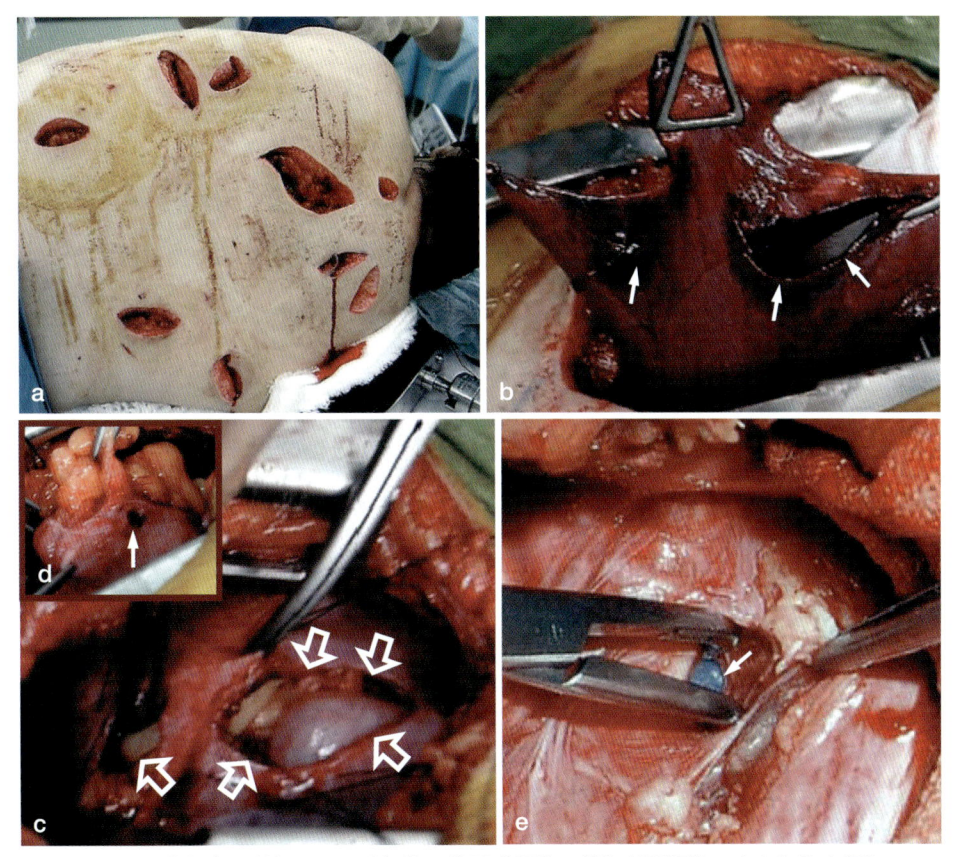

図 11. 背部多発刺創による肺損傷、横隔膜損傷、横行結腸損傷、左主気管支損傷
a：背部多発切創により搬入された。
b：左下葉多発損傷（白矢印）に対し肺部分切除術を施行した。
c：横隔膜損傷（2ヵ所-白抜き矢印）を認め、さらに経横隔膜横行結腸損傷（白矢印）を認めた（d）。
e：上背部の刺創による左主気管支損傷（白矢印）も合併していた（DLVチューブのカフが術野から確認できる）。

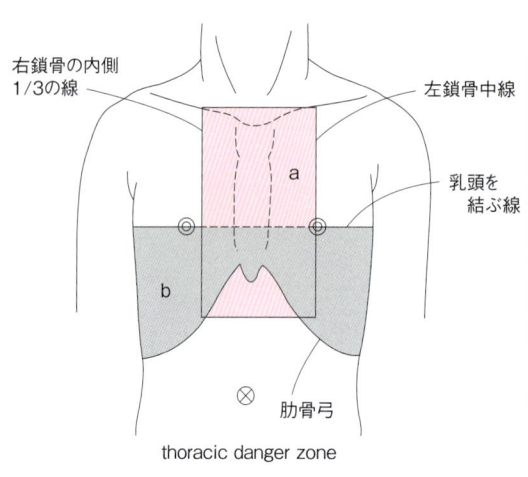

a) 心臓外傷危険域 (Sauer's danger zone)
b) 経横隔膜腹腔内蔵器損傷危険域

心臓外傷危険区域 (Sauer's danger zone) は、上縁は胸骨上窩、左縁は左鎖骨中線、右縁は右鎖骨近位 1/3、下縁は心窩部で囲まれた領域。この範囲に刺入口がある場合は、心刺創の危険性が高い。また、左右乳頭を結ぶ線より尾側の下位胸部に刺入口がある場合は、経横隔膜腹部臓器損傷の危険性がある。

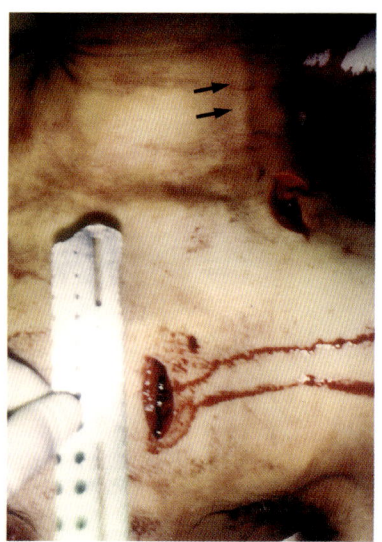

症例写真は、Sauer's danger zone に刺入部を認め、外頸静脈の怒脹 (黒矢印) が認められた。搬入時閉塞性ショックであった。剣状突起下心囊開窓術にて心タンポナーデを解除後、右室縫合修復ならびに肺縫合術を施行した。

図 12. Sauer's danger zone と心刺創

▶肺実質損傷 (lung injury)
▶胸腔ドレナージ
▶開胸止血術
▶肺門部損傷 (hilar injury)

④肺実質損傷 (lung injury)：肺への直接の刺創により、血胸、気胸、肺内血腫、肺裂創、肺囊胞などが生じる。多くの場合胸腔ドレナージで対処可能であるが、持続的な空気漏出や大量出血をきたした場合には、開胸止血術が必要となる (図11)。

⑤肺門部損傷 (hilar injury)：刺創が肺門部にまで及んだ場合は、胸腔内大量出血、緊張性気胸が生じるとともに換気不全や空気塞栓が生じ致死的となる。刺創では稀で、ほとんどが銃創により生じる。

c．心損傷

▶心損傷
▶Sauer's danger zone
▶大量血胸による出血性ショック
▶心タンポナーデによる閉塞性ショック
▶機械的障害による心原性ショック
▶経横隔膜腹腔内臓器損傷

Sauer's danger zone (図12) といわれる心臓外傷危険域に刺入口がある場合は、心損傷を強く疑う。穿通性心損傷では、①大量血胸による出血性ショック、②心タンポナーデによる閉塞性ショック、③機械的障害による心原性ショック、などが問題となる。

d．経横隔膜腹腔内臓器損傷

横隔膜は、呼気時には腹側で第4肋間、背側では第6ないし7肋間まで上昇するので、刺入部が第4肋間より尾側の下位胸部にある場合は、肝、脾、胃、大腸などの腹腔内臓器損傷を生じる可能性がある (図11、12)。

また、刺創に比し銃創では横隔膜損傷の頻度が高く、射入口が下位胸部にある損傷では、横隔膜を貫通して肝、脾などの腹腔内臓器損傷を伴い、上腹部銃創では胸部損傷を伴うことが多い。

そのほか、胸部主要血管損傷、縦隔内気管・食道損傷などがあるが、刺創では稀である。

2 救急現場での評価

a. 臨床所見

救急現場で既にショック状態を呈する場合は、緊張性気胸、心タンポナーデ、大量血胸、肺門部損傷、胸部大血管損傷などが疑われ、直ちに搬送が必要となる。また、開放性気胸の所見、外頸静脈の怒脹、皮下気腫などを見逃さないようにすることが重要である。各病態に対する処置は別章を参照のこと。

4 ◆ 腹部の穿通性外傷

1 病態

腹部実質臓器や血管損傷による腹腔内出血や後腹膜出血、管腔臓器損傷による汎発性腹膜炎が主病態となるが、そのほかに膵損傷による膵液瘻、胆嚢損傷による胆汁漏、腎尿路系損傷による尿溢流などによる非感染性炎症も生命を脅かす重要な損傷となる。

▶腹壁損傷(abdominal wall injury)
▶下腹壁動脈損傷や腹直筋損傷

a. 腹壁損傷(abdominal wall injury)

腹壁に限局した非穿通性外傷は、重症度、緊急度共に低いが、時に下腹壁動脈損傷や腹直筋損傷により大量の外出血が生じたり、腹膜にも損傷が及んでいる場合は、大量腹腔内出血を伴うことがある。

▶実質臓器損傷(visceral injury)

b. 実質臓器損傷(visceral injury)

刺入口の位置によりある程度損傷臓器を推定できる。肝右葉損傷では右上腹部や右側下位胸部に、左葉損傷では心窩部に、脾損傷では左上腹部や左側下位胸部に刺入口があることが多い。創が臓器の横隔面から臓側面に貫通している場合には、肝門部や脾門部損傷、胆嚢損傷、門脈損傷、十二指腸損傷、横行結腸損傷、膵損傷、腹部大血管損傷を合併することがある。

▶管腔臓器損傷(hollow viscus injury)

c. 管腔臓器損傷(hollow viscus injury)

穿通性外傷では、鈍的腹部外傷に比べ管腔臓器損傷の頻度が高く、また、複数箇所の損傷を合併していることが多い。時に腸管が創外へ脱出し、絞扼される場合がある(図13)。腹部前面よりの損傷では横行結腸、S状結腸、小腸が損傷されやすく、側腹部から背部にかけての刺創では、十二指腸や上行、下行結腸が損傷される頻度が高い。

▶腎・尿路系損傷

d. 腎・尿路系損傷

側腹部より背部にかけての刺創で認められ、その際鈍的外傷ではほとんど生じない尿管損傷を合併することがある。

▶尿管損傷
▶主要血管損傷

e. 主要血管損傷

刃渡りの長い凶器による刺創では、腹部大動脈、下大静脈、腸骨動静脈などの主

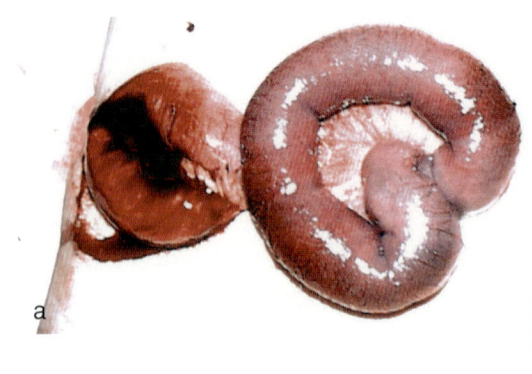

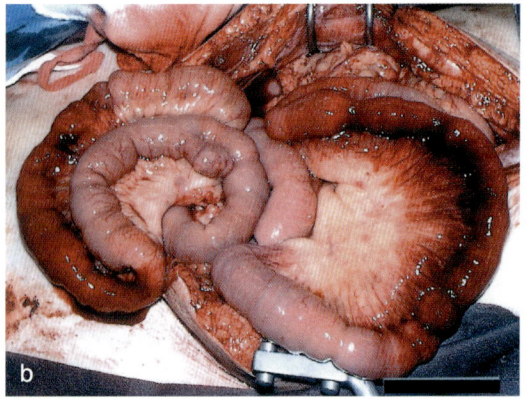

図 13. 腸管脱出と絞扼
a：2ヵ所の腹部刺創の刺入口より腸管脱出が認められ、刺入口で腸管が絞扼されていた。
b：開腹すると、絞扼腸管の血行障害が認められ、腸管切除を余儀なくされた。

要血管損傷をきたす（図6）。

▶経横隔膜胸部臓器損傷

f．経横隔膜胸部臓器損傷

上腹部刺創では、経横隔膜的に肺、心臓などの胸部刺創を合併することがある。

g．その他

鈍的外傷に比べて大網や小網の損傷による腹腔内出血例が多く、また、大網の創外脱出も多く認められる。

2 救急現場での評価

a．刺入口の位置

刺入部位より損傷臓器をある程度推測できる。刺入部位は大きく、①腹部前面（両側前腋窩線間で季肋部より鼠経靱帯まで）、②側腹部（前腋窩腺と後腋窩腺間）、③背部、④下位胸部、に分類される。前面では実質臓器、管腔臓器損傷および腹部大血管損傷が、側腹部から背部では腎尿路系、十二指腸、大腸などの後腹膜臓器損傷、下位胸部では肝、胃、大腸、脾など上腹部臓器損傷の可能性がある。

b．腹部所見

救急現場での正確な腹部理学所見の把握は困難であり、さらに腹部刺創における理学所見の精度は低い。よって、理学所見にこだわるあまりいたずらに時間を費やすべきでない。

c．臓器脱出に対する処置

別章参照（196頁）のこと。

5 ◆ 背部の穿通性外傷

1 病　態

上背部ならびに臀部では、肩甲骨、腸骨、仙骨があるため穿通性外傷となること

4-8・穿通性外傷

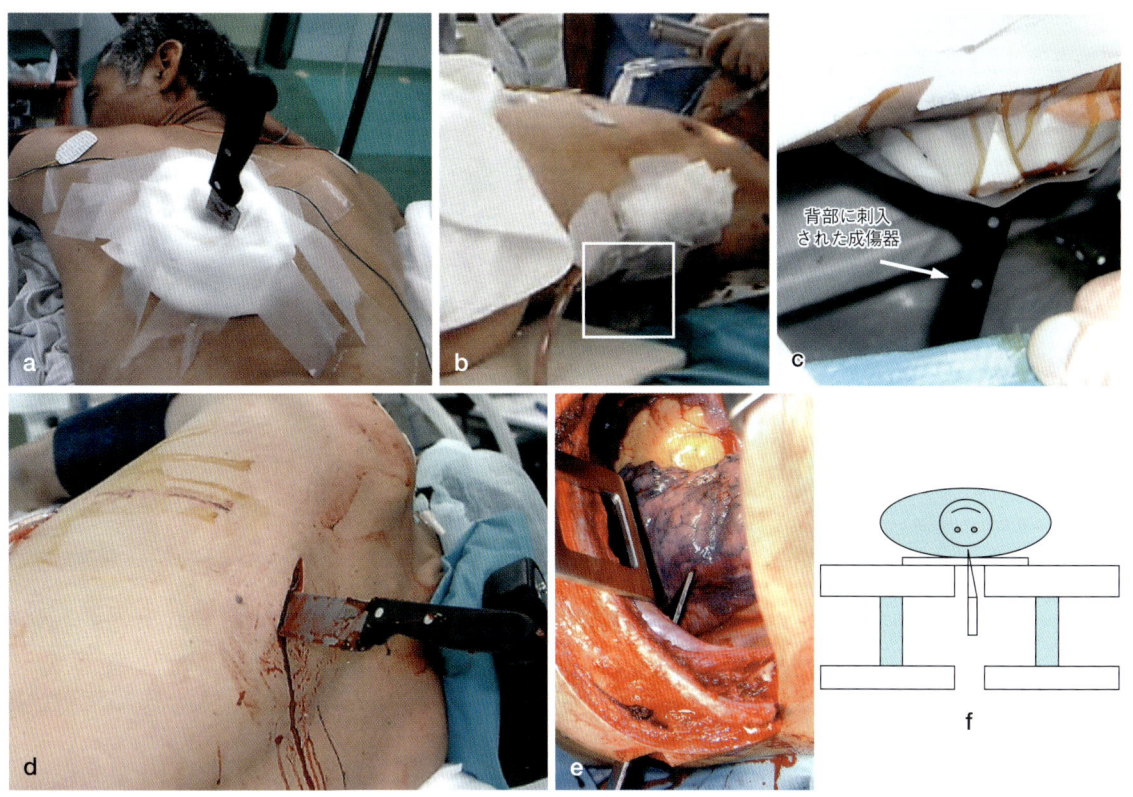

図 14. 背部穿通性刺創症例における体位の工夫
a：搬入時の体位　気道・呼吸・循環に問題がなかったため、成傷器を抜去せず腹臥位のまま搬送した。
b：気管挿管時の体位：2台のストレッチャーの間に成傷器が挟まるようにして仰臥位とした（c、f）。
d：成傷器は刺入されたまま、左後側方開胸を行った。
e：成傷器は、左肺下葉を貫通し、出刃包丁の先端により肺静脈も損傷しており、抜去後大量出血をきたした。肺静脈修復後左下葉切除術を施行した。

は少ないが、それ以外の躯幹背部では部位に応じて肺・大血管・肝・脾・膵・腎・大腸損傷などをきたすことがある。

2 救急現場での評価

穿通性異物が刺入されたままの状態で傷病者が腹臥位となっている場合は、初期評価、全身観察の手順、異物の固定、搬送時の体位に工夫が必要である（図14）。この場合も異物抜去は原則禁忌であり、異物固定後に患者の状態に応じて腹臥位のまま（A＝気道・B＝呼吸・C＝循環に異常なし）、側臥位にして、ないしは仰臥位にして搬送する（A・B・Cに異常があり、仰臥位でないと気道確保や人工呼吸などの蘇生処置が施行できない場合）。その際は、体幹両側に毛布などを当てがい、異物への圧迫を防ぐようにする。

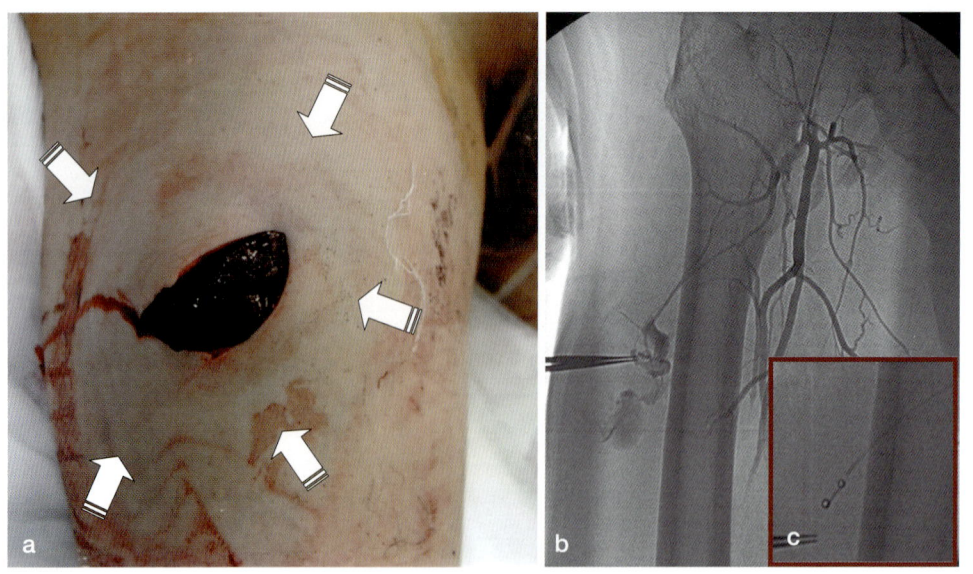

図 15. 右大腿部穿通性刺創
a：右大腿前面に刺創を認め、活動性出血による著しい血腫（拍動性進展性血腫：白矢印）と外出血を認めた。
b：右大腿動脈造影では、大腿深動脈よりの造影剤の血管外漏出像を認めた。
c：マイクロカテーテルを用いて coil TAE を施行した。止血操作の後創洗浄を行い、一期的に創閉鎖を施行した。

6 ◆ 四肢の穿通性外傷（図15）

1 病態評価

　四肢刺・切創では、主要血管損傷、神経損傷、筋組織ならびに腱損傷が問題となる。刺創部よりの大量外出血を認める場合は、主要血管損傷の可能性が高い。

2 救急現場での評価と処置

▶用手圧迫

　不用意に創内を検索すると大出血をきたすことがあるので、刺入部を直接圧迫して搬送する。その際、ガーゼによる被覆圧迫は、「面」での圧迫となって出血部位への圧迫効果が弱いので、出血点を「点」で直接圧迫する用手圧迫を行う。あるいは、より中枢部（鼠径部の大腿動脈など）の用手圧迫を行う。

（当麻美樹）

VOL.9 小児の外傷

はじめに

厚生労働省発表の死亡統計によれば、1歳以上の小児の死因第1位は外傷をはじめとする"不慮の事故"である。小児の外傷死亡を少しでも減少させるために、受傷直後の適切な判断・処置が重要であることは言うまでもない。

小児外傷の現場では、以下に示すような小児の特殊性を理解したうえで、的確な判断と処置を行わなければならない。

Ⅰ. 生理学的特徴

1 ◆ バイタルサイン

小児でも成人同様、外傷におけるバイタルサイン評価は極めて重要であるが、小児では各年齢層でバイタルサインの正常値が異なる（表1）。プレホスピタルの現場では、

- 1歳：呼吸数30、心拍100、収縮期血圧80
- 3歳：呼吸数25、心拍90、収縮期血圧90

と大まかに暗記し、年齢に応じてスライドさせて評価すればよい。血圧に関しては、年齢(年)×2+70 mmHg以下の血圧を異常値として扱う方法もある。

表 1. 気管内チューブの選択とその固定位置

		内径(mm)	経口(cm)
	<1 kg	2.5	7
	<2 kg	2.5	8
	<3 kg	3.0	9
	>3 kg	3.0	10
年齢	6ヵ月〜1歳未満	3.5	10.5〜11
	1歳	4.0	12
	2歳	4.5	13
	3歳	4.5	13
	4歳	5.0	15
	5歳	5.0	15
	6歳	5.5	16
	7歳	5.5	16
	8歳	6.0	17
	10歳	6.5	19
	12歳	7.0	20
	12歳以降	7.5	21〜

経口挿管固定位置：身長(cm)/10+5(cm)
（文献1）による）

2 ◆ 呼 吸

小児における呼吸の主な生理学的特徴としては、

① 年齢が低くなるほど体重あたりの酸素消費量が大きい

▶酸素消費量が大きい
▶機能的残気量が小さい

② 機能的残気量が小さく、短時間の呼吸停止で容易に低酸素血症に陥る（成人では30秒程度の息こらえではSpO₂は低下しないが、小児では低下する）

▶換気は横隔膜に強く依存

▶口呼吸が上手にできない

③肋間筋などの呼吸筋の発達が未熟で、換気は横隔膜に強く依存している（腹部膨満など、横隔膜の動きが阻害されることによる換気障害が起こりやすい）

④新生児から乳児期早期では、鼻呼吸が主体であり、口呼吸が上手にできないことがある

などが挙げられる。

解剖学的特徴も併せて、小児の呼吸器系の代償機転は破綻しやすく、比較的短時間の間に致命的低酸素血症をきたしうるといえる。換気障害のある小児では、しばらく頻呼吸が続いた後、徐呼吸から呼吸停止へと急速に悪化することがあるため、頻呼吸の患児の呼吸数低下を改善の兆しと即断するのは極めて危険である。

3 ◆ 循 環

出血により循環血液量が減少すると、生体は、

①心拍数を増やす

②四肢など生命に直結しない組織の末梢血管を収縮することで血液を再分配することで生命を維持しようとする。これらの変化は、主に内因性カテコラミン増加による交感神経の興奮によって生じる。小児では交感神経系の反応が鋭敏であるため、こうした変化が成人よりも早期から強く出現する。その一方で、体重あたりの酸素消費量が多く心予備能が少ないことから、代償機転が破綻すると、それまでの頻脈から一転して一気に徐脈、心停止に至る。つまり、小児の出血性ショックにおいて血圧低下が出現する時期は、同程度の循環障害をもつ成人よりむしろ遅いにもかかわらず、いったん血圧が低下し始めた後は一気に心停止へと突き進むのである。したがって、血圧低下を伴う小児外傷は既に心停止の直前であると考えなければならない。プレホスピタルの現場においては、末梢血管の収縮や頻脈などの交感神経興奮による症状を的確に捉えなくてはならない。顔面蒼白で毛細血管充満時間が延長し、頻脈を呈しているときには、たとえ血圧が正常範囲内であってもショックと判断すべきである。

▶交感神経系の反応が鋭敏
▶体重あたりの酸素消費量が多く心予備能が少ない

4 ◆ 体 温

①低体温、②血液凝固障害、③代謝性アシドーシス、は、「死の三徴」と呼ばれ、できるだけ早期に是正しなければならない。小児は体重あたりの体表面積が相対的に大きく、加えて皮下脂肪が薄いため、短時間で容易に低体温に陥る。混乱したプレホスピタルの現場であっても、体温管理に対する注意を忘れてはならない。

▶容易に低体温に陥る

5 ◆ 中枢神経系

相対的に頭部が大きく酸素消費量も多いため、循環不全（血圧低下）による虚血に対して成人よりも脆弱であるといわれている。さらに血液脳関門が未熟で血管透過

▶脳浮腫をきたしやすい

▶抑制系ニューロンが未発達

性が高いことから脳浮腫をきたしやすい。つまり、小児の頭部外傷は、外力による一次損傷だけでなく、呼吸、循環の異常による二次損傷も生じやすいのである。また、小児では抑制系ニューロンが未発達であるため、わずかな障害でも痙攣を起こしやすい。痙攣の重積も呼吸、循環に悪影響を及ぼし二次損傷を助長するため、プレホスピタルにおける呼吸・循環異常の是正と維持は極めて重要である。

II. 解剖学的特徴

1 ◆ 気　道

▶舌の割合が大きい
▶仰臥位で頸部屈曲をきたしやすい

▶気道内径が小さい

　口腔内に占める舌の割合が大きく、容易に舌根沈下をきたす。さらに、小児は後頭部が張り出していることから、仰臥位で頸部屈曲をきたしやすく、これも気道狭窄をきたす原因となる。特に後頭部の張り出しが大きい新生児から乳児期の小児をバックボード上に固定する場合、肩の下にタオルを敷くなどの配慮が必要である(図1)。さらに、気道内径が小さいため、成人では問題にならない程度の気道浮腫や気道分泌でも、著しい気道狭窄症状を呈する(図2)。

2 ◆ 頭部・頸部

　身体に占める頭部の割合が大きいため、必然的に頭部外傷の合併頻度や重症度は高くなる。成人と比較してびまん性に脳損傷を受けやすい。頸部は相対的に重い頭

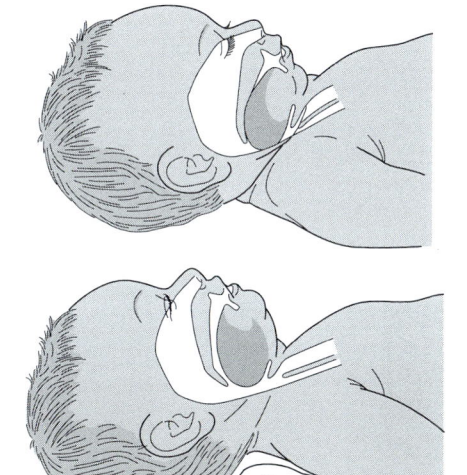

図 1. 後頭部の張り出しと気道狭窄
(齊藤　修：小児外傷の解剖学的特徴. 実践 小児外傷初療学, 益子邦洋(編), p40, 永井書店, 大阪, 2008 による)

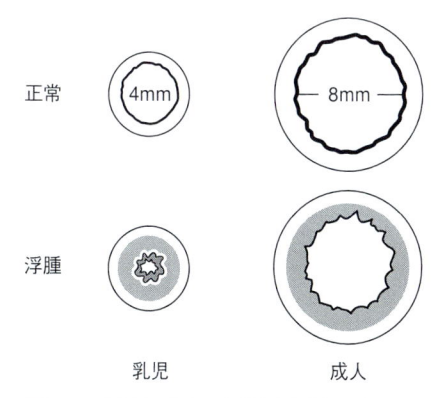

図 2. 小児と成人の浮腫(狭窄)が生じたときの気道への影響
(齊藤　修：小児外傷の解剖学的特徴. 実践 小児外傷初療学, 益子邦洋(編), p40, 永井書店, 大阪, 2008 による)

部を支えており、さらに頸椎の靱帯結合が緩いことから、前後方向に動揺しやすく、骨折を伴わない頸髄損傷をきたしやすい。頸髄損傷は成人よりも高位で生じやすいという特徴も有する。

3 ◆ 胸 部

肋骨が柔軟で筋肉や皮下脂肪も乏しいため、外力がダイレクトに胸腔内臓器に伝わりやすい。したがって、胸部に強い外力が加わった場合、肋骨骨折やフレイルチェストは非常に稀だが、その一方で、体表の異常所見がなくても肺挫傷を合併していることは稀ではない。

4 ◆ 腹部・骨盤

腹腔内臓器は成人と比較して尾側かつ腹側に位置し、体格に比べ相対的に大きいため、肋骨で保護されずに、腹壁下に存在する傾向がある(図3)。腹壁および腹腔内の筋肉や脂肪が少ないため、外力が直接腹腔内臓器に伝わりやすい。外傷頻度が高いのは、脾臓、肝臓の順である。後腹膜臓器である腎臓も相対的に大きく、損傷を受けやすい。これら実質臓器に比べ、胃や十二指腸などの管腔臓器や膵損傷は比較的少ないと言われているが、シートベルト外傷、自転車のハンドル外傷などでは注意が必要である。恥坐骨、腸骨癒合の乏しい乳児では、骨盤骨折は稀であり、あるとしても剥離骨折となる頻度が高い。

▶外傷頻度が高いのは、脾臓、肝臓の順

5 ◆ 四 肢

四肢長管骨の発達は、骨端軟骨部での軟骨骨化を中心に長軸方向の成長が促され、女児で14歳、男児で16歳程度まで継続する(図4)。成人では靱帯付着部位に損傷

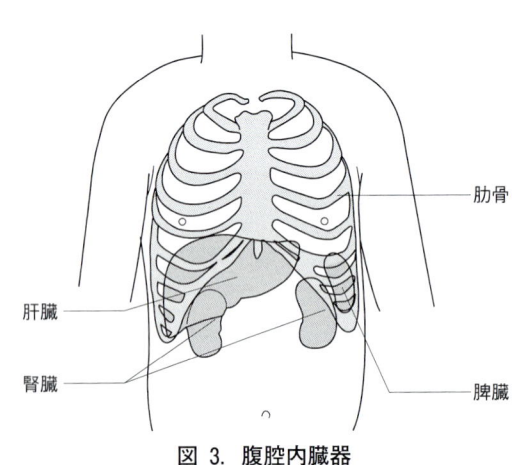

図 3. 腹腔内臓器
(齊藤　修：小児外傷の解剖学的特徴. 実践 小児外傷初療学, 益子邦洋(編), p46, 永井書店, 大阪, 2008による)

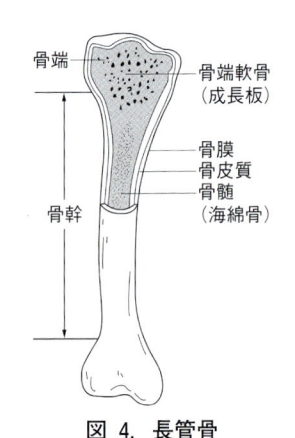

図 4. 長管骨
(齊藤　修：小児外傷の解剖学的特徴. 実践 小児外傷初療学, 益子邦洋(編), p46, 永井書店, 大阪, 2008による)

▶若木骨折

が生じやすいのに対し、小児ではこの骨端軟骨部が最も骨折を生じやすい。骨そのものの弾性が高く、骨膜も厚いため、若木骨折をきたしやすいことも特徴である。したがって、局所の圧痛や可動域制限、特に関節周囲の疼痛がある場合は、明らかな不安定性、変形、腫脹がなくても骨折を疑う必要がある。

III. 観察と処置

状況評価から始まって、初期評価→全身観察→搬送に至る流れは成人同様である。ここでは成人との違いを中心に述べる。

1 ◆ 状況評価

小児では墜落、歩行中の交通事故、熱傷などの受傷機転が多い。理解力や表現力が乏しく救助者に対して非協力的なことが多いため、保護者から情報を得なければならない場合も多い一方で、保護者が加害者である可能性も忘れてはならない。受傷機転に不自然な点がある場合には乳幼児虐待の可能性を考慮すべきである。

2 ◆ 初期評価と救命処置

▶保護者からの情報が有用

患児の全体的印象に関しては保護者からの情報が有用である。保護者が「子どもの様子が普段と違う」と感じている場合には、重大な損傷が隠れている可能性を考えなくてはならない。患児が救助者に対してまったく無関心なのは危険な徴候である。続いて、頭部を保持しながら気道、呼吸、循環を観察するが、患児の年齢によってはこの段階が最も困難である。特に乳幼児は救助者に接触されることに対する不安が強い。緊迫した現場ではつい強い口調になりがちであるが、患児がおびえてしまえば、その後の評価・処置がさらに困難になる。優しく話しかけ、患児の味方であることを伝えるよう努力すべきである。可能であれば保護者に協力してもらうことで、患児のおびえが軽減されることもある。

気道が脅かされている場合は気道確保を行う。頭頸部をニュートラル位にするだけで気道が開放されることもある。必要なら鼻腔・口腔の吸引や下顎挙上を行う。頻呼吸が認められる場合は、その後急速に徐呼吸・呼吸停止に至る可能性を考慮し、早めに補助呼吸を開始すべきである。人工呼吸・補助呼吸を行う場合の送気量の目安は、成人同様「胸郭の動きが観察できる最少量」である。高濃度酸素投与が必須であることも成人同様である。

バッグマスクを用いる場合には、
①下顎にかけた指先が喉頭や気管を圧迫していないか
②マスクが患児の眼球にかかっていないか
③頸部が過伸展していないか（小児の頸椎は可動域が大きいため、気道確保時に

過伸展していることがある）
　　④救助者の手に力が入り過ぎていないか
　　⑤送気量が多過ぎないか
に注意する。
　循環評価に関しては、特に血圧低下が出現する前のショックを見逃さないようにする。前述したように、脈拍数や毛細血管充満時間の変化が有用な指標になるが、これらは外気温や患児の不安・緊張などの影響を受けやすい。したがって実際には、バイタルサインや毛細血管充満時間などの客観的指標に加え、意識レベルの変化、患児の全体的印象などから総合的に判断する必要がある。身体所見で明らかな損傷がなく、バイタルサインも頻脈があるほかは特に異常がない場合でも、顔面蒼白で泣き叫ぶ元気もない乳幼児はショックと判断すべきである。

▶毛細血管充満時間

3 ◆ 全身観察と緊急処置

　全身観察と緊急処置の要領も基本的に成人と同様であるが、小児では体表面の損傷が軽微で明らかな骨折や打撲痕がなくても、重大な内臓損傷をきたしていることがあるということを忘れてはならない。高エネルギー外傷が疑われる場合、体表所見に明らかな損傷がないからといって、安易に軽症と判断してはならない。バイタルサインに異常がなくとも、重篤な内臓損傷が潜在している可能性を考えて病院を選定すべきであるし、搬送中もバイタルサインや意識レベルの経時的変化を成人以上に頻回に確認しなくてはならない。特に気道・呼吸のトラブルは、現場から病院までのプレホスピタルの段階でしばしば起こるが、これを見逃さずに気道確保や補助呼吸などの適切な対応をとることで重篤な経過を回避できる。
　確実な全身評価と経時的変化のフォローアップには脱衣による全身観察が不可欠であるが、小児は短時間で容易に低体温に陥るため、保温にも気を配ることを忘れてはならない。

▶保温にも気を配る

4 ◆ 資器材

　小児はその体格に応じて適切なサイズの資器材が必要になる。エアウェイ、蘇生バッグとマスク、頸椎カラーなどは、いくつかのサイズのものを小児用資器材としてまとめて保管しておく必要がある。バックボードに関しても小児専用の物が望ましいが、成人用バックボードを用いる場合でも患児の身体がずれないように隙間をタオルや毛布で埋めるなどの工夫が必要である。

5 ◆ 意思の疎通と保護者

　特に乳幼児から学童期前半までの小児は救助者の接近、接触に対する抵抗感が強い。これを和らげるためには、救助者が目線を下げて接近・接触する、接触は段階

的に、かつ、できれば下肢の方から始めるなどの工夫が必要である。

　観察、処置のすべての段階で、保護者の協力を仰ぐことは有効な方法である。保護者に十分説明したうえで、処置の一部を保護者に任せるのは小児の不安を減ずるのに有効である。処置や観察の必要性に関しても、まず保護者に説明したうえで保護者の口から患児に説明してもらう方法もある。保護者の存在が救急活動の明らかな妨げにならない限り、保護者はできるだけ患児のそばに付き添わせてよい。現場活動と搬送のすべての段階において、患児と保護者を引き離すのは患児・保護者・救助者のすべてにとって得策ではない。

▶患児をだましてはならない

　患児をだましてはならない。実際には痛みを伴う処置を行う前に「痛くないからね」などと説明するのは、救助者と患児の信頼関係を損なう重大なウソである。信頼関係の崩壊はその後の治療の障害にもなる。

　保護者の精神状態にも配慮が必要である。救助者の不用意な発言が保護者の罪の意識をさらに深めることのないように、保護者を落ち着かせ、今何が必要かを理解させる。保護者をいかに効果的に活用するかは救助者の態度次第である。

▶虐待の可能性

　乳幼児虐待の可能性も忘れてはならない。保護者のもたらす情報は極めて有用であると同時に、ウソが入っている可能性もある。受傷機転や現場の状況に不審な点がある場合には虐待の可能性を念頭におき、必要な情報を見落とさないように注意しなければならない。乳幼児虐待の可能性を察知・通告することはすべての医療従事者の道義的義務である。乳幼児虐待に関する詳細は第6部「法的・社会的諸問題」を参照されたい。

おわりに

　本章では、小児の特殊性を解剖・生理学的に解説した。この特殊性を理解することで、より質の高い現場活動が可能になる。

　「小児は小さな大人ではない」とは、やや言い古された感のある、医療従事者であれば誰もが聞いたことのあるフレーズであろう。

　しかし、この覚えやすいフレーズと、実際に重症小児を取り扱う頻度がそれほど多くない事実とが重なって、「小児は特殊で、成人とは違ったアプローチが必要」という漠然とした認識となり、その結果、小児患者にまともに触ることさえできないという医療従事者を生み出している。これでは本末転倒であり、「救命のアプローチは気道・呼吸・循環の評価と是正から始まる」ことに関しては成人でも小児でもまったく同様であり、一刻の猶予もない重症小児に関しては「小児も小さな大人」として扱う方が、何もしないでいることよりも数段マシであることを最後に強調したい。

（武井健吉）

●参考文献
1) 益子邦洋（編）：実践 小児外傷初療学. 永井書店, 大阪, 2008.

VOL. 10 高齢者・妊産婦の外傷

I. 高齢者に対する注意点と処置

▶高齢化率

国連の世界保健機関（WHO）の定義では、65歳以上を高齢者としている。わが国の高齢者人口が総人口に占める割合（高齢化率）は、2010年に23.1％、2035年には30％に達するといわれており、高齢化率の上昇に伴い高齢者傷病者も増加することが予想される。高齢者外傷は同程度の重症度の外傷でも若年者に比べ死亡率が高く、よりきめ細かい対応が必要となる。

1 ◆ 受傷機転

▶微細な外力や受傷機転で重篤な外傷をきたしうる

高齢者外傷の特徴は、微細な外力や受傷機転で重篤な外傷をきたしうることである。したがって、高エネルギー外傷でなくとも隠された重症外傷に配慮する必要がある。運動・感覚能力の低下によって転倒による受傷が多く、骨はもろく骨折をきたす確率は壮年期より高い。転倒により大腿骨折だけでなく骨盤骨折をきたすこともあり、さらに単独の骨折が全身状況に与える影響も大きい。

受傷機転としては、転倒以外に転落、交通事故、熱傷、老人虐待などがあり、これらの外傷が致命的となる確率が高いのは、いずれの受傷機転に関しても同様である。

▶内因性疾患が外傷（事故）の原因となる

心筋梗塞や脳出血や脳梗塞などの内因性疾患が外傷（事故）の原因となることもある。例えば交通事故で受傷した傷病者の意識レベルが低下している場合は、これが頭部外傷によるものなのか、それとも脳梗塞や脳出血による意識障害で発症し、これにより交通事故が発生したのか判断に戸惑うこともある。現場において判別は困難であるが、病院選定や今後の治療方針に大きな影響を与えるので重要である。

2 ◆ 加齢による生理学的・解剖学的変化

▶加齢により生理学的な代償能力や予備能力の低下をきたす
▶換気量や予備量が減少

加齢により生理学的な代償能力や予備能力の低下をきたす。

1 呼吸器系

骨軟骨の骨化などにより胸郭が硬くなる一方、筋力が低下するため換気量や予備量が減少する。さらに、呼吸回数の増加によって換気量を増加させる代償反応も乏しい。加齢に伴い肺気腫などの合併により死腔は増加し換気障害をきたしやすい。肺胞のガス交換能も低下するため、SpO_2の正常値は低下する。このような状況に軽度の疼痛が加わっただけで容易に酸素化障害や換気障害をきたす。換気量などを慎

▶軽度の疼痛が加わっただけで容易に酸素化障害や換気障害をきたす

重に評価し、早めの補助呼吸を考慮すべきである。また、嚥下反射や咳反射の低下により容易に誤嚥性肺炎を併発しやすい。

2 循環系

▶ショックの指標が現れにくい

　高齢者では血圧の低下や頻脈、皮膚症状といったショックの指標が現れにくく、ショックの認知が遅れる危険性が高い。動脈硬化などのため高齢者の標準血圧は壮年期のそれより一般に高い。ただし、加齢に伴う血圧変化の個人差は極めて大きく、80歳代でも収縮期血圧が130 mmHg程度の傷病者もあれば、安静時の収縮期が180 mmHg近くの傷病者もある。日頃から血圧が高い高齢者（例えば安静時の収縮期が180 mmHgの高齢者）では、たとえ収縮期血圧の絶対値が正常（収縮期血圧が120 mmHg）であっても臓器血流不全をきたしていることもあり得る。脈拍数はショックの重要な指標であるが、高齢とともにカテコラミンに対する感受性が低下し、外傷により内因性カテコラミンの分泌が亢進しても頻脈にならない場合がある。さらにカルシウム拮抗薬、β阻害薬（降圧薬）服用中の傷病者では脈拍数の変化がさらに乏しくなる。理想的には、傷病者の通常の血圧や循環系薬剤の服用状況を知る必要があるが、現場では困難である。

3 神経系、感覚系

▶加齢に伴い記銘力や認知機能が低下する

▶アンダートリアージとなりやすい

　加齢に伴い記銘力や認知機能が低下する。また日時に関する関心も乏しい。したがって意識障害を呈している傷病者を観察する場合、その意識障害が外傷によるものなのか、あるいはもともとの加齢による変化なのか明らかでないことが多く、アンダートリアージとなりやすい。また、脳萎縮により頭蓋内に病変があっても頭蓋内圧亢進症状を呈しにくく、はじめは意識障害が軽度であっても頭蓋内病変が遅発性に増大し、症状が遅れて出現することも少なくない。自律神経機能が低下するため、痛みを訴えないため重篤な外傷を過小評価する危険がある。体温調節能力が低下し、容易に低体温に陥りやすい。

4 皮膚・軟部組織

▶軽微な外力で損傷や皮下出血を起こす

　加齢とともに皮膚は薄くなり弾力がなくなる。軽微な外力で損傷や皮下出血を起こし、自己治癒力も乏しい。末梢血管が脆弱で軟部組織に張りがなく、わずかな軟部組織の損傷でも大量の皮下出血をきたすことがある。皮下脂肪が少なく、短時間で容易に褥瘡ができやすい。

5 骨、関節

▶容易に骨折を生じる

　骨のカルシウム量が減少しわずかな外力で容易に骨折を生じる（骨粗鬆症）。変形性疾患により加齢とともに関節の柔軟性は低下し、関節や脊柱の変形を認める。

6 眼

　白内障や視力障害により対光反射が消失し、光彩異常により瞳孔径の評価が難しくなる。頭蓋内病変がなくとも、対光反射の消失や瞳孔不同が認められる。

3 ◆ 処置で配慮すべきこと

1 マスクのフィット

▶マスクのフィットが難しい

　高齢者の下顎は萎縮していることが多いのでマスクのフィットが難しい。総義歯の場合は、特に邪魔にならない限り外さない方がバッグ・バルブ・マスク(BVM)などの処置が行いやすい。義歯や抜けやすい自己の歯は気道異物となり得る。

2 頭部の正中位固定

▶頸部の急激な移動やわずかな過伸展で頸髄損傷をきたす

　頸髄に変形性疾患を有する傷病者では、頸部の急激な移動やわずかな過伸展で頸髄損傷をきたす危険があるので、細心の注意を払う必要がある。

3 バックボードへの固定時の注意点

▶変形に対する不用意な矯正は骨粗鬆症の患者では骨折をもたらす

▶呼吸不全の患者を仰臥位にしただけで呼吸状態が悪化する

　固定を行う前に、骨粗鬆症や変形性疾患(関節リウマチ、変形性頸椎症など)などの既往について聴取する。関節や脊柱に変形があれば入手可能なタオル、枕、座布団を敷き、傷病者が苦痛の少ない姿勢とする。変形に対する不用意な矯正は骨粗鬆症の患者では骨折をもたらす可能性もある。褥瘡ができやすい場所は保護を考慮する。バックボード上に使用できるエアーマットレス(BackRaft™)が商品化されており有用であるとの報告もある。呼吸不全の患者を仰臥位にしただけで呼吸状態が悪化することがあり、バックボードに固定した後でも、頭側を挙上することを考慮する。

4 ◆ 高齢者との意思疎通

　高齢外傷者の評価では、既往歴を聴取することの優先度は高い。既に述べたように、高齢者は慢性疾患を抱え、複数の薬剤を服用している可能性が高く、これらはすべて高齢者の重症度判断を困難にするからである。そのため、病歴や薬剤服用歴の聴取は救急車収容後に行うのが一般的であるが、高齢者の場合には初期評価や全身観察の段階で同時に行ってもよい。

▶高齢者からの情報聴取は、聴覚・視覚障害などのために困難なことがある

　高齢者からの情報聴取は、聴覚・視覚障害などのために困難なことがある。聴覚障害に対しては叫ぶように話しかけてはならない。甲高い(周波数の高い)声を聞き取るのは特に困難である。通常の声のトーンを保ちつつ、大きな声で、かつゆっくりと話しかけるのがコツである。また、傷病者から救助者の顔が見えるようにするために、傷病者の正面に位置する。聴覚障害者は相手の唇をみて言葉の理解を助けている場合があるからである。

　家族など、関係者からの情報収集も大きな助けとなるが、この場合は以下の2点に注意しておく。まず、関係者からの情報収集は必ずしも正確であるとは限らない。関係者から知り得た情報は、「関係者からの情報」であることを銘記し、できればその旨を記録に残す。次に、理解力がある高齢者を完全に無視して、関係者からのみ事情を聴取することは、高齢傷病者の威厳を傷つける可能性がある。関係者からの

説明を期待している場合でも、あくまで傷病者自身に向かって話しかけるのが基本である。発語がままならない場合や、応答に時間がかかる場合でも、できるだけ本人の発言を引き出すように努力すべきである。

構語障害や構音障害のために発語が不明瞭になっている高齢者や、記銘力の低下した高齢者を、決してインテリジェンスの低下した人間として取り扱ってはならない。すべての高齢者は尊厳をもって対応されるべきである。高齢者に対して「おじいちゃん」などと話しかけるのは、たとえ親しみを込めた結果だとしても厳に戒めるべきである。できる限り姓名で呼びかけるのが基本である。

5 ◆ 高齢者の搬送トリアージの問題点

▶高齢者の現場トリアージは多くのアンダートリアージをきたしうる

高齢者の現場トリアージは多くのアンダートリアージをきたしうる。現場で重症でないと判断された高齢者外傷の多くが重篤な外傷を有していることが報告されている。これは、①高エネルギー外傷でなくとも重篤な外傷となりうる、②呼吸不全でも頻呼吸とならない、③ショックでも頻脈や皮膚症状が現れにくい、④頭蓋内病変があっても意識障害や頭蓋内圧亢進症状をきたしにくい、⑤痛みを訴えにくい、⑥服用している薬剤の影響、⑦コミュニケーションの困難さ、などの高齢者の特徴に起因するものと推察される。2006年の米国CDCの現場トリアージ基準では、55歳以上の高齢者はメディカルコントロール医と相談し外傷センター搬送を考慮する、となっている。

II. 妊婦に対する注意点と処置

妊娠期間の区分は妊娠初期(妊娠15週；妊娠4ヵ月末まで)、妊娠中期(妊娠16～27週；妊娠5～7ヵ月)、妊娠末期(妊娠28週；妊娠8ヵ月以降)に分けられる。妊娠後期では妊娠子宮が妊婦の腹部前面を占め、胎児の頭部以外が骨盤より高い位置を占める。妊婦にも大きな生理学的変化が起こり、母胎、胎児とも損傷や外傷の影響を最も受けやすい時期である。外傷による胎児死亡の原因の80％は、母胎のショックである。重要なことは、胎児にとって最良の治療は、母胎に対して最適の治療がなされ母胎が安定することである。

▶外傷による胎児死亡の原因の80％は、母胎のショック
▶胎児にとって最良の治療は、母胎に対して最適の治療がなされ母胎が安定すること

1 ◆ 受傷機転

妊娠子宮のサイズが増加するため、子宮(および胎児)が損傷を受ける確率が高い。子宮が大きくなるにつれ、壁が薄くなり、損傷に対して弱くなる。胎児は、妊娠中期までは大量の羊水に守られておりクッションの役目を果たす。子宮への血液量は妊娠末期までには循環血液量の20％にも増加するため、子宮の損傷は大量出血の原因となる。胎盤は子宮のように弾力に富んでいないため、外力により子宮壁と胎

盤の間に裂け目が入り、胎盤剥離が起こりやすい。子宮と胎盤の血管はカテコラミンの感受性に高く、母胎に出血が起こると胎盤の血管は収縮し胎児は容易に低酸素血症に陥る。

2 ◆ シートベルトの着用

▶妊娠末期でも母体、胎児の安全のためにシートベルトの着用が勧められている

3点式シートベルトは、正しく装着されている(腹部のベルトが骨盤にかかっている)限り、子宮や胎児に悪影響を与えることは少ないため、妊娠末期でも母体、胎児の安全のためにシートベルトの着用が勧められている。シートベルト痕がある場合には、その有無のみだけでなく、その位置(骨盤にかかっているかどうか)にも注意することが重要である。

3 ◆ 妊婦の生理学的変化

妊娠末期にはさまざまな生理学的な変化がみられる。

1 気　道

妊婦は嘔吐や誤嚥をきたしやすい。特に意識障害を合併している場合は注意を要する。

2 呼　吸

20%の酸素消費量の増加と20%の機能的残気量の低下を補うために分時換気量は50%増加する。プロゲステロンが呼吸を刺激するため、15%の呼吸数の増加と40%の1回換気量の増加を認める。

3 循　環

▶循環血液量で、妊娠末期までには非妊娠時より50%程度増加する

最も大きく変化するのは循環血液量で、妊娠末期までには非妊娠時より50%程度増加する。そのため心拍出量も43%増加し6.2 l/min に達する。

安静時の正常心拍数は、妊娠後期(妊娠最後の3ヵ月)には通常より17%増加する。一方、安静時の血圧は妊娠中期(妊娠中盤の3ヵ月)には5〜15 mmHg 低下するが、後期にはほぼ正常に戻る。このため、出血による徴候が出現するタイミングが遅れがちとなる。妊婦のバイタルサインを評価するにあたっては、生理変化と合わせ、この点に注意が必要である。なお、外傷を契機として妊娠子癇をきたした場合には頭部外傷と紛らわしい症状(痙攣、意識消失)を呈する点に留意しておく。

4 ◆ 注意すべき身体所見

▶緊急を要する外傷は子宮破裂、胎盤剥離

緊急を要する外傷として子宮破裂、胎盤剥離がある。子宮の緊張・収縮、腹部の自発痛、圧痛、性器からの出血や破水は母子共に極めて危険な徴候である。

5 ◆ 体位管理

仰臥位の妊婦では、妊娠子宮が腹部大静脈を圧迫するために低血圧をきたすこと

▶仰臥位低血圧症候群

がある(仰臥位低血圧症候群)。これを防止するために、外傷患者をバックボードに固定した場合はバックボードごと妊婦を左に傾けておく(10〜15°)。傷病者を仰臥位としたままの状態で、救助者の両手で子宮を抱えるように持ち上げる、あるいは、子宮を左側に圧排する方法もあるが、以下に述べるように妊婦が嘔吐する確率が高いので、ボードを左に傾けるのが最良である。バックボードに固定する必要のない妊婦は、左側臥位で搬送する。

6 ◆ 腸管蠕動の低下

妊婦では腸管の蠕動運動が低下するため、食物が胃に停滞する時間が延長する。そのため、外傷妊婦は嘔吐や誤嚥をきたす可能性が高い。最終食事の時間から数時間が経過している場合でも、胃内には食物が残っていると考えるべきである。仰臥位低血圧の対処と併せ、外傷妊婦の搬送体位は側臥位(あるいは、ボードごと左に傾ける)とすべきである。

7 ◆ その他

妊婦の外傷では、母胎と胎児との両方に対応することになる。外力によって胎児のみが損傷を受けることもあるが、これに対し現場で対応できるような特殊な処置は存在しない。どのような場合でも、母胎の状態を改善することが胎児の保護にもつながると考えればよい。

(本間正人)

MEMO ⑮ ＜独り暮らしの高齢者の場合の注意点＞

【1．背　景】

　傷病者が独り暮らしの高齢者である場合、内因性疾患・外傷にかかわらずさまざまな要因で情報を収集することが困難であることが多い。本人から情報を得難い場合は、近隣者・友人などから情報を得られることもある。本人から情報を得られても、記憶間違いなどにより情報収集に手間取ってしまうことがある。

　①本人：基本的に高齢であり、基礎疾患を抱えていることがほとんどであると考えて対処する方が賢明である。会話が可能であっても、正しい情報を引き出すことが困難な場合も少なくない。まず、目（視覚）や耳（聴覚）が弱っている場合には、コミュニケーションに苦労することが予想される。早い動きや大きな音に過敏に反応することがあるので、配慮しなければならない。高齢者の視界に入り、認識してもらってから声かけを行うように心がけるようにしたいものである。高齢者は高い周波数の音は聞き取りにくい。話しかける場合は、できるだけ落ち着いた声のトーンでゆっくりと落ち着いて話かけるようにする。

　②家族など：さまざまな家族の形態が存在し、近隣に在住していても絶縁状態であるケースも少なくない。血縁者の協力が期待できない場合でも、隣近所と良好な関係を構築していることがあり、人定が不明な場合でも第3者情報により情報の手がかりを得られることもある。ただし、個人情報部分の取り扱いには十分注意をする必要がある。

　③その他：傷病者が当該自治体において生活保護制度を受けている場合には、市区町村の生活保護担当者などから情報を得られることがある。また高齢者は、複数の疾病に罹患していることがあることを念頭におくべきである。複数の医療機関を受診し、複数（多量に）の薬を処方されていることも少なくない。

【2．観　察】

　①若年者なら痛みを訴えるはずの負傷でも、疼痛を訴えない場合がある。
　②若年者と比較し、厚着傾向にあるので皮膚を直視しにくい。
　③触診しないと疼痛を訴えないので、負傷部位を見落としやすい。
　④（前述したが）高齢者では、複数の疾患を患っていることを念頭におき観察する。
　⑤高齢者は皮膚・血管が脆くなっているので、触診は優しく慎重に行うようにする。強く刺激したり、皮膚に必要以上に張力を与えると皮下出血を起こしたり、皮膚が破れることがあるので注意を要する。

【3．自治体の取り組み】

　近年、各自治体で高齢者や福祉担当部局でさまざまな取り組みがなされている。

　①専用通報システム：自治体などの補助・助成などにより、「緊急ボタン」を押すことだけで血縁者や消防署に緊急事態発生の知らせが通報される仕組みがある。「安心電話」や「福祉電話」などの名称を用い、電話機本体とペンダント形スイッチ（どちらからでも通報ができる）のセットになっている。

　②その他：ある自治体では、A4サイズの紙を丸めて収納できるプラスチック製の円筒を無償で配布している。円筒内には医療情報を記載する紙を収める。氏名・年齢・生年月日に始まり、緊急通報先やかかりつけ医療機関・既往歴・処方薬（薬の説明書を入れている場合もある）などを記載する様式がセットになっている。普段、この円筒は冷蔵庫の中に収めておき、扉に「救」と明示した磁石を貼付するように指導されている。

（風間忠広）

VOL.11 低体温

はじめに

▶低体温とは、体温（中心体温、核温）が35℃以下に低下した状態

▶低体温は、アシドーシス、凝固異常とともに「死の三徴」と呼ばれる

低体温（hypothermia）とは、体温（中心体温、核温）が35℃以下に低下した状態である。低体温は、アシドーシス（acidosis）、凝固異常（coagulopathy）とともに「死の三徴；deadly triad」と呼ばれ、外傷傷病者の重要な予後不良因子である。したがって、現場での評価や処置にあたっては、衣服を裁断し、胸腹部および損傷部の観察をすることが必要であるが、その際には体温管理には細心の注意が求められる。低体温の重症度は、軽度、中等度、重度と分けられるが、それらを定義する温度には若干の違いがある。本章では一般的な分類を使用する（表1）。

Ⅰ．外傷と低体温の疫学

Jurkovichら[1]の研究によると、重症の多発外傷（Injury Severity Score；ISS）25以上71名を検討したところ、42％の傷病者で体温（核温）が34℃以下であり、34℃以上では死亡率が7％であるのに比べ、34℃未満で40％、33℃未満で69％、32℃未満では100％の死亡率であり、低体温ほど転帰が不良であったと報告している。

Helmら[2]の報告ではヘリコプター搬送となった傷病者302名の検討では、体温が測定された228名のうち約50％が36℃未満の低体温を呈していた。低体温は季節にかかわらず年間を通して認められ、救出困難（挟まれ）症例、65歳以上の高齢者で頻度が多く、筋肉の震え（シバリング）の症状が認められたのはわずか4.4％であった。

Wangら[3]の報告によると、外傷登録3万8,520名のうち、35℃以下の低体温傷病者は5％に認められた。来院時の体温が低いほど転帰が不良であり、低体温は独立した予後不良因子であることが明らかとなった（n＝37,960；Odds 3.03）（図1）。

表 1. 低体温の分類

	一般的な分類（℃）	AHA guideline2010の分類（℃）
軽度（mild）	32〜35	34〜35
中等度（Moderate）	28〜32	30〜34
重度（Severe）	＜28	＜30

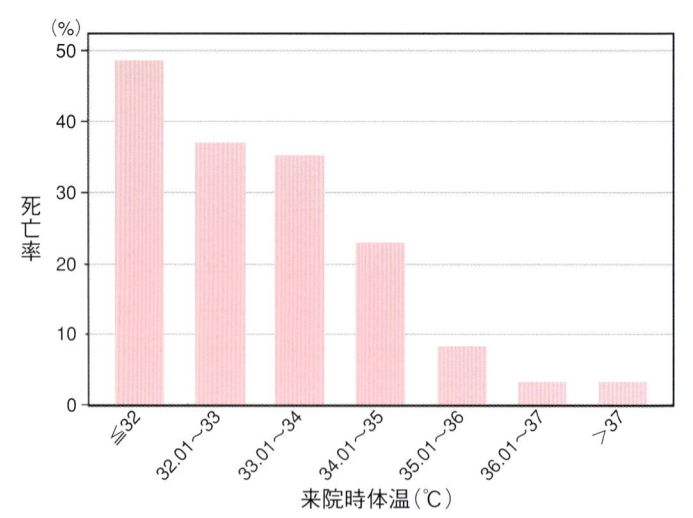

図1. 来院時体温と死亡率の関係

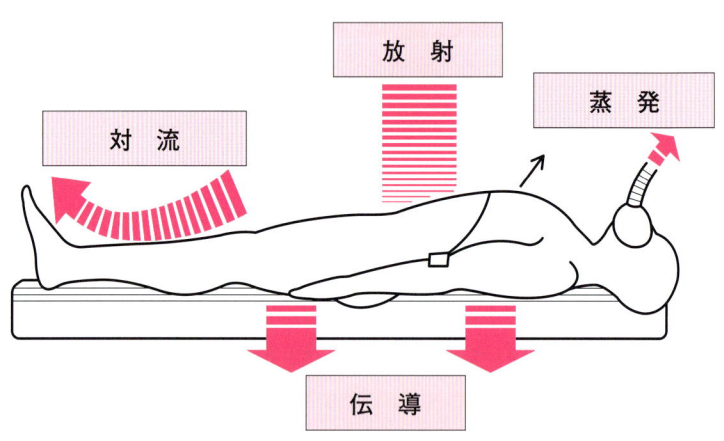

図2. 熱の損失の機序
放射は電磁波(赤外線)としての損失、対流は空気や風への損失、蒸発は汗や呼気からの損失、伝導は接触している床や濡れた衣服、バックボードなどへの損失である。

II. 低体温の病態

1 ◆ 低体温発生の機序と対応

▶人体が熱を消失する機序として対流、伝導、蒸発、放射が挙げられる

　体温の調節は、熱の消失と熱産生のバランスにより行われる。人体が熱を消失する機序として対流、伝導、蒸発、放射が挙げられる(**図2**)。対流は空気への熱の消失、伝導は傷病者の身体が直接に接するもの(床や衣服の濡れなど)への熱の移動、蒸発は呼気や汗腺から液体がガスに変換されるときの熱の消失、放射は熱が電磁波(主に赤外線)として運ばれる現象である。

低体温を防ぐには、これらの機序すべてに対する対策が必要である。具体的には、傷病者を風から守り、傷病者に触れるものをすべて温め（救助者の手も）、加温加湿酸素を与え、環境温度を暖めること、これらすべてを行う。

熱の消失を補うためには熱産生も必要である。熱産生は、筋肉の収縮、運動、シバリングにより行われる。シバリングで消費するエネルギー量は正常代謝の10倍以上にもなり、エネルギーの消耗が著しい。皮膚への血流は低下し、汗腺は機能を停止し放射や蒸発を抑える。

▶ シバリングで消費するエネルギー量は正常代謝の10倍以上

2 ◆ 外傷傷病者が低体温になりやすい理由（表2）

外傷傷病者が低体温になりやすい原因として、熱が損失しやすいことと熱の産生が低下することによる。外傷傷病者が熱を損失しやすい理由としては、①受傷場所の多くが屋外であり、冷所環境や風雨の影響を受けやすいこと、②出血や出血により濡れた衣服により熱が損失すること、③現場や救急車の中での診察、処置のために脱衣が必要であること、④冷たいバックボードなどにより熱が奪われやすいこと、⑤輸液・輸血などによる影響を受けること、などが挙げられる。熱産生の低下の原因としては、頭部外傷や外傷に続発する二次性脳損傷により体温調節機能が障害されシバリング生じにくくなることが挙げられる。特に、シバリングは酸素消費量を著しく増大させるため、ショックや低酸素血症のような酸素供給能が低下した状態では熱産生能が著しく低下する。重篤な外傷傷病者ではシバリングがみられないことは臨床例からも報告されている。さらにアルコールや抗精神病薬の使用、高齢者、基礎疾患のある傷病者では熱産生能は低下している。

▶ 重篤な外傷傷病者ではシバリングがみられない

表 2. 外傷傷病者における低体温の原因

・熱消失の増大
　冷所環境
　診察、処置のための脱衣
　輸液、輸血
　出血

・熱産生の低下
　外傷
　中枢神経障害（一次性、二次性）
　ショック（組織低灌流）
　加齢
　麻酔、鎮静
　合併症（糖尿病、心疾患など）
　薬物（アルコール、抗精神病薬など）

3 ◆ 低体温が身体に与える悪影響（表3）[4]

低体温により生体内でさまざまな変化が生じる。シバリングなどにより酸素消費量が劇的に増大することは既に述べた。酸素解離曲線の左方移動（ヘモグロビンが末梢組織で酸素を放出しにくくなる）や低体温に伴う酵素活性の低下により代謝が障害されアシドーシスが生じる。

循環では、軽度低体温ではむしろ心拍出量は増大するが、中等度、重度になると心拍出量は低下し、不整脈や徐脈を認める。心電図にはJ波（Osbone波）と呼ばれる特徴的な波形がみられる（図3）。

▶ 酸素解離曲線の左方移動や低体温に伴う酵素活性の低下により代謝が障害されアシドーシスが生じる
▶ 心電図にはJ波（Osbone波）と呼ばれる特徴的な波形がみられる

表 3. 低体温による生理学的変化

	軽度低体温(32〜35℃)	中等度低体温(28〜32℃)	重度低体温(<28℃)
代謝	シバリング、酸素消費量の増大	酸素消費量の増大	アシドーシス
循環	血管収縮	上室性不整脈、徐脈	心室性不整脈、心拍出量の低下、心停止
呼吸	頻呼吸、気管攣縮	1回換気量・呼吸数の低下	呼吸停止
神経	興奮、反射亢進	意識障害、反射低下	昏睡、反射消失
腎		利尿の増加	
消化器	蠕動の低下	イレウス	イレウス
凝固	血小板機能障害、凝固因子活性の低下	血小板機能障害、凝固因子活性の低下	血小板機能障害、凝固因子活性の低下

(文献4)を改変)

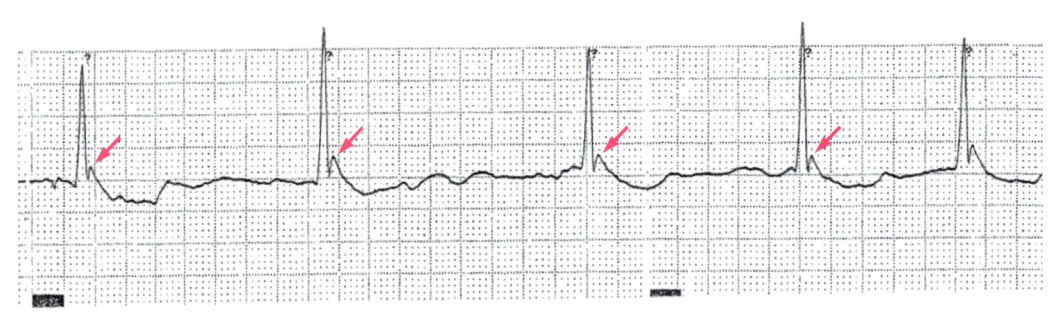

図 3. 救急隊により記録された低体温症の心電図
徐脈、QT延長、J波(Osborn波;矢印)が認められる。
(体温31℃、血圧109/49、HR46、RR17)

　呼吸では、軽度では頻呼吸を認めるが、中等度、重度では呼吸中枢の機能が低下し低酸素血症、高二酸化炭素血症にもかかわらず1回換気量や呼吸数が低下し、やがて呼吸停止となる。
　中枢神経系では軽度では興奮や反射の亢進が認められるが、進行すると錯乱、意識障害、昏睡となり対光反射も減弱・消失する。
　代謝を司る酵素は温度依存性であり、低体温により酵素活性が著しく低下する。腎臓や肝臓での排泄、解毒機能の低下は薬剤の毒性を持続させる。特に血小板や凝固カスケードでは酵素活性の低下により凝固障害、出血傾向を認める。

III. 治療

1 ◆ 保温と復温

　低体温は寒冷環境のみで起こるのではなく、重症外傷やショックの傷病者では熱産生が低下し容易に低体温になる。今まで述べてきたとおり、体温低下は外傷傷病者の生命予後に重大な影響を与えるので、さらなる体温低下の防止に努める。特に寒冷環境では屋外での活動時間を極力短くし、十分暖めた救急車の車内に早く収容し観察や処置を行うことを原則とする。

　初期評価は現場で必ず行うが、その後の全身観察、処置の多くは暖房の効いた車内への収容後とすることを考慮する。水や血液で濡れた衣服はすぐに取り除く。衣服が濡れてなければ、着衣は裁断せず、着衣の中に手を潜らせ触診や聴診を行う。搬送中は毛布などで保温し、継続観察も保温しながら行う。

▶受動的加温

　軽度低体温では、車内の暖房や毛布、投与酸素や輸液の加温などの受動的加温（Passive rewarming）を行う。中等度低体温では受動的加温に加え、電気毛布や温風、遠赤外線ヒーターなどによる能動的体表加温手技（Active external warming technique）が推奨されている。

▶能動的体表加温手技

　かつては積極的な加温は末梢循環を改善し、末梢から冷たい血液が心臓に戻ってくることでさらに中枢の低体温（afterdrop）を招き、心室性不整脈や心停止を起こすといわれていたが、その考え方は最近では否定され、ガイドライン2010[5]では能動的体表加温が推奨されている。重度低体温や心停止例では人工心肺装置を用いた治療が推奨されている[6]。

2 ◆ 低体温傷病者の観察、治療

　低体温傷病者では、徐呼吸、徐脈、昏睡や対光反射の消失を認める。徐呼吸、徐脈は所見がとりにくく、心停止、呼吸停止の診断には通常より長い慎重な観察が必要となる。生体監視モニターの装着により心電図、呼吸数、経皮的酸素飽和度を持続モニターする。心電図で徐脈やJ波（**図3**）を認めた場合は低体温を考慮する。

▶心停止、呼吸停止の診断には通常より長い慎重な観察が必要となる

　心肺停止が疑われたら直ちに心肺蘇生法を開始する。低体温患者に対する除細動の有効性については、従来は否定的な意見が多かった。ガイドライン2005[7]では、「1回の除細動で有効でない場合は、さらなる除細動は30〜32℃に復温してから行う」と記載されていた。その後の研究ではむしろ低体温における除細動の有効性が報告されており、ガイドライン2010では復温後の除細動については削除され、「通常の心停止のアルゴリズムと同様に行う」に修正されている。

3 ◆ 低体温心肺停止例の特定行為に関して

気管挿管に関しては、昏睡あるいは心停止の患者に対して直ちに行うべきとしている。

理由は、気管挿管チューブを通して加温した酸素で換気することにより復温ができること、誤嚥の危険を防止できることが挙げられる。アドレナリンなどの薬物投与に関してはガイドライン2005では「体温が30℃以下では控えるべき」とされていたが、最近の研究の成果を受け、ガイドライン2010では「通常の心停止のアルゴリズムと同様」に修正されている。

4 ◆ プレホスピタルでの限界

ガイドライン2010では病院前医療における積極的な加温が推奨されている。しかしプレホスピタルの現場ではさまざまな限界がある。

▶核温と体表温

第一は、低体温の診断つまりは深部体温の測定が困難である。体温は部位により異なり、大別すると核温(中枢温、深部体温)と体表温(末梢温)に分けられる。核温は身体の深部の温度であり、外界の温度の影響を受けず比較的一定している。鼓膜温、直腸温、膀胱温、血液温などをいう。一方、体表温の代表は腋窩などで測定する皮膚温であり、核温と解離することの多い腋窩温は有効でなく、核温の測定が必要である。鼓膜体温計が商品化されているが、低温域の測定ができない機種もあり、各機種の測定範囲については注意する必要がある。

▶加温法

第二は、加温法に関してであるが、中等度以上の低体温傷病者に対しては能動的体表加温手技が推奨されている。能動的体表加温手技は温風や電気毛布、遠赤外線ヒーターを用いたものであるが、救急車内での設備的な課題もあって容易ではない。このようなときは復温と集中治療が可能な施設へいち早く搬送する必要がある。

5 ◆ 最近の動向：プレホスピタルにおける治療的低体温

心肺停止患者や頭部外傷に対する脳低温療法の有効性が報告されており、欧米ではプレホスピタルから治療的低体温を行う取り組みが実施されている。理論的には頭部外傷傷病者は低体温のまま搬送すれば脳保護作用が得られそうであるが、実際にはどうであろうか？ Wangら[3]研究では、脳低温療法の有効性が示唆されている頭部外傷(n＝5,670)においても、来院時に低体温であったものは予後不良であった(Odds 2.30)。頭部外傷傷病者においても低体温は予後不良の因子であり、他の外傷と同様の体温管理が必要である。

おわりに

外傷傷病者において低体温は予後不良の徴候であり、積極的な保温が望まれる。

プレホスピタルにおいて低体温の診断法と加温法の確立が今後の課題である。

（本間正人）

●文献

1) Jurkovich GJ, Greiser WB, Luterman A, et al：Hypothermia in trauma victims；An ominous predictor of survival. J Trauma 27：1019-1024, 1987.
2) Helm M, Lampl L, Hauke J, et al：Accidental hypothermia in trauma patients. Is it relevant to preclinical emergency treatment? Anaesthesist 44：101-107, 1995.
3) Wang HE, Callaway CW, Peitzman AB, et al：Admission hypothermia and outcome after major trauma. Crit Care Med 33：1296-1301, 2005.
4) Tsuei BJ, Kearney PA：Hypothermia in the trauma patient. Injury 35：7-15, 2004.
5) Terry L, Vanden H, Laurie J, et al：Part 12：Cardiac Arrest in Special Situations：2010 American Heart Association Guidelines for Cardiopulmonary Resuscitation and Emergency Cardiovascular Care. Circulation 122：S829-S861, 2010（World Wide Web at：http://circ.ahajournals.org/cgi/content/full/122/18_suppl_3/S829, accessed on Feb 27, 2011）.
6) Larach MG：Accidental hypothermia. Lancet 345：493-498, 1995.
7) the American Heart Association：Part 10.4：Hypothermia. Circulation 112：IV136-IV138, 2005（World Wide Web at：http://circ.ahajournals.org/cgi/content/full/112/24_suppl/IV-136, accessed on Feb 27, 2011）.

VOL.12 熱傷

はじめに

　数多くの外傷の中でも熱傷は、生体に対する最大の侵襲となる。特に熱傷範囲が20％以上の広範囲に至ると、熱傷直後から循環血液量減少（熱傷ショック）など全臓器の障害を引き起こす。さらに気道熱傷などの合併では呼吸困難をきたし、電撃症では筋肉の損傷を伴う。

　重症外傷では、時間的な制限からその地域内にある救命救急センターで治療しなければ救命できない場合が多いが、重症熱傷では受傷直後に輸液路の確保と、気道確保など適切な初期治療が行われれば、遠隔地へ熱傷専門医療施設のヘリコプターや固定翼による搬送が可能でもある。すなわち、プレホスピタルにおける救助隊による適切な初期処置、救急隊による観察、処置、判断、指揮隊による適切な病院選定と搬送判断（Prehospital Burn Evaluation and Care；PBEC）、さらに初療病院における初期治療（Advanced Burn Life Support；ABLS）から熱傷専門病院における治療に至る熱傷救命の5つの輪が迅速に連なることで（図1）、救命率の向上が図れる。

　本章では、プレホスピタルケアからインホスピタルケアに至るまで、熱傷傷病者を搬送する場合の重症度・緊急度を勘案した観察処置判断と、院内初療についてどのように対処するかを述べる。

▶循環血液量減少（熱傷ショック）

▶ヘリコプター
▶プレホスピタル

▶プレホスピタルケア
▶インホスピタルケア

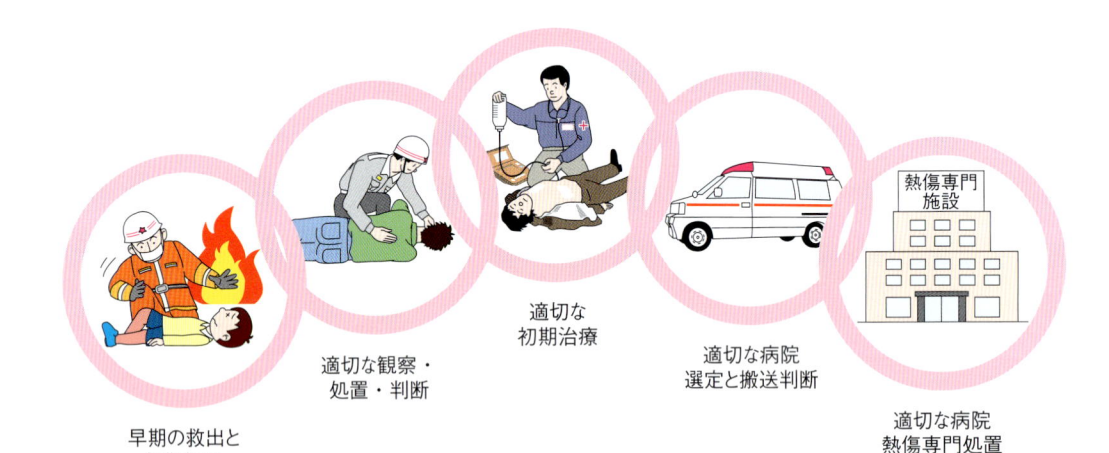

図 1. 重症熱傷の救命率を向上するための5つの連鎖

早期の救出と初期処置／適切な観察・処置・判断／適切な初期治療／適切な病院選定と搬送判断／適切な病院 熱傷専門処置

I．熱傷の病態

1 ◆ 熱傷の場所と特徴

　平成20年では年間52,394件の火災が発生しているが、このうち、8,000件弱に熱傷傷病者が発生、1,969件が死亡している(平成20年総務省消防庁発表資料より)。

　火災の発生のほとんどが建物火災であるが、建物構造上の特徴として、全身広範囲の熱傷が起こりやすいのが木造建築物(47％)であり、次いで煙にまかれ一酸化炭素中毒や気道熱傷となりやすい耐火構造建築物(27％)である。実際死亡例の40％近くに一酸化炭素中毒が発生しており、熱傷による死亡(全身熱傷)は35％程度であるといわれている(図2)。

▶木造建築物
▶一酸化炭素中毒
▶気道熱傷
▶耐火構造建築物

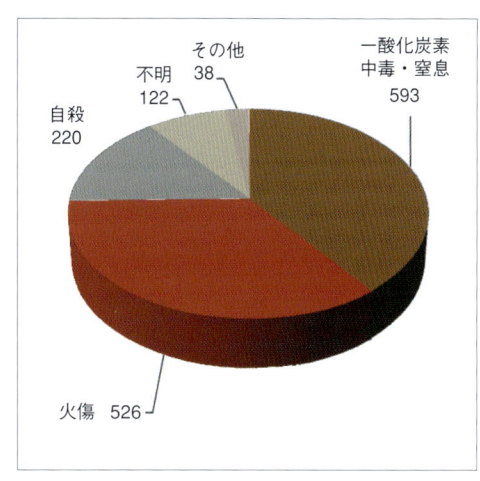

図2．熱傷における死亡原因

2 ◆ 熱傷の受傷原因と年齢

　熱傷の受傷原因の約50％は火炎熱傷で、30％が加熱による熱湯熱傷である。電撃症は4％、化学損傷は1％程度といわれている(図3)。

　年齢別にみると、6歳未満の幼小児が最も多く、次いで20〜30代、70代に発生ピークを認める。15歳以下ではポットやヤカンの湯などの加熱液体による事故が受傷原因の80％以上を占めている。16歳以上では火災が増加し、その傾向は高齢者まで続く。特に体力の落ちた高齢者では、逃げ遅れによる火炎熱傷や浴槽での事故が特徴的に認められる(図4)。

　季節的な発生としては12〜3月の冬季には火災による熱傷が多く、ほかの時期の2倍近くにもなる。これらの年齢や季節、また建物による疫学的発生頻度も念頭に入れ

▶火炎熱傷
▶熱湯熱傷

▶加熱液体

▶浴槽での事故

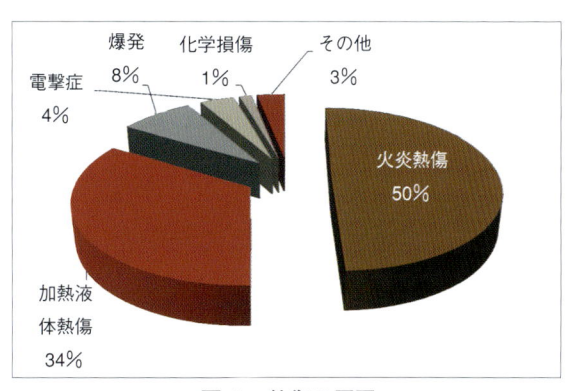

図3．熱傷の原因

図 4. 年齢と受傷原因

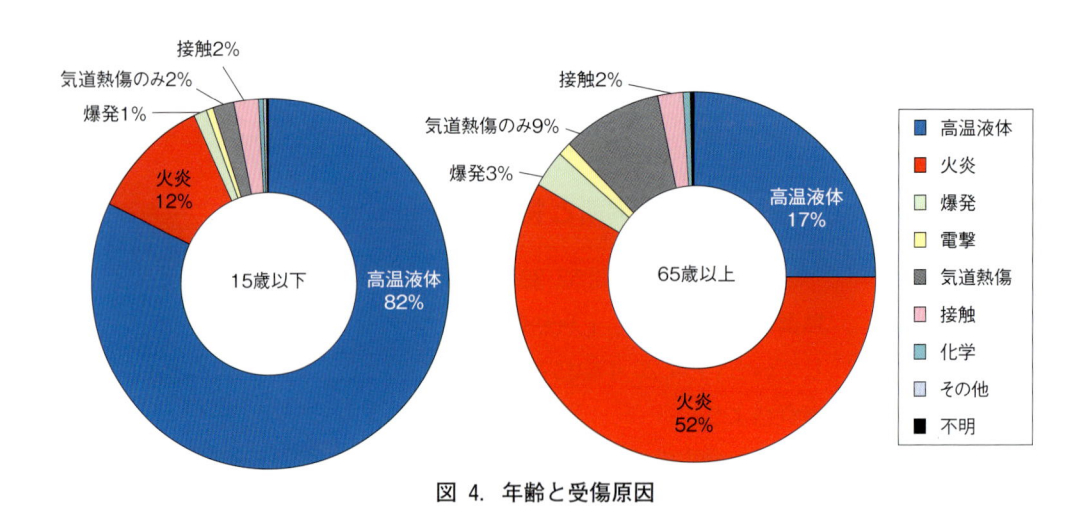

て現場活動することが重要である。

II. 熱傷による循環器系の変化

　熱傷を受けると皮膚という臓器が熱によりダメージが起こる。このダメージは単に皮膚のみならず、全身に波及し多様な生理的変化をきたす。その1つが循環動態への変化(熱傷ショックの発生)である。皮膚への熱の影響で熱傷部近傍の肥満細胞からヒスタミンが放出され全身の強烈な循環血液減少性ショックから熱傷ショックを発生させる。これらのケミカルメディエーターや酸素ラジカルの全身性放出によって、受傷後8時間頃まで血管透過性が亢進し、大量の水分が血管外に奪われる。
　熱傷後8時間を経過すると熱傷性浮腫は非熱傷部にも発生するこの理由は血管透過性が回復する時期にも血管内が低蛋白となり、浮腫量が増加するからである。この低蛋白血症は受傷後12時間でピークとなる。このため血管透過性亢進が消褪し始める12時間以後、できるだけ早くコロイド輸液を開始すべきで、この時期は十分なコロイドや、乳酸リンゲルを中心とした細胞外液の補充を行うことが熱傷ショック離脱の鍵となる。

▶ケミカルメディエーター
▶酸素ラジカル
▶血管透過性

▶低蛋白
▶浮腫
▶低蛋白血症

▶コロイド
▶乳酸リンゲル
▶細胞外液を補充

III. 熱傷による呼吸器系の変化

1 ◆ 気道熱傷とは

▶気道熱傷

　火災や爆発の際に、煙や水蒸気、熱を吸入することにより生じる呼吸器系の障害を総称して気道熱傷と呼ぶ。気道熱傷は、気管内の熱傷で熱傷早期の呼吸障害の最も大きな原因である。体表面からは損傷程度の判断がつかないため、受傷早期の確

360

定診断や重症度の評価は難しい。それ故気道熱傷を疑う状況としては、防火構造物の火災や、閉鎖空間での煤煙の吸引がある。また火炎による熱傷に顔面熱傷が存在する場合、口腔・鼻粘膜に熱傷のある場合、室内などの閉所で受傷した場合は、気道熱傷の可能性が高いとしてその存在を疑うべきである。

意識障害を伴う熱傷では、気道熱傷は化学熱傷や電撃症と並んで特殊な熱傷として位置づけられることが多いが、気道熱傷を合併した場合には、体表面積に換算すると20%程度に存在するといわれ、死亡率は増加する。

▶防火構造物の火災
▶閉鎖空間での煤煙の吸引
▶顔面熱傷
▶口腔・鼻粘膜に熱傷
▶閉所で受傷した場合
▶意識障害を伴う熱傷

2 ◆ 気道熱傷の分類と病態

気道熱傷には上気道型と下気道/肺実質型の2つがある(図5)。上気道型の多くは、乾燥した熱気の吸入によって起こる。すなわち高温の煙を吸入しても気体の熱量は小さいため、熱自体による傷害は通常上気道(鼻腔、咽頭、喉頭)の部分の粘膜面の熱傷にとどまる。

▶上気道型
▶下気道/肺実質型

一方、下気道型/肺実質型の場合はスチームのような高温の水蒸気を吸入した場合に発生する。この下気道型は気体の熱量が高いため、熱障害はより末梢の気管・気管支にも及ぶ。実際にはこの型のすべてが熱による障害によるものではなく、煤煙中の有毒物質吸入が原因であることも少なくない。

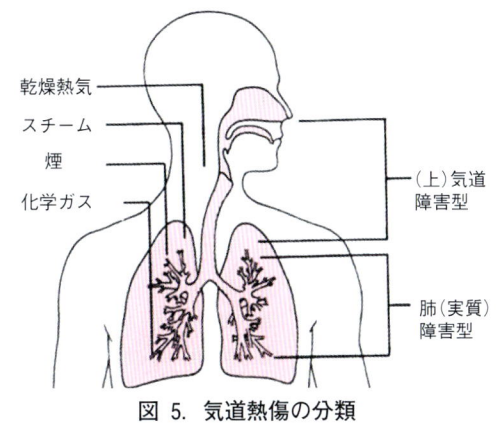

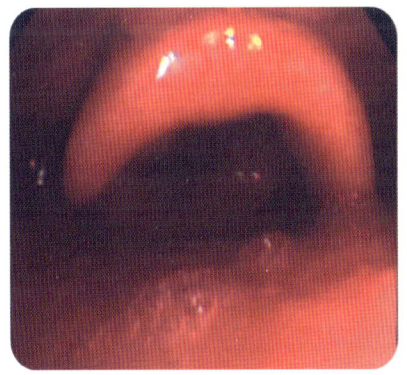

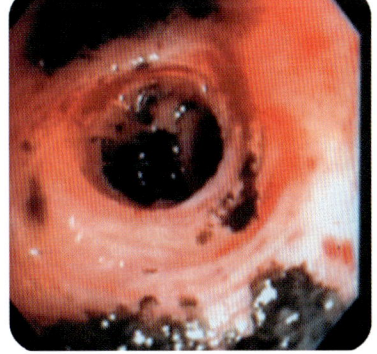

図 5. 気道熱傷の分類

a：上気道型　　　　b：下気道型
図 6. 気道熱傷の型別の肉眼所見

3 ◆ 気道熱傷の症状

気道熱傷の臨床症状として、比較的、熱傷早期から呼吸雑音、嗄声、咳、煤の喀出、頻呼吸、呼吸困難などを認める。喘息を既往にもつ患者では気道熱傷による刺激で発作が起こることも稀でない。受傷直後の胸部X線では異常を認めないのが普通である。しかし、重症例では時間経過とともに肺野に斑状陰影や無気肺が出現し24〜48時間以降には進行性に肺水腫や肺炎像も認められるようになる。また、動脈血液ガス検査でも気道熱傷受傷直後には動脈血酸素分圧(PaO_2)は必ずしも低下しておらず、$PaCO_2$は正常か、やや低下することが多い。しかし、重症例では受傷後数時間で急激に$PaCO_2$が低下する例が多いので注意が必要である。

4 ◆ 病院内での気道熱傷の診断

▶気管支ファイバースコープ

病院内では気管支ファイバースコープによる迅速な重症度判断ができるようになってきた。気道熱傷に特徴的な気管支ファイバースコープの所見は気管壁に煤の付着、粘膜の充血、発赤、浮腫、分泌物の増加などであるが、実際その下の気管粘膜の色調の変化が重症度の判断に重要となる。すなわち熱傷後の皮膚の色調と同様に熱作用が強い場合はⅢ度熱傷と同じく気道粘膜が蒼白となる(**図6**)。

Ⅳ. 一酸化炭素中毒

▶一酸化炭素中毒

一酸化炭素中毒は、2,000名弱の年間熱傷死亡の40％を占めており、その数は増加傾向にある。その理由は建物が鉄筋ビル化しており、簡単に火災でも建物構造物が延焼しなくなってきた(耐火構造建築物)半面、室内にある設備(カーテン、机、カーペット、事務用品など)が燃焼し、それによって発生する有毒ガス、黒煙などによって発生する混合ガス中毒が問題となってきたからである。**表1**に燃焼材料で発生する有毒ガスを示す。

1 ◆ 一酸化炭素の発生原因と燃焼物

▶携帯型のマルチガス検出器

▶不完全燃焼

炭素を含む物が燃焼すると通常は二酸化炭素が発生するが、酸素の不十分な環境で燃焼(不完全燃焼)が起こると一酸化炭素が発生する。一酸化炭素は常温、常圧で無色・無臭・可燃性の気体であるため、その曝露に気がつかないことが多い。このため現場に進入する救助隊は携帯型のマルチガス検出器を着用すべきである。一酸化炭素の毒性は低いが、過去には炭鉱での爆発事故、地下空間などで換気が悪い場所での作業(地下トンネルや船倉)、一般家庭では屋内での木炭コンロの使用、ガス湯沸かし器やストーブの不完全燃焼などが問題となっている。室内が延焼して吸入するガスの代表的なものに一酸化炭素(CO)、シアンがある(**表1**)。

表 1. 燃焼物質と発生ガス

燃焼物	燃焼後産生物
木・綿・新聞紙	アセトアルデヒド・ホルムアルデヒド・メタン・一酸化炭素・酢酸・蟻酸
羊毛・絹	アンモニア・シアン化水素・二硫化水素・一酸化炭素
ポリエステル樹脂	塩化水素
プラスチック類　塩化ビニール	塩化水素・一酸化炭素
ポリウレタン	一酸化炭素・イソシアン塩酸・シアン化水素
スチレン	一酸化炭素
アクリル類	一酸化水素・アクロレイン
ナイロン	アンモニア・シアン化水素
テフロン	フッ化水素・オクタフルオロイソプチレン

(CHARNOCK EL：Postburn respiratory injuries in children. Pediatric clinics of North America 27(3), 661-677, 1980 より一部改変)

2 ◆ 一酸化炭素中毒と症状(表2)

　一酸化炭素(CO)は酸素の約200倍ヘモグロビン(Hb)と結合しやすい。すべてのHbとCOが結合すると一酸化炭素ヘモグロビン(CO-Hb)となる。したがって末梢組織へ酸素を運搬する能力を有するヘモグロビンがなくなり、組織の酸素不足から臓器障害が生ずる。

　ヘモグロビンは一酸化炭素と結合すると鮮紅色を呈するため、中毒患者はピンク色のよい色調をしているのが特徴である。しかし組織での低酸素が発生し、特に低酸素に弱い脳症状を起こすことが多い。軽症では頭痛や嘔気で済むが、重症では昏睡、痙攣、呼吸停止から死に至る(**表2**)。

表 2. 一酸化炭素中毒の症状

10％以下	無症状
10〜20％	頭重感
20〜30％	頭痛、倦怠感
30〜40％	嘔気、嘔吐、脱力、視力障害
40〜50％	呼吸促迫、頻脈
50％以上	痙攣、昏睡、時に死亡
70％以上	呼吸停止、死亡

3 ◆ 一酸化炭素中毒の診断とパルスオキシメータ

　一般のパルスオキシメータは、原理的には酸化ヘモグロビン(酸素とヘモグロビンが結合した状態)と還元ヘモグロビン(酸素がヘモグロビンから離れた状態)の吸光度の差を利用して測定している。ところが、CO-Hbは酸化ヘモグロビンと似た吸光度をもつため、一酸化炭素中毒(CO-Hbの比率の高い状態)では酸化ヘモグロビンの比率が高いと誤認し、測定値が高くなる。

▶酸化ヘモグロビン

▶CO-oximator

　一般のパルスオキシメータは O$_2$-Hb と CO-Hb の識別ができないので CO 中毒ではパルスオキシメータによる SpO$_2$ 測定は不正確となる。そのため CO-oximator や CO-Hb を測定できる機器などを用いることが必要である。近年、救急現場でも血中 CO-Hb 濃度を測定することで CO 中毒の判断が容易にできるパルスオキシメータが開発されている（RAD-45）。

▶パルスオキシメータ
▶可及的に早期から高濃度酸素投与を

　気道内熱傷の搬送において注意すべきことは、パルスオキシメータの測定値がたとえ高値を示していても発見現場状況から一酸化炭素中毒を疑い、可及的に早期から高濃度酸素投与を行うことである。病院内では、100%酸素による強制換気を長時間行うか、あるいは高圧酸素療法が可能な病院へ転送する。

V．胸郭熱傷

　胸郭に全周にⅢ度熱傷や炭化創があると皮膚組織の熱変性により熱傷組織が硬く収縮する。この結果、胸郭運動が抑制され胸郭コンプライアンスが抵下することが知られている。加えて、創部の浮腫により一層組織内圧は上昇し、この結果拘束性換気障害が発生する。

▶全周性胸郭Ⅲ度熱傷

　通常患者の意識があると、「呼吸圧迫感」や「息ができない」などの表現によって呼吸困難を訴える。動脈血血液ガス上は PaO$_2$ 低下、PaCO$_2$ 上昇をみる。CO 中毒を合併すると現場での死亡の原因となる。そのため全周性胸郭Ⅲ度熱傷をみる傷病者ではロード＆ゴー（L & G）の適応である。院内での治療法として皮下脂肪まで電気メスで減張切開を加え拘束を解けば症状は一気に改善するため処置可能な三次病院への搬送が原則となる（図7）。

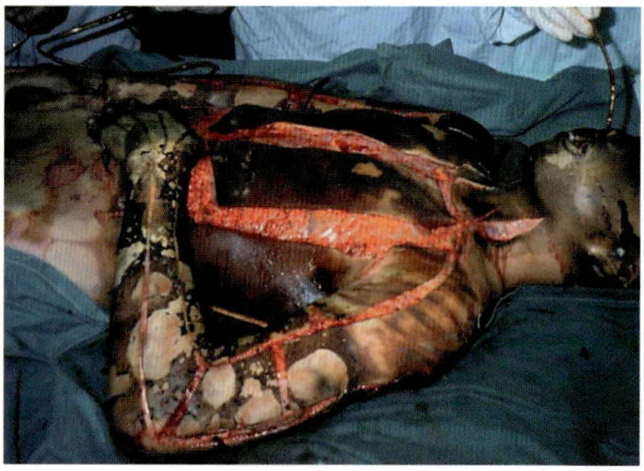

図 7．胸壁のⅢ度熱傷と胸壁の減張切開

VI. 重症熱傷の重症度・緊急度判断

1 ◆ プレホスピタルにおける観察・処置・判断のプロトコール

熱傷の重症度・緊急度判断には外傷と同様に、まず、現場での状況評価、初期評価、全身観察、病院選定と車内活動に順じて行う必要がある。以下に各段階における重症度、緊急度判断やL＆Gについての判断を示す。

2 ◆ 熱傷傷病者への状況評価

▶耐火構造
▶木造建築物

重症熱傷傷病者を救助する現場は火災が多い。受傷状況を現場から救急外来まで確実に伝達することが重要である。例えば、耐火構造の建物では煙にまかれての気道熱傷や、一酸化炭素中毒が多い。木造建築物では全焼による全身熱傷を念頭におく。さらに救助・搬送に使用する器材を準備する。特に熱傷では全身に熱傷を起こしている場合が少なくなく、徒手での搬送では熱傷創を悪化させる可能性がある。

▶BVM
▶L＆G

意識障害があれば一酸化炭素中毒が疑われるので、バッグ・バルブ・マスク（BVM）を持参することが望ましい。状況評価でL＆Gと考えられる場合（**表3、4**）は三次救急医療施設や熱傷専門施設への搬送が望まれる。

表 3. 状況評価のポイント

1. 発症時刻やの火災原因の特定
2. 手袋・ゴーグル・防火服・面帯・酸素ボンベなどの個人防御・感染防御
3. 搬送・処置用資器材の確認（気道管理・全脊柱固定・外傷・冷却・創処置器材）
4. 受傷状況の確認（火災の状況や建造物の特徴と、到着するまでの火災の状況）
5. 傷病者の数（応援要請の要否）
6. 現場の安全の確認
7. 化学物質の特定や電源の電圧・電流、煙の有無、熱源の温度などの確認
8. 搬送経路の確保、救助・指揮隊における初期連携と評価

表 4. 状況評価から熱傷のL＆Gを疑う所見
耐火構造物における火災で煙にまかれるなど気道熱傷を疑う室内状況

1. 防火木造火災による全身熱傷で衣服が焼け焦げ熱傷がある
2. 熱傷現場における意識障害（JCS Ⅲ桁以上）がある。
3. 爆発、転落・墜落外傷の合併の可能性
4. 化学物質への曝露（危険な薬物）
5. 高圧電流（1,000V以上）の接触
6. 一酸化炭素やシアン、硫化水素などによるガス中毒

表 5. 初期評価におけるロード＆ゴーの適応

- 意識の低下（CO中毒、気道熱傷、低酸素、外傷の合併）
- 気道の狭窄（気道熱傷、顔面熱傷）
- 呼吸の悪化（ガスの肺への吸入、気道熱傷、胸部外傷の合併、胸壁の全周性熱傷）
- 循環の異常（ショック徴候の早期検出、四肢の全周性熱傷、電撃傷による動脈閉塞による脈拍の触知ができない）
- 大出血の有無

3 ◆ 初期評価（表5）

　救助隊が安全な場所に傷病者を救助したら、救急隊により初期評価・全身観察を行う。傷病者の初期評価は外傷と同様に以下のC-ABC（C-：頸椎の用手的固定、A：気道の解放の確認、B：呼吸の確認、C：循環の観察）の手順に従い30秒～1分以内で行う。熱傷患者では爆発で飛ばされ、軽傷なども合併していることが少なくない。重度外傷患者の1つであることを認識し、外傷を含む全身評価と、初期評価において緊急度の判断を行う。

1 気道の開放の確認（Airway）と意識レベルの確認

　熱傷傷病者においても気道が開放しているかの確認は極めて重要である。気道開放の判断は、JPTEC™の初期観察法に準じ発声の有無をみる。頸椎保護を行いつつ、声をかけて意識の概算と気道の解放を確認する。

　意識は通常のJCSでⅠ桁やⅢ桁などの大まかな判断を行う。発声ができれば気道の開放は大丈夫である。熱傷において気道閉塞する原因の多くが、気道熱傷の合併による気道閉塞や呼吸不全の急速な進行と、顔面熱傷による上気道の閉塞、一酸化炭素中毒が合併している場合である。眉毛や鼻毛の焼失やかすれ声や痰に煤が混入する場合は気道熱傷を疑い、L＆Gの宣言を行う。経鼻・経口エアウェイの挿入は、気道熱傷が存在する場合には粘膜の損傷を確認しつつ慎重に挿入すべきである。

　また、一酸化炭素中毒や脳血管障害を合併した場合には従来の意識障害への処置と同様に、用手による下顎挙上や器具による気道確保と高濃度の酸素（リザーバーバッグ付き10 l/分）投与を実施する。

▶顔面熱傷
▶眉毛や鼻毛の焼失
▶気道熱傷
▶L＆Gの宣言

▶一酸化炭素中毒や脳血管障害

2 換気（Breathing）

　次に、胸部の挙上や呼吸状態から迅速に換気の評価をする。浅く速い呼吸はL＆Gの適応である。熱傷や電撃症では受傷時に外傷を合併する可能性があるため、常に緊張性気胸や大量血胸の合併も念頭におく。胸部の全周性Ⅲ度熱傷では、胸壁の拘束性換気障害の発生を引き起こし低酸素状態となる（胸郭熱傷）。気道熱傷は喘息が初期症状であることが認められ、早期に酸素（リザーバーバッグ付き10 l/分）の投与と必要に応じて補助呼吸を行う。

▶緊張性気胸や大量血胸
▶全周性Ⅲ度熱傷
▶拘束性換気障害
▶胸郭熱傷

3 循環（Circulation）

　熱傷初期には迅速な循環評価を行うため、詳細な血圧やバイタルサインの評価は

必ずしも必要ない。橈骨動脈の触知(SpO₂ 90 mmHg以上で可能)、足背動脈の触知による(強い・弱い・速い・遅いなど)で判断する。また、毛細血管充血時間の遅延や、脈が触知できない場合は熱傷性ショックを示唆する所見であり、L&Gとして、迅速な病院への搬送が望まれる。特に四肢の熱傷が存在すると脈は観察しにくくなるので、ほかの四肢で判断する。また、四肢の円周性Ⅲ度熱傷による脈の微弱化では、減張切開が必要となるので、L&Gと考え迅速に病院へ搬送を考える。

▶橈骨動脈の触知
▶熱傷性ショック
▶四肢の円周性Ⅲ度熱傷

4 ◆ 全身観察

1 全身観察

JPTEC™と同様、初期評価で見つからなかった解剖学的な損傷を頭のてっぺんからつま先まで詳細に観察するものである。加えて熱傷ならではの重症度判断として、熱傷面積の把握、熱傷深度、熱傷部位、Burn indexの評価などはこのステップにおいて実施する。GUMBAの聴取は、特に熱傷治療に影響を与える疾患(糖尿病、透析患者、心疾患、呼吸器疾患・肝硬変・出血性疾患、妊娠)の有無などについての把握は、遅滞なく行う。

▶重症度判断
▶熱傷深度
▶熱傷部位
▶GUMBA

衣類の除去と保温、低体温に注意し、乾燥した清潔な布または滅菌・アルミシートで創を被覆し毛布をかけ低体温に注意する。また前述したように外傷の合併が少なくないので、熱傷を受けている皮膚であっても外傷の存在を念頭におき、見落としのないようにする。

▶低体温

2 全身の詳細な観察

JPTEC™の全身観察法に準じて、頸部・頸部・胸部・腹部・腰部・大腿・下肢・上肢・神経所見(運動、知覚)・背部を、みて(視診)・きいて(聴診)・感じて(触診・打診)詳細に観察する。熱傷面積の評価についてはこの部分で行う。全身部位を各パートで熱傷面積と熱傷深度を算出して合算しておく。

▶熱傷面積
▶熱傷深度

顔面や手掌、手首足首、陰部を含む特殊な熱傷は、整容性、機能性の問題から専門施設で治療する必要性から、専門施設での治療が必要である。そのためL&Gの適応となる。胸部や四肢の全周性Ⅲ度熱傷があるものもL&Gの適応とする。

▶全周性Ⅲ度熱傷

3 詳細な病歴の聴取

AMPLEまたはGUMBA(46頁参照)を用いて行う。

▶AMPLE
▶GUMBA

```
AMPLEの聴取
A：アレルギー
M：薬の服用
P：既往歴
L：最終食事
E：熱傷が発生した原因
```

▶熱傷の受傷原因　　熱傷として、本人から聴取が可能な場合には、特に大事なこととして、①熱傷の
▶意識障害　　　　　受傷原因、②熱傷原因物質・温度の特定・概要、③意識障害の病歴、④化学物質の
▶化学物質　　　　　存在の有無、⑤受傷した時間、⑥虐待の有無、⑦自殺企図の可能性、などがある。
▶自殺企図

4 熱傷面積の算定（図8）

　　熱傷の範囲は、体表総面積の何％を受傷したかで示す。熱傷面積算定法として現
▶9の法則　　　　　場では9の法則と手掌法の概算法を理解すればよい。
▶手掌法

- 9の法則：体表面積を9の倍数（％）で11に細分化して計算する方法で、記憶
  しやすく救急現場や入院直後の重症度判断に用いられている。
- 手掌法：手掌と全指腹が体表面積の1％に相当することから手を受傷部位に
  あて、概算する方法。受傷部位が小さく分散している熱傷の面積算定に用いる。

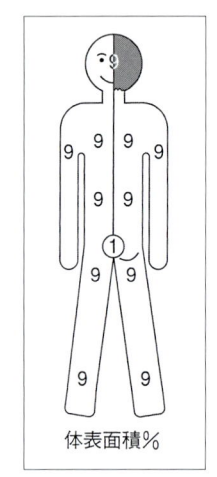

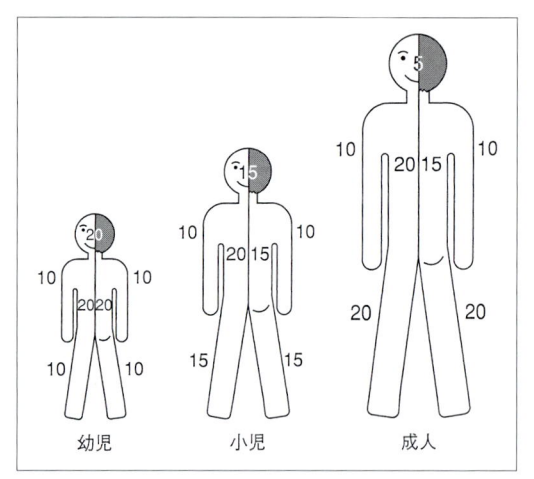

a：9の法則　　　　　　　　　b：Blockerの法則

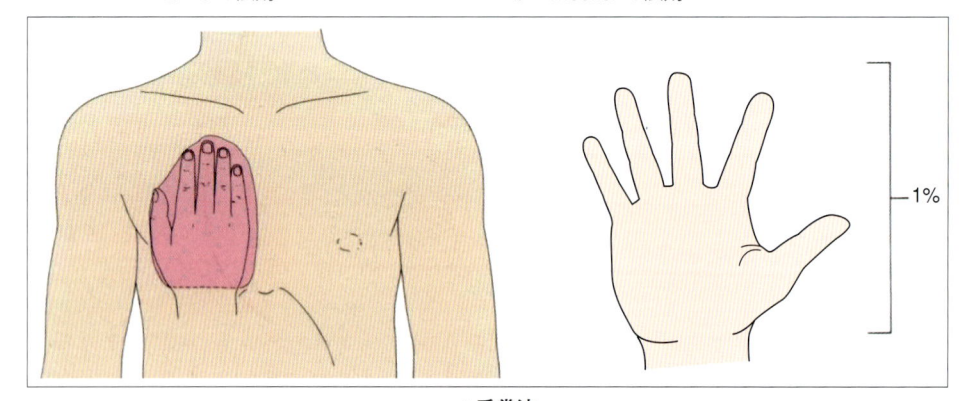

c：手掌法
図 8．熱傷面積の算定方法

5 熱傷深度の判定（図9）

熱傷の深度は熱による影響が皮膚のどの深さまで及んでいるかを肉眼的な外見、色調、痛覚の残存、毛根の障害の程度によって総合的に判断する。

- Ⅰ度熱傷（図10）：Ⅰ度熱傷は熱による障害が上皮に限局するため発赤、腫脹などの症状をみるものである。
- 浅達性Ⅱ度熱傷（図11）：浅達性Ⅱ度熱傷は真皮上層に熱傷が及んでおり、激しい痛みと水疱を形成するのが特徴である。
- 深達性Ⅱ度熱傷（図12）：深達性Ⅱ度熱傷は真皮下層まで熱傷が及び、水疱は剥離していることが多い。水疱底の真皮の色調は白色貧血様、あるいはびらん状になっている。
- Ⅲ度熱傷（図13）：Ⅲ度熱傷は皮膚全層の損傷で、皮膚の色調は白黄色または褐色羊皮紙様である。炭化創もこのⅢ度熱傷に含める。

▶深達性Ⅱ度
▶深達性Ⅱ度熱傷

▶Ⅲ度熱傷
▶羊皮紙様

6 重症度の判定

熱傷の面積と深度から重症度を把握する。熱傷の重症度診断は、熱傷面積の算定

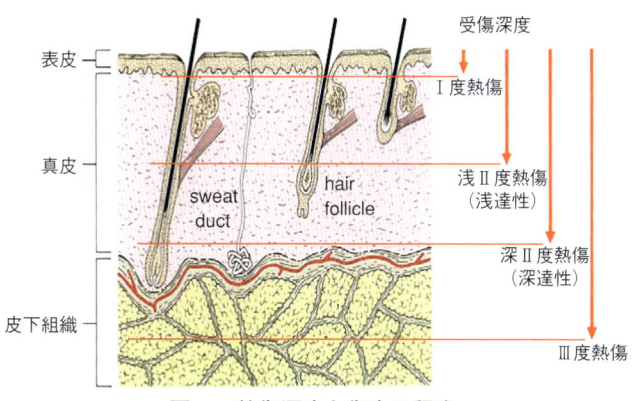

図 9. 熱傷深度と傷害の程度

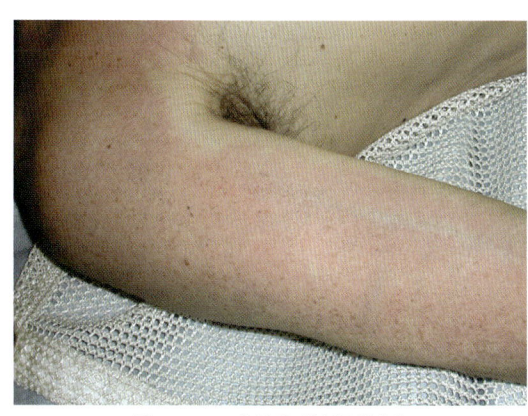

図 10. Ⅰ度熱傷（熱湯熱傷）
皮膚の発赤、疼痛、浮腫が認められる。

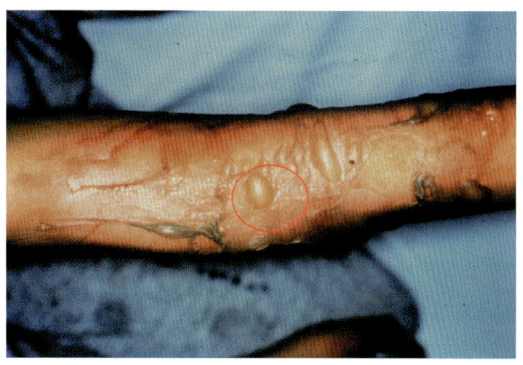

図 11. 浅達性Ⅱ度熱傷
表皮の剥脱と水疱形成を認める。真皮面はピンク色をしている。

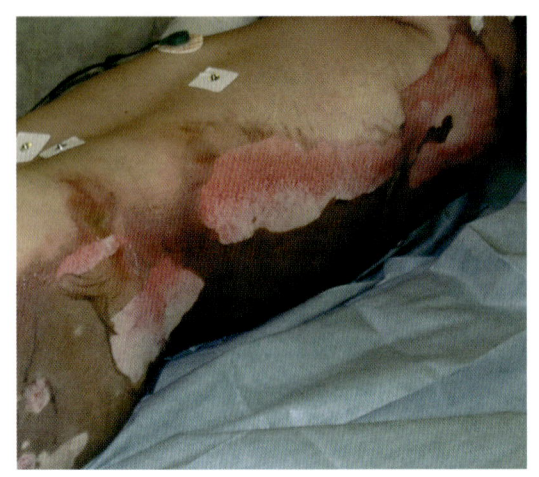

図 12. 深達性Ⅱ度熱傷(火災)
深達性Ⅱ度熱傷とⅢ度熱傷の混在。露出真皮面が蒼白で血流が停止している。その周囲の赤い部分は浅達性Ⅱ度熱傷である。

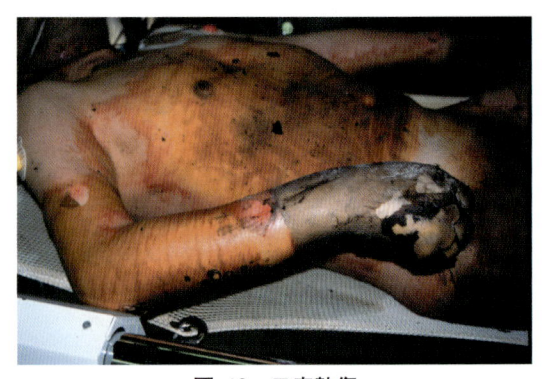

図 13. Ⅲ度熱傷
Ⅲ度熱傷の特徴は皮膚の炭化(右手背)真皮層の血流停止による羊皮紙様変化である。

表 6. 全身観察の段階でロード & ゴーとなる観察所見

- 熱傷深度と熱傷面積(Ⅲ度10%以上またはⅡ度20%以上)
- 特殊受傷部位(顔面・手・足・陰部)
- 年齢(小児・高齢者)Ⅲ度5%以上またはⅡ度10%以上
- 気道熱傷・一酸化炭素中毒の合併
- 電撃傷・化学損傷・放射線損傷
- 他の外傷の合併
- 胸部や四肢の全周性Ⅲ度熱傷

と熱傷深度の判断、年齢、受傷部位、既往症などを総合的に勘案してなされる。特に熱傷指数(Burn index)は **1/2 Ⅱ度熱傷面積＋Ⅲ度熱傷面積**で計算できる。

全身観察でL & Gとなる観察所見は**表6**のとおりである。

熱傷の重症度の判定には、熱傷面積・熱傷深度以外に既往歴、受傷部位、年齢などを加味して総合的に判定するArtzの基準がプレホスピタルケアで最も使用しやすい。

▶Artzの基準
▶burn index

Artzの基準では、Burn indexで10〜15以上や顔面、手、足といった機能性が高い部分の熱傷、気道熱傷の合併、他部位損傷の合併などは、救命救急センターや熱傷専門治療施設で治療されるべきとしている。これ以外にも意識障害を伴う一酸化炭素中毒や電撃傷、高齢者・乳児・新生児の熱傷も専門施設で加療するべきである。

7 車内における観察と処置

▶JPTEC™
▶バイタルサインの測定
▶MIST

車内に入ったら、JPTEC™に準拠し、車内酸素の切り替え、心電図モニターの装着、バイタルサインの測定、保温、病院への連絡(MISTに準じて、**46頁参照**)、詳細観察、継続観察を行う。また行った創への処置が確実に行われているか、(冷却)

創への冷却のあまり、低体温になっていないか、合併する外傷は悪化していないか、について詳細に観察する。

熱傷後に静脈路を確保すべき状態として、以下の状態が挙げられる。わが国では救急救命士にはまだ輸液投与が認められていないので、30分以上の長距離搬送を行う際には、医師によって輸液路の確保を行うのが望ましい(**表7**)。

表7. プレホスピタルにおける輸液投与量の目安

15歳以上	500 ml/時間
5～15歳	250 ml/時間
5歳以下	150 ml/時間

輸液路の確保が必要な場合として、
①体表面積20％以上の熱傷で、60分以上の搬送時間がかかる
②合併損傷によって細胞外液減少性ショック(Hypovolemic shock)を呈するもの
③末梢循環が不良(皮膚の蒼白、冷汗、口唇チアノーゼなど)を呈するもの
④致死的な心室性不整脈(Vf Pilseless VT)の合併
⑤高度な心肺停止状態、上気道の閉塞が疑われるもの

8 搬送にあたっての全身処置と熱傷創処置

搬送中には以下の処置を実施する。熱傷創への処置は、熱傷面積と深度に応じて実施するが、10％以下のⅡ度熱傷であれば原則として冷却を行う。受傷直後から強烈な痛みを伴うことが多く(Ⅱ度熱傷)、愛護的に衣服を脱がし、局所を水道水や冷却材で冷却することで痛みの軽減が得られる。水疱があれば愛護的にガーゼなどで保護しつつ、病院へ搬送する。10％以上では低体温の危険があるので、冷却より乾燥ガーゼで保温を図るべきである(**表8**)。

▶水疱

表8. 搬送上の処置と要点(車内での観察・処置のポイント)

処置	要点
熱源からの隔離	熱を帯びた衣服の冷却・脱衣と救出
気道の確保(必要であれば)	修正下顎挙上
換気の維持	酸素投与(リザーバーバッグマスク付10 l/分)あるいは必要に応じてBVMによる換気 胸部の全周性熱傷がある場合は、胸部の動きをよく観察
循環の維持	体位管理(可能ならば直近医療機関内で輸液ルートの確保) ショック状態であれば、下肢の挙上 四肢の円周性熱傷がある場合は、その末端での脈拍の確認
保温(10％以上の熱傷では前例実施)	乾燥した滅菌保温シートで包む
体位管理	熱傷を受けている四肢の挙上
冷却(Ⅱ度熱傷10％以下)	Ⅱ度熱傷で痛みを訴えている場合に限り冷却、冷却用シートなどを常備していると有用。ただし、現場での長時間の冷却は低体温を引き起こすので注意

▶保温と冷却　　　　保温と冷却は極めて重要である。冷却の適応はⅢ度熱傷以下であるが、10%を超える熱傷でも他の部位を保温しつつ冷却する。過冷却による低体温は絶対に避けるべきである。特に小児・高齢者は低体温を起こしやすく、5%以上の熱傷でも注意する。

　熱傷創、特にⅡ度熱傷創では強い痛みを伴うために、時として全身性の強い鎮痛剤や除痛を目的として麻薬を投与することが必要となる。搬送中は不必要な熱傷創面への刺激(特にⅡ度熱傷)を加えずに搬送する。

▶心のケア　　　**9 精神的援助(心のケア)**

　全身熱傷では、時として自殺や家人の火災での死亡という悲しい事件を伴うことがある。安易にその結果を知らせずに、家族に配慮して心のケアを行う。前述の如く自宅の焼失、家人の死亡などさまざまの不幸な事件では、不用意な救急隊の発言を控える。傷だけを搬送するのではなく、包括的にその患者を癒すことが重要である。

Ⅶ. 病院内での熱傷治療

　病院前に引き続き病院内での重症熱傷の治療は、呼吸器系・循環器系を中心とした全身管理と熱傷創局所の創管理が二本柱となる(表9)。

1 ◆ 呼吸器系の管理

　気道熱傷が合併すると、急速に呼吸状態が悪化する。瞬く間に声門浮腫をきたすものもあり、早めに気道確保する。気管挿管による人工呼吸器に5〜10 cmH₂OのPEEPを併用し、適切に吸入酸素濃度や呼吸設定を変化させる。気管内の煤や粘膜剥離物に対して、全身性抗生物質の投与(SBT/ABPC 6 g/日など)を行い、気管支ファイバースコープによる頻回の気管内クリーニングを行う。

▶全身性抗生物質

表 9. 広範囲熱傷患者に対する初期治療と処置

初期治療(primary survey)と評価
1. 意識レベルの確認と気道閉塞の有無の確認
2. 気道熱傷や他部位合併損傷の評価と必要なら人工呼吸など換気の確保
3. 循環の確認と内頸動脈の確認と四肢の血流の維持
4. 体温モニターの開始と保温
5. 初期輸液量の計算(Parkland公式による24時間必要量の算出)乳酸(酢酸)リンゲル液の開始と尿道カテーテルの挿入と尿量の測定
6. 現病歴、既往歴、家族歴などの聴取、受傷状況の把握
7. 熱傷面積の迅速評価と入院直後の体重測定
8. 胃・腹部の膨満があれば経鼻胃管による減圧と抗潰瘍薬の投与
9. 病歴、既往歴、家族歴の聴取とケアの開始
10. 四肢全周性のⅢ度熱傷では減張切開術が必要であるか評価する

2 ◆ 意識障害を合併する場合

熱傷患者で意識障害を合併している場合は、一酸化炭素中毒の合併をまず疑う。もし、CO-Hb 濃度が低ければ、ほかの原因（アルコール中毒、薬物中毒）の合併や脳血管障害の合併、頭部外傷の合併を考えて、血液検査、頭部 CT スキャンを行う。

▶アルコール中毒
▶薬物中毒
▶頭部外傷の合併

3 ◆ 循環器系の管理

熱傷初期輸液の目的は喪失する細胞外液を補充し、ショック離脱を図り必要かつ最小量の輸液で組織灌流量を保ち臓器障害を予防することにある。まず熱傷部分を避けて中心静脈か 18 G で末梢静脈を確保した後、Parkland 法で輸液を開始する（表10）。Parkland 法は乳酸加リンゲル液を 1 日量にして 4.0 ml/%熱傷面積/kg 投与する方法で、初期 8 時間でその 1/2 を投与し、残りの 1/2 を 16 時間で投与する。適性輸液の指標として血圧 90 mmHg 以上、脈拍 120 回/分以下、尿量を 0.5〜0.8 ml/kg/時間以内、CVP を 0〜8 cmH₂O に保つよう輸液を増減する。コロイドは血管透過性亢進が安定する 12 時間後から 1 ml/kg/%熱傷面積で開始する。

▶コロイド
▶血管透過性亢進

導尿で血色素尿を認めるときは熱の直接刺激によって血管内溶血が生じている場合であり、発生した遊離 Hb によって腎障害が引き起こされる。病態は内因性のハプトグロビンが枯渇するため、ヒト血漿ハプトグロビン投与（2〜3 V）が必要となる。

▶血色素尿
▶ハプトグロビン

■1 輸液療法への評価とモニタリング（表11）

輸液公式はあくまでも目安であり、患者一人ひとりの適正な輸液量ではない。そ

表 10. Parkland 公式による 24 時間の初期輸液量　計算式

熱傷面積（%）×体重（kg）×4 ml 乳酸加リンゲル液で計算され計算量の 1/2 を最初の 8 時間に、残りの 1/2 を残りの 16 時間を投与する。

表 11. 初期輸液中が適正であるかの評価方法

・意識が鮮明であること ・心拍数が鎮痛・鎮静下で 120 回/分以下（成人） ・心拍数が 160 回/分以下（2 歳未満） ・収縮期血圧が 90 mmHg 以上で平均血圧が 65 mmHg 以上（成人） ・収縮期血圧が 90 mmHg 以上で平均血圧が 40 mmHg 以上（小児） ・末梢の脈がよく触れること ・尿量が成人で 0.5〜1.0 mg/kg の幅で維持できていること ・小児（体重 30 kg 以下）では 1 ml/kg 維持していること。ただし成人：1.5〜1.8 ml/時間 ・30 kg 未満の小児 2.0 ml/kg/時間を維持すること ・血清、尿中電解質が正常 ・代謝性アシドーシスや BE（−5 以下）低下がない ・中心静脈圧 0〜5 mmHg

表 12. 局所療法薬

局所治療剤	使用法	適応	利点	合併症
Silver sulfadiazine：SSD（ゲーベンクリーム®）	創面に直接塗布、1日1～2回交換、閉鎖療法	深Ⅱ～Ⅲ度さらに熱死組織、肉芽創にまで広い適応ありⅢ度熱傷のFirst choiceの薬剤	抗菌力は最も強い創傷治癒をあまり妨げない真菌感染が少ない疼痛はない	時に白血球減少症（中止後2～3日で正常化）。本剤の長期使用で緑膿菌耐性菌など出現
バラマイシン軟膏（塩酸フラジオマイシン軟膏）	創面に直接塗布するかトレックスガーゼなどに貼り、閉鎖療法	Ⅰ度～深Ⅱ度まで小範囲のあらゆる深度の熱傷、軟膏よりクリームの方が吸収効果大	ほとんど抗菌力がない代わりに耐性菌も少ない	
非固着性ガーゼトレックスガーゼソフラチュール®	創面に貼付、閉鎖療法に用いる創面に直接貼付	浅Ⅱ度以下、恵皮部（採皮面）	皮膚に粘着せず創傷治癒を妨げない無毒性	抗菌力がほとんどない
カルトスタット®	創面に貼付、閉鎖療法に用いる	浅Ⅱ度熱傷創面持皮創	上皮化を促進	感染に弱い新生表皮と一緒に剥がれやすい
ハイドロコロイドゲル製剤デュオアクティブCGF	創面に貼付、閉鎖療法に用いる	浅Ⅱ度～深Ⅱ度または恵皮部（採皮面）	疼痛軽減、治癒創面はきれい体液漏出防止、無毒性	抗菌力はまったくない感染創面やⅢ度には使用できない

表 13. 熱傷センターに転送すべき基準

1．10歳未満または50歳以上の体表の10％以上のⅡ度熱傷、またはⅢ度熱傷
2．10～50歳までの年齢で、20％以上のⅡ度熱傷またはⅢ度熱傷
3．どの年代においても5％以上の体表熱傷
4．機能的または整合的な結果を必要とする顔面、手、足、陰部、主要な関節
5．化学損傷で、上記と同様の機能的・整合的に重要な部位の損傷
6．気道熱傷の合併
7．四肢や胸部・腹部の全周性Ⅲ度熱傷
8．生命に影響を与えるような外傷の合併

▶適正な輸液

れ故、適正に輸液がなされているかのモニタリングが必要となる。公式を盲信することにより患者の病態変化を逸し、予後を悪化させてしまう危険がある。いずれにしても、綿密なモニタリングを行い適正に輸液量を増減することが肝要である。

2 胸壁や手や足の全周性のⅢ度熱傷を認めるとき

　四肢や手足指の全周性のⅢ度熱傷では皮膚の拘縮や組織浮腫によるコンパートメント症候群を引き起こすため、指先の血流を確認しつつ（パルスオキシメータでも

▶減張切開

可)電気メスなどにて筋膜上までの減張切開を行う(図7)。原則として手関節より先の減張切開には形成外科や熱傷専門医の指導下に行うことが必要である。

4 ◆ 局所創管理

　熱傷における局所管理は全身管理とともに双方の管理がうまくかみ合ってこそ、効果的な治療となる。

　I度～浅II度までの浅達性熱傷については自己皮膚再生の促進を、また深II～III度の深達性熱傷については主として局所感染防止と熱死組織下への薬剤浸透性に重点をおいたものが開発されている。シルバーサルファダイアジン軟膏(SSD)は深II～III度熱傷に対し最も有効な局所療法剤である。この軟膏療法と併行して早期の熱死組織(eschar)の除去や、抗菌水による洗浄、シャワー浴などの物理的療法を行い、創面の血流改善を図ることの意義は極めて高い。表12に局所療法を示す。しかし、III度熱傷となると、皮膚の自己再生は望めないので、局所の軟膏療法はあくまでも熱傷創感染を予防ないしは遅延させるための補助療法となり、最終的には焼痂切除と植皮手術が選択される。

5 ◆ 熱傷専門施設への転送の適応

　Artzの基準などで、重症あるいは専門治療施設へ搬送すべきと判断される場合には、地域の基幹病院または熱傷専門治療施設(熱傷学会専門医施設91施設:http://www.jsbi-burn.org/jsbi06.html を参照)に搬送する。

　救急車での搬送で30分以上かかる症例ではヘリ搬送の適応となる。一般に、熱傷センター(熱傷専門治療施設)で治療すべき適応を表13に示す。

(田中秀治)

第 5 部

多数傷病者事故

VOL. 1 多数傷病者事故対応のポイントと事例検討

I．多数傷病者事故対応のポイント

　多数傷病者「事故」という言葉には、例えば、負傷者が数名にとどまる交通事故から、複数の車両が関係する多重衝突事故や列車の脱線事故、旅客機の墜落事故、あるいは地下鉄サリン事件や秋葉原無差別殺傷事件などに至るまで、さまざまな種類の事故や事件が想像されている。

　傷病者数、傷病者の重症度、傷病者の特殊性が地域の対応能力を超えた場合は『災害』として定義[1]され、外部からの応援が必要な状況となる。ところが、先に示したような事故・事件を常に迅速に『局地災害』とリンクさせることは容易ではなく、時として活動当初から『災害』としての認識ができずに、十分な消防力や医療資源の投入が遅れる原因となる。

▶災害

　このように、多数傷病者事故の対応では、起こっている出来事が『災害』であるとまず"認識する"ことが肝要である。言い換えると、災害モードのスイッチを入れることが第一のポイントとなる。

1 ◆ 誰がどのようにしてこのスイッチを入れるのか？

　119番の第1報が事故の全容を含むものであることは稀であり、伝聞や憶測を含む不正確なものであることも多い。そのため、第1報から多数傷病者事故を集団災害と認識して災害モードで対応することは困難となる。故に、多数傷病者事故対応の鍵を握るのは、必然と先着した救急隊あるいは支援隊となる。先着隊の初期活動が災害モードの起点となるのである。

▶先着隊
▶初期活動

2 ◆ 先着隊は何をなすべきか？

　では、先着隊は何をなすべきか？　傷病者のトリアージや処置にまっ先に取り着くのではなく、迅速に情報を収集し、大まかに状況を把握することに専念することが重要である。現場全体を評価して、大枠での傷病者数や重症度を把握し、災害であることを宣言して（これが大事）、指令本部に情報を発信する。つまり、多数傷病者事故を災害と認識するのに必要な全体像の把握と、災害対応体制の導入である。

　例えば、現場の消防力を上回る災害であるのに先着隊が情報収集を怠り、適切なマンパワーを活動の初期から投入できなかったとする。この場合、多数傷病者事故対応が後手に回るだけでなく、追加の支援隊を要請しても到着までの時間で災害の

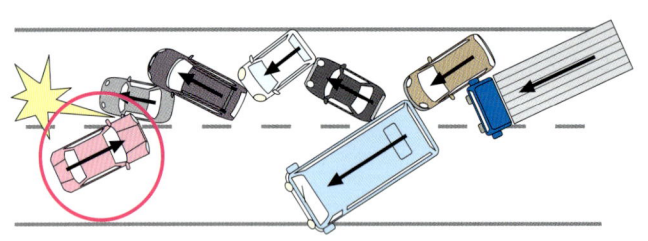

図 1. 凍結した道路で発生した多重衝突事故

▶防ぎ得た外傷死

拡大をきたし、防ぎ得た外傷死（preventable trauma death）を生じることにつながりかねないのである。

多数傷病者事故対応の第二のポイントとして、大小種々、さまざまな多数傷病者事故であっても、災害現場の初期活動は優先順位を定めた「原則」に基づいて体系的な対応を行うことである。その原則は、優先度の高い順に頭文字を並べて**C・S・C・A・T・T・T**（シー・エス・シー・エー・ティー・ティー・ティー）と称される。英国の大災害時の医療対応を訓練するMIMMS（Major Incident Medical Management and Support）コースで紹介されているもので、日本DMAT隊員養成研修でも教えられている。

▶C・S・C・A・T・T・T

C：command & control（指揮・命令と連絡・調整）
S：safety（安全）
C：communication（情報伝達）
A：assessment（評価）
T：triage（トリアージ）
T：treatment（治療）
T：transportation（搬送）

図1のような多重衝突事故による多数傷病者事故を例に、先着隊の現場対応をC・S・C・A・T・T・Tの原則に沿ってイメージしてみる。

▶command & control：指揮・命令と連絡・調整

C/command & control：指揮・命令と連絡・調整

多数傷病者が発生を念頭に、災害として事故を捉え、災害モードを発信するとともに、現場を預かる指揮官であることを宣言する。

▶safety：安全

S/safety：安全

「3S」と呼ばれるS/self（自分自身）、S/scene（現場）、S/survivor（生存者）の安全を確保する。フロントガラスが砕けて飛び散っていたり、部品が散乱している可能性を考慮し、自分や隊員が適切に防護服を着用していることを確認する。現場をざっと観察し、オイル漏れや火災発生の有無を確認するとともに、積雪のある事故道路の通行を一次遮断するなどの二次災害の発生を予防する処置を取り、現場の安全確

保を行う。傷病者で移動可能であれば安全な場所に移動させる。

C/communication：情報伝達

指令室との通信手段を確立し、次のA/assessmentの内容を確実に伝達する。災害時の対応で最も失敗が多いのが情報伝達とされる。その原因となるのが、情報量の不足や確認の不履行、情報精度の不良などである。

A/assessment：評価

図1の事故は、一見して10台以上の車の事故であり大型バスも含むことから、少なくとも数十人以上傷病者が見込まれるなどのおおよその負傷者数とその程度、必要な応援の質と量、医療チームの現場派遣の要否など、現場での情報を集約かつ評価して指令室に的確に報告する。この際、METHANE法に沿って報告すると簡潔かつ漏れのない報告を行える。

> M：Major incident（災害の宣言）
> E：Exact location（正確な発生場所）
> T：Type of incident（事故の原因と種類）
> H：Hazards（危険物の現状と拡大の可能性）
> A：Access（進入路・集結の場所）
> N：Number of casualties（傷病者の数、重症度、外傷の種類）
> E：Emergency services（活動の現状と支援隊の要請）

また、事故現場を大まかに評価したうえで、これから展開される活動をイメージする必要がある。具体的に図1の場合は、反対車線を後着隊の導線として確保することが必要であろうし、どの場所に一次トリアージや二次トリアージポストを設置して、後着隊に活動を指示するかなど、現場救護所の設置と活動、搬送待機所の設置と活動、救急車収入および退出路の確保などを順次指示する。

T/triage：トリアージ、T/treatment：治療、T/transportation：搬送

C・S・C・Aを意識した活動を初動から行うことができれば、災害医療の3Tと呼ばれるトリアージ、治療、搬送を円滑に実施することが可能となる。これら3Tについては後述するDMATとの協働が増加しており、災害活動の初期活動における必須要素であるC・S・C・Aと、災害医療の必須要素であるT・T・Tとが有機的に結びついて初めて、多数傷病者事故の適切な対応を展開することが可能となる。

3 ◆ まとめ

多数傷病者事故対応の第一のポイントは、多数傷病者事故を災害と認識することである。次に第二のポイントは先着隊の初期活動がその後の多数傷病者事故対応の成否を握ることから、C・S・C・A・T・T・Tの原則に則った初動を行うことである。

また『災害』に対する地域の対応能力は、同じ規模の事故でも災害と認識される地域と災害には当てはまらない地域があり、同一地域であっても発生する時間帯や季節、発生場所、発生原因、傷病者内容に依存して流動的である。したがって第一のポイントである多数傷病者事故を災害と認識することに関しても流動的であることを知っておかねばならない。

II. 事例検討

筆者の所属する印旛地域救急業務メディカルコントロール(印旛MC)協議会では、日本の表玄関である成田国際空港(以下、成田空港)が地域内に存在することから、成田空港で発生する航空機関連の多数傷病者事故においては、その医療救護活動の質を担保しなければならないと認識している。

平成21年2月と平成22年2月に、それぞれ飛行中の旅客機が乱気流に遭遇し、乗員乗客が負傷する多数傷病者事故が発生した。印旛MC協議会では平成21年の事故における救護活動を検証し[2]、その結果得られた多くの課題と教訓から平成22年の事故対応に臨むことができた。ここではその検証内容を踏まえて、2つの事例として紹介する。

1 ◆ 事例(その1)

平成21年2月、成田空港到着の航空機(ボーイング747型機：乗客409名、乗員14名)が乱気流に巻き込まれ、43名が負傷した多数傷病者事故。

1 通報内容と初動

当該航空会社(国外航空会社)の成田空港事務所より「国籍・年齢・性別などはわからないが、1名が機内で頭を打ち首が痛い」との通報内容で救急車の要請があり、12：15に救急隊1隊が出場した。

2 現場活動

12：19　空港到着時には、当該機は駐機スポットには未到着。到着を待つ間に航空会社より3名ほどの傷病者の発生があるとの情報を入手した。当該機の到着後、機内に進入。乗客は前方よりターミナルビルへ降機中であった。最後部席付近の通路上に仰臥位で倒れている傷病者を確認。さらにその手前座席下に仰臥位で1名が倒れていた。その他、機内の座席にまばらに残っている乗客5〜6名を確認する。通訳を介して受傷機転を質問すると、乱気流に巻き込まれたことが判明した。

12：41　消防本部へ「機内に横たわる2名と、座席に残る5〜6名が負傷の疑い。負傷者が増える可能性もあり、救急隊2隊、消防隊の出動要請と、空港所属の大型救急車の出動および受け入れ病院の確保を要請する」旨の状況報告と増隊要請を行う。

先着隊はトリアージタッグを取りに救急車内に戻り、機内に残る20名程度の乗客のトリアージを開始した。処置を含みながらのトリアージであったため、迅速なトリアージが行えず、支援隊が到着し機内に進入した時点で機内の傷病者人数の把握ができていない状況であった。

13：58　成田国際空港消防連絡協議会を通して救急車の応援要請。13：59に現場指揮所が開設された。

最終的には、傷病者43名「赤」0名、「黄」9名、「緑」34名に対し、指揮車3台、救急車18台、消防車5台の消防力を投入し、6つの医療機関に傷病者を収容した。

3 MC協議会での検証

受傷機転である乱気流事故であることが機内進入まで判明しなかったこと、さらに機内に残されていた傷病者が数名であったこと、一見して重症感がなかったこと、などが重複して先着隊の危機感を削ぎ、集団災害であるという認識を遠ざけてしまったことが挙げられる。結果として、負傷者数の確認や増隊要請などが遅れ、先着隊による災害認識の重要性が指摘された。

また、先着隊がトリアージから活動を開始したために、傷病者数を含めた事故の全容把握が遅れた。さらに受傷者は機内に残る傷病者のみと判断してしまったことで、管轄消防のみの対応で可能と考え適切な消防力の投入が遅延した。さらに、現場への医師派遣要請も行われなかった。

2 ◆ 事例（その2）

平成22年2月、成田空港到着の航空機（ボーイング747型機：乗客243名、乗員19名）が乱気流に巻き込まれ、25名が負傷した多数傷病者事故。

1 通報内容と初動

乱気流による事故発生は太平洋上であり、当該航空会社（国外航空会社）から通報があった。この時点で負傷者数17名、ほとんどが軽症との情報であったが、15：23に集団救急三次出動指令が出された。15：32には成田国際空港消防連絡協議会による近隣消防本部への応援要請が行われた。

2 現場活動

先着隊は15：39に空港内到着、当該機は15：48に着陸、その4分後に駐機スポットに到着した。15：55に現場指揮本部が設置され、この時点で負傷者17名の情報があり、救急車は計18隊が空港内に参集した。

また、15：38、15：57に千葉県内の2機のドクターヘリが要請され、それぞれ16：05、16：28に空港内に着陸後、現場指揮本部に加わった。

救急隊、救助隊は当該機の到着後、機内に進入し負傷者を搬出、機体のすぐ傍で医師とともにトリアージを開始した。搬送先の決定はドクターヘリで参集した医師によって行われ、最終的には、「赤」0名、「黄」2名、「緑」15名に対し、ドクターヘ

リ2機、指揮車4台、救急車18台、消防車8台、救助車2台のリソースを投入し、4つの医療機関に傷病者を収容した。

3 本事例の考察

1年前の同様の事故における検証結果を踏まえ、①事故発生の情報入手時から『災害』としての対応ができた、②周辺消防を含めた地域が有する救急リソースを早期に集結できた、③当該航空機の着陸前に医師の現場派遣を行えた、と評価される。

地域MC協議会による多数傷病者事故の検証作業が行われたことによって、次なる災害に対して迅速かつ適切に対応できた好例である。

（金丸勝弘）

●参考文献

1) JPTEC協議会（編）：JPTECガイドブック．pp217-221, へるす出版, 東京, 2010.
2) 航空機乱気流事案検証会報告書：印旛地域救急業務メディカルコントロール協議会, 平成21年5月.

VOL.2 DMATによる活動とエマルゴトレーニング

Ⅰ．DMATによる活動

▶DMAT

　DMAT(disaster medical assistance team)とは、「災害急性期(48時間以内)に活動できる、機動力のある、専門のトレーニングを受けた医療チーム」と定義されている。活動内容は災害急性期における医療救援活動である。阪神・淡路大震災における災害医療の教訓をもとに整備が進められ、防ぎ得た外傷死(PTD)を減らすことを目的に組織された。災害医療における共通の言語・知識・理論・診療手順を有し、具体的には災害現場・被災地域内の医療施設などでの医療支援活動や、傷病者搬送などを行う。

▶防ぎ得た外傷死

1 ◆DMATの任務

　DMATの任務は、被災地域内での医療情報収集と伝達、トリアージ、応急治療、搬送、病院支援・強化、広域搬送拠点臨時医療施設(staging care unit；SCU)における医療支援、航空搬送における搭乗、災害現場でのメディカルコントロール(MC)である。

▶DMAT活動要領

　従来の医療救護班との違いは、その活動が事前に計画(DMAT活動要領)されており、都道府県との協定に基づく活動である点である。また、DMAT隊員には標準的な教育を受けた個人が登録されており、複数のDMATの連携や組織的活動(本部、指揮調整、通信、報告など)が可能であり、関係各機関(消防、警察、自衛隊など)との連携・調整ができる点である。

2 ◆DMAT活動の基本

▶CSCATTT

　災害医療における体系的対応の基本原則CSCATTT(380頁参照)に則り活動を展開する。英国における大事故災害への医療対応MIMMS(major incident medical management and support)コースで使われているもので、それぞれの頭文字をとったものである。

・C(command & control)：災害現場では機関ごとにcommander(指揮官)が任命される。Commandは各職種・機関内の「縦」の連携を指す。災害現場では多機関が連携協力し活動に当たる必要があるが、各機関が互いに統制を図る「横」の連携がcontrolである。

- S(safety)：3sの安全考慮と確保が必要とされる。3Sとは、self(救助者自身)、scene(災害現場)、survivor(傷病者)である。特に救助者自身の安全が最重要であり、現場のhazard(危険要素)に対する観察、知識および個人装備が必要である。
- C(communication)：有効な災害対応を行ううえでの重要な鍵である。災害現場で活動するスタッフが、新しく正確な情報を収集・保持・伝達・共有できるかが災害医療を戦略的に実施できるかを分ける。

  情報管理は明確な指揮下で遂行しなければならない。
- A(assessment)：災害現場の需要供給状況と対応活動などに関し、場所ごと、経時的に情報を整理し評価を繰り返す。

  CSCAが確立し実行されてこそ後述の3Tが実践されうる。
- T(triage)：より多くの救命のために限られた時間・人的資源・医療資源で、傷病者の治療・搬送順位決定を行う必要がある。手法は全世界に多数存在するが、本邦ではSTART(simple triage and rapid treatment)法を用いることが多い。傷病者の気道、呼吸、循環、意識状態という生理学的項目で評価する手法であるが、感度・特異度共に良好な手法ではない。

▶START法

- T(treatment)：災害現場救護所では、医療機関へ安全に搬送するために必要な処置を行う。気道・呼吸・循環の安定化と全脊柱固定を基本とする。
- T(transport)：災害規模によってはヘリコプター搬送などを使用した中広域搬送が必要である。適切な医療機関の選定は傷病者の転機に非常に重要であり、DMATが把握した傷病者医療情報を有効活用し搬送先を決定すべきである。

3 ◆ DMAT運用の基本方針と初動

平成22年3月に改定されたDMAT活動要領においては、以下のようにその運用基本方針が示されている。
- 活動は、平時において都道府県と医療機関等の間で締結された協定および厚生労働省、都道府県等により策定された防災計画等に基づく。
- DMATの派遣は、被災都道府県からの要請に基づく。
- 但し、厚生労働省は、当分の間、被災地域の都道府県の派遣要請がない場合であっても、緊急の必要があると認めるときは、都道府県に対してDMATの派遣を要請することができる。

ここには、被災都道府県からの要請により、都道府県との協定に基づいた活動であるという基本方針が示されている。

DMAT活動要領には、初動についてDMAT派遣要請、DMAT待機要請、DMAT補助要員の派遣要請について記載されている。

DMAT派遣要請は、被災都道府県からの要請に基づく。要請の経路は、被災都道

府県➡その他都道府県➡DMAT 指定医療機関、が主軸になる。厚生労働省には都道府県同士の要請をつなぐ役割が期待されている。ただし初動の連絡は、被災都道府県➡厚生労働省➡その他都道府県、DMAT 指定医療機関および DMAT 隊員、といった連絡経路で情報が流れることが想定されている。厚生労働省からの連絡は広域災害救急医療情報システム（emergency medical information system；EMIS）によりインターネットを介して配信される。都道府県は早期に DMAT 派遣要請を判断できるよう、要請基準が以下のように示されている。

▶広域災害救急医療情報システム
▶EMIS

・県内への派遣要請：震度 6 弱または死者見込み 2 名以上または傷病者 20 名以上
・隣接都道府県および地方ブロックへの派遣要請：震度 6 強または死者見込み 50 名以上 100 名未満
・隣接地方ブロックへ派遣要請：震度 7 または死者見込み 100 名以上
・全国へ派遣要請：東海地震、東南海・南海地震、首都直下地震

また、都道府県、厚生労働省および文部科学省は DMAT 指定医療機関に必要に応じて待機要請するものとされている。待機についての要請手順は派遣要請手順に準じて行う。

さらに次の場合、すべての DMAT 指定医療機関は被災の状況にかかわらず厚生労働省などからの要請を待たずに、DMAT 派遣のための待機を行うこととされている（DMAT 自動待機基準）。

▶DMAT 自動待機基準

・東京 23 区で震度 5 強以上の地震が発生した場合
・その他の地域で震度 6 弱以上の地震が発生した場合
・津波警報（大津波）が発表された場合
・東海地震注意情報が発表された場合
・大規模な航空機墜落事故が発生した場合

4 ◆ DMAT の整備と地域 DMAT

　DMAT の整備については平成 16 年から開始されたものであり、現在もなお体制確立の過程である。また、DMAT 活動要領も主に大地震などの全国広域にまたがる大災害時の活動を想定しており、より頻度の高い多重交通事故などの局地災害については深く詰められていない。局地の災害については、DMAT 指定医療機関と都道府県との協定内にその要領が存在するのみであり、その出動基準や活動内容などについては都道府県ごとに異なっている。

　全国規模の地震などに比べて、列車事故、多重交通事故などの地域における局地災害・多数傷病者事故ははるかに発生頻度が高い。これらのケースでは局地的に迅速な対応が求められる。局地災害において、現状では都道府県ごとにその DMAT 運用要綱、出動基準も異なっている。ここでは、地域の局地災害に対応する、都道

表 1. 地域 DMAT 出動基準

	出動基準
東京 DMAT	1. 重症者 2 名以上または中等症者 10 名以上の負傷者等が発生し、迅速に医療機関に搬送できない場合もしくはその可能性があると東京消防庁指令室または現場に出場した消防隊が判断した場合 2. 東京 DMAT が出場し対応することが効果的であると指令室または現場に出場した消防隊が判断した場合
大分 DMAT	災害または事故により、被災現場において、医療を必要とする傷病者が 1 人以上いると、消防機関が判断した場合とする。ただし、傷病者全員が事故現場から速やかに救助され、医療機関への搬送が可能な場合を除く。
千葉 DMAT	1. 千葉県内において 2 名以上の死者を含む 30 名以上の傷病者が発生または発生すると見込まれる場合で、DMAT が出動し対応することが効果的であると認められる場合 2. 知事が特に必要と認めた場合
佐賀 DMAT	1. 地震などの自然災害や大規模交通事故等により、局地的に 30 名以上の傷病者が発生した場合または発生が見込まれる場合 2. 佐賀県災害派遣医療チームが出動し対応することが効果的であると認められる場合として、以下に該当する場合 ①事故等により破損車両に挟まれ救出までに時間を要する負傷者が多発し、「瓦礫の下の医療」が必要とされる場合 ②前号のほか、事故等により負傷者が多発し、消防本部が通常の救急業務の一環として行う医師派遣だけでは十分な対応が困難であると判断した場合

▶地域 DMAT

府県との協定に基づき活動する DMAT を地域 DMAT と呼ぶ。

表1は、地域 DMAT の出動基準の1例であるが、出動基準は、通常の交通事故などで発生しうる規模の現場出動を想定している東京都、大分県などと、一般的救急医療システムでは対応できず、通常災害と認識される規模を想定している千葉県、佐賀県などに分かれる。

当然、前者は基準に合致する事例が多く実出動を重ねている。これに比して後者はその出動基準が高く、実出動の機会は非常に稀である。

5 ◆ DMAT 現場出動の意義

多数傷病者事故対応において、現場に災害医療を熟知した DMAT を投入する意義は非常に大きい。

▶傷病者の安定化

①現場で緊急処置が可能：現場で可能な処置により傷病者の安定化が図れる。医療機関への搬送を優先させるべき傷病者の早期搬送が可能となる。

▶傷病者の早期搬送

▶適切な病院選定が可能

②搬送マネジメント：現場の傷病者の医学的情報を詳細に把握し、医療機関で必要な根治的治療内容を現場で想定でき、適切な病院選定が可能となる。

▶クラッシュ症候群
▶予防的加療が可能

③閉じ込め・挟まれ傷病者への医療行為が現場で可能：救出不能な傷病者に対し、救出までの間に安定化やクラッシュ症候群などに対する予防的加療が可能となる。

④より精度の高いトリアージが可能：現場での医学的所見によるより精度の高いトリアージが可能となりうる。また現場で黒カテゴリーや不搬送の宣言を医学的根拠をもって行うことができる。

▶より精度の高いトリアージが可能
▶不搬送の宣言

6 ◆ 多数傷病者事故・局地災害に対する DMAT の具体的活動例

具体的活動例は次のとおりである。
①兵庫県・大阪府・滋賀県 DMAT
2005 年 4 月 JR 福知山線脱線事故。死者 107 人、負傷者 562 人。合計 20 チーム（兵庫 12、大阪 7、滋賀 1）が災害現場(17)および周辺医療機関(3)で活動。
②東京都 DMAT
・2007 年 6 月渋谷温泉施設爆発事故。死者 3 人。
・2008 年 6 月秋葉原無差別殺傷事件。死者 7 人、負傷者 10 人。
・その他、多重衝突事故、鉄道事故、工事現場事故など多数。
③大分県 DMAT
・2009 年 1 月造船所タラップ落下事故。死者 2 名。負傷者 24 人。
・交通外傷、山中事故対応、ほか。

7 ◆ 地域 DMAT の活用

折角の地域 DMAT を、地域の多数傷病者発生事故や局地災害に存分に活用するには一部の地域を除いてまだまだ整備不良である。県との協定が締結されていない地域もあり、協定のある地域でも DMAT を有効活用していくには、その出動基準の引き下げや出動決定権を事故発生地域の消防指令室にもたせるなどの種々の取り決めの再考、地域 DMAT の移動手段に関する調整、診療報酬などに関する規定などが必要である。

▶地域の住民の大きな利益

DMAT 有効活用は何よりも地域の住民の大きな利益となりうるものである。しかし実動しなければ宝の持ち腐れである。システムづくりは発展途上であるが、その向上のためには実践活動に勝るものはない。

▶災害スイッチ

「災害スイッチ」（ここでは災害の可能性を考慮し、救急システムに広報して DMAT など医師派遣要請などを行うこと）を入れるのは非常に難しい。何故なら、発災当初は誰もその全体像、本当の規模や後の二次災害などについて必要十分な情報をもち得ないからである。しかし、情報収集の間に多くの命にとってのプラチナタイム・ゴールデンアワーが削り取られていく。災害医療・救急医療にかかわるすべての者、自治体は災害スイッチ空振り容認の姿勢で勇気をもってスイッチオン、すなわち DMAT 出動要請をかけて頂きたい。特に、現場情報を早期に掌握する消防機関からの積極的な DMAT 要請が、取りも直さず傷病者の利益につながるもの

と確信する。

▶PDCAサイクル

　一部発展途上のDMATシステムであるが、PDCA(plan, do, check, act)サイクルを繰り返し、プレホスピタルにおいて救急隊と良好な協力関係のもと、多数傷病者事故に対して利益をもたらす有効なシステムにしなければならない。

II. エマルゴトレーニング

▶エマルゴトレインシステム

　エマルゴトレインシステム(emergo train system、以下；エマルゴ)とは、スウェーデンで開発された災害医療机上訓練システムである。エマルゴ(emergo)とはスウェーデン語で緊急事態を意味する言葉である。災害時には限られた時間、人的資源、医療資源などを有効活用して最大の医療効果を上げることが求められる。エマルゴはマグネット人形を用いた机上訓練(戦略ゲーム)であるが、現場のストレス、パニック、ミスや災害対応を取り巻く現実的問題までを体験することができる。また、マニュアルの検証や事後検証などにも広く活用が可能なシステムである。

1 ◆ エマルゴの歴史

▶公立災害医療教育研究機関KMC

　スウェーデンには公立災害医療教育研究機関KMC(katastrofmedicinsk centrum；災害医療センター)が国内に4ヵ所存在しており、Linköping(リンショーピン)市に存在するKMC-Lが全体を統括している。KMC-Lの初代所長Sten Lennquist教授は、災害時の救護・救援活動にかかわるすべての職種を対象とした災害医療教育・研修プログラムとしてエマルゴを開発した。エマルゴは欧州諸国、WHO、アメリカ空軍などで長年使用されており、効果的な災害医療訓練・学習システムとして世界的にも高い評価を受けている。

▶効果的な災害医療訓練・学習システム

2 ◆ 演習対象者

　救急隊・救助隊・消防隊・医師・看護師・コメディカル・警察・自衛隊・事務・ボランティアなど災害活動に携わるすべての職種を対象としうる。また、自身の職種と異なる職種を担当し演習を行うと他職種の業務内容や苦労を知ることができ多角的に災害を捉えることができる。

3 ◆ エマルゴの概要

▶トリアージタグ・医療処置シール

　マグネットの付いた傷病者・救急隊・救助隊・消防隊・医療従事者・緊急車両などの絵札(図1、2)と、トリアージタグ・医療処置(気管挿管・胸腔ドレナージチューブ・輸液・シーネなど)シール(図3)、無線や電話などの通信機器、災害現場・救護所・搬送所・現地指揮所・指令室・災害対策本部・病院などに見立てたホワイトボードを用いて演習を行う。演習はエマルゴ時計の指し示す時刻に沿って行われる(図4)。

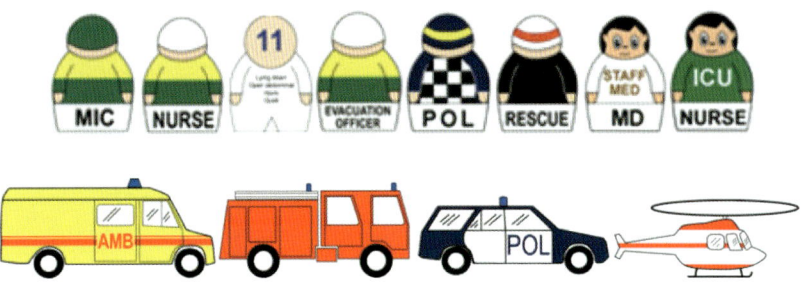

図 1. 演習に使用するマグネット付きの人形と緊急車両・ヘリ

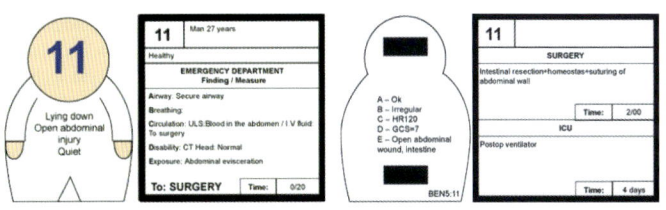

図 2. 傷病者とカルテ

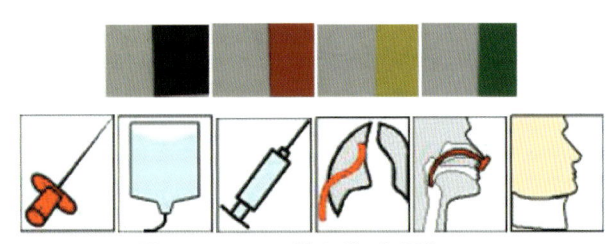

図 3. トリアージタグ、処置シール

　事故発生を知らせる1本の電話から演習が始まる。指令室は災害現場への救急資源の投入方法と現場での活用方法、またドクターカー、ドクターヘリやDMATなど医療チームの現場投入など複数の判断と指令を行わなければならない（図5）。

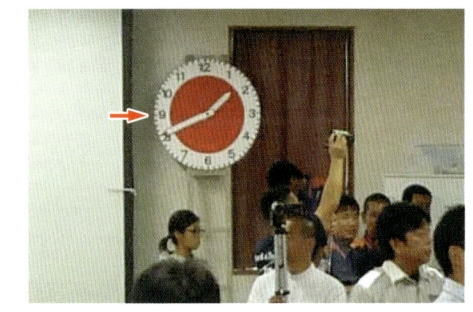

図 4. エマルゴ時計（矢印）

　災害現場では警察、消防、医療従事者など多職種が効率的に情報交換・共有を行い、共通認識のもと、それぞれの専門能力を最大限に発揮した相互協力により被災者に最大利益をもたらす対応活動が望まれる。

　現場に到着した先発救急隊や医療チームが、現場情報を指令室や病院などへ伝える。傷病者に救急隊や医療チームが接触し（＝被災者人形に記載されている情報を

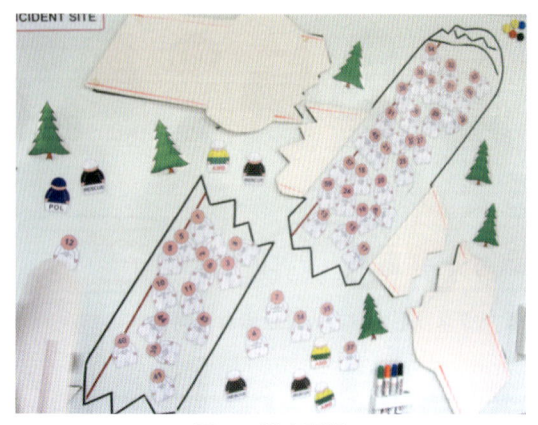

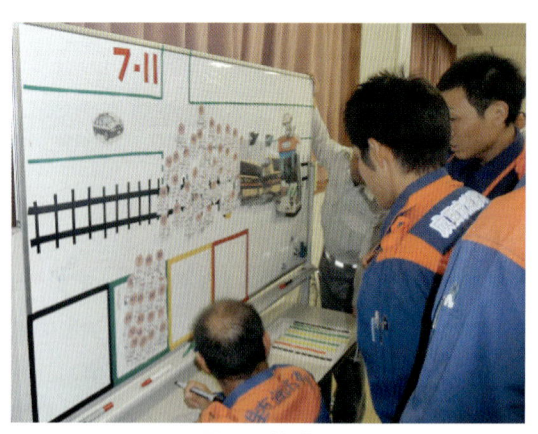

図 5. 災害現場　　　　　　　　　　　　図 6. 救護所

見る)、トリアージを行う(＝トリアージタグ付箋を人形に貼る)。医療チームは救護所(**図6**)で限られた医療資器材を用いて現場処置を行う(＝医療行為付箋を人形に貼る)(**図7**)。医療資器材の数は限られており、処置にはもちろん時間を要するため(＝処置ごとに必要時間が決まっていて、エマルゴ時計の時間経過まで傷病者・スタッフ共にその場から動くことはできない)、傷病者や処置内容に優先順位を付ける必要が生じる。搬送所、現地指揮所と指令室はようやく到着した数少ない救急車やヘリに、どの傷病者を優先的に、どの医療機関に搬送するべきか判断を迫られる。

▶エマルゴ時計

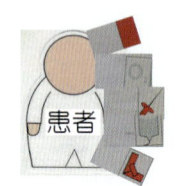

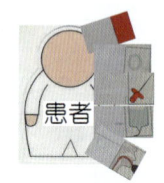

図 7. 患者人形とトリアージタグ、処置

　一方、傷病者を受け入れる病院は現場の情報収集をするとともに受け入れ準備を始めなければならない。当然、各病院とも外来診療や救急診療、定期の手術、ICUでの重症患者管理などの通常業務が行われている。この状態から多数傷病者の搬入準備を行わねばならない。病院長に連絡し、マニュアルの確認、対応体制の確立、スタッフ召集検討などが必要となる(**図8**)。

　ERでは傷病者の再トリアージを行い、処置ベッドに搬入するが、当然対応スタッフを揃えなければ搬入できない(＝搬入・治療開始のために必要な専門医療スタッフが決まっている)。ERベッドに搬入されると傷病者情報が書かれたカルテ(マグネット付きカルテ)が付与される。ERでさらに必要な処置があれば追加施行を行う。カルテにはER処置に要す時間・必要な手術とその必要時間・専門科・手術・ICU入院期間などが記載されており、必要時間を経過するまで傷病者と対応スタッフは移動できない。当然、各手術も麻酔科医師、各外科専門医師、手術室看護師など必要スタッフを揃えなければ行うことはできない。

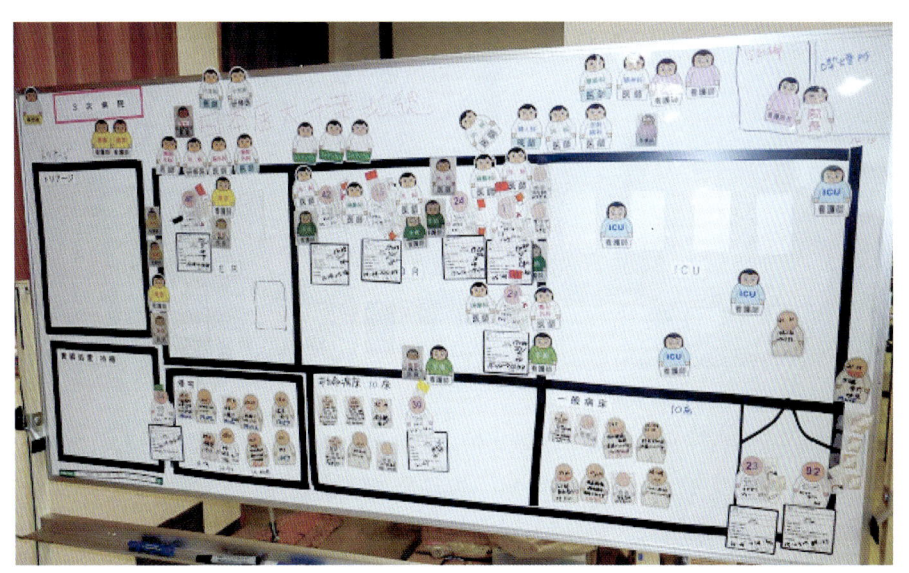

図 8. 病院ボード

　訓練では定められた時間内に必要な処置・手術室搬入・ICU での全身管理などがなされない場合に、傷病者は死亡したり不可逆的な合併症をきたす。死亡者、合併症発生数と、その発生場所などから原因を考慮することは非常に有用である。定刻となると災害対策本部は中間発表や緊急記者会見を行い、マスコミ（＝演習者やスタッフ）からの厳しい質問にも答えなければならない。

4 ◆ エマルゴの利点

　災害教育・訓練はいくつかの形式で行われる。主に座学、机上訓練、実動訓練の形式をとることが多い。もちろん座学で基礎知識や共通認識を身につけることは必要不可欠である。また、実動訓練で実際の災害現場を疑似体験することも非常に有意義である。しかしながら実動訓練実施には広い開催場所、模擬患者や準備スタッフも含め多くの人員、災害現場の再現や災害活動に使用する車両や資器材、綿密なタイムスケジュール（台本の存在は好ましくないが）など、非常に膨大な費用と労力を要する。そのうえ、天候に左右され、参加したものの自分の持ち場周りのことに終始し災害活動の全体像は把握困難で、意見交換やフィードバックがなく消化不良に終わることも多い。

　その点、エマルゴのような机上訓練では、比較的小さな会場、わずかな準備で開催することができ、天候に左右されず参加者は災害活動の全体像を鳥瞰視的に捉えることができる。フィードバックでは傷病者や有限な資源の状態と流れ、指揮命令系統なども把握することができる。自分の意見や疑問点などを発言・確認する反省会も存在する。

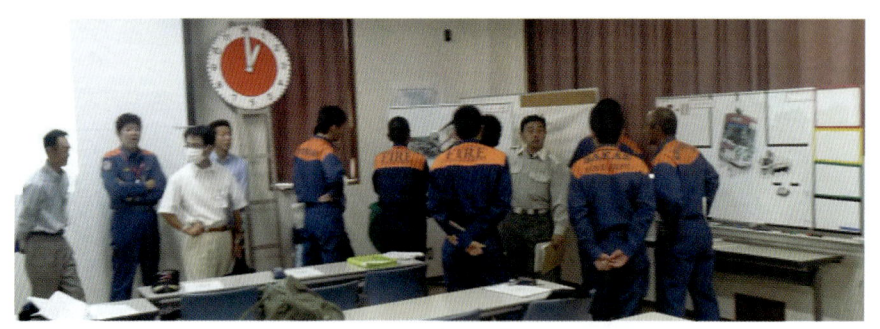

図 9. 演習風景

日本各地で地域実情に合わせたエマルゴ演習が行われている。印旛地域メディカルコントロール(MC)協議会では2010年に2度エマルゴ演習を開催した。MC内外救急隊、消防職員、救命救急センター医師、看護師など約100名の参加する大規模な演習となった(図9)。参加者は各々が普段と同じ職種で演習を行ったが、災害環境下の活動は当然通常救急業務と大きく異なり、救急システムにはほどなく一定の混乱が生じた。しかし臨機応変な対応により徐々に災害医療活動が体を成していった。

現場への医療チーム派遣要請のタイミング、災害現場での通信方法、医療スタッフの投入優先順位、搬送先決定権を誰がもつのか、指令室と現地指揮所の役割分担、医療機関のリアルタイムの受け入れ態勢の把握など演習の中にはさまざまな現実的問題点が生じた。

反省会では、よりよい方法をさまざまな視点で模索し演習を終えた。同じ設定であっても繰り返し演習を施行することで見えてくる問題点や解決策も異なってくる。今後も継続的な活動を予定している。

災害対応には絶対的正解は存在しない。対応者各人が比較級でよりよい方法を模索し、リーダーの判断で実行することが大切である。時と場所が変われば事情も変わるため時には戦略変更も必要である。これらの判断材料は、新しく正確な情報である。エマルゴでも実災害対応でも、職種や活動場所の壁を越えて情報交換と良好なコミュニケーションを図ることが特に重要な鍵であることは変わりない。

▶職種や活動場所の壁を越えて情報交換と良好なコミュニケーションを図ることが特に重要
▶実践シミュレーション演習
▶机上訓練システム

エマルゴ演習により、有限な時間・人的資源・医療資源を用いた多数傷病者事故に対する実践シミュレーション演習が可能である。何よりも実際の演習に参加することを強くお勧めする。エマルゴは、プレホスピタル活動のマネジメントに広く応用が可能であり、今後ますます有効活用すべき机上訓練システムである。

(本村友一)

第6部

法的・社会的諸問題

I．救急業務の高度化に伴う病院前救護体制に関する法令の整備状況

　第6部では、救急活動、とりわけ救急隊員のみが救急現場で応急手当を実施する場面をめぐる関係者の法的責任について考察する。

　周知のように、わが国の救急業務は、1933(昭和8)年横浜市で開始されて以来、1963(昭和38)年に消防法の一部改正により、第2条に9項が追加され、救急業務に関する規定がおかれるまで、消防機関により法的根拠のないままに実施されていた。

　第二次世界大戦後、消防組織は警察組織から分離独立し、1947(昭和22)年消防組織法、1948(昭和23)年消防法が制定された。この時点で救急業務は消防組織に引き継がれることになったにもかかわらず、これらの法律に救急業務に関する明文規定はおかれなかった。以後も根拠となる法律のないまま、各自治体は徐々に消防署に救急車を配備し、救急業務を開始していった。モータリゼーションの発展に伴い、交通外傷の傷病者を救急車で医療機関に搬送する件数が次第に増えていった状況を受け、ようやく消防法の中に救急業務に関する規定がおかれることになったのである。救急業務が開始されてから30年後のことである。

　白衣を着た救急隊員が布製の担架で傷病者を運ぶことが法的に認められ一般化してくると、市民からの要望もあり、救急車内に赤チンや包帯などの資器材を配備するようになり、応急手当も実施するようになっていった。そこで消防法2条9項を改正して括弧書きを設け、医療機関搬送までの間、緊急やむを得ないものとして救急隊員に応急手当を実施することを認める規定がおかれた。ここにおいて、救急隊員による応急手当(応急処置)が法的に認められることになったのである。

　さらに、1991(平成3)年、救急救命士法が制定され、救急救命士の資格をもった救急隊員が現場活動を始めることになった。しかし制定当初は、メディカルコントロール(MC)体制が、救急救命士法44条等に定める、いわゆる特定行為を実施するための基盤であることを必ずしも想定していなかったようである。ところが、国の調査により東北地方で救急救命士・救急隊員が気管挿管を実施している事実が偶然判明し、他方、国際線航空機へのAED搭載を認めざるを得ない事態になって、「救急救命士の業務のあり方等に関する検討会」が国により設置され、高度化された応急処置の実施に向けた検討がなされたのであった。

▶特定行為

　このように、病院前救護に関する、特に救急隊員の行う応急処置の歴史をみると、事実先行型で実施され、後追いの形で法律が整備され法的根拠が与えられていった様子が読み取れる。そして、救急業務が消防組織の目的・本来業務とされたのは、2009(平成21)年の消防組織法1条および消防法1条の改正によってであるという

ことも確認しておかなければならない。

　さらに、法的背景として認識しておかなければならないのは、例えば119番通報を受け現場に出場し、緊急搬送して医療機関に搬送するためには、総務省消防庁、厚生労働省、国土交通省、都道府県公安委員会、各所属自治体の認可などがなければ実施することができないということである。すなわち、救急業務は典型的な縦割り行政の下に実施されており、しかも業務内容が複雑に絡み合い、これらの官庁の許諾なしに容易に法令の改正できないということである。

　他方、病院前救護を取り巻く社会環境は厳しさを増すばかりである。何事にも泣き寝入りを許さず権利を主張するという国民の権利意識の高揚と、ambulance chaserという言葉で象徴されるアメリカ型司法社会の到来により、これまでと違って、日常の救急活動も訴訟と無関係ではいられなくなってきた。しかも、法曹関係者はこれまで病院前救護をめぐる法的紛争が少なかったこともあって、この分野に関する理解が十分とは言い得ない状況にもある。

II. 救急活動記録票のもつ訴訟上の意味を自覚する

▶救急活動記録票

　現場の救急隊員はじめ病院前救護にかかわる者は、損害賠償請求などを受けた場合に、法的に不利益な扱いを受けないために救急活動記録票のもつ訴訟上の意味を十分自覚しておく必要がある。訴訟においては民事・刑事を問わず、自己の主張をなんらかの根拠をもって論理的に展開しなければならない。そして、今起きた出来事をめぐって損害賠償請求がすぐに裁判所に訴訟提起されることは稀であり、数ヵ月～2年程度経ってから訴訟提起されるのが一般である。

　原告である傷病者側は当該事案を詳細に記憶し、記録を残している。一方、被告となる救急隊員側は、数ヵ月前の1救急事案について詳細な記憶が残っていることは稀である。したがって、当事者主義の考え方が支配している国家賠償請求事件において、当該事案について曖昧な記憶などしかない救急隊員側に比べて、詳細な主張を展開できる傷病者側の方が、裁判官に有利な心証を与えることは当然であり、救急隊員側は甘んじて裁判所の判断に従わざるを得ない結果となる。

　そこで、救急隊員側の武器にもなり、鎧にもなるものが、救急活動記録票である。公文書である救急活動記録票は、証拠能力の認められやすい証拠であり、そこに記載されている内容は裁判官の心証形成に相当な力をもつ。仮に公務員である救急隊員が意識的に事実に反する記載をしたことが判明した場合には、刑法156条の有印虚偽公文書作成罪に該当することになる。したがって、的確に活動記録票を記載しておけば、その内容は信用性の高いものとされ、それに基づいて詳細な主張を論理的に展開することで、法的に不利益な扱いを受ける恐れがなくなるのである。的確

に事象を書く訓練を日頃から怠らないことが肝心である。

III. メディカルコントロール体制の法的意義

▶医師法17条

　医師法17条は、「医師でなければ、医業をしてはならない。」と規定している。「医業」とは、「医行為」=「医療行為」を「業」（一定の社会的地位に基づいて反復継続する意思で実施すること）とすることである。周知のとおり、AEDが非医療従事者でも使用可能になった際の厚生労働省医政局長通知は、AEDの使用自体は医療行為に該当するが非医療従事者は「業」として実施するものでないので、医師法には抵触しないという趣旨のものであった。では、気管挿管のような医療行為に該当する行為を、いわゆる「認定救急救命士」救急隊員が「業」として実施しても医師法に抵触しないのは何故であろうか。さらに、医師法20条は無診察治療を禁止している。オンラインMC体制において、指示指導医が電話などで傷病者を直接診察しないのにもかかわらず指示が出せるのは何故であろうか。

　救急救命士法案の審議過程において、国会でこの点についての質疑が行われている。それによれば、手を擦りむいたときに傍にいる友人に絆創膏を貼ってもらう行為は、医療行為に該当するが「業」として実施していないので医師法には抵触しないと当時の厚生省医務局長は答弁している。しかし、救急隊員が実施する行為については、「応急手当」あるいは「応急処置」に過ぎないと説明するだけで、それが医療行為にあたるかどうかについての言及は避けられている。すなわち、その当時から消防法2条9項の括弧書きの中に規定されている「応急手当」が医療行為に該当するのか否かについては、肝心の議論は避けられたまま高度化が図られているのである。この状態はいまだに続いていて、救急業務の高度化が図られる度にその矛盾は拡がる一方なのである。

　そこで、以下のような論理構成をとらざるを得ないものと考える。
　まず、医療チームを組んでいるとみなされる現場の認定救急救命士救急隊員と指示指導医を大きな1人の人間と捉え、本来であれば直接医師が現場に出向いて診察・診断・治療を行うべきところ、諸事情からそれが不可能な緊急事態であることを前提に、人間でいえば目や耳の役割を果たす救急隊員が現場で五感の作用で観察し、その観察結果を神経細胞の役割を果たす無線あるいは携帯電話を通して脳に該当する指示指導医に伝達し、脳にあたる指示指導医が即時に判断して神経細胞の役割を果たす無線あるいは携帯電話を通して、今度は手足に当たる救急隊員が処置を実施する、という構成をとっていると考えるのである（図1）。

▶指示指導医

　特定行為に該当しない、救急科修了救急隊員においても実施可能な応急処置に関しては、医的侵襲の程度が低いので、あらかじめオフラインMC体制のもとに消防

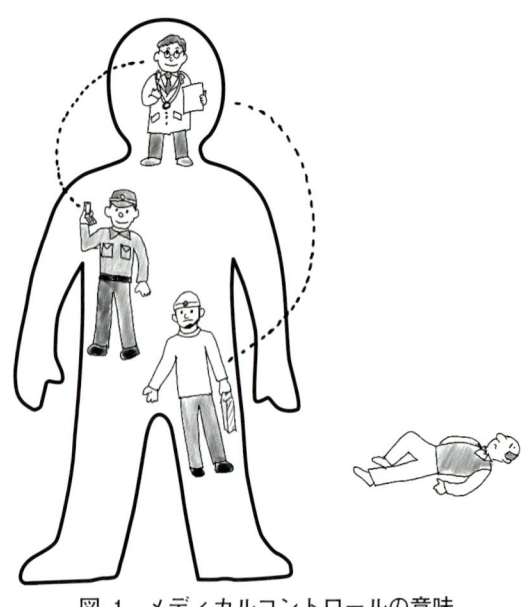

図 1. メディカルコントロールの意味

本部が策定した活動基準・処置基準等の実施基準を通して包括的指示が救急隊員に与えられているので、指示指導医の具体的な指示がなくても実施できるものと考えられるのである。

このような論理構成をとることによって、医師法17条はもとより、20条の規定にも抵触せずに、応急処置が正当業務行為として実施できるものと考える。ここに、救急隊員の応急処置が正当化されるためには、応急処置がMC体制のもとに実施されていなければならないことの法的意義と必要性が明確になる。

IV. 搬送拒否事案

傷病者の家族あるいはバイスタンダーから119番通報があり現場に出場したところ、意識レベルに問題のない傷病者本人から搬送を拒否された場合に、救急隊員はいかに対応すればよいのであろうか？ このとき、医療機関内とは異なる事情・環境を斟酌しなければならない。

すなわち、初めて傷病者に遭遇した救急隊員は、背景事情も十分把握できず、時間的制約、処置内容も制約されている中で、判断を迫られることになる。救急隊員としては、まず、傷病者に対する的確な観察を実施し、観察結果について適切・親身な説明を傷病者およびその家族らに説明する必要がある。次いで、救急医療機関への搬送が必要と判断されたにもかかわらず搬送を拒否されている場合には、指示指導医あるいは指令室(警防本部)に遠慮なく助言・指導を仰ぎ、判断内容の確認などをする必要がある。そして、消防法2条9項の趣旨を考え、再度傷病者に対し搬

▶不搬送同意書

送に向けた説得などを行い、迅速に搬送できるように努力する。それにもかかわらず、拒否を続ける場合には、不搬送処理に向けた手続きに入ることになる。

ほとんどの消防本部では、搬送拒否事例の場合にいわゆる不搬送同意書の作成を求めている。ただし、ここで注意しておかなければならないことは、手術同意書や入院同意書と同様、不搬送同意書は免責約款ではないということである。そのうえ、突然の傷病で傷病者本人もその家族も動揺しており、あらかじめ定型の文面が記載され署名だけで済むタイプのものであったとしても、その内容を十分理解して不搬送同意書に署名するということはほとんど考えられない。また、文面も自書式の場合に傷病者本人らが自発的に文書を考えて書くこともほとんど考えられず、救急隊員が示した例にならって記載するのが一般である。いずれにしても、法廷などで同意書の任意性が争われた場合に、消防側の任意性を肯定する主張が認められる可能性は低いと言わざるを得ない。

同意書の法的意味が上述のとおりだとすれば、むしろ法的にも効果が高いのは、救急活動記録票に顛末を的確に記載することである。前述のように救急活動記録票のもつ訴訟上の意味を考慮すれば、不搬送同意書を無理にとるよりも、法的には事の顛末を救急活動記録票に記載する方が意味のある行為と言い得る。ただし、それ故、不搬送同意書をとるなと言っているわけではないことにご注意頂きたい。わが国の国民性から同意書をいったん書くと、そのことに拘束を受けやすくなり、無用な紛争防止に役立つからである。さらに、無用な紛争防止のためには、引き上げ時の傷病者らに対する言葉も肝心である。具合が悪くなったらいつでも遠慮なく119番通報してください、という温かな気持ちを込めての一言を忘れてはならないのである。いわゆるアフターケアも必要である。以上のような対応をすれば、無用な紛争は防止できるものと考える。

V. 傷病者側から応急処置の実施を拒否され、搬送のみを実施する事案

救急隊員としては、傷病者側の意思決定とされるものに従って搬送のみを実施するか、傷病者側の意思決定を無視して応急処置を実施しながら医療機関に搬送するか、のどちらかを実施することになる。具体的には、特別養護老人ホームなどに入所しているお年寄りの容態が急変し搬送対象傷病者となっていたが、施設職員からDNARを救急隊員が示された場合や、癌の末期患者で治療義務が尽くされ在宅療養していたが、容態が急変し看取りのために医療機関に搬送する際に家族から応急処置を拒否された場合などである。

▶DNAR

搬送のみを実施した結果、傷病者が重篤な状態に陥り死亡してしまったような場

合には、たとえ看病をしていた家族からの応急処置を実施しないことの依頼を受けていたとしても、その場に居合わせなかった親等の近い家族から、例えば、応急処置を実施してくれていれば少しは生きながらえ、少なくとも死に目に会えたはずであると損害賠償を請求される可能性がある。また、傷病者側の意思決定を無視して応急処置を実施しながら医療機関に搬送した場合には、重篤な状態にはならなかったが、高度化した治療を受けることになり医療費の負担額が増えてしまうことがある。このような場合には傷病者本人に損害は発生しないのであるが、高額医療費の支払いに家族は苦しむことになり、本人の自己決定を侵害されたとして慰謝料請求される可能性がある。

　アメリカ型司法社会になると、こうした事案においては、傷病者側から訴えられる可能性があるので、あらかじめ、どちらの対応が自分にとって精神的・金銭的マイナスが少ないか熟慮しておく必要がある。もっとも、救急業務の本来の趣旨からすれば、迅速に応急手当を実施しながら医療機関に搬送すべきであると言い得る。

　医療機関において入院中の患者あるいはその家族から、治療拒否あるいは延命治療の拒否の意思表示がなされた場合と、救急現場でなされた場合とでは、事情・環境を著しく異にするのは「Ⅳ．搬送拒否事案」で既述したとおりである。特に、その場に居合わせた家族と称する人が、傷病者本人とどのような関係に立っているのかを確認することが困難なうえに、このような状況における家族の範囲を定めた法律はわが国には存在しない。したがって、本人の意思が混濁しているか、意識レベルの数値が相当高い場合には、家族と称する人の意思をそのまま尊重するわけにもいかないのである。したがって、救急隊員としては「疑わしきは生命の保護に」という原則で行動することが望まれる。

Ⅵ．無用な紛争を防止する

　前述の「Ⅱ．救急活動記録票のもつ訴訟上の意味を自覚する」において、不幸にして法的紛争に巻き込まれた場合に、救急活動記録票に的確に記載しておくことが救急隊が不利益な結果にならないためには必須であることを述べた。しかし、そもそも無用な紛争に巻き込まれないようにするには、どのような点に注意していればよいのであろうか。

　争いの原因となる事実には、過失による「過誤(malpractice)」、過失ばかりでなく不可抗力によるものも含まれる「事故(accident)」、事故や過誤がなくても些細な行き違いや感情のもつれから生じる「紛争(conflict)」の３つのものがある。一般に医療過誤訴訟において、なぜその事案が訴訟にまで発展したのかという原因を探っていくと、患者側と医療側との間に行き違いや不満などがあり、良好な人間関係が築

けないところに過誤などが発生して、訴えの提起に至ったことが判明する事案が比較的多くみられる。逆に、医師-患者間の信頼関係が構築されていると、たとえ些細な過誤があったとしても、よくして頂いているので、ということで紛争に発展しないのが一般である。したがって、接遇に気遣い、信頼関係を構築しておくことが、紛争予防のためには必須であることになる。

　病院前救護、なかんずく救急隊員による救急活動についても同様のことが指摘できる。ただし、医療機関内の場合とは少し置かれた状況・環境が異なることに考慮しておかなければならない。すなわち、一般に救急隊員が現場で遭遇する傷病者は、初めて出会う人である。リピーターの傷病者を除くと、知り合いのところに出向くことは稀である。したがって、現場の活動時間も限られており、短時間で良好な人間関係を構築することが期待されるのである。一度信頼関係が崩れると、もとに戻すのは容易でなく時間もかかる。すなわち、救急現場で傷病者およびその家族らと出会った瞬間の印象が、良好な人間関係構築のためには大切なことになってくる。たとえ出場件数が多く疲れていても、「出会い」の瞬間は特に気遣いをして傷病者らに接することを忘れてはならないのである。「出会い」がうまくいくと、自然に信頼関係ができ良好な人間関係が構築され、些細なことについては「一生懸命やって頂いているから」ということで紛争に発展することを避けることができる。

▶インフォームド・コンセント

　さらに、救急現場において、いわゆるインフォームド・コンセントを尽くすことは事実上困難である。ただし、何も説明なしに、パレンスパトリエ的に応急処置を実施し搬送先を選定すると、せっかく築かれた良好な人間関係は崩壊し紛争へと発展していく。そこで、救急隊員は、たとえ傷病者の意識がない場合であっても絶えず「声かけ」をし、救急活動について説明しながら行動する姿勢が求められる。すなわち、できる限りインフォームド・コンセントを声かけという方法で尽くしながら、救急活動を実施することが望まれる。こうした無用な紛争を防止する姿勢をとることも、危機管理としての法律学の視点からは必要と言い得る。

　どのような事案であっても、被害を被った、あるいは自己決定権を侵害されたと傷病者が受け止め、法律の規定に従って損害賠償額に相当する収入印紙を貼って裁判所に訴状を提出すれば受理され、訴訟が始まることになる。すなわち、明確な過誤がなくても、どんなことでも訴訟、あるいは紛争というものは発生し得ることに注意しておかなければならない。そこで、傷病者側とできる限り信頼関係を築き無用な紛争を防止するとともに、仮に訴訟が提起された場合には、勝訴するために救急活動記録票に的確に記載しておくことが救急隊側には求められることになる。

VII. 紛争・訴訟社会を意識した5つの約束を、救急隊員は忘れず、消防本部はこれを徹底

最後に、危機管理としての役割をもつ法律学の立場から、「5つの約束」を呈示して擱筆する。

1 ◆ 接遇とアフターケア

無用な紛争を防止するために、出場の度に救急隊員は現場での傷病者らとの「出会い」と「別れ」の大切さを忘れずに、傷病者側との信頼関係の構築を目指して活動することが肝心である。

2 ◆ 活動中の声かけ

病院前救護および救急医療の現場では、種々の制約からインフォームド・コンセントを尽くすことは不可能である。「声かけ」を絶えずしながら活動することで、インフォームド・コンセントを尽くそうとする姿勢をアピールすることが必要である。

3 ◆ 迅速な医療機関への搬送を心がける姿勢

消防法2条9項に規定されている救急業務の内容は、原則＝搬送、括弧書きで例外＝応急処置、とされている。したがって、救急活動の第一義的な目的は、傷病者を的確な医療機関に迅速に搬送することである。もちろん、総務省消防庁が実施している救急搬送の現状調査によって、搬送遅延事案の背景に傷病者の背景事情（精神疾患、飲酒、結核、過去に問題、未受診妊婦）があること明らかにされたが、「搬送遅れ」は訴訟案件の争点になりやすく、傷病者側も簡単に入手可能な客観的データであり、因果関係の立証に用いられることが多い。例えば、現場滞在時間が30分を超えた場合には指令室や指示指導医に遠慮なく助言を求めるなど、搬送に向けた努力を尽くしていることを示すことが重要で、そのことを救急活動記録票に記載しておくことが肝心である。消防法35条の5以下の改正により、今後は都道府県の協議会で搬送困難事案に関する対応マニュアルが策定され、それに基づいて各消防本部は実施基準を策定することになるが、それができあがった後にも紛争は発生し得るのであるから、こうした姿勢を示すことが大切である。

4 ◆ 活動基準・処置基準等実施基準の遵守

救急隊員は公的サービスの一環として、公務として救急活動を実施している。したがって、救急隊員の応急処置等が正当化されるための要件の1つに、「適法な職務行為として実施している」ことが挙げられる。この適法な職務行為が実施されてい

るかの基準になるのが、各消防本部が策定する活動基準・処置基準等の実施基準である。救急隊員はこの実施基準に従って行動することが求められる。実施基準に問題があり、それに従って応急処置などを実施したために不幸な事態に陥ったとしても、法的責任を問われるのは消防本部を管轄する首長であり、現場の救急隊員ではない。

5 ◆ 救急活動記録票などに的確に記載する

救急活動記録票のもつ訴訟上の意味については既述した。紛争時に鎧にも武器にもなる公文書である、救急活動記録票に主観を交えずに的確に記載することを心がけることが自分自身を守ることにもなるのである。

以上、5つの約束を忘れずに活動することが救急隊員には求められる。

救急医療の現場においても、この5つの約束は、医師用に置き換えれば同じことを言い得る。すなわち、③を「転医義務」に、④を「医療水準に適った治療」に、⑤を「カルテ」に換えればよいのであり、病院前救護を含めたすべての医療現場に共通するものである。

(橋本雄太郎)

●参考文献
1) 橋本雄太郎:病院前救護をめぐる法律問題. 東京法令出版, 東京, 2006.
2) 救急活動法務研究会(代表:橋本雄太郎)(編):救急活動の法律相談. 新日本法規出版, 東京, 2010.

和文索引

あ

アシストフード　134
アシドーシス　199,288
アナフィラキシーショック　217
アルコール中毒　372
アレルギー　103
アンダートリアージ　345
亜脱臼　318
握雪感　78,269
圧挫症候群　315
圧痛　83,272,290
圧迫止血　77
　──（法），間接　207
　──（法），直接　206
安全運転支援システム　33
安全確認　58
安全確保　53
　──，現場の　54
安全管理　47
安定型骨盤損傷　294
安定型骨折　294

い

いざ危機管理　107,108
イベントドライブレコーダー　33
インフォームド・コンセント　403
医師現場出動　15
医師の現場派遣　96
　──を恒常的に実施できるシステム　6
医師法17条　399
医療資源と患者の集約化　9
医療者としての視点　19
意識障害　142
　──，遷延性　234
意識レベル　74,91
一次性（原発性）脳障害　142
一時的止血　72
一過性空洞形成　323

一酸化炭素中毒　359,362,366
陰圧副子　183
陰圧閉鎖療法　313

う

運動麻痺　242

え

エアウェイ　145
　──，経口　151
　──，経鼻　151
エコノミークラス症候群　311
エスマルヒ駆（止）血帯　73,208
エマルゴトレーニング
鋭的外傷　321
鋭的食道損傷　257
遠位端骨折　308

お

オーバートリアージ　74,97
オンラインメディカルコントロール　96
応援要請の要否　59
横位診断　244
横隔膜損傷　268,323
横紋筋融解　315
大型車両からの救出活動　125

か

ガーゼパッキング　302
ガムエラスティックブジー　259
下顎挙上法　144,150
　──，修整　144
下顎引き上げ法　63,144
下肢直達牽引　302
火炎熱傷　359

介達牽引　313
開放骨折　83,305
　──，非　306
開放性気胸　78,188,189,330
開放性損傷　227
解剖学的評価　42
外耳道外傷　255
外出血　297
　──，活動性の　44
外傷
　──システム　3
　──初期診療ガイドライン　8
　──診療体制　10
　──バイパス　5
　──プロトコール　213
　──，鋭的　321
　──，外耳道　255
　──，眼　254
　──，顔面　129,251
　──，胸部　91,261
　──，頸部　257
　──，交通　296
　──，高エネルギー　152,296
　──，高齢者　344
　──，小児　337
　──，穿通性　192,280,321,328
　──，穿通性胸部　276
　──，ダッシュボード　309
　──，頭部　223
　──，腹部　278
外傷死　39
　──の三徴　99,199,288,338,351
　──，防ぎ得た　8,39,251,380,385
外傷センター　7
　──設置の必要性　16
　──の要件　8
外傷性くも膜下出血　229
外傷性てんかん　234
外傷性脳室内出血　229
外傷性脳内血腫　229

外傷性肺囊胞　263
核温　356
活動空地　107
活動性の外出血　44
喀血　143
合併損傷　102
完全麻痺　246
陥没呼吸　78
換気不全　66
間接圧迫止血法　207
寛骨臼骨折　294
感染対策　48
感染防御　57
感染防護具　47
感染防止　47
簡易損傷スケール　262
眼窩吹き抜け骨折　254
眼外傷　254
顔面外傷　129,251
顔面熱傷　254,361,366

き

キャンパス牽引　302
机上訓練　393
気管・気管支損傷　264
気管挿管　145,273
気管損傷　143
気胸　263,268
　——，開放性　78,188,189,330
　——，緊張性　78,91,96,148,188,268,274,330,366
気道確保　78,150
　——，用手的　63,143
気道管理　140
気道狭窄　339
気道熱傷　360,361,366
気道の評価　63
気道閉塞　91,251,253,257,328
奇異性呼吸　262
奇脈　270
器具による救出法　118
吸引式固定具　299
吸気時休止性呼吸　225
吸入による損傷　142
急性呼吸不全　140

急性硬膜下血腫　228
急性硬膜外血腫　228
救急活動記録票　398
救急救命士法　20
救急現場におけるメディカルコントロール　16
救急搬送支援システム　31
胸郭挙上　273
胸郭動揺　67,78,79,143,185,262
胸郭熱傷　366
胸郭の動き　78
胸郭の奇異運動　187
胸腔穿刺　219
胸腔ドレナージ　273
胸椎損傷　240
胸部外傷　91,261
　——，穿通性　276
胸部損傷　77
胸部痛　268
胸壁損傷　330
胸膜損傷　330
仰臥位低血圧症候群　179,349
凝固障害　354
筋挫滅　315
筋性防御　284,286,290
筋膜切開　316
緊急開腹止血術　288
緊急情報システム　32
緊張性気胸　78,91,96,148,188,268,274,330,366

く

クスマウル徴候　270
クッシング徴候　87
クラッシュ症候群　216
グラスゴー・コーマ・スケール　88,98,224
グンバ　45,46,101,102,367
駆(止)血帯　73
　——，エスマルヒ　73,208
繰り返し観察　46
空気感染予防策　49
空気塞栓　258

け

ケミカルメディエーター　360
経カテーテル動脈塞栓術　274,288
経口エアウェイ　151
経皮酸素飽和度　273
経皮的内腸骨動脈塞栓術　300
経鼻エアウェイ　151
携行資器材　57
携帯型のマルチガス検出器　362
継続観察　46,90
頸髄損傷　82,127
　——，高位　248
　——，非骨傷性　239,241,242
頸椎カラー　145,154
頸椎損傷　127,240
頸椎保護　62,127,242,247
頸動脈損傷　257,330
　——，鈍的　257
頸部外傷　257
頸部刺創　258,260
頸部保護固定スプリント　158
血液凝固障害　199,288
血胸　92,263,270
　——，大量　366
現場急行支援システム　30
現場における危険因子　51
現場の安全確保　54
減速損傷　261
減張切開　374

こ

コミュニケーション　104
コロイド　360,373
コンパートメント症候群　309,315
ゴールデンアワー　3,40
呼吸
　——管理　140
　——数　65

索引

——の評価　64
——，陥没　78
——，奇異性　262
——，吸気時休止性　225
——，失調性　225
——，チェーンストークス　225
——，腹式　242
——，補助　64,273
——，陽圧　273
呼吸不全　186
——，急性　140
股関節脱臼　309,319
個人の裁量　19
口腔内杙創　324
——，小児　328
公共車両優先システム　32
交感神経反射　70
交通外傷　296
交通公害低減システム　33
交通事故総合分析センター　23
交通事故調査　23
交通情報提供システム　32
拘束性換気障害　366
後腹膜　280
——腔　279
——臓器　280
——のタンポナーデ効果　284
高位頸髄損傷　248
高位診断　244
高エネルギー外傷　152,296
高エネルギー事故　42,44,285
高濃度酸素投与　64,146
高齢者　344
——外傷　344
——，独り暮らしの　350
喉頭損傷　258
構音障害　347
構語障害　347
心のケア　372
骨粗鬆症　345,346
骨盤骨折　81,199,292,295,304
——，垂直剪断型　297

骨折
——，安定型　294
——，遠位端　308
——，開放　83,305
——，寛骨臼　294
——，眼窩吹き抜け　254
——，骨盤　81,199,292,295,304
——，上顎骨　251
——，上腕骨　204
——，側頭骨　255
——，多発肋骨　262
——，大腿骨頸部　309
——，大腿骨骨幹部　204
——，大腿骨　204
——，頭蓋骨　227
——，頭蓋底　148,251
——，非開放　306
——，鼻骨　251
——，不安定型　294
——，腰椎　240
——，肋骨　261
——，若木　341

さ

サッキングチェスト　78,188,189,330
サンプル　101,102
坐骨神経損傷　320
座学　393
挫滅　323
——，筋　315
災害　379
細胞外液補充　215
三角巾　208
三次救急医療機関　94,95
三辺テーピング法　79,189
酸素解離曲線　353
酸素投与　129
——，高濃度　64,146
酸素ラジカル　360

し

シーツラッピング　81,201,299,300
シバリング　353

ショートボード　111,118
ショック　70,274,285
——，アナフィラキシー　217
——，出血性　69,206,291,296
——，心原性　217
——，神経原性　82,217,243,248
——，代償性　71
——，熱傷性　358,367
——，閉塞性　217
ショックパンツ　199,299
止血
——，部位別　207
止血法　206
——，圧迫　77
——，一次的　72
——，間接圧迫　207
——，直接圧迫　206
止血帯　73
——法　208
四肢骨折の固定　203
四肢麻痺　242
死に至る1ダースの損傷　271
死の三徴　99,199,288,338,351
刺創　280,321
——，頸部　258,260
指示指導医　399
脂肪塞栓症　310
視力低下　254
資器材展開空地　107
自動車アセスメント　34
自動車事故対策機構　23
自動ロック式安全帯　125
自律障害　243
事故自動通報システム　34
膝窩動脈　320
——の損傷　309
膝関節脱臼　320
失調性呼吸　225
実動訓練　393
車両運行管理システム　30
車両止め　110
尺骨神経損傷　319
手掌法　368

受傷機転　59
　　──，高いエネルギーを有する　281
受動的加温　355
修整下顎挙上法　144
重点観察　76
重度不安定型骨盤損傷　294
銃創　192,280,321,322
出動の準備　56
出血性ショック　69,206,291,296
　　──，小児の　338
出血量予測　307
循環血液量減少　358
循環の評価　68
初期評価　44,61
除脳硬直　224
除皮質硬直　224
小児外傷　337
小児口腔内代創　328
小児の出血性ショック　338
詳細観察　45,85,86
上顎骨折　251
上気道閉塞　78
上・下大静脈損傷　267
上腕骨折　204
状況評価　43,56
情報通信技術　36
情報伝達　104
静脈性出血　206
褥瘡　346
心筋挫傷　267
心原性ショック　217
心室細動　267
心臓震盪　267
心タンポナーデ　266,270
心停止前の輸液　216
心電図モニター　100
心囊内血腫　270
心囊内出血　266
心肺機能停止　215
神経学的観察　85,87
神経学的評価　244
神経原性ショック　82,217,243,248
新交通管理システム　29
人工呼吸　146
　　──器関連肺炎　275

す

スカルパ三角　208,309
スクープストレッチャー　170,172
　　──専用ヘッド・イモビライザー　171
スタンダードプレコーション　47,49
ステップチョーク　110
ストレッチャー　138
　　──ガード　137
　　──，スクープ　170,172
　　──ベルト　137
スパイダーストラップ　174
垂直剪断型骨盤骨折　297
髄液耳漏　252
髄液鼻漏　252

せ

セカンドコール　46,96,98
セリック法　148
攻めの医療　21
生理学的評価　41
成傷器　289,327
脊髄損傷　78,82,152,239,250
　　──の運動障害　242
　　──，非骨傷性　241
脊柱後彎症　179
脊椎損傷　152,239
脊椎保護　152
切創　321
切断肢の再接着可能時間　209
切断指　209
接触感染予防策　50
舌根沈下　251,339
先着隊　379
専用通報システム　350
穿通性異物　84,193
　　──の固定　195
穿通性外傷　192,280,321,328
穿通性胸部外傷　276
穿通創　83

剪断力　281
遷延性意識障害　234
全身観察　44,75
全脊柱固定　153,172,247
前頸部損傷　143

そ

蘇生的開胸術　274
蘇生的緊急現場開胸　276
側頭骨骨折　255

た

ターニケット　74,208
ダウンヒル用ヘルメット　136
ダッシュボード外傷　309
ダブルリングサイン　227,228
ダメージコントロール　291
多数傷病者事故　379
多発肋骨骨折　262
打診　270
大量血胸　366
体腔貫通創　323
胎盤剝離　348
大腿骨頸部骨折　309
大腿骨骨幹部骨折　204
大腿骨骨折　204
大動脈損傷　265
代償性ショック　71
高いエネルギーを有する受傷機転　281
脱臼　318
　　──，亜　318
　　──，股関節　309,319
　　──，膝関節　320

ち

チークパッド　133
チェーンストークス呼吸　225
チャイルドシート　178
地域DMAT　388
治療的低体温　356
知覚障害　243

——の評価 296
致死的三徴 99,199,288,338,351
致死的病態 44
致命的低酸素血症 338
中心性損傷 247
中枢神経性過呼吸 225
中毒
　——，アルコール 372
　——，一酸化炭素 359,362,366
腸管損傷 92
腸管脱出 196,288
聴覚障害 346
直接圧迫止血法 206
直接外力 281
直達牽引 313
　——，下肢 302

つ

対麻痺 242
椎骨動脈損傷 257
通信技術 36

て

ディスパッチ 18
デグロービング損傷 308,314
デコルマン 314
デブリドメント 303
低体温 99,100,199,288,290,351,367
　——，治療的 356
低体温療法 233
　——，脳 234,237
低蛋白血症 360
低電圧 270

と

トラウマバイパス 40,290
トリアージ 16
　——，アンダー 345
　——，オーバー 74,97
ドクターカー 5
ドクターヘリ 5,22

——システム 14
——の「弱点」 5
頭蓋骨骨折 227
頭蓋底骨折 148,251
頭蓋内圧亢進 223
——症状 87
頭部外傷 223
——の合併 372
——の病院前救護 232
橈骨神経損傷 308
橈骨動脈の触知 367
動脈性出血 72,206
動揺部の固定 187
瞳孔所見 89
特殊な救出法 121
特殊な状況下の脊柱安定化 182
特定行為 397
鈍的頸動脈損傷 257

な

内圧伝播 281
軟部組織損傷 306

に

ニュートラル位 62,130,153
二次救急医療機関 94
二次災害 58
二次性（続発性）脳障害 142
二次的損傷 73
乳酸リンゲル 360
乳幼児虐待 343
尿道損傷 297
妊婦 347
——の固定 179

ね

熱傷 358
——深度 367,369
——性ショック 358,367
——面積 367
——，火炎 359
——，顔面 254,361,366
——，気道 360,361,366
——，胸郭 366

——，熱湯 359
熱湯熱傷 359

の

能動的体表加温手技 355
脳萎縮 345
脳血管障害 366
脳挫傷 229
脳震盪 230
脳低体温療法 234,237
脳浮腫 339
脳ヘルニア徴候 92

は

ハーネスボード 184
ハプトグロビン 373
ハローテスト 255
ハンカチテスト 255
バイタルサイン 45
　——，の測定 87
バクスター法 213
バストバンド 299,300
バックボード 111,164,172,182
バッグ・バルブ・マスク 146,150
バトル徴候 227,255
バルビツレート療法 233
パークランド法 213
パルスオキシメータ 101,364
パンダの眼徴候 89,227,256
馬尾損傷 240
肺挫傷 68,263
肺実質損傷 330
肺水腫 68
肺塞栓症 311
肺動脈損傷 266
肺内血腫 264
白内障 345
反跳痛 284,286,290
搬送拒否 400
晩期死亡 39

ひ

びまん性軸索損傷 230
びまん性脳損傷 230
皮下気腫 269,272
皮下血腫 226
皮下出血 345
非開放骨折 306
非開放性皮膚剥離 314
非骨傷性頸髄損傷 239,241,
　242
非骨傷性脊髄損傷 241
飛沫感染予防策 50
鼻骨骨折 251
独り暮らしの高齢者 350
標準予防策 47,49
病院選定 94
病院前救急診療 5,14,16
病院前救護 14

ふ

ファーストコール 96,98
ファイヤーマンリフト 170
フラットリフト 81,170
フレイルチェスト 67,78,
　79,143,185,262
ブツブツ音 189
プラチナタイム 40
不安定型骨盤損傷 294
不安定型骨折 294
不全麻痺 246
不搬送同意書 401
部位別止血 207
部隊の運用 19
副子固定法 205
復温 355
腹式呼吸 242
腹痛 284
腹部CT検査 290
腹部外傷 278
腹部損傷 80
腹部膨満 286
腹膜 279,280
　――炎 284
　――刺激症状 290
複視 254

防ぎ得た外傷機能障害 251
防ぎ得た外傷死 8,39,251,
　380,385
腹腔内出血の検索 289
腹腔内臓器 279

へ

ヘッド・イモビライザー
　175
ヘリコプター 358
ヘルメット 127
　――(オープンフェイス型)
　127,128
　――(スリークォーターズ
　型) 127,128
　――(ハーフ型) 127,128
　――(フルフェイス型)
　127,128
　――リムーバー 134
　――離脱 129
　――,ダウンヒル用 136
　――,ロードバイク用
　136
ベックの三徴 270
閉鎖性損傷 226
閉塞性ショック 217
壁側腹膜 279
変形性疾患 346

ほ

歩行者等支援情報通信システ
　ム 32
保温 288,355,372
補助換気 188
補助金制度 9
補助呼吸 64,273

ま

麻痺
　――,運動 242
　――,完全 246
　――,四肢 242
　――,対 242
　――,不全 246
マギール鉗子 195

慢性硬膜下血腫 234

み

ミスト 46,98,370

も

毛細血管充満時間 342
毛細血管性出血 206
毛布 115
　――積載 138
　――毛布の救出方法 115

ゆ

輸液 213,374
　――,心停止前の 216

よ

用手的気道確保 63,143
用手による救出法 111,114
陽圧換気 148
陽圧呼吸 273
腰椎骨折 240
杙創 192,280,321,324
　――,口腔内 324
　――,小児口腔内 328
浴槽での事故 359

ら

雷撃傷 257,259

り

リザーバー付きバック・バル
　ブ・マスク 64,146
リザーバー付きフェイスマス
　ク 146
輪状甲状靱帯切開 219,253

れ

レスキューボート 182
冷却 372
軋音 272

索引

ろ

ロード＆ゴー　4,40,61
ロードバイク用ヘルメット　136

ログリフト法　81,170,298
ログロール　161
肋間動静脈損傷　270
肋骨観血的整復固定術　275
肋骨骨折　261
　―，多発　262

わ

若木骨折　341

欧文索引

1傷病者1グローブ　57
3-3-9度分類　88
3sを意識した活動　74
3点式シートベルト　348
5つのP　316
9の法則　368

A

ABCDEアプローチ　149
ACN（automatic collision notification）　34
ACSCOT基準　65
active external warming technique　355
AIS（abbreviated injury scale）　262
AMIS（advanced mobile information systems）　32
AMPLE　367
Artzの基準　370
ASIA（American spinal injury association）分類　245
ATLS™ガイドライン　199

B

Beck's triad　270
Blockerの法則　368
burn index　370
BVM　146,150

C

C-クランプ　301
CABCDの観察　252
CO-oximator　364
CPAPS（circumferential pelvic antishock sheeting）　201
crushing injury　323
C・S・C・A・T・T・T　380

D

deadly dozen　271
deadly triad　99,199,288,338,351
DMAT（disaster medical assistance team）　15,385
　―，地域　388
DNAR　401
doctor delivery system　5
DSSS（driving safety support systems）　33

E

EDR（event drive recorder）　33
emergo train system　390
EPMS（environment protection management systems）　33
EQRS（emergency quick release system）　135

F

FAST（fast emergency vehicle preemption systems）　30
FAST（focused assessment with sonography for trauma）　289
Fast要救助者　111
First要救助者　111

Frankel分類　245

G

GCS（Glasgow coma scale）　88,98,224
golden hour　3,40
GUMBA　45,46,101,102,367
gun shot wound　192,280,321,322

H

HELP（help system for emergency life saving and public safety）　32
hypothermia　99,100,199,288,290,351,367

I

ICT（information and communication technology）　36
impalement injury　192,280,321,324
incised wound　321
inhalation injury　142
ISS（injury severity score）　17
ITARDA（institute for traffic accident research and data analysis）　23,25
IT（information technology）　36
ITLS（international trauma life support）　13
　―Accessコース　12

J

JATEC™ 39
JCS（Japan Coma Scale） 88,98,223
JNCAP（Japan new car assessment program） 34
JNTEC™ 39
JPTEC™ 39

K

KED 111,118,119,183
Kussmaul's sign 270

L

Load & Go 4,40,61
low voltage 270

M

M-MOCS 31
MAST（Medical Anti-Shock Trouser） 199
METHANE 107,108
MIMMS（major incident medical management and support） 385
MIST 46,98,370
MOCS（mobile operation control systems） 30

N

NASVA（national agency for automotive safety and victim's aid） 23
NPWT（negative pressure wound therapy） 313

P

paradoxical pulse 270
PASG（pneumatic anti-shock garment） 199
Passive rewarming 355
PCCD（pelvic circumferential compression device） 202,203
penetrating trauma 321
Pennal 分類 294
PICS（pedestrian information & communication systems） 32
preventable trauma death 380
PTD（preventable trauma death） 8,39,251,380,385
PTPS（public transportation priority systems） 32

R

R on T 267
RTS（revised trauma score） 17

S

SAMPLE 101,102
Scarpa 三角 208,309
SKED 183
SpO_2 273
stab wound 280,321
standard precaution 47,49

T

TAE（transcatheter arterial embolization） 274
TAF な 3X 75,272
TAF な 開緊，血を診るぞ 44,75
the right patient in the right time to the right place 3

U

UTMS（universal traffic management systems） 29

V

VAP（ventilator-associated pneumonia） 275

新 プレホスピタル外傷学

ISBN978-4-8159-1883-5 C3047

平成 23 年 6 月 10 日　第 1 版発　行
平成 24 年 1 月 10 日　第 1 版第 2 刷

編　著 ——— 松　本　　　尚
発行者 ——— 松　浦　三　男
印刷所 ——— 三　報　社　印　刷 株式会社
発行所 ——— 株式会社　永　井　書　店

〒553-0003 大阪市福島区福島 8 丁目 21 番 15 号
電話 (06) 6452-1881 (代表) /Fax (06) 6452-1882
東京店
〒101-0062 東京都千代田区神田駿河台 2-10-6 (7F)
電話 (03) 3291-9717 (代表) /Fax (03) 3291-9710

Printed in Japan　　　　　　　　　Ⓒ MATSUMOTO Hisashi, 2011

・本書の複製権・翻訳権・上映権・譲渡権・公衆送信権（送信可能化権を含む）は
株式会社永井書店が保有します．
・JCOPY <(社)出版者著作権管理機構　委託出版物>
本書の無断複写は著作権法上での例外を除き禁じられています．複写される場合
には，その都度事前に(社)出版者著作権管理機構(電話 03-3513-6969, FAX 03-
3513-6979, e-mail : info@jcopy.or.jp)の許諾を得て下さい．